国家卫生健康委员会"十三五"规划教材

全国高等职业教育教材

供康复治疗技术专业用

作业治疗技术

第 3 版

U0284757

主　编　闵水平　孙晓莉

副主编　薛秀琍　梁　娟　王　平

编　者（以姓氏笔画为序）

王　平（邢台医学高等专科学校）

王孝云（成都市第二人民医院）

石丽宏（哈尔滨医科大学附属第五医院）

孙晓莉（宝鸡职业技术学院）

闵水平（肇庆医学高等专科学校）

张　旭（廊坊卫生职业学院）

张　雪（广州卫生职业技术学院）

张德坤（惠阳三和医院）

徐远红（湖北医药学院附属太和医院）

梁　娟（山东中医药高等专科学校）

谢　冰（自贡市第一人民医院）

薛秀琍（郑州澍青医学高等专科学校）

人民卫生出版社

图书在版编目（CIP）数据

作业治疗技术/闵水平,孙晓莉主编. —3 版. —
北京：人民卫生出版社,2020
ISBN 978-7-117-28477-6

Ⅰ.①作… Ⅱ.①闵…②孙… Ⅲ.①康复医学-教
材 Ⅳ.①R49

中国版本图书馆 CIP 数据核字（2019）第 251341 号

| 人卫智网 | www.ipmph.com | 医学教育、学术、考试、健康，购书智慧智能综合服务平台 |
| 人卫官网 | www.pmph.com | 人卫官方资讯发布平台 |

作业治疗技术
第 3 版

主　　编：闵水平　孙晓莉
出版发行：人民卫生出版社（中继线 010-59780011）
地　　址：北京市朝阳区潘家园南里 19 号
邮　　编：100021
E - mail：pmph @ pmph. com
购书热线：010-59787592　010-59787584　010-65264830
印　　刷：保定市中画美凯印刷有限公司
经　　销：新华书店
开　　本：850×1168　1/16　印张：20
字　　数：633 千字
版　　次：2010 年 6 月第 1 版　　2020 年 3 月第 3 版
　　　　　2025 年 5 月第 3 版第12次印刷（总第23次印刷）
标准书号：ISBN 978-7-117-28477-6
定　　价：68. 00 元

打击盗版举报电话：010-59787491　E-mail：WQ @ pmph. com
质量问题联系电话：010-59787234　E-mail：zhiliang @ pmph. com

修 订 说 明

《"健康中国2030"规划纲要》指出："加强康复、老年病、长期护理、慢性病管理、安宁疗护等接续性医疗机构建设"，"加大养老护理员、康复治疗师、心理咨询师等健康人才培养培训力度"。近年康复治疗技术专业和康复治疗师职业显示了强劲的发展势头和成长的活力，反映了医疗和康复领域对专业人才培养及人力资源的迫切需要。为了认真贯彻落实党的二十大精神，更好地服务康复专业教育的发展，提升康复人才培养水平，人民卫生出版社在教育部、国家卫生健康委员会的领导下，在全国卫生职业教育教学指导委员会的支持下，成立了第二届全国高等职业教育康复治疗技术专业教育教材建设评审委员会，并启动了第三轮全国高等职业教育康复治疗技术专业规划教材的修订工作。

全国高等职业教育康复治疗技术专业规划教材第一轮8种于2010年出版，第二轮主教材17种于2014年出版。教材自出版以来，在全国各院校的支持与呵护下，得到了广泛的认可与使用。本轮教材修订经过认真的调研与论证，在坚持传承与创新的基础上，积极开展教材的立体化建设，力争突出实用性，体现高职康复教育特色：

1. **注重培育康复理念** 现代康复的核心思想是全面康复、整体康复。整套教材在编写中以建立康复服务核心职业能力为中心，注重学生康复专业技能与综合素质均衡发展，使其掌握康复治疗技术的特点，增强实践操作能力和思维能力，能够适应康复治疗专业的工作需要。

2. **不断提升教材品质** 编写遵循"三基"、"五性"、"三特定"的原则，坚持高质量医药卫生教材的一贯品质。旨在体现专业价值的同时，内容和工作岗位需求紧密衔接，并在教材中加强对学生人文素质的培养。本轮教材修订精益求精，适应需求，突出专业特色，注重整体优化，力争打造我国康复治疗技术专业的精品教材。

3. **紧密围绕教学标准** 紧紧围绕高等职业教育康复治疗技术专业的教学标准，结合临床需求，以岗位为导向，以就业为目标，以技能为核心，以服务为宗旨，力图充分体现职业教育特色。坚持理论与实践相结合，实践内容并入主教材中，注重提高学生的职业素养和实践技能，更好地为教学服务。

4. **积极推进融合创新** 通过二维码实现教材内容与线上数字内容融合对接，让学习方式多样化、学习内容形象化、学习过程人性化、学习体验真实化。为学习理解、巩固知识提供了全新的途径与独特的体验，体现了以学生为中心的教材开发和建设理念。

本轮教材共17种，均为国家卫生健康委员会"十三五"规划教材。

教 材 目 录

序号	教材名称	版次	主编
1	人体解剖学	第1版	陈 尚 胡小和
2	基础医学概要	第2版	杨朝晖 倪月秋
3	临床医学概要	第2版	胡忠亚
4	运动学基础	第3版	蓝 巍 马 萍
5	人体发育学	第1版	江钟立 王 红
6	康复医学导论	第1版	王俊华 杨 毅
7	康复评定技术	第3版	王玉龙 周菊芝
8	运动治疗技术	第3版	章 稼 王于领
9	物理因子治疗技术	第3版	张维杰 吴 军
10	作业治疗技术	第3版	闵水平 孙晓莉
11	言语治疗技术	第3版	王左生 马 金
12	中国传统康复技术	第3版	陈健尔 李艳生
13	常见疾病康复	第3版	张绍岚 王红星
14	康复辅助器具技术	第2版	肖晓鸿 李古强
15	社区康复	第3版	章 荣 张 慧
16	康复心理学	第3版	周郁秋
17	儿童康复	第1版	李 渤 程金叶

第二届全国高等职业教育康复治疗技术专业教育教材建设评审委员会名单

数字内容编者名单

主　编　闵水平

副主编　孙晓莉　张　雪　王孝云

编　者（以姓氏笔画为序）

王　平（邢台医学高等专科学校）

王孝云（成都市第二人民医院）

石丽宏（哈尔滨医科大学附属第五医院）

孙晓莉（宝鸡职业技术学院）

闵水平（肇庆医学高等专科学校）

张　旭（廊坊卫生职业学院）

张　雪（广州卫生职业技术学院）

张德坤（惠阳三和医院）

徐远红（湖北医药学院附属太和医院）

梁　娟（山东中医药高等专科学校）

谢　冰（自贡市第一人民医院）

薛秀琍（郑州澍青医学高等专科学校）

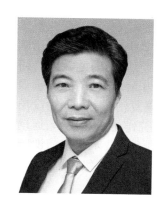

闵水平，康复医学主任医师，教授；现任广东省康复医学会康复教育分会会长、广东省康复医学会副秘书长、中国康复医学会康复医学教育专业委员会委员、全国高等职业教育康复治疗技术专业教育教材建设评审委员会委员、肇庆医学高等专科学校康复治疗技术专业学科带头人、肇庆医学高等专科学校附属医院主任医师、深圳大学附属骨科医院康复医学科学科带头人、广东省科协医药学会联合体专家委员会专家、广东省康复医学专家组成员；1989年至1990年参加第一期世界卫生组织在同济医科大学举办的康复医师研修班（同济 WHO 康复班 I 期）；出版专业著作多部，主编国家级规划教材《作业治疗技术》，副主编《现代康复治疗学》，参编《实用康复医学》《作业治疗学》等；在多种专业杂志上发表专业论文数十篇；近些年来有 4 项科研成果获广东省肇庆市科技进步三等奖、1 项获二等奖；在专业技术上，已从事临床与教学工作 37 年，具有丰富的临床与教学经验，擅长运用祖国医学理论及方法，与现代康复医学理论和技术相结合，尤其对神经系统和骨关节系统疾病的功能障碍康复有较深入的研究和造诣。

寄语：

康复医的兴起与发展，是人类社会文明、进步的标志，是现代医学的发展方向。随着社会经济与科学技术的进步和发展，康复医学作为一门提高人们生存质量的现代新型综合性医学科学，已越来越受到人们的重视。功能障碍患者与我们共同生活在一片蓝天下，我们有责任和义务去帮助他们尽可能的恢复功能，提高生活质量，使其早日回归家庭、重返社会。让我们一起共同努力，开创康复医学美好的明天。

主编简介与寄语

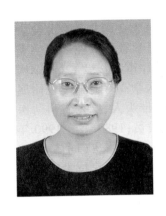

孙晓莉,副教授;1996年创办原宝鸡中医学校康复专业,现任宝鸡职业技术学院康复治疗技术专业建设指导委员会成员;1996年及2004年先后在南京医科大学、中国康复中心附属博爱医院进修,主要专业方向为康复医学教学与研究;主编高等职业教育国家级规划教材5部,发表论文20余篇;参与省级重点专业、高等职业教育创新发展行动计划——骨干专业(康复治疗技术)建设项目,残疾人康复人才培养改革试点项目,宝鸡职业技术学院作业治疗技术、运动治疗技术精品课程建设;主讲并承担作业治疗技术、运动治疗技术等多门课程的教学改革及数字化资源库建设;主持1项市级课题、参与多项院级课题,先后获得宝鸡市人民政府科技成果奖、宝鸡市科协颁发的自然科学优秀学术成果奖。

寄语:

每个人都会有梦想,作为一名康复治疗师,我的梦想是——让所有人都正确认识康复、重视康复,用我们的爱心和精湛的技术,让残疾人回归家庭的怀抱,重新点燃生活的希望,过上安全健康的、积极且有意义的、自尊且有尊严的生活,掌握新命运。

前　言

随着科学技术的发展,人类社会的文明进步,康复医学作为一门提高人们生存质量的现代新型综合性医学学科,已越来越受到人们的重视。人们迫切需要针对各种功能障碍积极地采取康复治疗手段,以便更好地促进功能恢复,早日回归家庭,重返社会。作业治疗技术是康复医学中的一个重要组成部分。它通过具有某种目的性和选择性的作业活动,促进患者在日常生活、工作、学习、休闲等活动中的功能恢复或重建,提高生活质量,是患者回归家庭和社会的桥梁。

近年来康复医学发展迅速,为更好地培养我国的康复治疗技术专业人才,为了认真贯彻落实党的二十大精神,本教材在第2版的基础上进行了修订。本教材主要以高等职业教育院校的康复治疗技术专业学生为教学目标,以"必需、实用、够用"为原则,强调教材的实用性。本教材遵循"三基五性三特定"的编写原则,扎实掌握"基本知识、基本理论、基本技能",充分体现"思想性、科学性、先进性、启发性、实用性"。本教材以"特定对象、特定要求、特定限制"为原则,突出专业特色,按康复治疗技术专业的实际就业需要,提供专业技术指导,让学生"学中做、做中学、学做结合",注重实用操作技能的学习和掌握,增强实践操作能力,以培养高素质实用型、技能型康复专业人才。本教材尤其注重培养学生的康复医学理念和提高学生的创新思维能力。

本教材重点介绍了作业治疗常用技术的概念、原则、特点、种类、基本理论和操作方法,临床常见疾病和功能障碍的作业治疗技术等,强调临床实用性。本教材也可作为从事康复医疗临床工作的专业人员,尤其是作业治疗师的临床参考用书,以及继续教育的基础培训教材。

本教材对部分章节进行了调整,吸收了目前国内外有关康复医学的新理念,尤其是作业治疗的新技术,增加了临床常见疾病的作业治疗方法,力求内容新颖,实用性强。为了便于学生自学和教师教学,编者们丰富了教材的数字内容,增加了如"学习点睛和教学PPT""扫一扫、测一测""思考题及思路解析"等模块,正文中随文添加相关内容的图片和视频等。

本教材的编者均在教学和临床一线工作,具有中高级以上的技术职称,有丰富的临床与教学经验。编者们尽心尽力,旨在写出一本精品教材,但由于水平有限,且康复医学知识更新较快,书中难免出现不足之处,希望各院校使用本教材的老师、学生和从事临床康复治疗专业的人员提出宝贵意见。在此我们表示诚挚的感谢!

教学大纲
（参考）

闵水平　孙晓莉

2023 年 10 月

目　录

<table>
<tr><td>**第一章**</td><td>作业治疗概论</td></tr>
</table>

01章 PPT

学习目标

1. 掌握作业治疗的基本概念,常用作业治疗的种类、目的、原则和方法,作业治疗的适应证、禁忌证。

2. 熟悉作业治疗师职责,作业治疗的注意事项,临床常用的作业治疗器械、设备。

3. 了解作业治疗技术在康复医学中的重要意义,作业治疗的理论,常见的作业治疗模式,作业治疗的发展简史。

4. 能以康复医学理论为指导,重点掌握作业治疗技术的特点和要点,突出专业特色,理论联系实际,为患者提供针对性的日常生活、工作、学习等活动训练的指导;能在临床工作中对常见疾病及其功能障碍进行个体化的治疗;有爱心、耐心、责任心及良好的职业道德,树立以功能为导向的康复专业思想,为患者提供全方位的康复医疗服务。

第一节　概　述

作业治疗是康复医学的一个重要组成部分,是通过有目的性和选择性的作业活动,如日常生活活动、手工操作技巧、休闲娱乐活动等,来促进患者的功能恢复,提高患者的生存质量,从而早日回归家庭和社会的一门康复治疗技术。因此,本专业课程的学习,主要以临床"必须、实用、够用"为原则,突出作业治疗技术的特点和重点。针对作业治疗的这一特定专业要求,强调临床实用性,树立学生的临床康复工作思维和康复医学理念,从而为培养实用性、技能型康复治疗专业人才尤其是作业治疗技术人才奠定基础。

一、作业治疗的基本概念

作业(occupation)是指人类的活动、劳作、事件或从事的工作。occupation 一词源于动词 occupy,是指占领或占有时间、地点、物品或充满某人的头脑和忙于某项事物等,或意为占有或填满其时间与空间的意思。作业活动是指人们用于占据自己的每一件事情,有目的地使之参与和忙碌,把时间、精力、兴趣和注意力用于日常生活、休闲等活动中。故在某种意义上可以认为作业治疗是以活动或劳动和从事某项事情等作为一种治疗的手段,对人类的健康或各方面的功能产生影响。活动、劳作或从事的工作等构成了作业治疗的基础。

作业治疗(occupational therapy,OT)是指有选择性和目的性地应用与日常生活、工作、学习和休闲等有关的各种活动来治疗患者躯体、心理等方面的功能障碍,预防生活及工作能力的丧失或残疾,发挥患者身心的最大潜能,以最大限度地改善和恢复患者躯体、心理和社会等方面的功能,提高生存质量,促其早日回归家庭、重返社会的一门康复治疗技术或方法。

多年来,作业治疗的概念和定义随着社会和环境的变化而不断修改。世界作业治疗师联盟(WFOT)把作业治疗定义为:"通过选择性的作业活动去治疗有身体及精神疾患或伤残人士"。1997年,世界卫生组织(WHO)对作业治疗的定义为:"作业治疗是通过各种精心设计的活动,促进疾病、发育障碍和/或身体和心理社会功能障碍者康复;帮助病残者最大限度地挖掘、使用其身体功能,以促进其使用适应工作、社会、个人及家庭的需要,过有意义的生活"。2002年,WHO将作业治疗的定义修改为:"协助残疾者和患者选择、参与、应用有目的和意义的活动,以达到最大限度地恢复躯体、心理和社会方面的功能,增进健康,预防能力的丧失及残疾的发生,以发展为目的,鼓励他们参与及贡献社会。"

在早期,作业治疗常利用工作、劳动等活动的方法来改善和治疗患者的功能障碍。然而,不是所有的活动都可称为作业治疗,只有有目的、有选择性的、能促进患者某种功能恢复的活动才可称为作业治疗。作业治疗强调的是手的精细活动和手眼的协调性,提高对活动动作的控制能力和加强耐力,以进一步提高和改善患者的日常生活和工作能力,提高患者的生存质量,从而达到回归家庭、重返社会的目的。

在治疗的过程中,作业活动不仅能改善躯体的功能状况,还能增加患者的兴趣、改善心理状况。患者在做作业治疗活动时,思想精力主要集中在整个活动过程中,当完成某一任务或生产出某一作业成果时,能使患者产生较大的兴趣,从而提高积极性。这样,患者会在轻松的环境下完成作业治疗活动,达到治疗目的;并且不会感到只是在枯燥乏味地重复,如通过某种关节的屈伸、肌肉的收缩等动作来完成治疗活动。作业治疗常常要利用一些辅助器具及技术,以减少患者功能障碍的影响,进一步有目的地掌握某一工作和生活技能,从而提高患者的生活自理能力。故作业治疗是回归家庭和社会的一座桥梁,是一项重要而极具特色的康复治疗技术或方法。作业活动中,需要强调患者的角色和所要完成任务的重要性。

作业治疗要以患者为核心。作业治疗师在制订作业治疗方案时,应根据患者个体情况,如年龄、性别、职业、文化程度、工作和生活环境等不同情况,选择和设计适合患者个体、符合患者意愿和需求的作业治疗方法。同时,作业治疗也是一种需要患者主动参与的创造性活动。因此,我们在有选择性地进行作业治疗时,要充分发挥患者的综合、协调和认知等各方面的能力或潜能,尽最大可能地恢复其功能,最终达到患者改善或恢复独立的日常生活和工作能力,提高患者的生存质量,使其真正回归家庭、重返社会。

二、作业治疗的目的

作业治疗是应用与日常生活、工作及休闲娱乐等有关的一些活动,使患者功能恢复的康复治疗技术。其主要目的是在于增强肢体尤其是手的灵活性及协调性,增加功能活动的控制能力和耐力,调节患者心理状态及改善认知功能,恢复患者的日常生活和工作能力,提高生存质量,使其早日回归家庭、重返社会。

三、作业治疗与运动治疗的区别

作业治疗与运动治疗都是康复医学的重要组成部分,在临床上常同时应用,应用非常广泛。作业治疗与运动治疗同属于非常有特色的康复治疗技术,遵循相同的生物力学和神经生理学原理,但治疗目标、范围、手段、重点和患者参与情况等都有所区别(表1-1)。作业治疗与运动治疗在方法上虽有许多相似之处,但作业治疗和运动治疗中功能训练的目的不同。运动治疗的目的在于以恢复患者各关节的活动度和增强肌力为主;作业治疗则是在上述功能的基础上,利用生活或生产性活动,恢复及改善关节的功能和各种精细协调动作。作业治疗强调的是某项功能活动或任务的完成,或是以生产、制作某一工艺或产品来改善患者的综合能力,并以上肢或手的精细、协调运动为主;运动治疗则以下肢的运动、步态、平衡或肢体的粗大运动为主。同时,作业活动易于增加患者的兴趣,积极性较高,两者之间有一定的差别。然而,临床上在对患者进行康复治疗的时候,两者常常相互配合应用,并结合其他康复治疗措施,如心理、言语、认知训练等康复治疗手段一起进行,以增强康复治疗的综合效果。

表 1-1 作业治疗与运动治疗的区别

项目	作业治疗	运动治疗
治疗目标	改善和提高患者的日常生活和工作能力	使患者运动功能最大限度地发挥
治疗范围	躯体和心理功能障碍	躯体功能障碍
治疗手段	日常生活活动、生产性和休闲娱乐活动以及辅助器具的使用和训练等	肌力训练、神经肌肉促进技术、牵引、手法治疗、器械训练、医疗体操等
治疗重点	体现患者的综合能力,增加功能活动的控制能力和耐力,增强手的灵活性、手眼的协调性,以上肢或手的精细、协调运动为主	增加肌力及关节活动度,改善运动协调性、运动耐力及躯体平衡
患者参与	主动参与	主动为主,被动为辅
趣味性、积极性	强	弱

四、作业治疗的选择及原则

作业治疗时需要根据患者功能障碍的情况及其身体基本状况,并结合患者的个体因素,包括年龄、性别、职业、文化程度、个人兴趣、爱好以及患者的生活、工作环境等,选择一些有针对性的、患者能主动参与的、个体化的作业治疗方法,以制订较完善的作业治疗方案。其总的原则是通过作业治疗能改善或恢复患者功能,克服功能障碍的不利影响,从而达到康复目标。因此,作业治疗的选择,具体应遵循如下原则:

1. 根据治疗的目的选择作业治疗的内容与方法 根据患者功能障碍的评定结果,明确其治疗目的或设定其目标,制订适合患者的作业治疗计划。即选择作业治疗内容和方法时,要根据功能评定来发现患者功能障碍和了解现有的残存功能。如患者有日常生活活动能力障碍,则选择能改善或恢复患者日常生活活动能力的内容和方法,指导患者生活能基本自理,渐至独立。对于某些功能障碍不能完全恢复或需要发挥代偿功能的患者,在作业治疗方法中,应有针对性地选择利用患者的残存功能或借助辅助器具来训练患者完成功能活动的方法;或对患者的生活、工作环境进行改造,使患者能适应环境,最大程度地达到生活自理、回归家庭和社会的目的。

另外,当患者某种功能障碍明确,需改善某项功能时,按作业治疗的具体目的进行选择。如患者需增强肩、肘关节伸屈功能,可选择木工的刨削、拉锯及砂磨板训练等;增强腕、指关节的活动能力,可选择油彩、绘画、乒乓球训练等;增强手指精细活动功能,可选择编织、刺绣、泥塑、书法、打字及弹琴训练等。

2. 根据患者的功能状态选择适宜的作业活动 每个患者的功能障碍程度不同,身体状况不一样,存在着个体差异,在选择作业治疗方法时,应根据患者的功能状态和个体情况,选择患者能主动参与并能完成 70%~80% 以上的作业活动。

3. 根据患者的个人爱好、兴趣,因人而异选择作业活动 作业治疗活动是一种有目的、有意义的活动。为了更好地达到治疗目的,我们选择活动时要考虑到患者的年龄、性别、文化背景的不同,个人爱好、兴趣的差异等;而且选择的活动要能够充分调动患者的积极性及参与意识,调节患者的心理状态。如我们改善患者的注意力及调节情绪,可选择下棋、玩牌、游戏、社交及寓于趣味性的活动;提高患者的自信心及自我价值观,可选择书法、绘画、雕塑、制陶及手工艺等的作业活动,使患者能在轻松、愉快的环境中完成治疗,获得相对较好的康复效果。

4. 根据患者所处的环境,因地制宜地选择作业活动 患者在住院治疗期间,医院的康复条件较好,可重点训练患者的日常生活自理能力及沟通能力,学会掌握各种生活技能。在患者回归家庭及社区后,根据其生活或工作环境,我们需要训练患者如何利用在医院所学到的技能去适应其所处的环境,让患者回到家中学会自理及能独立生活。如患者应学会各种转移技术,在家能独立完成床椅转移和椅椅间的转移等。对于需要辅助器具帮助的患者,我们要让其学会如何使用器具去完成日常生活的活动,如穿衣,进食等。如果患者在功能上不能完全恢复,不能适应其所处的环境时,我们要对其环境进行评估和改造,使患者能适应所处的环境,方便患者进行日常生活活动。如我们可以在过道、卫生间安装扶手,去除门槛,增加门的宽度,降低床、椅的高度等。

另外,对回到家庭和社区的患者,在选择作业活动时,我们要考虑患者当地自然环境和一些地利条件。如家居农村有土地、树木,可因地制宜地开展园艺治疗;在有制陶工艺的地区,可就地取材,开展制陶工艺的作业治疗活动等。

5. 根据患者的身体状况选择作业活动的强度　每一种作业活动的强度不一样,选择作业活动时,我们应根据患者当时的身体状态及个体不同情况,选择患者能够承受的作业活动强度和活动时间。如果作业治疗的强度过大,时间过长,则患者难以忍受,不能完成作业活动;如果作业治疗量很小,作业治疗的强度很小,时间过短,则达不到作业治疗的效果。因此,选择的作业活动强度即治疗量要适宜。

第二节　作业治疗的发展简史

作业治疗在康复医学体系中是一个相对独立的专业。作业治疗的历史根源可以追溯到欧洲启蒙时代精神病学中的道德治疗。其奠基人菲利浦·皮诺尔(Philippe Pinel)是法国医生、学者和哲学家。早期的作业疗法属于一种精神治疗方法,主要对精神病患者有计划地安排一些工艺、园艺等活动来维持患者精神平衡。后来,道德治疗的思想广泛传播到美国及欧洲的大部分国家,对精神病的治疗产生了巨大的影响。

在 20 世纪 20 年代以前,世界各国一直缺乏对作业治疗的规范和统一的标准,理论也不完善。直到 1922 年,美国的作业治疗先驱、著名的精神病学家阿道夫·梅耶(Adolph Meyer)才对作业治疗原理做了精辟的论述。他首次提出作业治疗是:"通过感受文娱活动的愉悦,来寻找促进和维持健康,防止残疾,以及改善身体、心理社会功能障碍的活动方法",明确提出了作业治疗的概念并阐述了其理论基础。

在第一次世界大战期间,由于肢体伤残军人数量增多,作业治疗在帮助伤残军人的功能恢复及获得正常的生活方式和工作能力中发挥了重要作用。作业治疗的对象也从过去仅注重精神病患者扩展到注重肢体障碍患者。此阶段,作业治疗的应用范围逐渐被扩展,但人们更多地还是将其作为医疗的辅助手段来应用。

第二次世界大战后,随着康复医学的兴起、全面康复概念的提出,作业治疗在恢复躯体的功能、认知和生活自理能力方面的作用越来越受到医学界和伤病员与残疾者的重视。作业治疗逐渐成为康复医学的一个重要组成部分。到了 20 世纪 60 年代初,美国作业治疗学家玛莉·赖利(Mary Reilly)提出:作业疗法的核心就蕴藏在其早期的方法之中。其焦点应置于人类的作业活动上。意思是说:进行机体活动,人能够创造性地调整自己的思想、感情,以达到轻松处世、并与世相融的目的。"作业行为(occupational behavior)"一词,也成为作业治疗实践模式中一个综合概念和术语。它以梅耶的学说"人需要工作、娱乐和休息之间的平衡"为理论基础。其主要论点是:人有为达到自己的目的而行动的能力。

近年来,作业治疗已在欧美等发达国家普遍应用,作业治疗手段也不断得到丰富。其服务模式已从医院走向社区,基本理论也得到了进一步的完善。其中,在玛莉·赖利的论点的影响下,作业治疗学以"有目的的活动(purposeful activities)""作业角色(occupational roles)""作业活动表现/行为(occupational performance/behavior)"为中心,建立了专业理论、研究及实践体系。

我国作业治疗的开展是在中华人民共和国成立后。最早是在一些精神病院、疗养院开展一些作业治疗,如编织、游戏、娱乐等活动。随着现代康复医学在我国的兴起,尤其是 20 世纪 80 年代以后,作业治疗在我国得到迅速地发展。然而,尽管作业治疗目前在我国有所发展,但与物理疗法、传统康复疗法等相比仍较逊色,很多理念和方法更不能与发达地区或国家同日而语。如人们的作业治疗意识、从业人员数量、学科教育以及技术水平等,与国际先进水平相比,还存在着很大的差距。如何结合我国国情,借鉴发达国家或地区的先进经验,提高和发展具有中国特色的作业治疗技术,是我们康复医学工作者必须探讨和研究的课题,需要我们广大康复医学工作者的共同努力。

第三节　作业治疗的基本理论

理论是用于阐述和解释现象并系统地总结和描述各种概念之间关系的系统化的科学知识,是关于客观事物的本质及其规律性的相对正确的认识,是一种通过逻辑论证、思维判断、推理表达出来的知识体系。关于作业治疗的理论,是康复医学工作者一直在追寻和探讨的课题。但迄今为止,作业治疗的理论仍然不完善,尚未有哪一种理论可以全面阐述或解释作业治疗活动的原理和各层面现象。近些年来,国际上产生了许多论述作业治疗理论的观点或流派以及作业治疗的实践模式,本节仅作简单介绍。

一、作业治疗的理念及思路

近些年来,虽然作业治疗理论体系有了很大的发展,并产生了多种观点或多个流派及多种实践模式,但它们的理论尚不够全面、系统和完善,各有其特点。纵观来看,目前国际上普遍的理念及思路认为:人通过自己的作业活动行为,可以协调和改善躯体及心理功能;人、环境和作业活动之间的相互作用,可促进人的身心健康;人对于活动的控制和调节,是通过大脑的控制和各系统的协调得以完成的,即人体是一个具有负反馈的控制系统,这个系统是将各种感觉信息作为反馈,用以提高活动控制的效率和准确性,强调的是外周感觉的反馈作用。如当一个人伸手去拿东西或做某项活动时,视觉、听觉或触觉便能不断地去感觉信息,并将这些信息不断地反馈到大脑神经中枢,然后,人体控制系统通过不断地修正和调节,最后拿到所需要的东西或完成某项活动。人在学习和掌握某种活动技能或任务的过程中,即是通过这种程序进行学习,掌握新的技能,促进功能的恢复。

人的各种活动或运动的技巧或技能,可通过不断地反复学习而获得,并从运动的生物力学和行为学来解释运动的现象。在作业活动中,以活动或任务为中心,从作业活动的不断实践中获得技能或功能恢复,更具有实用价值。作业治疗就是运用有目的性和选择性的活动,不断反复地进行训练,掌握活动的技巧,建立适应环境要求的生活习惯。在20世纪60年代初,玛莉·赖利曾提出了"人可从内在精神意志得到力量,用双手去影响自己的健康状况"的论点,并认为"人有一种要去掌握、控制和改善自己及环境的天性"。这是作业治疗的理论基础,即作业治疗可以改善人的躯体和心理状态或功能,从而获得康复治疗效果。

二、作业治疗的模式理论

"模式"就是从不断重复出现的事件中发现和提炼出的规律,是解决问题的经验总结。在作业治疗这门学科中,包含了多种理论模式。目前,较为流行的几种作业治疗模式有作业表现模式、人类作业模式,人-环境-作业模式、康复模式等,本节简单介绍。

1. 作业表现模式(occupational performance model,OPM)　1994年,美国作业治疗协会统一将此术语作为作业治疗世界性的蓝本。其正式名称为作业治疗实践框架。该模式强调作业能力是作业治疗的根本目标,作业技能是作业活动基本组成部分,强调作业活动要重复进行,各种技能之间相互影响。作业能力可根据个人的不同背景及所处的环境不同而改变。

作业表现模式基本内容及框架包括:

(1)作业活动行为范围:包括日常生活活动、工作及生产活动、休闲活动等。

(2)作业活动行为技能:包括感觉运动技能、认知技能、社会心理技能等。

(3)作业活动行为情景:包括时间范畴、环境范畴等。

2. 人类作业模式(model of human occupation,MOHO)　该模式提供了一个人类的作业适应和治疗的过程,并认为作业是人类健康不可缺少的基本活动。人类作业模式强调两个要点:一是人的行为是动态的,并因其所处的环境不同而有差异;二是作业对个人自我组织很重要。在设定好目标后,在人的意志控制下得以完成,人们能保持或改变他们的能力,并能产生新的经验,增加自信心,提高环境的适应能力。

在人类的作业模式中,人是一个开放式的反馈系统。这个系统包括输入、处理、输出及反馈四个环节。人在接收外界环境及个人内在的信息后,会加以分析和处理,这个过程可受到个人的躯体功能状况、心理情绪、经验等因素的影响。信息经过适当的处理和组织后,输出成为作业行为。有关的结果信息会形成反馈,进一步推动这个互动过程。人的作业行为与外界环境可形成互动,这一过程不断形成循环以完成作业活动。作业治疗可以促进个人的成长及环境的改善,建立其对人体健康有良好作用的良性循环。

3. 人-环境-作业模式(person-environment-occupation model,PEO) 该模式阐明了作业活动的表现就是人、环境及作业的相互结果。人有一种探索、控制及改变自己和环境的天性。我们的日常生活就被认为是人与环境的互动,这一互动的过程是通过作业活动而进行的。其互动的过程是动态的,并随着环境变化而不断改变。与此同时,人、环境及作业三者之间相互影响,关系密切。因此,人-环境-作业模式对分析个人背景情况、环境因素及作业活动的关系和性质及指导临床作业治疗具有重要的意义。

人-环境-作业模式在人生的不同发展阶段有不同的变化(图 1-1)。对于婴幼儿及儿童,环境因素在该模式中占有较大的比重。他们正处于生长发育及求学阶段,需要重塑自身新的形象和能力,从而寻找符合自身发展的作业活动模式。而在成年人中,环境因素的影响则相对较少,但个人的因素所占比重则逐渐扩大,作业能力随个人的能力增加而增强。在此阶段,人有自己的主见,并有寻找自己的事业、工作、兴趣、爱好、交际和伴侣的需求,从而肯定了自我在家庭和社会中的角色。而对于老年人,随着年龄的增长和个人能力的下降,个人的因素会逐渐减少,而环境因素又会再次成为主导作业能力的因素。此时,老年人多已退休或在家休息,他们需要家人的照顾,需要一个安静及安全的环境以安享晚年。

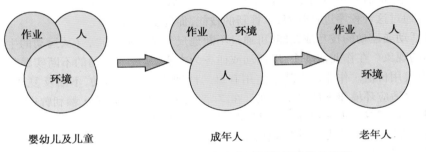

图 1-1 人-环境-作业模式在个人不同发展阶段的变化

4. 康复模式 基本观点是:应用各种康复治疗技术,尽最大的可能消除或克服功能障碍或残疾对患者日常生活和工作的影响,恢复躯体和心理功能,使患者重新获得生活自理能力,提高生存质量。当患者的功能障碍或残疾难以恢复时,可以指导或训练患者用新的技巧来代偿,或使用辅助器具克服障碍的缺陷,或改造环境使之适应患者的功能状况,以达到患者最大限度地独立。康复模式是一个动态的过程,要求患者主动参与康复的全过程。作业治疗师应根据患者的作业活动情况或功能恢复进展情况,及时地进行评估和跟踪,利用一切可利用的资源,使患者获得持续、最佳的康复服务,最终促使患者功能恢复,早日回归家庭和重返社会。

第四节 作业治疗的分类

日常生活和工作中的作业活动种类很多,因此作业治疗的分类方法也很多,目前较常采用的是按作业活动的项目、按作业活动的性质、按作业活动的功能以及按作业治疗的目的进行分类等。现将其分类方法介绍如下:

一、按作业活动的项目分类

按作业活动的项目分类是指根据活动项目的类别而进行的分类。常见分类如下:

1. 木工作业。
2. 手工艺作业。

3. 日常生活活动。

4. 编织作业。

5. 黏土作业。

6. 制陶作业。

7. 五金、金工作业。

8. 皮工、纺织作业。

9. 园艺作业。

10. 计算机作业。

11. 电气装配与维修。

12. 治疗性娱乐、游戏。

13. 书法、绘画。

14. 认知作业。

15. 虚拟场景及人工智能活动等。

二、按作业活动的性质分类

按作业活动的性质分类是指根据作业活动所体现的性质和作业活动对象的特点而进行的分类。

1. 功能性作业活动　是指以改善患者某种功能为目标的作业活动。如增加关节活动范围、增强肌力和耐力以及改善运动的协调性和精细运动能力等的作业活动。

2. 心理及精神性作业活动　主要针对患者的心理及精神情绪障碍,改善其功能的作业活动。如进行轻松有趣的消遣性活动,包括娱乐、游戏活动、人际交往和社会活动等。

3. 儿童作业活动　主要根据儿童生长发育的特点及其功能障碍和残疾的特点,来制订一些活泼有趣的游戏或文娱活动,以提高患儿的日常生活技能和学习能力。由于儿童多依赖父母及家属的照顾,在训练中要重视他们的作用,指导他们如何帮助儿童进行训练的技巧。要将训练融入日常生活中,根据儿童的心理特点,应充分利用玩具和游戏活动等,作为儿童作业治疗的重要手段,以提高患儿康复治疗的兴趣和效果。

4. 老年人作业活动　随着年龄的增长,老年人各项功能均处于逐渐衰退过程,活动多较为缓慢、笨拙,甚至不能自理生活。因此,对老年患者进行功能训练时,除了维持原有的功能外,还可以教会他们使用一些辅助器械,掌握一些常用活动技能,或改善他们的居家环境,以代偿和弥补某些功能方面的缺陷,如在运动、感觉、视觉方面的功能缺陷,注意患者安全等。老年人多伴有认知功能障碍,如记忆衰退和注意力、辨向力差等,治疗时可使用一些改善记忆力、注意力、定向力等方面的认知功能训练,也可组织老年人参加一些消遣性活动和集体活动,增加他们的人际交往、与人相处机会,融洽亲朋好友及患友之间的人际关系,消除老年人的孤独感,改善老年患者的心理功能和社会活动能力。

三、按作业活动的功能分类

按作业活动的功能分类主要是指根据作业活动所表现出的功能类型而进行的分类。

1. 日常生活活动　是指人们为了满足日常生活的需要而每天必须反复进行的、具有共性的基本活动。日常生活活动一般包括衣、食、住、行和个人卫生等五个方面的内容,如穿衣、进食、如厕、洗漱、坐起、床上翻身、行走等活动。

2. 生产性作业活动　是指能创造价值的活动,通过这类作业活动能生产出一定的产品或作品。生产性作业活动一般有编织、刺绣、纺织、泥塑、制陶等手工艺以及园艺等,目的是通过这类活动可使患者获得一定的技能和成就感。

3. 娱乐休闲性活动　是指利用各种游戏、棋牌、书画、弹琴、集体郊游等娱乐休闲的活动,以调节患者的精神心理状态、转移注意力和丰富患者的生活,并同时使患者在心情轻松愉悦的情况下获得功能的改善。

4. 特殊教育性活动　是指针对一些有发育障碍或残疾的青少年或儿童患者,进行特殊的教育和训练的活动,使他们在进行康复治疗的同时,并可获得一些文化知识和生活技能。其内容包括各种文化知识教育、唱歌、跳舞、游戏活动,以及功能训练等。

四、按作业治疗的目的分类

按作业治疗的目的分类主要是根据患者出现的功能障碍问题,针对性地选择能改善其某种功能,以达到某种治疗效果为目的而进行的作业活动分类。如:

1. 减轻疼痛的作业活动。
2. 增强肌力的作业活动。
3. 增加耐力的作业活动。
4. 改善关节活动范围的作业活动。
5. 改善手眼协调性和平衡控制能力的作业活动。
6. 改善知觉技能的作业活动。
7. 改善视、听、触觉的作业活动。
8. 改善记忆力、定向力、注意力、理解力等认知功能的作业活动。
9. 增强语言表达及沟通能力的作业活动等。

第五节　作业治疗的适应证、禁忌证及注意事项

作业治疗主要是针对患者因各种功能障碍而影响日常生活、工作和休闲等活动的情况,进行有针对性的、有目的的、个体化的治疗,是患者回归家庭和社会的桥梁,也体现着“以人为本”的康复医学特色,在康复医学中占有极其重要的地位,具有极其广泛的实用价值。但作业治疗也具有相应的适应证、禁忌证及需要注意的事项。

一、作业治疗的适应证

作业治疗适用于各种原因导致的在日常生活活动、工作或休闲娱乐活动中出现的功能障碍患者,适应证非常广泛。其具体主要适应范围如下:

1. 神经系统疾病　如脑卒中、脑外伤、脑瘫、脑炎、脑瘤术后所致瘫痪,帕金森病、老年性痴呆、脊髓损伤、脊髓灰质炎后遗症以及各种原因引起的周围神经损伤等所致功能障碍。

2. 运动系统疾病　如四肢骨折、截肢、各种关节炎、关节置换术后、手外伤、软组织损伤等所致功能障碍。

3. 其他系统疾病及各种原因所致功能障碍　如心肺系统疾病、糖尿病、烧伤、小儿精神发育迟滞、先天性畸形、学习障碍以及精神心理障碍性疾病等。

二、作业治疗的禁忌证

作业治疗虽然应用广泛,但对于严重的精神、意识障碍且不能合作的患者,急、危重症及病情不稳定的患者或需要绝对休息的患者等,不宜开展作业治疗。

三、作业治疗的注意事项

一般作业治疗是由作业治疗师与患者共同完成的,且作业治疗是以患者为核心,治疗师为指导。因此,对作业治疗师不仅要求具有较熟练的作业治疗技术,更要求有高度的责任心,应尊重患者的意愿,对患者要热情和耐心地进行指导。在具体治疗工作中,需注意的事项有如下几点:

1. 作业治疗师首先应根据患者的个体功能障碍的特点和评定结果,进行综合分析,有目的地选择作业活动。在整个作业治疗的过程中,要取得患者的密切配合,加强与患者的沟通。尽量采取对患者的躯体、心理和社会功能均能起到一定良好作用的作业治疗方法。

2. 作业治疗的选择应与患者所处的环境相适应,具有实用性。有些患者经康复后,需要独立生活或可能重新参加工作。因此,所选择的作业治疗活动应具有现实意义,为患者的独立生活和工作提供帮助,与患者的客观需求或条件相一致。

3. 作业治疗过程中要充分重视患者的参与作用,要尽量根据患者的需求及个人背景因素,选择有患者意愿参与的作业治疗方法;或在一定的范围内可让患者自己选择某一作业治疗活动,以提高患者主动参与的兴趣,从而提高作业治疗效果。

4. 作业治疗应遵循渐进性的原则,并可对治疗量进行调节。作业治疗应根据患者的功能障碍情况,制订适宜的、循序渐进的作业治疗强度方案。如对作业活动的时间、强度、间歇次数等进行灵活调整,以使患者至少能完成 70% ~ 80% 的作业活动。在完成作业治疗活动的过程中,以不使患者产生疲劳为宜,这可促使患者更好地完成治疗活动。

5. 作业治疗方案应考虑患者在回归家庭、重返社会后环境因素对其功能的影响。如在患者出院后是否能适应环境,或环境是否需要加以改造以利于患者的日常生活等。另外,作业治疗师在对患者进行作业治疗或训练时,应尽量使患者在模拟实际的环境情况下进行,以使患者能更好地适应环境,提高患者独立生活的能力。

第六节　作业治疗师的职责

作业治疗是通过各种有目的的活动,对功能障碍患者或残疾者进行治疗或功能训练,使之最大限度地提高或维持躯体、心理和社会等各方面的功能,保持其在家庭和社会生活中的独立性。因此,这不仅需要治疗师具有丰富的专业知识和技能,而且更需要有敏锐的观察、综合分析和判断能力。作为一名作业治疗师,首先必须清楚了解自己工作岗位的职责,才能在日常各项作业治疗工作中正确指导患者进行各种有目的的作业活动,更好地训练和恢复患者的功能。一般作业治疗师的职责具体有如下几点:

1. 收集患者资料,了解患者的病史,评定患者的功能状况及作业活动能力,对患者的生活和工作环境进行评估或提出改造意见,制订较完善的作业治疗方案。

2. 评价患者自理活动能力,并指导患者进行自我照顾及日常生活活动训练,如穿着衣物、使用餐具进食、梳洗、如厕、床椅间的移动或行走及个人卫生等。训练患者用新的活动方式、方法,或应用辅助器具和使用合适的家用设施,发挥残存功能的代偿作用,以提高患者独立完成日常生活活动的能力。

3. 指导患者家务活动训练,让患者懂得如何节省体力、减少家务活动的能量消耗、注意安全等。

4. 指导患者进行触觉、实体觉、运动觉、感觉运动觉等感知觉的功能训练。

5. 指导患者进行认知功能训练,包括注意力、记忆力、定向力、理解力、复杂操作能力、解题能力等方面的训练。

6. 指导患者应用手工艺疗法,进行手功能的锻炼和恢复手的灵巧性(如泥塑、陶器、书画创作、工艺编织等作业活动)。工艺疗法既可改善手的精细活动,训练创造性技巧,也能提高患者的兴趣,改善情绪。

7. 组织患者参加有选择的文娱活动或园艺劳动,也可应用中国传统疗法如太极拳、五禽戏等活动,改善患者的协调性,促进患者的肢体功能恢复。

8. 组织和指导患者参加适当的工作和生产劳动(即工作疗法),让患者体现其生存价值,并可以转移患者对病残的注意力,调整患者的精神和心理状态。同时,这也是对患者进行社会适应能力方面的训练、促其早日回归社会的重要措施。

9. 为有运动障碍的患者提供订制或购买辅助器具的咨询,并指导患者使用这些器具,以便患者在辅助器具的帮助下能独自完成日常生活中的一些活动,如梳洗、穿着鞋袜、备餐、进食、步行等,从而提高患者日常生活活动的独立性。

10. 为患者提供出院后居家环境改造方面的建议咨询。如进出通路、房屋建筑布局、家具或生活设施的改造、设备使用的安全性等问题,提出建设性的调整和改造意见。

11. 挖掘患者的职业潜能,指导患者实施职业技巧训练,包括基本劳动和工作的技巧,进行工作前或就业前的训练。根据患者的技能、专长、身体功能状况、兴趣和就业的可能性,向患者提供有关就业方面的意见和建议,为患者选择最合适的职业提供指导和帮助。

12. 指导患者进行人际交往、沟通技巧、心理调适等方面的训练。

13. 对患者及其家属或陪护者进行有关功能障碍的预防、康复方面的知识教育和培训指导工作。

第七节　常用的作业治疗器械设备

作业治疗的器械和设备一般比较简单,但种类繁多。临床常用的作业治疗器械和设备有(图 1-2):

1. 手的精细活动及上肢活动训练器械　如插板、插针、砂磨板、套圈、七巧板、手指抓握练习器、O' Connor 手精细活动能力测试器、手指屈伸牵拉重量练习器、手腕功能综合训练器、结扣解扣练习器、计算机等,以及各种训练手指精细抓捏动作用的小粒滚珠、木棒和细小的物件等。

2. 日常生活活动训练器具　如穿衣钩、扣纽器、穿袜器、鞋拔、长柄梳子、拾物器、C 形夹、姿势矫正镜、个人洗漱物品、清洁用具、餐具、自动喂食器、厨具、家用电器、模拟厕所浴室设备,以及功能独立性评定器具等。

3. 认知功能测量及训练器具　如各种记忆图片、实物、棋牌、积木、拼图材料、交流沟通板,以及实

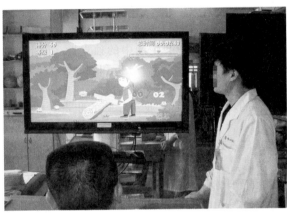
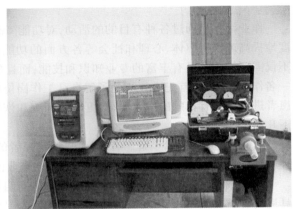
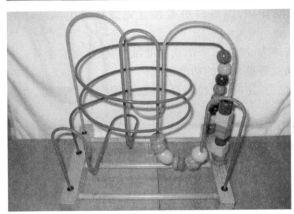
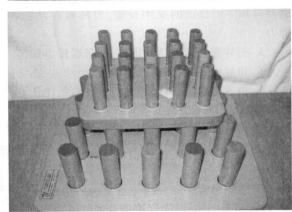
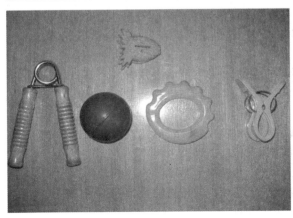
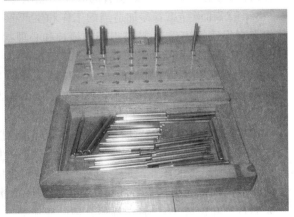

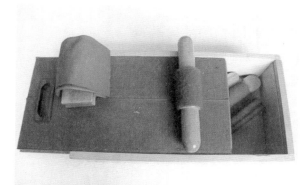
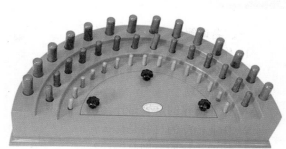
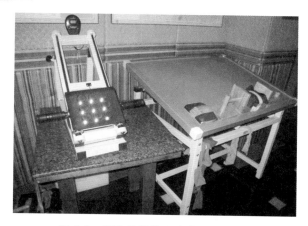

图 1-2　部分常用作业治疗器械、设备

体觉测验器具、感觉统合测验器材和计算机测试软件等。

4. 工艺治疗用设备或器材　如黏土、制陶材料及其工具和设备,刺绣用材料及器材,竹编、藤编工艺材料及其用具,写字、绘画用笔及其颜料等。

5. 辅助器具及支具　如各种手杖、腋杖、肘杖、轮椅、水平转移车、转移板,以及各种助行器和功能改善用的支具等。

6. 职业能力测试及训练设备　如缝纫机、打字机、台式计算机、各种木工工具、器械维修工具、五金工具、Valpar 综合职业技能测试设备(Valpar 工作模拟样本评估)等。

本章小结

　　作业治疗是康复医疗最具有特色的治疗方法之一。深刻理解作业治疗的概念,掌握作业治疗的目的、原则和方法,对指导临床开展作业治疗、提高患者的日常生活能力和工作能力有着极其重要的意义。一般作业治疗的方法、种类很多,分类方法各异,临床上我们要根据患者的功能状况、性别、年龄、个人爱好等特点,因地制宜地、有针对性地选择适宜的、个性化的作业治疗方案,掌握和遵循作业治疗的临床适应证、禁忌证和注意事项,开展作业治疗训练,以获得较佳的康复效果。

（闵水平）

扫一扫,测一测

练习题

一、名词解释

1. 作业

2. 作业治疗

二、简答题

1. 作业治疗的定义是什么?

2. 作业治疗的目的是什么?

3. 作业治疗的原则有哪些?

4. 日常生活活动一般包括哪几方面的内容?

三、思考题

谈谈作业治疗在康复医学中的重要意义。

思考题及思路解析

第二章　作业活动分析及评定

学习目标

1. 掌握作业活动分析和评定的方法及作业治疗计划的制订。
2. 熟悉作业活动分析内容和常用作业评定的内容。
3. 了解活动和作业活动的有关特性以及作业评定的注意事项。
4. 能根据康复医学理论和作业治疗的特点，针对不同的患者制订个性化的作业治疗计划，指导患者开展作业治疗训练。

第一节　概　　述

作业活动分析及评定是对某一项作业活动的基本组成成分以及患者完成该项活动所应具备的功能水平的认识过程。作业治疗是一项有目的、有选择性并能产生某一特定效果或目标的活动。其重点在于增强肢体的灵活性、手眼的协调能力以及动作的控制能力和工作耐力等，以进一步提高和改善患者的日常生活或工作能力。

作业活动既是作业治疗的手段，又是作业治疗应获得的目的。因此，我们要逐步分析一种活动中所需的基本技能成分，观察和了解每个作业活动的基本动作组成和顺序。我们要根据患者的功能评定结果，结合患者的需求、兴趣、爱好和生活习惯及环境因素等情况，选择适合患者个体的作业治疗活动方法，使作业治疗内容与患者的功能状况以及日常生活、工作、休闲、娱乐等活动协调一致，让患者能积极主动参与作业活动的角色，熟悉和掌握活动技能，形成适合患者自身的行为模式，从而使患者达到自理生活、独立工作、重返社会的目标。

第二节　作业活动分析

一、活动及作业活动的特性

活动是人类生长、发育的一种过程或现象，是生命的体现，是人对于外部世界的一种特殊的表现方式。人类的活动有许多，不是所有的活动都可以称为作业活动。在作业治疗中，不能盲目地选一项活动作为作业治疗活动，而是要了解这种活动的作用，分析患者对这种活动所需要的技能，以达到某种治疗目的。作业治疗活动是一项有目的、有选择性的活动。一般能被选择作为作业治疗的活动，应具备如下一些特性：

1. **目的性**　针对患者的功能障碍及需求，作业活动具有明确的目的性，并能达到某一目标。如手抓握无力、协调性差，可进行下棋、写字、泥塑等作业训练，以增强手的握力，改善协调性。

2. 选择性　根据患者的功能障碍及个体情况,选择适合患者个体的作业治疗活动。

3. 科学性　作业治疗技术是一门学科,具有理论基础和科学的操作方法。

4. 实用性　作业治疗是针对患者的实际需求所选择的作业活动,与患者的日常生活和工作、学习等活动密切相关,并能改善其功能,具有很强的实用性。

5. 有效性　通过作业治疗,患者能改善功能状况,有效地提高日常生活质量和工作技能。

6. 差异性　选择作业治疗活动具有个体的差异性。虽然患者患同一种疾病或功能障碍相同,但由于患者的个体差异,如年龄、性别、文化背景等不同,所选择的作业治疗方法也有可能不一样。

7. 趣味性　作业活动多以患者的个人意愿、兴趣、爱好作为选择的依据。尤其是一些休闲、娱乐活动、工艺、园艺及手工操作等活动,具有很强的趣味性,不仅可以训练患者的肢体功能,还可以愉悦心情,改善情绪,调节心理功能。

8. 主动性　在进行作业治疗方案的制订和实施治疗的过程中,应要求患者积极、主动地参与作业治疗的全过程,而不是让患者被动地接受治疗。强调患者的主动参与作用对提高患者的康复治疗效果具有非常重要的意义。

9. 灵活性　可根据患者的具体情况,灵活地进行调节作业治疗活动的训练及其治疗量。如可对活动的强度、难度、时间频率等方面进行调节,也可根据患者的意愿和兴趣,或在一定的范围内,让患者自己选择作业活动。

10. 社会性　人除了满足日常生活自理、个人需求等功能外,还有学习、工作及社会交往等方面的功能需求,即为人类所具有的生物属性和社会属性。作业治疗不仅能改善患者日常生活活动能力,也能改善和提高患者的学习能力、工作能力和社会的适应能力,是患者回归家庭和社会的桥梁,是促进患者适应社会、融入社会不可或缺的一种重要手段。

二、作业活动分析内容

用于改善机体功能障碍的目的性活动是作业疗法的独特治疗手段。有目的性和选择性是选择作业活动的前提。逐步分析一种活动中的基本动作组成成分,是对该项活动的基本行为构成因素和患者能够完成该项活动所应具备的功能水平的一个认识过程。作业活动分析也是一个用于找出一项作业活动或任务的固有特性的过程。

作业治疗师需要对正常的作业活动行为、活动行为缺陷和其可能对作业能力产生的影响因素、作业活动的特性等进行分析和评估,以便制订适合患者自身情况的作业治疗计划和目标,从而实施有效的作业治疗活动。因此,作业活动分析既是治疗师的一项基本技能,也是进行作业治疗效果评价、设定康复治疗目标、实施有效治疗方案的基础。

作业活动分析应按步骤进行分析。首先,要根据患者情况提出恰当的治疗目标,选择合适的作业活动。合适的作业活动包括两重含义:一是患者必须具有完成该项活动最低要求的能力;二是该项活动比目前患者的能力水平稍高,同时具备安全性和可行性。在作业活动的分析过程中,作业治疗师需要具体分析活动中每一项动作的基本构成要素,并将它分解成一些最简单的成分,包括动作的基本步骤、运动类型和所需的基本功能等。作业治疗师主要可从患者的运动、感觉、认知、行为能力、心理等方面的因素进行分析,同时还要考虑该项活动具有的重复性动作及有效治疗成分。然后作业治疗师分析患者能否完成该活动所必须的外部因素和条件,如患者的年龄、性别、职业、兴趣、智能、情感因素,以及家庭和社会环境、文化教育背景、安全性等,从而为患者选择最佳作业治疗方案提供依据。

作业活动分析的具体内容应考虑如下几点:

1. 分析作业活动类型　分析该作业活动是属体力的还是脑力的,是日常生活的还是职业工作的,是社会心理的还是躯体功能的,是提高认知功能的还是休闲娱乐的等。

2. 分析作业活动的技能　在作业活动时,要分析患者能否完成每个作业活动所需的技能。如运动技能(包括肌力、关节活动度、平衡功能、运动的协调性等)感知觉技能、行为智力技能、社会心理技能等。

3. 分析作业活动的需求　作业治疗的活动要符合患者的愿望和需求。一项作业活动是否与患者兴趣、爱好及需求相一致,患者能否主动参与并完成该项作业活动是至关重要的。只有符合患者的实际生活或工作需求的作业活动,才具有现实意义,才能真正提高患者的日常生活功能和生存质量。

4. 分析患者的个体状况　要根据患者年龄、性别、受教育程度、家庭生活背景以及自身的功能状况等,选择患者适宜的、并与之能力相适应的作业治疗方案。

5. 分析患者完成作业活动的过程情况　观察患者在作业活动过程中,作业治疗师应具体分析患者能做什么,不能做什么;患者在进行某项作业活动时,是否需要帮助,需要哪种帮助,需要帮助的程度如何;清楚地了解进行该项作业治疗活动时的注意事项、安全预防措施以及禁忌证;患者是否需要辅助器具或适应性设备等。对患者完成作业活动的能力进行全过程的跟踪分析。

6. 分析患者所处的环境条件,因地制宜地选择作业活动　主要考虑患者回归家庭或社区后,是否能适应家庭或工作所处的环境。分析有哪些阻碍患者独立完成活动的不利因素,如果患者不能克服这些因素,作业治疗师应对患者所处的不利环境因素,提出调整或改造意见,因地制宜地制订作业治疗活动方案,以提高患者作业治疗的针对性和实用效果。

三、作业活动分析方法

作业活动分析方法主要是针对上述作业活动分析的内容及特性,具体、逐一地对患者的作业活动,即该作业活动的行为构成及场景因素等进行分析和评定。根据评定得分结果,以确定该项活动任务是否适合该患者。另外,通过分析、比较作业活动治疗前后的得分差异,可判断疗效,为选择最佳的作业治疗方案提供依据。其具体实施方法可参考活动行为构成评定和活动行为场景评定(表2-1和表2-2)。

表 2-1　活动行为构成评定

项目名称:

活动范畴 行为构成	活动所需功能			目前患者功能			说明 (如不需要可以标识为"无")
	大	中	小	大	中	小	
A. 感觉运动构成	—	—	—	—	—	—	
1. 感觉	—	—	—	—	—	—	
a. 感觉意识							
b. 感觉过程	—	—	—	—	—	—	
(1) 触觉							
(2) 本体感觉							
(3) 前庭							
(4) 视觉							
(5) 听觉							
(6) 味觉							
(7) 嗅觉							
c. 知觉过程	—	—	—	—	—	—	
(1) 实体觉							
(2) 运动觉							
(3) 疼痛反应							
(4) 躯体辨别							
(5) 左右辨别能力							
(6) 物体辨别							
(7) 空间定位							
(8) 视遮盖分辨							
(9) 物体前后辨别							
(10) 深度感知能力							
(11) 空间关系辨别							
(12) 局部定向							
2. 神经肌肉骨骼	—	—	—	—	—	—	
a. 反射							
b. 关节活动度							

续表

活动范畴 行为构成	活动所需功能			目前患者功能			说明（如不需要可以标识为"无"）
	大	中	小	大	中	小	
c. 肌张力							
d. 肌力							
e. 耐力							
f. 姿势控制							
g. 姿势定位							
h. 软组织完整性							
3. 运动能力	—	—	—	—	—	—	
a. 粗大运动协调							
b. 越中线运动							
c. 单侧性运动							
d. 双侧整合运动							
e. 运动控制能力							
f. 改变惯性运动							
g. 精细协调与灵活性							
h. 手-眼协调能力							
i. 听-运动控制能力							
B. 认知整合与构成	—	—	—	—	—	—	
1. 警觉水平							
2. 定向定位							
3. 辨认							
4. 注意力维持							
5. 活动开始							
6. 活动终止							
7. 记忆能力							
8. 排序能力							
9. 分类能力							
10. 概念格式化							
11. 位置归纳能力							
12. 解决问题能力							
13. 学习能力							
14. 归纳能力							
C. 社会心理技能构成	—	—	—	—	—	—	
1. 心理能力	—	—	—	—	—	—	
a. 价值观							
b. 兴趣							
c. 自我认识能力							
2. 社会能力	—	—	—	—	—	—	
a. 角色活动能力							
b. 社会品行							
c. 社交能力							
d. 自我表达能力							
3. 自我保护能力	—	—	—	—	—	—	
a. 应对技巧							
b. 时间控制能力							
c. 自控能力							

表2-2　活动行为场景评定

项目名称：

活动范畴 / 活动行为场景	活动所需功能			目前患者场景			说明（如不需要可以标识为"无"）
	大	中	小	大	中	小	
A. 时空方面	—	—	—	—	—	—	
1. 年龄							
2. 发育							
3. 生命周期							
4. 残疾状况							
B. 环境	—	—	—	—	—	—	
1. 物质环境							
2. 社会环境							
3. 文化环境							

注：
大：完成活动时的功能需要（或已有）较高的水平，计3分。
中：完成活动时的功能需要（或已有）普通的水平，计2分。
小：完成活动时的功能只需要（或已有）较低的水平，计1分。
无：完成活动时不需要（或不具有）此项功能，计0分。

第三节　作业评定

作业评定是康复评定的重要组成部分，主要是针对患者在作业活动方面存在的问题、功能障碍的程度，尤其是对患者在日常生活、工作和休闲娱乐等活动中的独立性情况进行评定，强调患者整体功能状况和环境因素对作业活动的影响。作业评定是作业治疗的前提和基础，是制订作业治疗计划、选择作业治疗方法的重要依据。作业评定贯穿于作业治疗的全过程。定期地进行作业评定，有利于分析治疗效果，判断预后，并可根据定期的评定结果，决定是否继续或需要修正作业治疗方案，调整治疗方法，或确定患者出院时的功能状况，分析患者是否具有适应家庭生活和环境的能力，最终为患者回归家庭和重返社会提出建议及指导。

一、常用作业评定内容

1. 感觉及运动功能　是维持躯体运动或活动的基本要素。其包括感觉、知觉、肌力、耐力、关节活动度、关节稳定性、原始反射、肌腱反射、精细运动、协调运动、平衡功能、单侧、双侧肢体活动及对外界刺激的接受和处理活动情况等。

2. 认知功能　认知是指人在对客观事物的认识过程中，对感觉输入信息的获取、编码、操作、提取和使用的过程，包括注意、记忆、定向、知觉及思维等。认知功能是综合运用脑的高级功能的能力，包括意识觉醒水平、定向力、注意力、记忆力等。

3. 日常生活活动（activity of daily living, ADL）　是指人们为了满足日常生活的需要而每天必须反复进行的、具有共性的基本活动。日常生活活动能力评定是完全从患者实用的角度来进行评定，是对患者一种综合活动能力的测试。日常生活活动一般包括衣、食、住、行和个人卫生等五个方面的内容。

日常生活活动又可分为基础（躯体）性日常生活活动和工具（复合）性日常生活活动两类。基础性日常生活活动（basic activity of daily living, BADL）是指人们维持最基本的生存需要并与身体活动有关的基本活动，如进食、穿衣、洗漱、如厕、坐起、移动躯体、行走等。工具性日常生活活动（instrumental activity of daily living，IADL）是指人们在家庭或社区内独立生活所需的一些技能活动，如家务事处理、煮饭、使用电话和交通工具、购物等，是大多需要借助于工具的活动。对于患者来说，获得日常生活的独立能力是其能够恢复以往生活方式，提高生存质量，回归家庭和社会的首要步骤，故在作业活动的功能评定中，对日常生活活动能力的评定尤其重要。最常用的评定方法有 Barthel 指数和功能独立性评定（functional independence measurement，FIM）等。

4. 社会心理功能　是指个人进入社会和处理情感方面的能力，包括自我认识、自我表达、自我价值、自我控制、社会及人际关系等。

5. 环境评定　环境是指人类生活的周围空间与有关事物。人与环境之间的关系极为密切，环境因素是日常作业活动中不可分割的一部分。患者在日常活动中所遇到的障碍，除与身心功能障碍有关外，还常与其所处的环境条件有关。生活环境的状况直接或间接地影响到患者生存质量的好坏。因此，为了让患者更好地适应环境，提高患者的生存质量，应对其居住、生活及工作环境进行实地考察、分析和评估，寻找出不利于患者活动的环境因素及安全因素，并提出改造意见，最大限度地提高患者的独立性，促进其融入社会。

6. 职业能力评定　职业是人在社会生活中的重要内容，反映着人类的社会属性、生命的意义。康复医学的目标不仅仅是为了恢复患者的躯体功能，还应使患者重新获得工作能力和就业的机会，获得在家庭和社会中的尊严、地位及心理上的满足感，并使患者在工作中体现其人生的价值。职业康复是康复医学的重要组成部分，而职业能力的评定是作业评定的一项重要内容，目的是判断患者或残疾者的作业水平和适应职业的可能性，了解患者或残疾者的工作能力或就业潜能。职业能力评定是一项综合性能力的评定，涉及患者或残疾者的躯体、心理、认知等方面功能以及作业技能和社会因素等。职业能力评定的内容一般包括患者的残存功能、智力检查、职业倾向测验和职业操作能力检查等。职业能力的评定方法有职业能力倾向自我评定量表、林氏就业评估量表（Lam assessment of employment readiness）、GULHEMP 工作分析系统、Valpar 工作模拟样本评估以及微塔法（micro tower）定向和工作评定测试等。通过职业能力的评定可判断患者是否具有职业发展的可能性，是否具有真正回归社会的能力。

作业评定是康复评定的重要组成部分。其内容除了康复功能评定的基本内容如感觉、运动、认知、言语、心理等功能评定外，作业评定尤其强调患者在作业技能和作业能力方面的评定，以及日常生活活动能力和功能独立性评定，强调患者的整体身体状况及环境因素的影响。

二、作业评定注意事项

患者的作业活动一般涉及患者整体的身体状况，包括躯体功能和心理功能等各个方面。同时，还应考虑患者的生活、工作环境情况等，进行综合分析和评定。在作业评定的过程中，治疗师应与患者一起找出患者在日常生活、工作、休闲等活动中亟待解决的问题，共同制订作业治疗方案，使作业治疗更具有目标性。其具体评定时应注意如下几点：

1. 根据患者功能障碍情况选择适宜的评定方法　评定要重点突出，有目的性，同时应注重患者整体的功能情况。如在评定患者的肌力、关节活动度的同时，更应考虑这些功能障碍对患者日常生活、工作、休闲等活动的综合影响，应重点评定日常生活活动能力、步态分析、手功能以及与休闲或工作相关的能力评定等内容。

2. 选择标准化的评定方法　作业活动能力是患者的各项功能的综合体现。其评定方法也要能反映患者的这种综合能力。因此，尽量采用大家公认的、标准化的量表进行评定，如 Barthel 指数、功能独立性评定、WHO 生活质量测定简表（WHOQOL-BREF）等，因为这些测定量表均有较高的信度、效度和灵敏度，评定的结果较为客观。

3. 重视发挥患者的主动参与性　在作业评定过程中，一定要让患者了解评定的内容和方法。作业治疗师要充分认识到患者在整个作业评定或治疗过程中"自我"的重要性，充分发挥患者主动参与的积极性，这对患者完成作业治疗活动、提高康复治疗效果具有非常重要的作用。

4. 作业治疗师要重视和加强与患者的沟通能力　与患者建立友好关系，良好的沟通能力不仅能获得患者更多、更准确的信息资料,同时,也能让患者或家属充分理解和积极配合,更好地完成作业活动功能评定及其治疗工作。

5. 评定时应注意适当的时间、地点及患者的生理状况　如评定患者日常生活活动中的穿衣、洗漱、梳头、剃须等活动,最好是在患者起床或上午进行,以求真实和符合人们的生活习惯。定期地再次评定时,也应在同一时间和地点进行。同时还应注意患者的生理状态,避免患者在身体不适或疲劳的状态下进行评定,以减少偏差。

6. 评定中注意环境因素的影响　在进行作业评定时,应保持环境整洁、安静、宽敞、空气清新和温度宜人,应尽量在模拟实际家庭生活或工作的环境下进行评定,以减少不良环境或不实际的环境因素对评定结果的影响。

第四节　作业治疗计划的制订

制订作业治疗计划,要根据患者功能评定的结果,结合患者个体情况,设定康复治疗目标,综合考虑选择作业治疗方法,以达到最佳康复效果。在实施治疗计划的过程中,要定期地对康复治疗的进展及效果进行评估,以便不断修正作业治疗计划,调整治疗方案,最终达到恢复患者功能、自理生活、提高生存质量、早日回归家庭、重返社会的目的。因此,作业治疗计划的制订应遵循如下步骤:

1. 首先应根据患者功能评定的结果,明确需要解决的问题　作业治疗师不仅要考虑患者的功能障碍状况以及这些障碍对日常生活和工作的影响,同时还要对残存的功能进行分析,了解是否需要给予代偿帮助,明确患者需要解决的问题等情况,进行综合考虑,以便选择适宜的作业治疗方法给予干预,并进行针对性训练,充分挖掘患者的潜能,以其最终达到功能独立,生活自理的目的。

2. 根据患者的个体情况,选择作业治疗方案　作业治疗以患者为核心,要根据患者的个体情况,如患者的性别、年龄、文化程度、社会经历、生活和工作环境等情况,并结合患者意愿、爱好和兴趣等因素综合考虑,选择适合患者个体的作业治疗方案。

3. 根据设定的目标,提出具体适宜的作业治疗方法　这里的目标是指患者经功能训练后所能达到的功能改善结果。目标一般分为短期目标、长期目标和最终目标。最终目标是通过多个短期或长期目标来实现的。因此,短期目标应较具体。一般初期或短期目标不宜设定过高,要使患者感到经过康复治疗后,很快能达到效果,以增强患者的自信心。如要实现患者日常生活独立自理、回归家庭和社会的最终目标,必须要针对患者的每个日常生活活动(如穿衣、洗脸、进食、行走、如厕等)分别进行训练,达到逐一独立完成,即若干个短期目标的实现,循序渐进地达到日常生活的自理或独立,最终实现回归家庭和重返社会的目标。

4. 作业治疗计划实施过程中的定期评定及计划的修正　在作业治疗计划的实施过程中,要定期地对患者的功能恢复情况进行评定,以判断康复治疗效果。对未能达到目标、效果不佳者,要分析治疗方法是否与目标相一致,治疗方法是否与患者的需要及能力相符合,选择的作业治疗方法是否适宜等。根据上述情况不断修正其治疗计划,改进作业治疗方案,以其达到康复的最佳效果。

5. 出院计划和建议　患者经过住院康复治疗后,最终的目标是要回归家庭、重返社会。因此,在制订整体作业治疗计划的时候,要根据患者的功能恢复状况,结合患者的家庭、生活或工作环境等因素综合考虑。患者出院后,一般要继续进行功能训练,以巩固疗效。这就需要制订一个详细的出院计划和建议。其内容应包括患者作业治疗活动的具体方法、时间、强度、注意事项,患者的心理适应和准备,家人及朋友的理解、支持和帮助,陪护者的教育和训练指导,家庭生活环境或工作环境的评估和改造,辅助器具或转移装置的使用维护及定期随诊等,使患者获得全方位的、持续的康复服务及功能恢复,真正提高其生存质量,以实现康复医学的最终目标——回归家庭和重返社会。

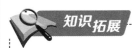

知识拓展

脑卒中患者作业治疗计划制订举例

患者李某,男性,50岁。职业:农民。文化程度:小学。个人爱好:务农种植。住址:某县乡村。家庭背景、经济条件一般。患者目前右侧肢体活动不利,乏力,伴说话吐字不清,情绪不稳,生命体征平稳。诊断:脑梗死。功能评定:肌张力稍高,Ashworth分级评定2级,Barthel指数50分,Berg评分25分,Brunnstrom偏瘫运动功能评定Ⅲ级。现根据患者目前存在的问题以及患者个体情况,首先设定以改善患者功能状况为近期目标,制订作业治疗计划如下:

1. 床上翻身、坐起和站立训练,站立位重心转移、坐位和站立平衡训练。
2. 开展穿脱衣裤、鞋袜训练,洗漱、进食等日常生活活动训练。
3. 手功能训练　如手捡豆粒、花生,手指插件等手眼协调等训练。
4. 认知功能训练　如利用蔬菜、水果、日常生活等卡片知识,训练患者记忆、思维能力等,并进行心理辅导、改善心理功能。
5. 言语训练　发声训练,平时可让患者多听收音机,看电视等。
6. 园艺活动　患者功能逐渐恢复并出院后,可利用当地农村资源,开展种植蔬菜、花草等园艺治疗。

以上每项训练治疗,进行2~3次/d,每次30~50min。一段时间后再进行功能评定,根据功能改善情况,再修正治疗计划,设定新目标,不断提高患者功能水平,恢复患者生活自理能力。

第五节　作业治疗处方

临床作业治疗是在康复医师指导下,由康复医师开出作业治疗处方,由作业治疗师执行。作业治疗处方是实施作业治疗的指导性的医疗文书,是康复治疗处方之一。由于康复医学在我国处于初级发展阶段,目前尚无统一的作业治疗处方,全国各地有关康复机构都有根据自己的经验和实际情况设计的康复治疗处方,包括作业治疗处方等。但在一般情况下,作业治疗处方应包括患者一般情况、功能评定、目前存在的障碍问题、康复治疗目标、作业治疗内容及方法、注意事项等内容。以下是作业治疗处方格式举例:

××医院康复医学科作业治疗处方

作业疗法(OT)处方

患者姓名:　　　性别:　　　年龄:　　　住院号:　　　床号:

临床诊断:

病历摘要:(包括现病史、既往史、个人生活史等)

功能评定:

存在障碍问题:(如日常生活问题,大、小便问题,心理问题等)

康复目标:

作业治疗内容及方法:1.

2.

......

注意事项:

康复医师:

日期:　　年　月　日

本章小结

　　针对患者开展作业治疗活动的分析和作业评定,是临床实施作业治疗的前提和条件。若不了解作业治疗活动的特性,不能客观地对患者进行作业治疗活动的分析和功能评定,就难以针对性地为患者选择作业治疗方案。因此,掌握作业活动分析和评定的方法,对患者制订个性化的作业治疗方案,选择、实施作业治疗方法,判断临床康复治疗效果,均有着重要的临床意义。以上本书中作业活动分析方法的举例,仅作为一般参考。临床在对患者进行作业治疗分析和作业评定以及制订作业治疗计划时,一定要根据患者个体差异,因地制宜地制订出适合患者个体的、个性化的作业治疗方案。

（闵水平）

扫一扫,测一测

练习题

一、名词解释

1. 活动

2. 日常生活活动

3. 功能性作业活动

二、简答题

1. 作业活动有何特性?

2. 制订作业治疗计划的依据是什么?

三、思考题

为患者制订个性化的作业治疗计划时,应考虑哪些因素?

思考题及思路解析

第三章 日常生活活动能力训练

03章 PPT

学习目标

1. 掌握日常生活活动能力训练的概念、基本方法及临床常见疾病的体位摆放方法。
2. 熟悉日常生活活动能力训练的内容。
3. 了解日常生活活动能力训练的注意事项。
4. 能针对患者的功能障碍特点,进行科学正确的日常生活活动能力训练,提高患者的日常生活能力。

第一节 概 述

日常生活活动能力是决定患者康复程度及是否能及早回归社会的重要因素,康复工作者必须足够重视。日常生活活动能力训练是作业治疗的主要工作内容,作业治疗师的责任是训练和教给患者在现有身体条件下完成基本的日常生活活动和工具性日常生活活动。本章重点介绍基本日常生活活动的基本概念和训练方法。

一、日常生活活动能力训练的概念

日常生活活动能力是维持一个人的日常生活所必需的基本活动技能。日常生活活动有广义和狭义之分。广义的日常生活活动是指人们为了达到独立生活而每天必须反复进行的活动,既包括基本的日常生活活动(如衣、食、住、行、个人卫生等活动),还包括人与人之间的交往能力,以及经济上、社会上、职业上达到独立的一些活动(如打电话、购物、乘坐交通工具等)。狭义的日常生活活动仅指基本的日常生活活动。

以改善或恢复这些活动能力为目的而进行的一系列针对性的训练,称为日常生活活动能力训练(ADL训练)。日常生活活动能力训练是康复治疗中非常重要的内容之一,有功能障碍的患者要重新生活就必须从最简单的、基本的日常生活活动开始。

二、日常生活活动能力训练的目的

日常生活活动能力训练的主要目的有以下几个方面:

1. 建立患者的自我康复意识,充分发挥其主观能动性,提高其自信心,重建独立生活的激情。
2. 建立或维持患者基本的日常生活活动,调动并挖掘其自身潜力,使其达到生活自理或把对他人的依赖程度降至最低。
3. 进一步改善患者的躯体功能,包括关节的灵活性、机体的协调性与平衡能力,以适应日后回归家庭、重返社会的需要。

4. 通过在日常生活环境中进行训练,并对特定动作进行分析,找出患者存在的主要问题,提出解决问题的方法;给予患者使用辅助具或自助具方面的建议,使其在辅助性装置帮助下,达到最大限度生活自理。

三、日常生活活动能力训练的原则

进行日常生活活动训练前,首先要进行日常生活活动能力的评定,根据评定结果,制订出可行的训练计划,有步骤地实施训练方案,训练时要注意以下原则:

1. 了解患者及其家属对日常生活活动训练的要求,充分调动患者及家属参与训练的积极性。

2. 了解患者目前的功能水平、病程阶段,找出影响其生活独立性的主要问题,提出相应的训练目标。

3. ADL 训练应以目标为中心,满足患者的社会角色与个人需求。如对于年轻患者需要回到单位上班者,训练的重点是放在患手而不是健手上,并尽早接受训练。

4. ADL 训练应由易到难,从简单到复杂,突出重点。训练中,可将每一动作分解成若干个部分进行练习,熟练后再结合起来整体练习。

5. ADL 训练最好让患者能在真实的,有居室、卫生间、厨房等家居设备的环境中进行,如家庭就是最好的 ADL 训练场所。

6. ADL 训练时间最好与患者作息时间相吻合,如进食活动在中、晚餐中进行训练,更衣活动应在早晨或晚间进行训练。

7. 患者在进行 ADL 训练时,可适时充分地配合其他治疗性活动和功能锻炼,以促进患者机体体能的恢复,增加关节活动度,增强肌力和提高动作的协调性等。

第二节 日常生活活动能力训练内容及步骤

由于患者个体要求不同,日常生活活动能力训练的起点不同,故训练的内容也各不相同。患者的病情程度轻重不一,有的患者可以独立站立、行走,有的则需要乘坐轮椅活动或卧床。患者的要求也各不相同,有的不仅要求能独立生活,还要求更多地参与家务、社会活动等。加之患者地区、民族、年龄、性别、职业、生活方式及社会环境的不同,要求也不一样。因此,作业治疗师必须依据实际情况,综合各方面因素,从实际出发,制订出符合患者个体的治疗方案或计划,开展针对性的日常生活活动训练。

一、日常生活活动能力训练的内容

(一)床上活动

床上活动是日常生活活动中非常重要的内容,功能障碍的患者要达到最大限度的生活独立,通常由治疗师指导从床上活动开始训练,即通常所说的"床边训练"。

床上活动主要包括床上翻身,床上卧位移动,桥式运动,床上坐起与躺下,床上坐位移动等。

1. **床上翻身** 是患者最基本的日常活动,是完成穿衣、站立、转移等基本日常生活活动的前提条件。一般卧床患者均应定时翻身,变换体位。白天每 2h 一次,夜间每 3h 一次。翻身可促进血液循环,防止压疮、关节挛缩的形成,也可改善呼吸功能,有利于呼吸道分泌物的排出。在病情允许的情况下尽量让患者主动翻身。

2. **床上卧位移动** 旨在提高患者床上生活自理能力、移动能力和训练意识,对预防压疮的发生具有重要作用。

3. **桥式运动** 在提高床上生活自理能力的同时,有助于训练骨盆的控制能力,也是床上移动、坐起、行走的基本保证。

4. **床上坐起与躺下** 是患者独立进食、洗漱、排便的前提条件,与此同时能激励患者增强自信心,为日后下床活动做好准备。在病情允许时,卧床的患者先倚靠辅助物坐起,然后练习长坐位、端坐位平衡。患者坐位平衡良好后可尽早练习坐起训练,不但可以增强肌力,提高机体平衡能力,改善关节功能状态,还可预防坠积性肺炎、直立性低血压、脏器功能低下等并发症。

5. 床上移动 目的是让患者学会重心的转移,使患者用臀部在床上移动,包括床上前后移动和左右移动等。

（二）转移活动训练

转移活动是指人的整个身体在不同地方的位置变化,是一个人做到生活独立的基本前提条件。它包括站立、床-轮椅之间的转移、室内外行走及乘坐交通工具,同时还应包括进入厕所和入浴等转移活动。转移活动的前提条件是患者必须具备一定的坐位平衡能力,即要求身体在进行每项作业时配合重心的转移。这种姿势变化可以增强患者主动训练的意识,也是从坐位过渡到站位的必备条件。

1. 站立与坐下 包括由坐位站起、由立位坐下及站立位的静态平衡和动态平衡训练。

2. 床椅之间的转移及轮椅活动 床椅之间的转移包括床与扶手椅、床与轮椅之间的转移;轮椅活动包括乘坐轮椅进入厕所与浴室等。

3. 室内外行走及乘坐交通工具 室内行走包括在地板行走及水泥地面上行走。室外行走包括在水泥路面、碎石路面、泥土路面上行走,上下坡和上下楼梯等。乘坐交通工具包括上下汽车、自行车、火车等。

（三）自我照顾训练

对于有功能障碍的成年患者来说,日常生活独立是其恢复以前生活方式的首要步骤,也意味着他不再是个残疾者,在每天的日常活动中不再需要别人的帮助,学会自己照顾自己,重新恢复往日的自信。其主要内容包括更衣、饮食及个人卫生等。

1. 更衣 包括自己穿脱不同样式的上衣(内衣、外衣、开衫、套头衫等)、裤子(前开口、侧方开口等)、鞋、袜等。

2. 饮食 包括使用餐具及如何改进餐具以适合患者的需要。

3. 个人卫生 训练内容主要包括洗漱(洗脸、洗手、拧毛巾、刷牙、洗澡等),修饰(梳头、剪指甲、女性患者做发型、使用化妆品、男性患者剃胡须等),大小便的控制及便后清洁等。

（四）家务活动及社会活动能力训练

家务又称家事、家政,是指家庭的日常生活事务。家务活动内容较为丰富,如洗衣、做饭、购物、清洁卫生、经济管理、照料小孩等。

社会活动能力是指体现一个人在社会中的角色及适应行为和能力。其训练内容主要包括上街购物、使用交通工具、进餐馆就餐、到公共场所娱乐及与他人的交流能力等。

二、日常生活活动能力训练的步骤

日常生活活动能力训练步骤可大致分为以下几个阶段:

（一）收集资料

日常生活活动能力训练开始之前需要收集相关的资料,主要包括以下几方面:

1. 身体因素 与日常生活活动能力有关的因素,如年龄、性别、身体一般状况、关节活动度、肌力、运动的平衡性、协调性、耐力等。

2. 精神心理因素 感知和认知的综合功能、理解力、判断力、适应力及患者的欲望、依赖性、情绪等因素。

3. 社会和环境因素 生活环境、居住条件、家庭成员及关系、经济状况等。这些问题将对患者的训练有很大影响。

（二）评价分析

1. 分析患者的表现及与其表现有关的问题。

2. 观察患者并用基本成分来比较他的表现,选出患者可能完成的动作,并以此决定训练的程序,首先训练最常用的、较易掌握的动作。

3. 分析日常生活动作群是由哪些动作组成的,将其分解成一些基本动作,最后将基本动作结合起来,从而完成一项日常生活活动过程。如移动动作包括翻身,从卧位变成坐位,从坐位变成立位,室内的移动,上下台阶,跨门槛,上下电梯和乘坐汽车等。一个功能性动作往往是若干不同简单动作的连续和组合,某一阶段动作又可以分解成几个基本动作。如患者开窗户这一功能活动,可以分为走到适当的位置停下来,抬手接近窗户的高度,开、关窗户的动作,身体准确地移动等基本动作。为完成以上基本动作必须具备相应的功能,如肌力、关节活动度、平衡能力、协调性、判断力等。

因此,作业治疗师不要把日常生活动作看成是相互毫无关联的独立动作,要认真分析患者动作的基本成分及患者的表现,找出妨碍动作完成的主要原因,防止训练的盲目性和简单化。

（三）确定目标

综合分析结果,根据患者的具体情况确定训练目标。训练目标可以由患者及治疗师共同协商确定。

（四）实施训练

结合患者的具体情况选择适当的训练方法。如瘫痪的患者,可以通过各种适宜的方法来辅助和代偿其丧失的功能,改善和实现其独立性。如将裤子的裤腰改为松紧口、尼龙搭扣等,以方便穿脱。必要时使用辅助器具使日常生活活动更容易完成,如穿衣训练时使用穿衣钩、穿袜器等。对有抓握困难的患者,可以通过改造物件的手柄使其更容易抓握等。在训练过程中,应遵循反复实践的原则,在适当的时机提供有益的反馈以鼓励患者,并在实际应用环境中检验训练效果。

第三节　日常生活活动能力训练的方法

掌握日常生活活动技能是患者走向独立的重要一步。作业治疗师必须从实际出发,根据功能障碍的不同和患者个体差异等,综合各方面因素,制订详细可行的训练计划,有步骤地进行日常生活活动的训练。一般可在日常生活的真实环境中进行训练,并对特定的动作进行分析,必要时使用自助具,如穿衣、穿鞋、穿袜自助具及长柄发梳等。

视频:日常生活活动能力训练的方法

一、床上活动训练

（一）偏瘫患者的床上活动训练

1. 偏瘫患者床上翻身

（1）偏瘫患者向患侧翻身(图3-1)

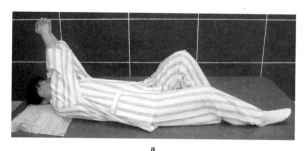

a

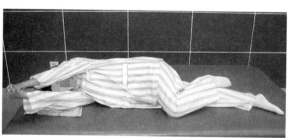

b

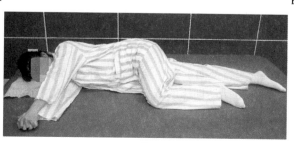

c

图3-1　偏瘫患者向患侧翻身

1）患者健手握住患手,并屈髋、屈膝,上肢伸肘上举大于90°。

2）健侧上肢带动患侧上肢摆动,当摆向患侧的同时,屈颈向患侧转动头部,利用摆动的惯性转动躯干,完成肩胛带、骨盆的运动。

3）健侧腿跨过患侧,完成向患侧翻身动作。

因向患侧翻身是由健侧完成的,患者多可独立完成。

（2）偏瘫患者向健侧翻身（图3-2）

1）患者健手握住患手,上肢伸肘上举大于90°,健侧下肢屈曲,插入患侧腿下方。

2）健侧上肢带动患侧上肢来回摆动,上肢摆动的同时,屈颈向健侧转动头部,依靠躯干的旋转,带动骨盆转向健侧,同时利用健侧伸膝的力量带动患侧身体完成健侧的翻身动作。

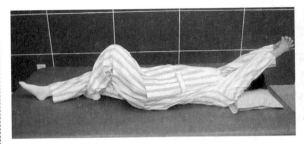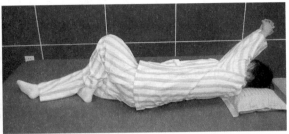

a　　　　　　　　　　　　　　　　　b

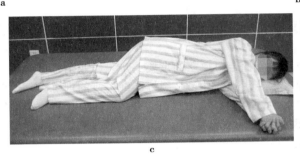

c

图 3-2　偏瘫患者向健侧翻身

（3）偏瘫患者床上翻身注意事项

1）偏瘫患者向患侧翻身时,患侧上肢应置于身体前方,稍外展,防止患侧肢体受压。

2）治疗人员站在患者的患侧保护患者。

3）偏瘫患者向健侧翻身首次不能完成时,治疗师可以协助完成屈髋屈膝及骨盆的转动。

4）偏瘫患者向健侧翻身时,尽量使患侧肩部前伸,患肢置于身体前方,防止患侧忽略导致患肩被牵拉脱位、疼痛。

2. 偏瘫患者床上卧位移动

（1）偏瘫患者床上横向移动（图3-3）

1）健侧下肢屈曲,插入患侧腿下方,健侧带动患侧下肢向健侧移动。

2）健侧下肢从患侧抽出并屈髋、屈膝,抬起臀部移向健侧。

3）以头部和臀部为支撑,将躯干移向健侧,完成整个活动过程。

（2）偏瘫患者床上纵向移动（图3-4）

1）健侧下肢屈髋屈膝,足平放于床面。

2）以健足和肘部为支撑,抬起臀部向上移动身体,完成整个活动过程。

3. 桥式运动　是偏瘫患者床上活动训练的难点,对患者骨盆的控制、平衡稳定及以后的步态训练均有重要的意义。

（1）桥式运动的方法（图3-5）

1）患者仰卧于床面,双下肢屈曲,双足平放在床面。

2）双上肢伸展,双手交叉,健手握住患手,患侧拇指在上,双肩屈曲90°。

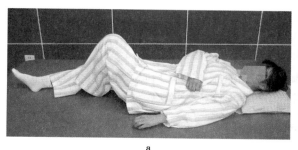
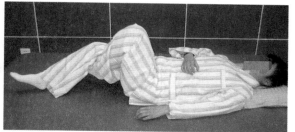

a　　　　　　　　　　　　　　b

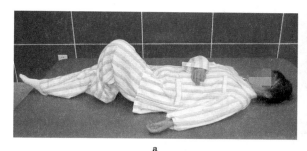

c

图 3-3　偏瘫患者横向移动

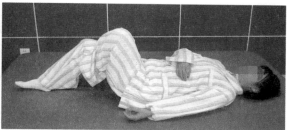
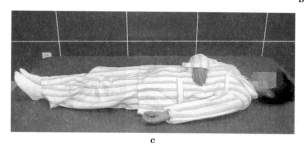

a　　　　　　　　　　　　　　b

c

图 3-4　偏瘫患者纵向移动

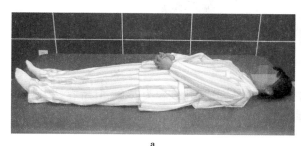
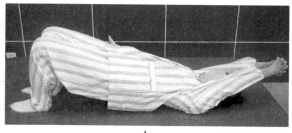

a　　　　　　　　　　　　　　b

图 3-5　桥式运动

3）依靠背部及双足的支撑,将臀部抬离床面,保持稳定,完成双桥训练。

（2）桥式运动的注意事项

1）患者抬起臀部时尽可能伸髋。

2）双足平放于床面,足跟不能离床。

3）患者不能完成时,治疗师可以协助固定患侧的膝部和踝部,当臀部抬起时在膝部向足端加压。

4）完成动作时双膝关节尽可能并拢,防止联带运动的出现,诱发痉挛。

4. 偏瘫患者床上坐起

（1）偏瘫患者辅助坐起（图3-6）

1）患者健足从膝关节下插到患侧腿下,将患手置于辅助者肩上,辅助者扶住患者的双肩。

2）辅助者扶起患侧肩,同时患者用健侧肘支撑,抬起上身。

3）然后患者将双下肢移至床下,伸展肘关节,支撑身体,坐起。

4）调整姿势,保持坐位。

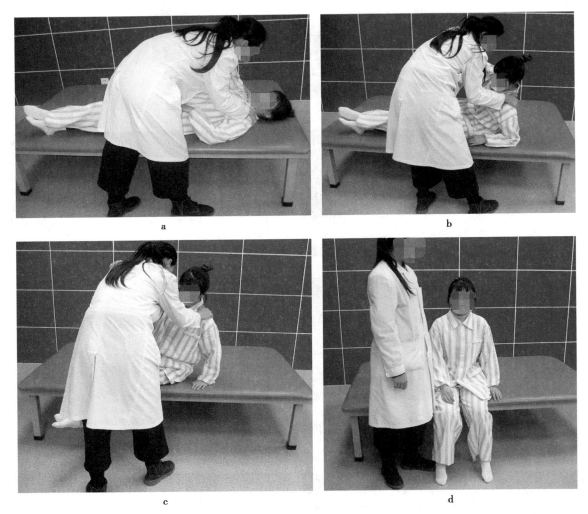

图 3-6 偏瘫患者辅助坐起

（2）偏瘫患者独立从健侧坐起:这种活动方式患者较容易完成,并且较为安全,但是容易引起患者出现联带运动模式,也容易使患者忽略其患侧（图3-7）。

1）按上述健侧翻身步骤先翻成健侧卧位。

2）健手拉住患手于枕前,双腿交叉,用健侧腿将患侧下肢移至床边。

3）健侧肘屈曲于体侧,前臂旋前,用肘及手撑起身体坐起。

4）调整姿势,保持坐位。

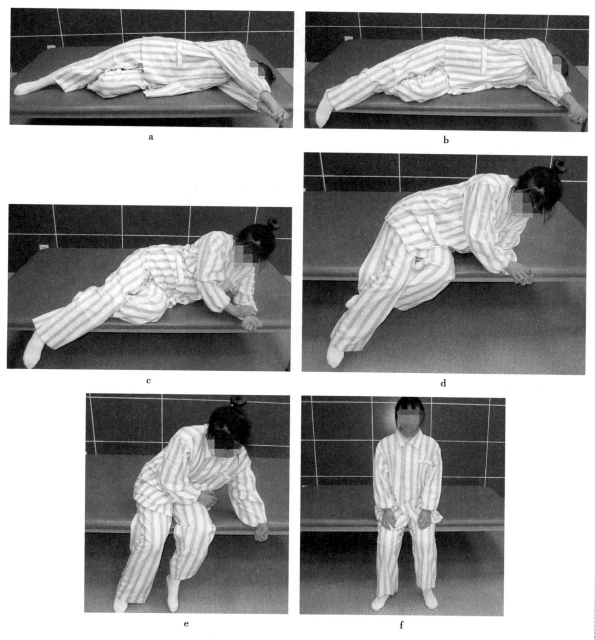

图 3-7 偏瘫患者独自从健侧坐起

（3）偏瘫患者独立从患侧坐起（图 3-8）

1）按上述患侧翻身步骤先翻成患侧卧位。

2）用健侧腿将患侧下肢移至床外。

3）健手支撑于患侧床面，伸直健侧上肢，撑起身体从患侧坐起。

4）调整姿势，保持坐位。

（4）偏瘫患者床上坐起的注意事项

1）偏瘫患者从健侧坐起较患侧坐起容易，但患侧坐起可以鼓励患者注意到其患侧的存在，促进患者使用患侧上肢和下肢。

2）偏瘫患者坐起训练要求患者具备一定的坐位平衡能力和姿势的控制能力。

3）训练时注意防止过度用力而诱发肢体痉挛。

5. 偏瘫患者坐位到卧位

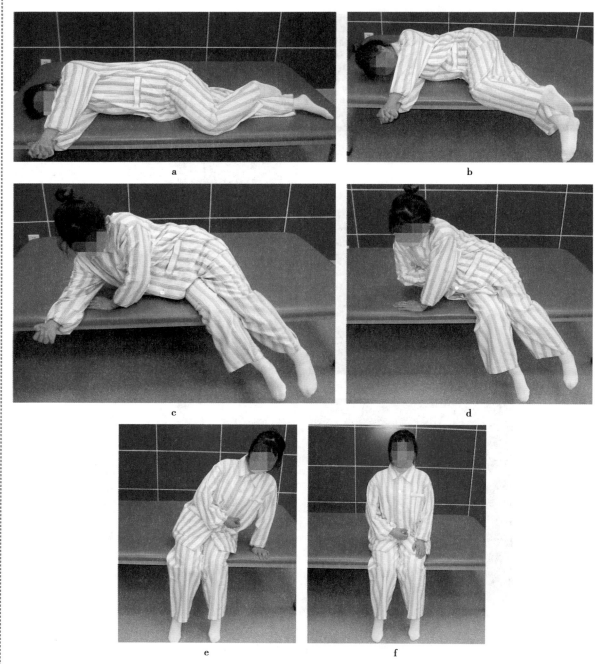

图3-8 偏瘫患者独立从患侧坐起

（1）偏瘫患者辅助躺下（图3-9）

1）患者坐于床边,患手放在大腿上,健腿交叉置于患腿后方。

2）辅助者站在其患侧,用一侧上肢托住患者的颈部和肩部。

3）辅助者微屈双膝,把另一侧手放在患者腿下,当患者从患侧躺下时帮助将其双腿抬到床上。

4）辅助者转到床的另一侧,将双侧前臂置于患者的腰及大腿下方。患者用健足和健手用力向下支撑床面,同时辅助者将患者髋部拉向床的中央,调整好姿势,取舒适的患侧卧位。

（2）偏瘫患者独立从患侧躺下

1）患者坐于床边,患手放在大腿上,健腿交叉置于患腿后方。

2）健手从胸前横过身体,支撑在患侧髋部旁边的床面上。

3）患腿在健腿的帮助下抬到床上。

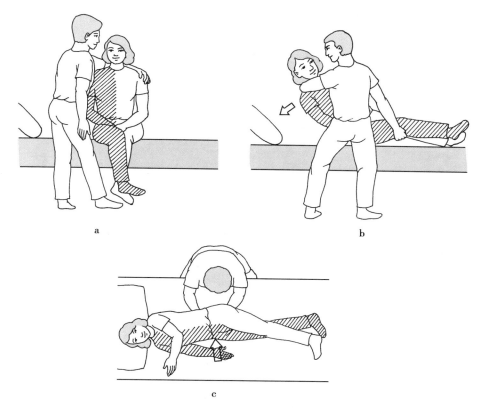

图 3-9 偏瘫患者辅助躺下

4）当双腿放在床上后,患者逐渐将患侧身体放低,直至躺在床上,在身体躺下的过程中双腿保持屈曲。

（3）偏瘫患者独立从健侧躺下

1）患者坐于床边,患手放在大腿上,健腿交叉置于患腿后方。

2）身体向健侧倾斜,以健侧肘部支撑于床上。

3）患腿在健腿的帮助下抬到床上。

4）当双腿放在床上后,患者逐渐将身体放低,最后躺在床上。然后依靠健足和健肘支起臀部向后移动到床的中央。

（二）脊髓损伤患者的床上活动训练

不同节段脊髓损伤患者的预后不同,因此要达到的功能性目标也不同,如 C_6 完全性损伤患者伸肘、屈腕能力较弱,手功能丧失,患者只能利用上肢甩动的惯性,依靠头颈、肩胛带的旋转带动躯干、骨盆及下肢转动完成翻身动作。C_7 完全性损伤患者因肱三头肌有神经支配,因此能较容易完成翻身动作。

1. 脊髓损伤患者床上翻身　脊髓损伤患者受累肢体瘫痪,翻身困难,如果患者在床上长期固定于一种姿势,容易出现压疮,也不利于排痰,久之可造成肺部感染,因此应每 1～2h 翻一次身,以防止发生并发症。对早期患者应避免做脊柱的旋转动作,以免影响脊柱的稳定。急性不稳定期过后,可开始翻身训练。

（1）3 人被动翻身（急性稳定期）:以左侧翻身为例。

1 人负责头部,1 人负责躯干,另 1 人负责下肢,3 人同时用力向左侧慢慢使患者翻身呈 90°,保持颈椎与胸椎始终成一条直线,不可使颈部左右偏斜、扭转,在头、背后、双上肢、双下肢间垫上枕头。颈髓损伤的患者常用此法翻身。

注意事项:每次翻身时要保护好受伤部位,保持脊柱中立位,侧卧位时注意将头垫高,与脊柱保持同一水平,防止脊柱扭曲,避免造成新的损伤。

（2）四肢瘫患者辅助下从仰卧位到侧卧位翻身:以左侧翻身为例（图 3-10）。

　　1）患者仰卧,治疗师位于患者的右侧,帮助患者将右上肢横过胸前,将右下肢跨过左下肢,右足置于左侧床面。

　　2）治疗师一只手置于患者右侧腰下,另一只手置于患者右侧髋部下方,用力推动患者髋部向上,使患者成左侧卧位。

　　3）帮助患者调整好卧姿。

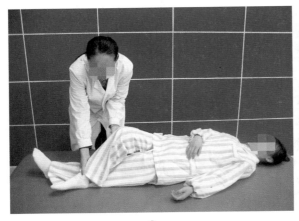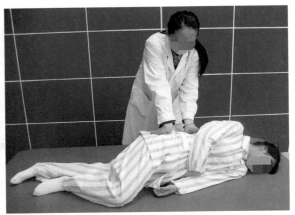

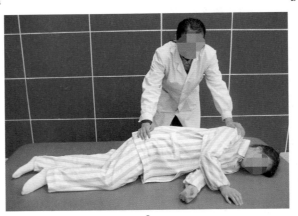

图 3-10　四肢瘫患者辅助下从仰卧位到侧卧位的翻身

　　（3）C$_6$ 完全性损伤患者独立从仰卧位到俯卧位翻身:向右侧翻身(图 3-11)。

　　1）患者仰卧,双上肢上举并向身体两侧用力摆动。

　　2）摆动幅度足够大时,头转向右侧,同时双上肢用力甩向右侧,借助上肢甩动的惯性带动躯干和下肢翻成俯卧位。

　　3）用左前臂支撑于床面并承重,右肩进一步后拉,然后将右侧上肢从身体下方抽出,使两侧前臂同等负重。

　　4）将双上肢置于身体两侧,完成翻身动作。

　　（4）胸、腰段脊髓损伤患者翻身训练:由于此类患者上肢功能完全正常,躯干肌肉部分麻痹或正常,下肢完全瘫痪或部分瘫痪,能够较容易地独立完成床上翻身,可采用 C$_6$ 损伤患者的独立翻身方法或直接利用肘部和手的支撑向一侧翻身。

　　2. 脊髓损伤患者床上坐起及躺下　脊髓损伤患者坐起时,需要躯干具备一定的肌力和至少一侧上肢的伸展功能,因此,C$_7$ 损伤的患者可以从仰卧位直接坐起,而 C$_6$ 损伤的患者则需翻身至侧卧或俯卧位后再坐起。

　　（1）C$_6$ 完全性损伤患者独立坐起

　　方法一:①患者仰卧,双上肢伸展上举并向身体两侧用力摆动,借助上肢甩动的惯性带动上部躯干旋转翻向左侧;②先用左肘支撑床面,然后变成仰卧位双肘支撑,抬起上身;③将体重移到右肘上,

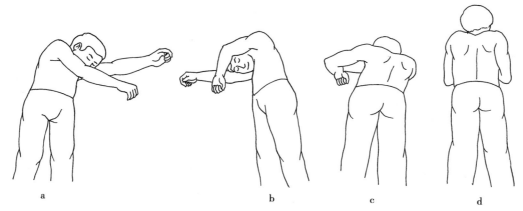

图 3-11　C$_6$ 完全性损伤患者独立翻身

然后将左肘移近躯干;④保持头、肩前屈,将右上肢撤回身体右侧,并用双肘支撑保持平衡;⑤再将身体转向左肘支撑,同时外旋右上肢,在身体后伸展,右手支撑床面;⑥调整身体重心向右上肢转移,同样外旋左上肢,在身体后伸展,用左手支撑床面;⑦慢慢交替将双手从身后向前移动,直至体重移到双下肢上,完成坐起动作,保持长坐位(图 3-12)。

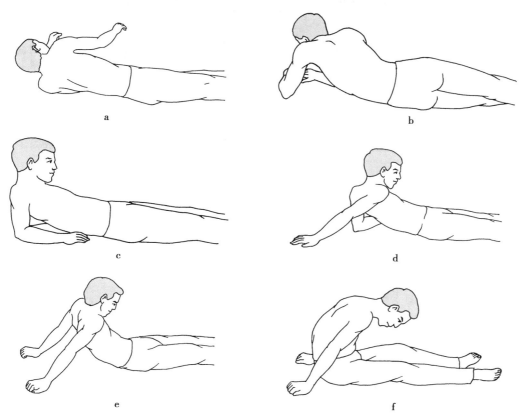

图 3-12　C$_6$ 完全性损伤患者独立由仰卧位坐起方法一

　　方法二:①患者仰卧,双上肢伸展上举并向身体两侧用力摆动,借助上肢甩动的惯性带动上部躯干旋转翻向左侧,维持左侧卧位;②双肘屈曲,使用前臂支撑床面,并交替移动前臂,把身体和头部从床头移至床左下角;③以右手腕钩住右侧腘窝,左手支撑床面,头及躯干向右侧摆动,顺势坐起(图 3-13)。

　　(2) 胸、腰段脊髓损伤患者独立坐起:T$_1$ 以下脊髓损伤患者上肢功能完全正常,躯干部分瘫痪,下肢完全瘫痪,坐起动作的完成要比颈髓损伤患者容易。

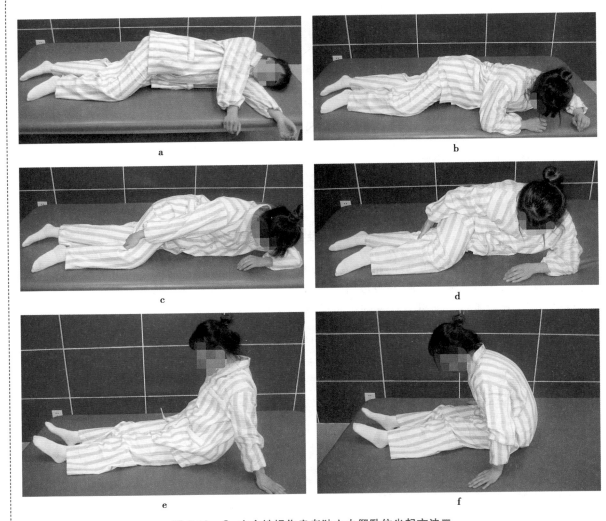

图 3-13　C₆完全性损伤患者独立由仰卧位坐起方法二

1) 患者仰卧位,双上肢上举,用力摆动,利用惯性将一侧上肢甩过身体另一侧,完成翻身动作。

2) 患者双肘支撑,再将身体重心左右交替变换,同时变成手支撑。

3) 调整身体位置,完成坐起动作。

（3）C₆完全性损伤患者利用上方吊环由仰卧位坐起（图 3-14）

1) 患者仰卧位,用右手腕钩住上方吊环。

2) 通过屈肘动作向吊环方向拉动身体,并依靠左肘支撑体重。

3) 在吊环内继续屈曲右肘关节并承重,同时将左肘移近躯干。

4) 用左肘支撑体重,右上肢在外旋上举位屈曲,用右手腕抵住吊环链条。

5) 用右上肢承重,左上肢在身体后侧外旋并伸肘支撑床面。

6) 体重移至左上肢,右上肢从吊环中取下,在身体后方外旋伸肘支撑于床面。

7) 从身后交替向前移动双手,直到躯干直立、上下肢承重,完成长坐位。

（4）C₆完全性损伤患者独立躺下

1) 患者取长坐位,双手在髋后支撑,保持头、肩向前屈曲。

2) 身体向右后侧倾倒,用右肘承重。

3) 屈曲左上肢,将一半体重转移至左肘。

4) 仍然保持头、肩屈曲,交替伸直上肢直到躺平。

（5）胸、腰段脊髓损伤患者独立由坐位躺下:与由仰卧位坐起的方法顺序相反。

3. 脊髓损伤患者床上长坐位移动　床上长坐位是指脊髓损伤患者在床上取屈髋、伸膝的坐位方

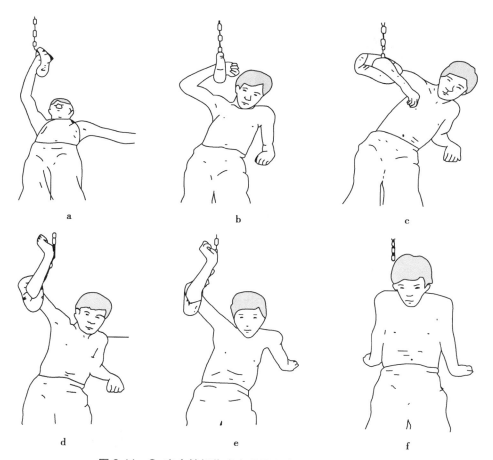

图 3-14 C₆ 完全性损伤患者利用上方吊环由仰卧位坐起

式。现以 C₆ 完全性脊髓损伤患者长坐位移动为例介绍训练方法,该类患者肱三头肌瘫痪,缺乏伸肘能力,转移较为困难,而截瘫患者双上肢功能正常,较易完成床上长坐位移动。

（1）C₆ 完全性损伤患者床上纵向移动（图 3-15）

1）患者取长坐位,双下肢外旋,膝关节放松,头、肩、躯干充分前屈,头超过膝关节,使重心线落在髋关节前方,以维持长坐位平衡。双手靠近身体,在髋关节稍前一点的位置支撑。因肱三头肌麻痹,应肩关节外旋,前臂旋后,以利用重力作用使肘关节伸展。

2）双手用力支撑抬起臀部,同时头、躯干向前屈曲,使臀部向前移动。

3）上肢帮助下肢摆正位置,调整坐位姿势。

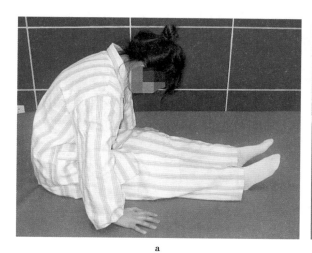
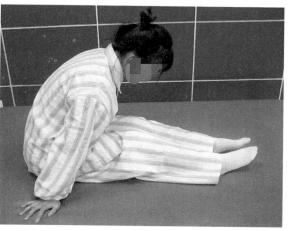

35

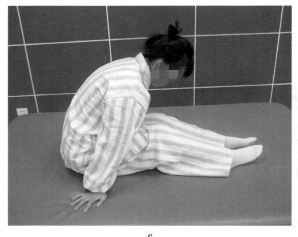

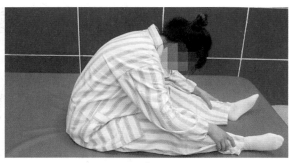

c   d

图 3-15   C$_6$ 完全性损伤患者床上长坐位纵向移动

（2）C$_6$ 完全性损伤患者床上横向移动（向左移动）（图 3-16）

1）患者取长坐位，右手半握拳置于床面，紧靠臀部。左手放在与右手同一水平且离臀部约 30cm 的地方，肘伸展，前臂旋后或中立位。

2）双上肢充分伸展并支撑体重，躯干前屈，抬起臀部。

3）将躯干移向左侧，臀部放到床面上，用上肢将双腿位置摆正。

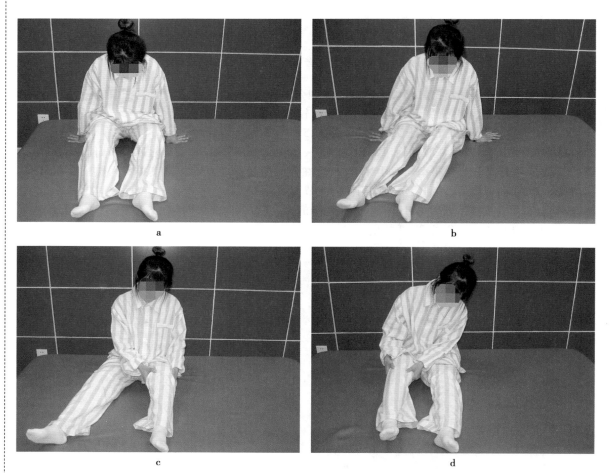

a   b

c   d

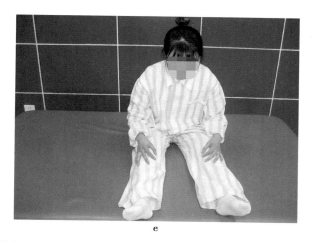

图 3-16 C₆完全性损伤患者床上长坐位横向移动（向左移动）

二、转移活动训练

转移是指人体从一种姿势转换到另一种姿势的过程。转移训练是针对患者在被动和主动状态下，能完成日常生活及康复锻炼而进行的有目的的体位变换及身体移动训练。转移活动训练是患者独立完成各项日常生活活动的基础。内容涉及坐站转换、轮椅、床、坐便之间的转移等。通过转移活动的训练，可预防因身体固定于某种姿势导致的并发症。因此，转移活动训练对于康复治疗的实施以及康复效果的实现具有重要的意义。下面以偏瘫和脊髓损伤患者为例介绍转移活动训练的方法。

（一）偏瘫患者的转移训练

偏瘫患者完成床上的翻身、卧位移动、卧位与坐位之间的转换、坐位移动等基础活动后，即可训练患者完成坐位与立位、床与轮椅、轮椅与坐厕、轮椅与浴盆之间的转移。

1. 坐位与立位之间的转移

（1）辅助下由坐位到立位的转移

1）患者坐于床边或椅子上，躯干尽量挺直，双足平放地上，膝位于足尖上方（屈膝大于90°）患足稍偏后。

2）辅助者面向患者，靠近患侧，患者双上肢前伸放在辅助者肩上，辅助者一手放在患者患侧肩胛骨处，一手放在健侧骨盆后缘，双膝夹住患膝两侧或辅助者的一侧膝放在患膝的内侧，足跟放在患足外侧，从内外方向固定患侧下肢。

3）辅助者引导患者身体前倾，重心移至双膝之间，双足不动，辅助者双手向前、向上引导的同时发出口令"站起来"，帮助患者伸髋、伸膝，抬臀离开床面后挺胸直立抬起身体。

4）患者调整好站立位姿势，保持抬头、挺胸，起立后患者双下肢应平均负重，辅助者可用膝抵住患者患膝以稳定其膝关节。

注意：辅助者指引患者躯干充分前倾，髋关节尽量屈曲，不要出现弯腰、低头动作，并引导患者患侧承重。

（2）辅助下由立位到坐位的转移：与上述顺序相反。但应注意：

1）无论是站起还是坐下，患者必须学会向前倾斜躯干，并保持脊柱伸直。患者必须学会两侧臀部和下肢平均承重。

2）辅助者向患侧足跟方向下压患膝，鼓励患者站立时两腿充分负重。

3）辅助者应教会患者在完全伸膝前将重心充分前移。

（3）独立由坐位到立位的转移（图 3-17）

1）患者床边坐位，双足着地，两足间距与肩同宽，两足跟落后于两膝，两足摆放时患足稍靠后，以利负重及防止健侧代偿。

2）双手十指交叉，患侧拇指伸展置于健侧拇指之上，双上肢向前充分伸展。这个动作能够有效地抑制患侧手及上肢的屈曲、内收痉挛。

3）身体前倾,重心前移,患侧下肢充分负重。

4）当双肩向前超过双膝位置时,伸展髋、膝关节,抬臀,双腿同时用力慢慢站起,重心位于双腿之间。

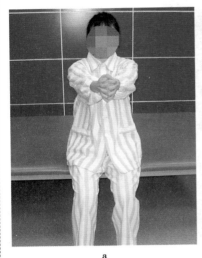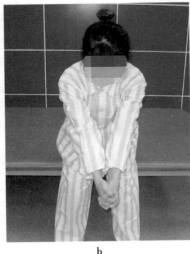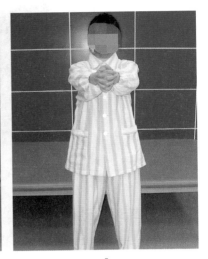

图 3-17　偏瘫患者独立由坐位到立位

（4）独立由立位到坐位的转移

1）患者背靠床站立,双下肢平均负重,双手交叉握手,双上肢向前伸展。

2）在保持脊柱伸直状态下躯干前倾,两膝前移,屈膝、屈髋。

3）缓慢向后、向下移动臀部,平稳坐于床上。

4）调整好坐位姿势。

（5）独立从椅子或轮椅上站起与坐下:方法同上。但应注意以下几点:

1）椅子应结实、牢固、椅面硬,具有一定的高度。椅子高些较低些容易站起,初始训练时,应选择较高的椅子。

2）有扶手的椅子较无扶手的椅子更容易起落,站起和坐下时可利用扶手支撑。

3）转移过程中轮椅应制动,脚踏板向两侧移开。

2. 床与轮椅之间的转移

（1）辅助下由床到轮椅的转移

1）患者坐在床边,双足平放于地面上。将轮椅置于患者健侧,与床成 45°角,刹住轮椅手闸,向两侧移开脚踏板。

2）辅助者面向患者站立,双膝微屈,腰背挺直,双足放在患足两侧,用双膝内外固定患膝,防止患侧下肢屈膝或足向前方移动。

3）辅助者一手从患者患侧腋下穿过置于患侧肩胛上,抓住肩胛骨的内缘,并将患侧前臂搭在自己的肩上;另一手托住患者健侧上肢,使其躯干前倾。引导患者将重心前移至足前掌部,直至患者的臀部抬离床面,同时嘱咐患者抬头。

4）辅助者引导患者转身,使患者臀部转向轮椅坐下。

5）调整姿势使坐位稳定舒适。

由轮椅返回床的转移与上述顺序相反。

（2）床与轮椅之间的独立转移（图 3-18）

1）患者坐在床边,双足平放于地面上。将轮椅置于患者健侧,与床成 45°角,刹住轮椅手闸,向两侧移开脚踏板。

2）患者用健手抓握轮椅远侧扶手,患手支撑于床上,患足位于健足稍后方,双足全掌着地,与肩同宽。

3）患者躯干前倾,健手用力支撑,抬起臀部,以双足为支点转动躯干直至背对轮椅,确信双腿后方贴近并正对轮椅后坐下。

4）调整坐位姿势,放下脚踏板。

由轮椅返回病床的转移与上述顺序相反。

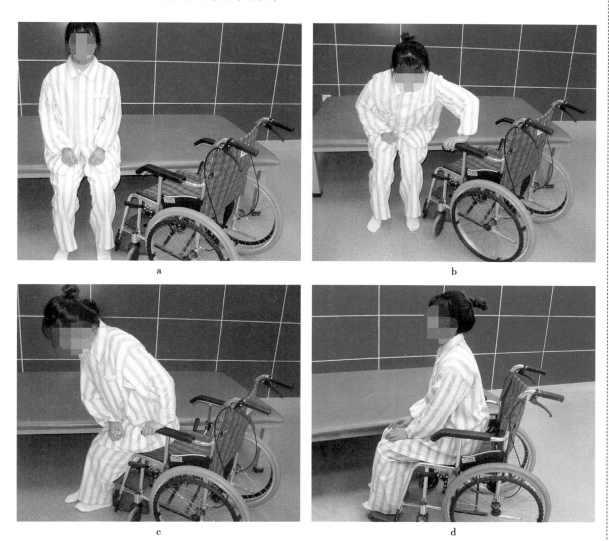

图 3-18　偏瘫患者从床到轮椅的独立转移

3. 轮椅与坐厕之间的转移

（1）轮椅到坐厕的辅助转移(图 3-19)

1）患者乘坐轮椅正面接近坐厕,刹住轮椅手闸,移开脚踏板。轮椅与坐厕之间留有一定空间,以便于辅助者活动。

2）辅助者立于患者患侧,面向患者,一足位于患者前面,另一足位于轮椅旁;与患者同侧手握住患手,另一手托住患侧肘部。

3）患者以健手支撑轮椅扶手,同时患手拉住辅助者的手站起,然后患者用健手抓住坐厕旁的扶手。

4）辅助者和患者同时移动双足向后转身,直到患者双腿后方贴近坐厕,调整姿势站稳。

5）脱下裤子,辅助者协助患者臀部向后、向下移动坐于坐厕上。

由坐厕返回轮椅动作与上述相反。

（2）轮椅到坐厕的独立转移(图 3-20)

1）患者驱动轮椅正面接近坐厕,刹住轮椅手闸,移开脚踏板。

2）双手支撑轮椅扶手站起。

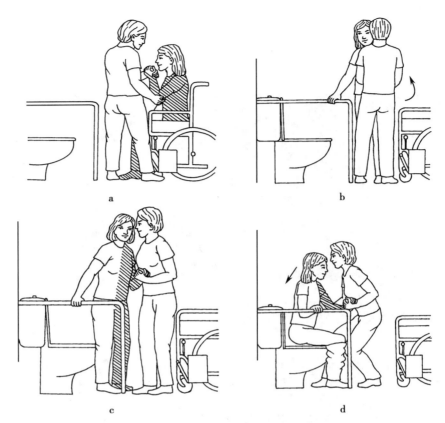

图 3-19　偏瘫患者由轮椅到坐厕的辅助转移

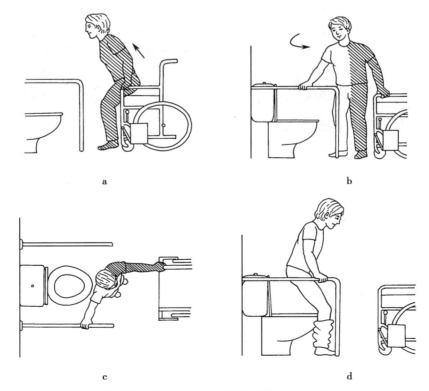

图 3-20　偏瘫患者由轮椅到坐厕的独立转移

　　3）用健手抓住对角线侧坐厕旁扶手,然后健足向前迈一步,健侧上下肢同时支撑,向后转动身体,使臀部正对坐厕。

　　4）将患手先由轮椅一侧扶手移到另一侧扶手上,再移到坐厕旁另一侧扶手上,站稳。

　　5）确信双腿后方贴近坐厕,脱下裤子,慢慢坐下。

　　由坐厕返回轮椅动作与上述相反。

　　4. 轮椅与浴盆间的转移

　　(1) 辅助下由坐位进出浴盆

　　1）患者乘坐轮椅与浴盆成45°角,健侧靠近浴盆,轮椅与浴盆之间留有一定间隙,以便放置浴板。刹住轮椅手闸,卸下近浴盆侧轮椅扶手,移开脚踏板,双足平放于地面上。

　　2）浴盆中注满水,然后脱下衣裤。

　　3）辅助者立于患者患侧,面向患者,用同侧手握住患手,另一手托住患侧肘部。

　　4）患者用健手支撑在浴板上,同时患手拉住辅助者的手站起。患者以下肢为轴转动身体,直至双腿后侧贴近浴板,然后向下坐到浴板上。

　　5）患者自行将健腿跨进浴盆,辅助者帮助把患腿放入浴盆,然后移到浴盆中央上方坐好。

　　6）辅助患者将身体移入浴盆中。

　　出浴盆动作与上述相反。

　　(2) 独立由坐位进出浴盆(图3-21)

　　1）患者驱动轮椅与浴盆成45°角,健侧靠近浴盆,轮椅与浴盆之间留有一定间隙,以便放置浴板。刹住轮椅手闸,卸下近浴盆侧轮椅扶手,移开脚踏板,双足平放于地面上。

　　2）浴盆中注满水,然后脱下衣裤。

　　3）患者用健手支撑在浴板上,患手支撑于轮椅扶手,同时用力撑起上身,以下肢为轴转动身体,直至双腿后侧贴近浴板,先将患手移到浴板一端,然后向下坐到浴板上。

　　4）患者将两腿先后跨进浴盆,然后移到浴盆中央上方坐好。

　　5）患者将身体移入浴盆中。

　　出浴盆动作与上述相反。

（二）四肢瘫与截瘫患者的转移训练

　　如果四肢瘫与截瘫患者能够完成床上的翻身、卧位与坐位之间的转换、长坐位移动等活动,即可

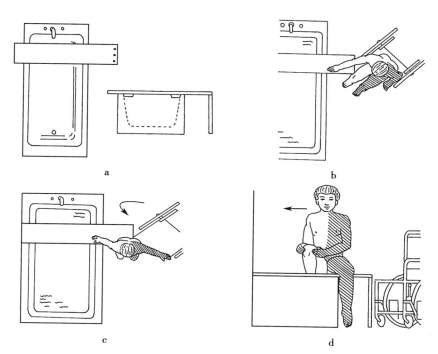

图 3-21　偏瘫患者独立由坐位进出浴盆

训练患者进行床与轮椅、轮椅与椅、轮椅与坐厕、轮椅与浴盆之间的转移。不同平面之间的转移方法比较多,应用时可以根据患者脊髓损伤平面、残存肌力、关节活动度等情况进行选择。较复杂的转移动作除需要具备一定平衡能力外,还需要有很强的上肢肌力。在做转移动作时,头、双肩和躯干要保持前屈,使头部前伸超过膝关节。四肢瘫患者只能完成同一高度之间的转移动作,而大多数截瘫患者经过训练后能够完成不同高度之间的转移动作。四肢瘫患者可利用滑板帮助完成转移动作。截瘫患者还可以借助支具依靠平行杠进行站起训练。

1. 不同损伤平面的截瘫患者站起训练方法

(1) 脊柱稳定或者采取相应措施固定的脊柱不稳定患者:可以练习扶床站立,带支具及不带支具的站立,站稳。下肢随意运动未恢复以前,主要依靠上肢及腰背肌、辅助器具进行训练。①辅助站立(扶床、扶人、扶双杠)。②独立站立。练站立的同时依靠上肢支撑力进行下肢活动。如膝关节屈伸、髋关节屈伸、踢腿、摆腿等来加强下肢稳定性。

(2) $T_{10} \sim T_{12}$ 水平损伤的患者:屈髋肌、下腹肌和下部骶棘肌功能丧失,必须利用长腿支架,上附一骨盆带,以稳定髋部。

(3) $T_{12} \sim L_2$ 损伤的患者:股四头肌功能丧失,需用长腿支架及膝关节固定带以稳定膝关节,支架在膝部能交锁,行走时支架交锁使膝伸直,坐下时解锁能使膝屈曲成$90°$。

(4) $L_3 \sim L_4$ 损伤的患者:由于胫前肌功能缺乏,患者需选用双侧短腿支架,或矫形鞋以稳定和背屈踝关节,还需用单拐和双拐进行站立。

(5) L_5 以下损伤的患者:因腓肠肌、臀大肌损伤,功能丧失,患者可用单拐、双拐辅助站立。

2. 截瘫患者利用拐杖由轮椅站起训练　功能性步行要求患者具有从轮椅上站起的能力。训练方法如下(图 3-22):

(1) 患者双手抓住拐杖坐于轮椅垫前缘。

(2) 身体前倾,从轮椅站立。

(3) 利用髋-头关系和降低肩胛骨来推动骨盆向前伸,保持站立平衡。

(4) 将拐杖向前伸,调整站立平衡。

坐下动作相对要容易些,背对轮椅站立,拐杖重新置于身后,降低身体坐在轮椅上(图 3-23)。

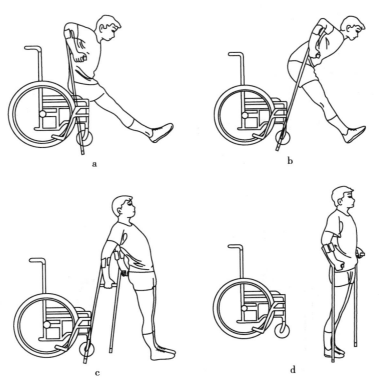

图 3-22　利用双拐从轮椅上站立

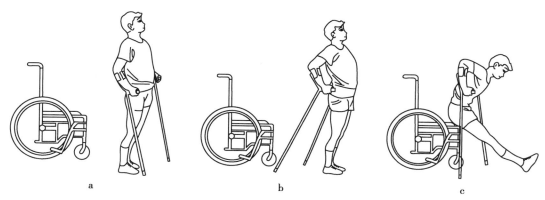

图 3-23 利用双拐从站位到坐下

3. 截瘫患者利用平行杠由坐位到站位（图 3-24）

（1）患者坐于轮椅上，身体前倾移至轮椅的前部，双手握住双杠的前方用力站起。

（2）治疗师用脚抵住患者的双足以防双脚前滑。

坐下的动作与站起动作相反。

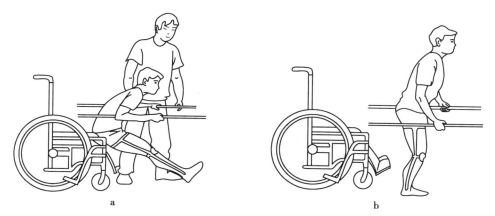

图 3-24 截瘫患者利用平行杠由坐到站

4. 床与轮椅之间的转移

（1）四肢瘫患者由轮椅到床的辅助转移（图 3-25）

1）患者坐在轮椅中，双足平放于地面上。

2）辅助者面向患者，采用髋膝屈曲、腰背伸直的半蹲位，用自己的双足和双膝抵住患者的双足和双膝的外侧，双手抱住患者的臀部；同时患者躯干前倾，将下颌抵在辅助者的一侧肩部，辅助者头转向另一侧。

3）辅助者重心后移用力将患者向上提起，呈站立位后，再向床边转动，注意控制膝关节稳定。

4）患者背对床后，辅助者右手仍扶住患者臀部，左手扶住肩胛骨部位以稳定躯干，同时用双膝控制住患者的膝关节，屈曲其髋关节，将其臀部轻轻放到床上。

（2）独立转移：截瘫患者经过训练能够比较容易地完成独立转移动作，四肢瘫患者需要具备一定的伸肘功能方可独立完成。

1）轮椅到床的成角转移（从右侧转移）：①患者驱动轮椅从右侧靠近床，与床成 20°~30° 角，刹住轮椅手闸，卸下近床侧扶手，移开右侧脚踏板，双足平放在地面上。②患者在轮椅中先将臀部向前移动，右手支撑床面，左手支撑轮椅扶手，同时撑起臀部并向前、向右侧方移动到床上。

2）床到轮椅的成角转移（从右侧转移）：①患者坐于床边，双足平放在地面上，轮椅置于患者右侧床边，与床成 20°~30° 角，刹住轮椅手闸，卸下近床侧扶手，移开近床侧脚踏板。②患者右手支撑轮椅远侧扶手，左手支撑床面，同时撑起臀部并向前、向右侧方移动到轮椅上。

3）轮椅到床的侧方转移（左侧身体靠床）：①轮椅与床平行放置，刹住轮椅手闸，卸下近床侧扶

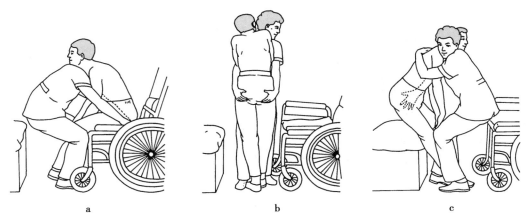

图 3-25 四肢瘫患者由轮椅到床的辅助转移

手。②患者将双腿抬到床上。四肢瘫患者躯干控制能力差需用右前臂钩住轮椅把手,以保持坐位平衡;将左腕置于右膝下,通过屈肘动作,将右下肢抬到床上;用同样方法将左下肢抬到床上。③躯干向床侧倾斜,将右腿交叉置于左腿上,应用侧方支撑移动的方法,左手支撑于床上,右手支撑于轮椅扶手上,头和躯干前屈,双手支撑抬起臀部将身体移动到床上。

若患者需用滑板进行侧方平行转移,可用如下方法:①、②同上。③将滑板架在轮椅和床之间,滑板的一端放于患者臀下;患者一手支撑于位于轮椅坐垫上的滑板一端,另一手支撑于位于床垫上的滑板另一端,抬起上身,将臀部通过滑板移至床上;转移完毕撤去滑板。

由床返回轮椅与上述顺序相反。

4) 轮椅到床的正面转移:①患者驱动轮椅正面靠近床,距离 30cm,使抬腿有足够的空间,刹闸。②四肢瘫患者躯干控制能力差,需用右前臂钩住轮椅把手以保持坐位平衡;将左腕置于右膝下,通过屈肘动作,将右下肢抬到床上。用同样方法将左下肢抬到床上。③打开轮椅手闸,向前驱动轮椅紧贴床沿,再刹闸。④双手扶住轮椅扶手向上撑起身体,同时向前移动坐于床上,此过程中要保持头和躯干屈曲。⑤将身体移到床上合适位置,用上肢帮助下肢摆正,调整坐位姿势(图 3-26)。

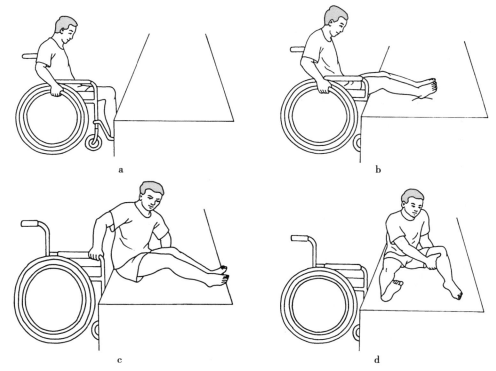

图 3-26 脊髓损伤患者从轮椅到床的正面转移

5）利用滑板由轮椅向床的转移:此方法只适用于椅背可以拆卸或安装有拉链的轮椅。①患者驱动轮椅从后方靠近床沿,刹闸,拉下椅背上的拉链或卸下椅背。②在轮椅与床之间放置滑板,滑板的一端置于患者臀下并固定好。③患者用双手支撑于床面将身体抬起,向后移动坐于床上。④用双手将下肢抬起移至床上并摆正,调整坐位姿势,最后撤除滑板(图3-27)。

由床返回轮椅过程与上述相反。

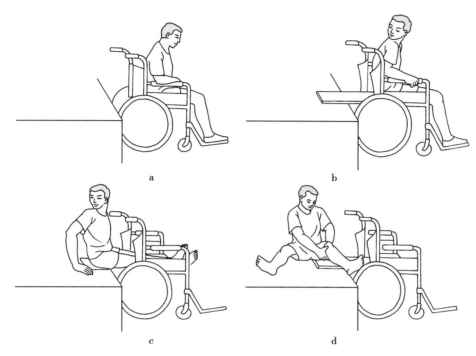

图3-27 脊髓损伤患者利用滑板由轮椅后方向床的转移

6）利用上方吊环由轮椅向床的转移(左侧身体靠床):①患者驱动轮椅从左侧平行靠近床,刹闸,卸下近床侧扶手。②患者将双腿抬到床上,再将左手伸入上方吊环,右手支撑于轮椅扶手。③右手用力撑起的同时,左上肢利用屈肘动作向下拉住吊环,臀部抬起,将身体转移到床上。

由床返回轮椅过程与上述相反。

5. 轮椅与椅之间的转移 C₇以下脊髓损伤患者可独立完成由轮椅到椅的转移。

（1）轮椅与椅之间独立成角转移

1）首先刹住轮椅手闸,椅子固定牢靠,两椅互成60°角,卸下轮椅近椅子一侧扶手。

2）患者尽量坐于轮椅前沿,双足平放于地面上。

3）患者一手支撑于椅子的远侧角,另一手支撑于轮椅的扶手上。

4）手足同时用力将臀部抬起并向侧方移至椅子上。

5）用手将双腿位置摆正,调整臀及背部位置保持良好坐姿。

（2）轮椅与椅之间独立并列转移:除将两椅并列放置外,其余均与两椅成角转移相似。

（3）轮椅与椅之间利用滑板转移:适用两椅距离较远或两椅面不同高的情况。

1）轮椅与椅子尽可能靠近并列,两椅的前沿平齐。

2）卸下轮椅近椅子一侧扶手,在两椅间架上滑板。

3）先将双足移向椅子,然后一手支撑于轮椅的椅座,另一手支撑于椅子或滑板。

4）双手及双足同时用力,通过支撑动作将躯干抬起向侧方移动,坐于滑板上。

5）通过数次侧方移位最终移至椅子并坐下,用手摆正双腿位置,最后抽去滑板。

（4）轮椅与椅之间独立正面转移:原则与两椅成角转移相似。

1）将轮椅与椅子正面对置,使两椅前沿平齐。

2）轮椅刹闸,椅子稳定放置,双足平放于地面上。

3）患者一手支撑于椅子坐板的远侧,另一手支撑于轮椅坐板的近侧,躯干略前倾,手足同时用力将臀部抬起移向椅子。

4）转身坐于椅子上,将双腿移至椅子正前面,调整好坐姿。

6. 轮椅与坐厕之间的转移　C_7以下脊髓损伤患者可独立完成由轮椅到坐厕的转移。

（1）轮椅到坐厕的辅助转移

1）患者乘坐轮椅,正面接近坐厕,轮椅与坐厕之间留有一定空间,以利辅助者活动,刹闸,移开脚踏板。

2）辅助者协助患者坐于轮椅边缘,辅助者呈半蹲位,双足置于患者双足外侧,用自己的双膝、双足抵住患者的双膝、双足,以免患者膝、足向前滑动及屈曲。

3）辅助者双手从患者两腋下穿过扶住其肩胛骨,患者双上肢置于辅助者肩部。

4）辅助者双腿用力帮助患者站起(患者协同用力)。

5）以双下肢为支点,辅助者帮助患者缓慢向后转身,此过程中注意防止患者双膝屈曲。

6）当患者双腿的后方靠近坐厕后,辅助者一手扶住患者肩胛骨,另一手帮助患者脱下裤子,患者屈髋屈膝坐于坐厕。

由坐厕返回轮椅过程与上述相反。

（2）轮椅到坐厕独立侧方转移(从右侧转移)：方法与从轮椅到床的侧方转移类似,转移前应先脱下裤子。

1）患者驱动轮椅使右侧靠近坐厕,与之成45°角。

2）患者双足平放于地面上,且在膝关节的正下方,以便转移时下肢能承重,卸下轮椅右侧扶手。

3）将左手置于轮椅左侧扶手,右手置于坐厕旁的扶手上,支撑上抬躯干并向右侧转身。注意转移过程中保持头和肩的屈曲。

4）将左手移到轮椅的右侧大轮上,右手支撑于坐厕旁的扶手,进一步上抬躯干并向后移动坐于坐厕上。

由坐厕返回轮椅过程与上述相反。

（3）轮椅到坐厕独立正面转移

1）患者驱动轮椅正对坐厕,刹住轮椅手闸,移开脚踏板。

2）患者两腿分开置于坐厕两旁,双手抓握坐厕两侧扶手。

3）双上肢用力撑起躯干前移,像骑马一样骑在坐厕上。

（4）轮椅到坐厕独立后方转移：此法适用于双下肢痉挛较重的患者,且轮椅靠背装有拉链。

1）患者驱动轮椅从后方靠近坐厕,拉下轮椅靠背上的拉链。

2）一手置于坐厕旁的扶手上,另一手置于坐厕的坐垫上,双手向上撑起躯干并向后移动坐于坐厕上。

7. 轮椅与浴盆之间的转移　进出浴盆需要上肢有较强的支撑力量,C_7及以下脊髓损伤的患者可独立完成轮椅与浴盆的转移。注意：转移前浴盆应注满水,离开前排空水;浴盆底部必须放置防滑垫;浴盆周围的墙上须安装安全扶手。

（1）轮椅与浴盆之间的辅助转移

1）患者乘坐轮椅从侧面接近浴盆,刹住轮椅手闸,移开脚踏板。辅助者帮助患者脱下衣裤,辅助者取半蹲位,双足置于患者双足外侧,用自己的双膝、双足抵住患者的双膝、双足,以免患者膝、足向前滑动及屈曲。

2）辅助者双手从患者两腋下穿过扶住其肩胛部。患者双上肢置于辅助者肩部。

3）辅助者双腿用力帮助患者站起(患者协同用力),维持好平衡。

4）以双下肢为支点,辅助者帮助患者缓慢向后转身。此过程中注意防止患者膝关节屈曲。

5）当患者双腿的后侧贴近浴板后,辅助者帮助患者坐于浴板上。

6）辅助者帮助患者将双腿放进浴盆,然后帮助患者坐到浴板中间。

从浴盆返回轮椅与上述相反。

（2）由轮椅到浴盆一端的独立转移(图3-28)

1）患者驱动轮椅靠近浴盆一端,与浴盆有一定距离刹住轮椅手闸,此距离需满足双脚能上抬放到浴盆边上。

2）用上肢帮助上抬双腿置于浴盆的边沿上,移开脚踏板。

3）打开手闸,驱动轮椅直到轮椅前沿完全贴近浴盆,然后再刹住轮椅手闸。

4）患者左手置于浴盆边沿,右手置于轮椅右侧扶手上,上抬臀部向前移动,双腿滑入浴盆中。

5）将右手移到浴盆边沿上,双手支撑于浴盆,躯干充分前屈。

6）保持躯干前屈,双手沿着浴盆边沿向前移动,先上抬躯干越过边沿,然后将身体放低进入浴盆中。由浴盆返回轮椅过程与上述相反。

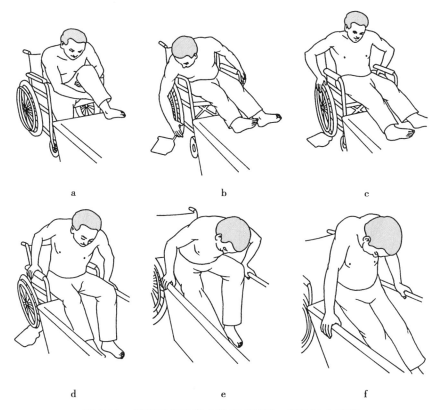

图 3-28　脊髓损伤患者由轮椅到浴盆一端的独立转移

（3）轮椅与浴盆之间独立侧方转移（从右侧转移）

1）驱动轮椅右侧接近浴盆,与浴盆成 30°角。卸下轮椅右侧扶手,移开右侧脚踏板,刹闸。

2）用双上肢帮助将双腿上抬置于浴盆中。

3）屈曲躯干,右手置于浴盆远侧边沿,左手置于浴盆近侧边沿,双手用力支撑上抬躯干越过浴盆边沿。

4）进一步支撑并转动身体面向浴盆一端,慢慢放低身体进入浴盆中。

8. 轮椅与地板之间的转移　掌握轮椅与地面之间的转移技术,可以丰富患者的生活内容,如使患者能在海滩上下水,在地板上与孩子玩耍等。这项技术也是重要的自救措施,当患者从轮椅上摔下来后,他就能应用此项技术从地板上回到轮椅中。以 T_{11} 完全性脊髓损伤患者为例介绍轮椅与地板之间的转移方法。

（1）轮椅到地板的独立转移（图 3-29）

1）刹住轮椅手闸,卸下扶手。

2）将双足放到地板上,移开脚踏板。患者左肘支撑于轮椅靠背,右手支撑于轮椅大轮,抬起上身,左手将轮椅坐垫拉出。

3）将膝关节伸直,将坐垫置于两前轮之间的地板上。

4）双手支撑于轮椅座位前方以上抬躯干,并将臀部向前越过轮椅的前沿。

5）逐渐放低重心坐到置于地板上的坐垫上。

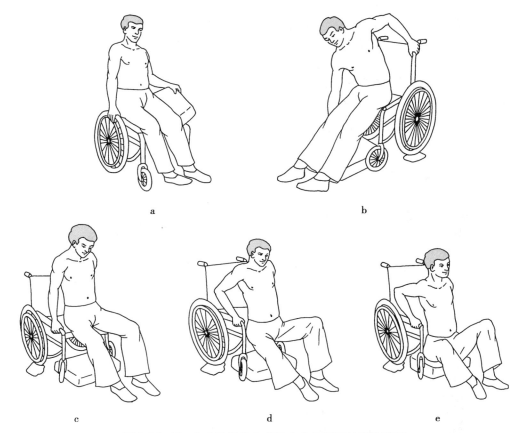

图 3-29　T$_{11}$ 完全性损伤患者独立由轮椅到地板的转移

（2）地板到轮椅的独立转移(图 3-30)

1）患者背向轮椅坐在地板上的轮椅坐垫上,刹住轮椅手闸。患者双手支撑于轮椅坐位前缘,或重新安好脚踏板,将双手置于脚踏板顶端以支撑。

2）用力支撑上抬躯干,注意头、颈要伸展。

3）收缩腹肌,下降肩部,向后拉骨盆坐到轮椅上。

4）用手将双腿上抬放于脚踏板上。

5）将坐垫对折,置于大轮和髋部之间的轮椅扶手上,患者双手支撑于大轮上抬身体,坐垫弹向臀下。最后调整好坐姿。

总之,通过转移训练可提高患者生活自理能力,减少护理依赖,预防并发症,改善患者心理状态,促进再就业,有助于患者回归家庭、重返社会。进行转移训练时需注意以下几点:

（1）独立转移对患者功能水平要求较高,转移过程需注意患者安全。有多种独立转移方法可供选择时,以最安全、最容易的方法为首选。

（2）患者学习独立转移的时机要适当。

（3）床、轮椅等转移用具在构造、位置上要利于患者完成转移活动。比如相互转移的两个平面的高度通常相当,位置应该稳定,两个平面应尽可能靠近。

（4）患者应具备相应的平衡能力。患者没有视野、空间结构等感觉缺损。

（5）患者应熟悉转移活动的周围环境,对自身的功能水平有清楚的认识。

（6）辅助转移技术要求辅助者与患者之间互相信任。

（7）辅助者应熟知患者病情,转移前辅助者必须准备好必要的设施和空间,辅助者对患者下达指令应简单、明确、易懂,转移过程中需要辅助者具备相当的技巧而不能单独依靠体力,而且辅助者应时

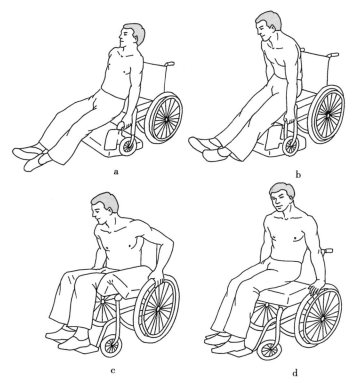

图 3-30　T_{11} 完全性损伤患者独立由地板到轮椅的转移

刻留意患者突然或不正常的动作,以免发生意外。

（8）随着患者功能的恢复,辅助量应逐渐减少。

三、自我照顾训练

自我照顾训练是患者或残疾人康复的重要内容,也是一个人回归家庭、重返社会的必经之路。下面以偏瘫患者和脊髓损伤患者为例介绍自我照顾训练方法。

（一）偏瘫患者的自我照顾训练

1. 偏瘫患者更衣训练　偏瘫患者双上肢不能配合穿衣动作,常为单手操作,必要时对衣服、裤子、鞋等进行改造。

（1）偏瘫患者穿前开襟衣训练:患者取坐位,先穿患侧,后穿健侧（图 3-31）。

1）偏瘫患者健手将衣服置于膝关节上,分清衣服前后、衣领、袖笼等。

2）将患手插入同侧衣袖内,用健手将衣领向上拉至患侧肩。

3）健手由颈后部抓住衣领拉至健侧肩部,再将健手插入另一衣袖中。

4）健手系好纽扣并整理好衣服。

（2）偏瘫患者脱前开襟衣训练:与穿衣相反,先脱健侧,再脱患侧。

1）偏瘫患者健手抓住衣领向上由头脱下患侧衣袖的一半,使患侧肩部脱出。

2）健手脱掉整个衣袖。

3）健手再将患侧衣袖脱出,完成脱衣动作。

（3）偏瘫患者穿套头上衣训练:患者取坐位,先穿患侧,后穿健侧（图 3-32）。

1）偏瘫患者健手将衣服背向上置于膝关节上,分清衣服前后、衣领、袖笼等。

2）将患手插入同侧衣袖内,并将手腕伸出衣袖。

3）将健手插入另一衣袖中,并将整个前臂伸出袖口。

4）健手将衣服尽可能拉向患侧肩部。

5）将头套入领口并伸出,并整理好衣服。

（4）偏瘫患者脱套头上衣训练:与穿衣相反,先脱健侧,再脱患侧。

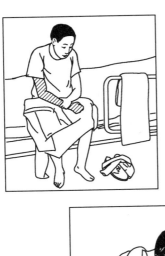
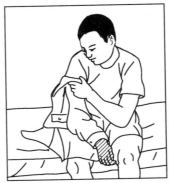
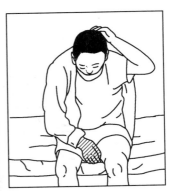
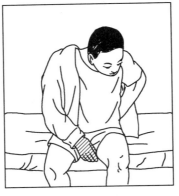
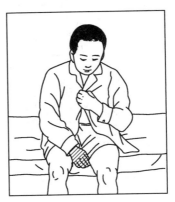

图 3-31　偏瘫患者穿前开襟衣服

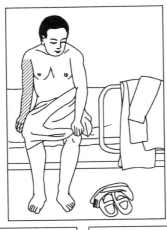
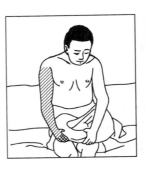
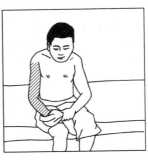
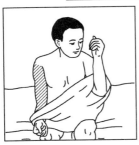
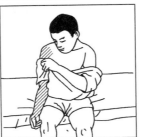
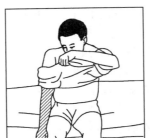
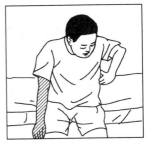

图 3-32　偏瘫患者穿套头上衣

笔记

1）偏瘫患者健手抓住衣衫后领向上拉。

2）在背部从头脱出，随之脱出健侧衣袖。

3）最后脱出患侧衣袖，完成脱衣动作。

（5）偏瘫患者卧位穿脱裤子训练（图3-33）

1）偏瘫患者坐起将患腿屈膝屈髋，放在健腿上。

2）患腿穿上裤腿后拉至膝盖上方，以同样的方法穿健腿裤子。

3）躺下，蹬起健腿抬起臀部，将裤子提至腰部。

4）扣好扣子，系好腰带并整理。

脱的顺序与穿的顺序相反，只需躺着就可用健脚将患侧裤腿脱下。

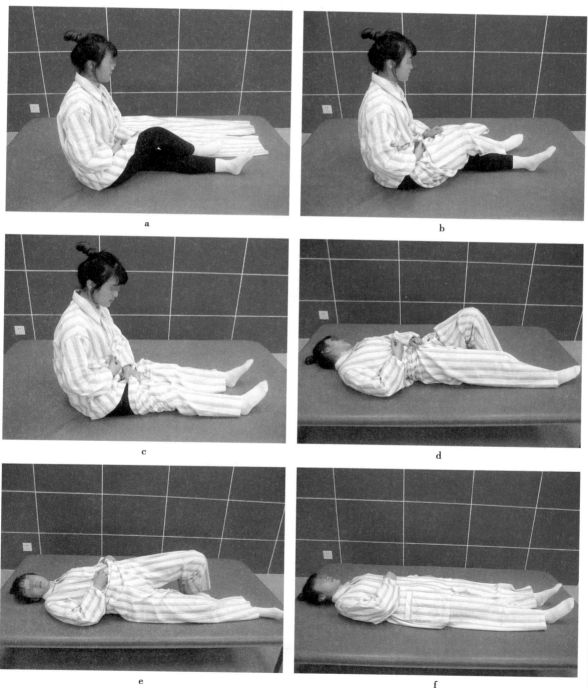

图 3-33　偏瘫患者卧位穿裤子

（6）偏瘫患者坐位穿脱裤子训练（图3-34）

1）偏瘫患者取坐位，将患腿屈膝屈髋，放在健腿上。

2）健手穿上患侧裤腿，向上提拉，放下患腿，然后穿上健侧裤腿。

3）站起，将裤子提至腰部并整理好裤子。

4）坐下并系好腰带。

脱裤子的顺序与上述穿裤子的顺序相反，先脱健侧，再脱患侧。

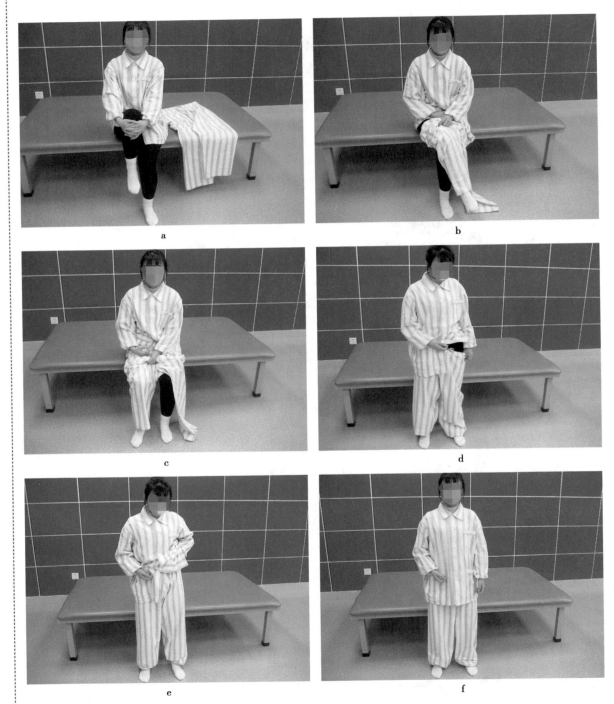

图3-34　偏瘫患者坐位穿裤子

（7）偏瘫患者穿脱袜子训练

1）先将患侧腿交叉放在健侧腿上，如果不能主动完成，可用叉握的双手抬起患腿置于健侧腿上。

2）找好袜子上下面,用拇指和示指将袜口张开,身体前倾将袜子套入脚上。

3）再抽出手指整理袜底、袜面,将袜腰拉到踝关节处,最后从脚跟处向上拉平整理。

4）用同样的方法穿上另一只袜子。

脱袜子比穿袜子简单,动作模式类似。

（8）偏瘫患者穿鞋和脱鞋训练:患者可以像穿袜子那样穿上鞋,但脚要平放在地板上才能系上鞋带。如果穿系带子的鞋,鞋带的穿法应使患者能用单手系鞋带。

（9）偏瘫患者更衣训练注意事项

1）患者学习自己穿脱衣服时,健侧肢体应具备基本活动功能,有一定的协调性、准确性和肌力。

2）如健侧肢体有关节活动受限疾病时,应将所穿衣服改制成宽松式,以方便患者穿脱,避免强行穿脱引起关节疼痛,或因穿脱困难而使患者失去信心。

3）内衣以质软、平滑、穿着舒适、穿脱方便、前开襟的为宜。

4）外衣以宽松式为好,纽扣以按扣或尼龙搭扣为宜。

5）西服应选择光滑衬里,领带为方便易结的"一拉得"或其他饰物。

6）穿脱裤子时,患者应具备坐位和控制平衡的能力,掌握桥式运动方法,以便能将裤子拉到腰上。裤子腰带可以改造,或用弹力带,或尼龙搭扣等,也可选用背带挂钩式裤子。

7）穿脱鞋袜时应注意选择软底、穿脱方便的鞋子,也可在鞋上安上尼龙搭扣等。

8）对弯腰有困难的患者,可用简易穿袜器及穿鞋器协助穿脱。

9）在穿鞋及穿袜子时患者不可用力过大,防止患侧上下肢出现联合反应影响动作完成。

2. 偏瘫患者的饮食训练　进食和饮水的过程较为复杂,与咀嚼、吞咽、姿势、体位、体能和情绪密切相关。训练患者独立进食具有重要意义,不但可以减少患者的依赖性,还可以增强其自信心。

（1）偏瘫患者进食训练(图 3-35)

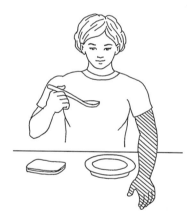

图 3-35　偏瘫患者进食训练

1）患者靠近桌旁坐下,患侧上肢放在桌子上,以帮助患者进食时保持对称直立的坐姿,将食物放置适当的位置。

2）将食物及餐具放在便于使用的位置,必要时碗、盘应用辅助具固定。

3）把筷子和调羹放进碗里,夹盛食物后送入口中。

4）咀嚼和吞咽食物。

5）放下进食用具。

（2）偏瘫患者饮水训练

1）杯中倒入适量的温水,放于适当的位置。

2）可用患手持杯,健手帮助以稳定患手,端起后送至嘴边。

3）缓慢倾斜茶杯,倒少许温水于口中,咽下。

4）必要时可用吸管饮水。

（3）偏瘫患者饮食训练注意事项

1）为患者提供良好的进食环境,进食前如有活动的义齿应取下。

2）进食时要端坐于桌前,头颈部处于最佳的进食位置。患侧手臂置于向前的位置靠近餐具,手臂正确的位置将帮助患者保持对称直立的坐姿。

3）进食时患者应心情放松,注意观察患者的咀嚼能力和吞咽能力,以避免进食时发生呛咳。

4）必要时为患者提供防滑垫、万能袖套、合适的刀叉、有把手的杯子、防洒盘子等进食辅助具。如单手用勺进食时,碟子可以使用特制的碟挡,以防止食物推出碟外,为了防止进食过程中碟子移动可在下面加垫一条湿毛巾、一块胶皮或利用带负压吸盘的碗,均可起到防滑作用。为了便于抓握餐具,还可用毛巾缠绕餐具手柄起到加粗作用。

5）如有可能让患者用健手把食物放在患手中,再由患手将食物放于口中,以训练健、患手功能的转换,最后过渡到学会使用患手。

3. 偏瘫患者梳洗及个人卫生的训练　严重的病伤残者在这方面常有困难,但大多数患者并不愿意在这方面依赖他人。在经过反复训练后,洗脸、梳头、剪指甲等简单活动均能掌握,真正困难的是洗澡问题。偏瘫患者可用健手进行梳洗,完成个人卫生活动。

（1）偏瘫患者洗脸、洗手训练:在水盆内清洁毛巾,如拧毛巾时可将毛巾绕在水龙头上用单手拧干。如有条件可在水龙头上装上把手,则便于用单手操作,也可以改造水龙头,如使用按压式水龙头、加长把柄的水龙头等。用背面带有吸盘的刷子固定于洗手池旁,将手在刷子上来回刷洗,清洁健手。亦可将毛巾放在洗脸盆边上进行健手清洗(图3-36)。

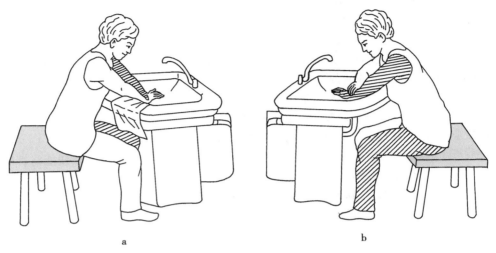

图 3-36　偏瘫患者洗脸、洗手训练

（2）偏瘫患者刷牙训练:用患手握住牙刷,健手挤牙膏。注意患手置于抗痉挛体位,也可使用经过改造的牙刷。

（3）偏瘫患者洗澡训练:洗澡对偏瘫患者来说是比较困难的。一般可以取坐位和站位的淋浴,也可使用浴缸。

1）淋浴:使用淋浴时,患者坐在简易洗澡椅上,打开水龙头,水温调至合适后才可以冲洗身体。洗澡过程中可用长毛巾或带长柄的海绵刷涂上肥皂后擦洗后背,肥皂可置于挂在脖子上的布袋里或专用的肥皂手袋里,防止从手中滑落。

2）浴缸洗澡:当偏瘫患者下肢能控制较好时,可使用浴缸洗澡。其步骤如下:①准备好洗浴用品和用水;②坐在紧靠浴缸的椅子上,脱去衣物;③双手托住患侧下肢放入浴缸内,随之放入健侧下肢;④健侧手抓住浴缸边缘或握持扶手,将身体转移到浴缸内,沿浴缸槽缓慢坐下;⑤洗涤时,可借用手套巾、长柄浴刷、环状毛巾擦洗;⑥洗浴完毕,走出浴缸。走出浴缸的过程与进入浴缸的过程相反。

3）偏瘫患者洗澡注意事项:①洗澡时应教会患者使用安全的体位与方式,学会节省体力。②进入浴池时可先坐在池边凳子上再进入浴池较为安全。常使用辅助用具,如需要有一个椅子或澡盆盖便于移动。在洗澡盆,由于两腿伸直取直腿坐位,麻痹的腿常常浮起,以致不能保持平衡,此时就需要压腿棒协助。③擦洗身体时可以用一种特制的手套,用毛巾缝制的两侧都可以装上肥皂,适合两手障碍不能握东西者。偏瘫患者可将毛巾放在膝上,然后在毛巾上涂抹肥皂。但因患者不能用两手握毛巾,背部不容易擦洗,可利用加长的长柄刷进行刷洗。④洗完后,拧毛巾时可以用躯干与上臂夹紧毛巾单手拧干,也可用干浴巾从前面越过肩部敲打背部的方法,或使用挂在墙上干的大浴巾,使身体背靠在毛巾上摩擦也可以擦干身体。

（4）修指甲:可用一种固定于小木条上的指甲刀,通过两个吸盘固定在一个支持面上,使患者能修剪指甲(图3-37)。可改造、加大指甲刀方便患者使用。

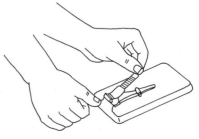

图 3-37　偏瘫患者修指甲训练

（5）偏瘫患者如厕训练:这是大多数患者最希望解决的问题,也是最难处理的问题之一。

1）患者站立位,两脚分开。

2）一手抓住扶手,一手解开腰带,脱下裤子。

3）身体前倾,借助扶手缓慢坐下(或蹲下)。

4）便后处理,进行自我清洁。

5）一手拉住裤子,一手拉扶手,身体前倾,伸髋伸膝,站立后系上腰带。

偏瘫患者如厕时注意事项:①如厕时躯体的功能要达到最基本的要求,如坐位与站立位的平衡,握持扶手,身体转移等。②尽量让患者采取坐便器。③教会患者学会控制大、小便,作业治疗师应教给患者和家属相关知识(如控制大小便的基本方法、导尿管的使用方法等)。④应就患者穿衣、如厕的环境提出建议和改进的方法,使其能方便地使用洗手间的一切清洁用具。

（二）脊髓损伤患者的自我照顾训练

1. 脊髓损伤患者进食训练　　四肢瘫患者大多不具备抓握功能,因此需要借助 C 形夹自助具及改良的日常生活餐具等来完成进食,但要求患者具备肘关节的屈伸功能。$C_6 \sim C_7$ 颈髓损伤的患者经过训练可独立完成进食,而 C_5 颈髓损伤患者则不能完成,需要由他人辅助。

（1）改进进食工具:如在饮食器具上增加、延长或加粗把手等。若患者难以端起茶杯,可改用塑料吸管等,也可使用自助杯、碗、盘。

1）盘子的改进方法:在盘子上安装防护装置和防滑垫,对进食动作提供方便或防止倾倒、滑落。

2）勺子改进方法:在勺子把手安装一段可以弯曲的不锈钢或塑料制品,将其弯曲成环状,便于在近端掌指关节处固定,以利于患者的抓握,为使用匙、叉等餐具进食提供便利条件。

（2）利用辅助装置:对肌力很弱的患者可使用肌腱辅助夹板或活动上肢辅助器改善患者独立进食的能力。

2. 脊髓损伤患者梳洗训练　　截瘫患者上肢功能均较好,基本可独立完成梳洗活动,而四肢瘫患者则需他人协助完成梳洗。

3. 脊髓损伤患者的更衣训练　　脊髓损伤患者上肢具备一定功能的可按正常的方式穿衣。如先将一手伸入同侧衣袖并伸出手腕,同法完成另一手;然后躯干前屈双手上举,使衣服越过头并落于背后,整理衣服。四肢瘫患者由于躯干和双下肢瘫痪,双上肢和双手只有部分功能,平衡困难。因此,穿衣时应注意:①采用一定的姿势和方法;②增大衣服尺寸;③选择有伸展性的布料;④改进纽扣,在拉链拉锁上装一个小环;⑤使用加长鞋拔;⑥使用各种类型的长把钳;⑦使用弹性鞋带等。

（1）四肢瘫患者穿脱上衣训练方法:要求衬衫的袖口大,衣袖宽松,布料结实。同时,根据患者的平衡能力和扣紧衬衫所需要的时间来选择穿衣方法。

1）穿脱前开衫衣方法:①将衬衫前襟打开,后身放在膝上,领子朝下放置;②双臂伸入衣袖,腕关节伸出袖孔,双手游离,将手放在胸前衬衫下面,将衬衫推至胸部低头,再将衬衫向上甩过头,当衬衫达到颈背部时,臂伸直,使衬衫落到肩部;③身体前倾,使衬衫后身沿躯干滑下,整理衣服(图 3-38)。

脱衣时,先用腕背伸肌力量拉住衣领,从后面将衣服从头部脱出,然后再脱下双肩部及双上肢。

2）穿脱套头衫:①将套头衫放在膝上,前身在下,领子背向患者;②双臂伸入衣袖,直到袖口达到肘以上,将后身聚拢成束状,置于手和拇指指蹼上;③向上、向后甩臂使衣领滑到头上方,将双臂再次放下,衣领被拉过头部;④将手伸到内面,将衣服拉下,整理衣服。脱时可以用脱开衫衣中脱衣的方法。

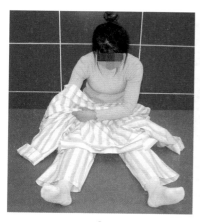
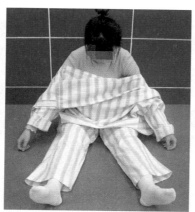
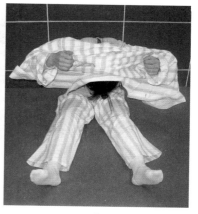

a　　　　　　　　　　　b　　　　　　　　　　　c

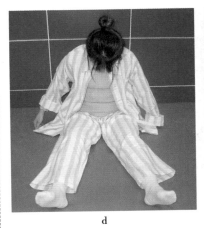 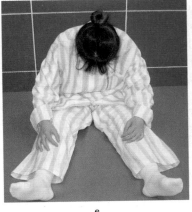 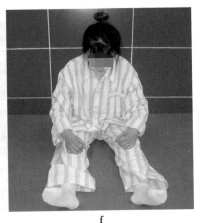

d　　　　　　　　　　e　　　　　　　　　　f

图 3-38　四肢瘫患者穿上衣

（2）四肢瘫患者系扣方法：四肢瘫患者双手功能较差，常需借助技巧和自助具完成系扣动作。系扣方法如下：

1）徒手系扣：利用手指的残余功能抓住纽扣和纽扣孔，将纽扣慢慢通过纽孔，系扣时，可用牙齿拉紧衣服贴边。

2）用尼龙搭扣：用手掌的根部或手指将尼龙搭扣压在一起。

（3）脊髓损伤患者穿裤子训练：脊髓损伤患者穿裤子时应注意在操作时，维持身体的稳定性。当把裤腰拉过臀部时，固定一侧，活动另一侧。穿裤子方法根据脊髓损伤平面不同，个人习惯不同，方法各异。截瘫患者常用的穿裤子方法如下：

1）截瘫患者坐轮椅穿裤训练：①患者坐在轮椅上，双手将一条腿置于另一条腿的膝部上方。②将抬起的一条腿伸入裤腿里，用手钩起裤腰拉过膝部，把脚放在脚踏板上。③重复以上动作穿进另一只裤腿；然后把一只手伸进一侧裤腰的后侧，另一只手放在扶手板上，重心偏向这一侧，抬起另一侧臀部，同侧手伸进裤腰后侧，把裤腰拉过胯部。注意扶手成为维持平衡的支撑点，帮助患者能抬起臀部。

2）截瘫患者坐位穿裤子训练：①患者坐在床上，把裤子散开在面前。②把手伸进小腿下面，屈膝，抬起下肢并使其外旋，使脚指向裤口，另一只手张开裤子，用双手把腿穿进裤腿内，再将腿放下。③以同样的方法穿另一条腿。当裤子穿到臀部时，用一只肘支撑着，身体向后倾抬起一侧臀部，把裤子拉过臀部（图 3-39）。

3）截瘫患者侧卧位穿裤子训练：①患者侧卧位，用同侧肘部支撑床面，另一只手伸到小腿下，屈膝，把上面的腿拉近身体。②先穿上面腿的裤腿。③以同样的方法穿上另一条裤腿。④最后将躯干左右交替倾斜，分别将两侧裤子拉过臀部（图 3-40）。

（4）四肢瘫患者系裤训练：四肢瘫患者由于手功能较差，难以把裤腰系紧，为方便系裤需要改进裤腰。常用方法如下：

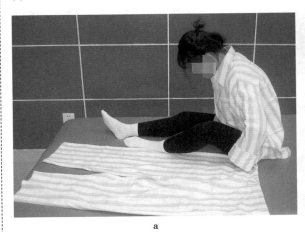 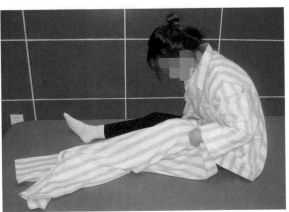

a　　　　　　　　　　　　　　　　b

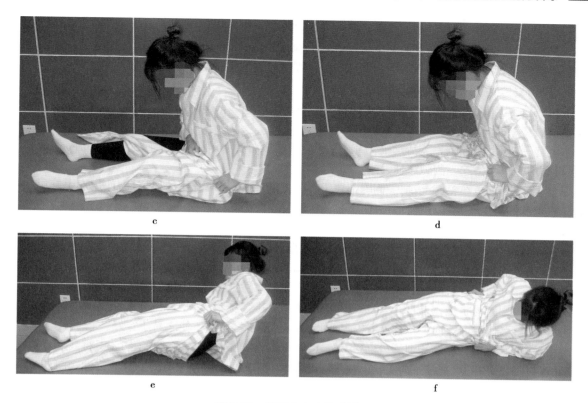

图 3-39　截瘫患者坐位穿裤子

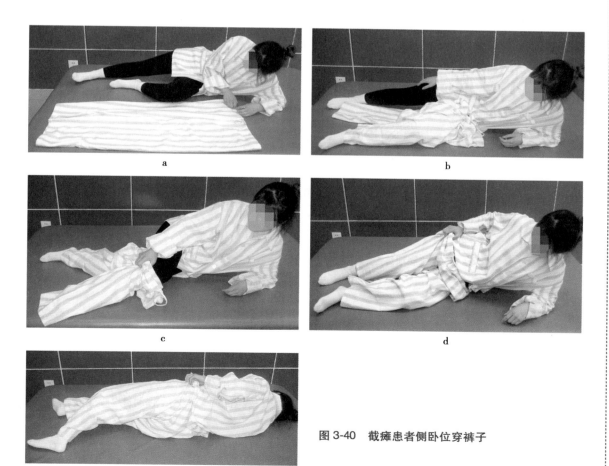

图 3-40　截瘫患者侧卧位穿裤子

1）改用松紧带：松紧带除了具有能把裤子系紧的功能外，还能使裤子易于穿着。

2）装上拉链：拉锁扣处可加一个指环带帮助拉上拉链，指环带大小应能让拇指通过。患者需要一只手抓住拉锁的基部，另一只手大拇指伸进指环带内，钩起环带向上关闭拉锁。

（5）截瘫患者穿鞋、袜训练

1）截瘫患者穿鞋、袜的基本姿势：不同的脊髓损伤患者可以采取不同的姿势，目的是获得最大稳定性的姿势，并非追求某一方法。基本姿势如下：

姿势一：如果患者髋关节活动能力很好，平衡功能较好，可坐在轮椅上向前移动身体，保持稳定性，再利用一只手抬起一侧脚穿鞋、袜。

姿势二：患者坐在轮椅上，把一侧踝部置于另一侧的膝部，保持身体的稳定性，使用双手穿鞋、袜，为防止踝部倾斜滑下，可以用前臂顶住。

姿势三：患者坐在轮椅上，可先将一条腿放在床上，另一条腿屈膝使其踝部置于其腿的膝部，使脚尽可能靠近身体。这种姿势相当稳定，也可以方便患者使用双手穿鞋、袜。

2）截瘫患者穿袜训练：要求袜口不能太紧，袜口里面也可缝上一个指环带，方便患者利用指环带撑开袜子。下面介绍两种常用训练方法。

方法一：用大拇指把袜口打开，将袜子向两侧拉，使其容易套在脚上，当脚掌穿进袜内时，双手大拇指移到袜后部呈钩状，向上拉袜，使袜子通过足跟，再用手拭擦袜子使之易于穿好。

方法二：利用穿袜器穿袜训练（图3-41）。患者可以将袜子撑开套在穿袜器上，再将其套在脚上，然后，可以抽出穿袜器，把袜子向上拉。使用穿袜器时，要求患者具有一定的姿势稳定性，并且双手的功能较好。

3）截瘫患者穿鞋训练：要求鞋子大小合适，易于穿脱，或对鞋子进行改进，如在鞋扣上增加一个尼龙搭扣，也可在上面缝上一个指环带，便于扣紧鞋子，或在鞋后面装上一个指环带以助于将鞋穿上，还可借助鞋拔，使患者坐着不用弯腰便可较容穿鞋（图3-42）。

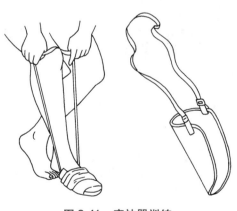 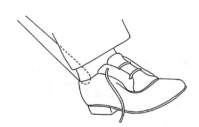

图3-41　穿袜器训练　　　　　　　　　　图3-42　鞋拔训练

四、家务活动训练

家务活动内容非常丰富，包括洗衣、做饭、购物、清洁卫生、财务管理、照料小孩等。训练前，我们应对患者的家务活动能力进行评定，如活动能到达的范围、移动能力、手的活动、能量消耗、安全性以及交往能力等。我们还需了解其家庭成员组成和环境状况、患者在家庭担当的角色，据此选择患者和家庭需首要解决的问题，并对家务活动进行必要的简化，家庭设施进行必要的改造，以适应患者的需要。通过对一些常用的家务活动进行训练，可以提高病、伤、残者的日常生活活动能力，树立战胜残疾的信心，同时也减轻了家庭和社会的负担。

下面以偏瘫患者和四肢瘫患者为例介绍几种常见家务活动的训练方法。

（一）偏瘫患者的家务活动训练

偏瘫患者一般需用单手活动技巧来完成家务活动。

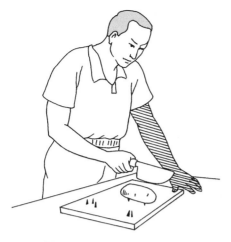

图 3-43 偏瘫患者单手切菜

1. 单手切菜方法(图 3-43)
（1）将剁板置于防滑垫上。
（2）用剁板上的不锈钢钉固定肉、菜或食物。
（3）单手操作进行切菜活动作业练习。
2. 单手打鸡蛋方法
（1）用手掌轻轻抓住鸡蛋,轻碰其中心部位打破它。
（2）用拇指和示指将蛋清与蛋壳分开,完成打鸡蛋动作。
3. 单手开启罐头 单手抓住罐头瓶,使用固定在墙上的开瓶器,旋转打开罐头瓶,亦可训练患者使用自己习惯的方法打开瓶盖,如将瓶子用腿夹住,单手拧开瓶盖。
4. 单手扫地、拖地 需用长把扫帚和簸箕。
（1）用患手和躯干夹住簸箕把手。
（2）再用健手持扫帚将垃圾扫入簸箕。
（3）拖地时,先把拖把杆固定在患臂下,然后用健手转动拖把拧干,再用健手持拖把慢慢拖地。

（二）四肢瘫患者的家务活动训练

四肢瘫患者通常需各种支具或特殊的装置才能完成家务活动训练。作业治疗师需根据患者上肢功能状况,制作不同的支具,并根据患者的经济情况,选用气控、颌控、手控的环境控制系统来完成开关电灯、窗帘、看电视、打电话等,以提高患者的生活质量。

1. 简化家务活动
（1）使用双手操作:尽可能用双手去做对称性工作。
（2）合理设置操作区:控制器或开关放在容易触及的地方;尽可能坐着操作,如坐着熨衣服、洗物品及准备食品等。
（3）选择多用途的设备和炊具,减少不必要的活动。
（4）选择简单、方便的营养食品。

2. 固定工作位置
（1）每一项工作固定在一定位置,供应品和设备也固定在一个地方。
（2）用手操作的工具需放在正确的位置,便与抓取,如炊具悬挂在可见范围。
（3）避免握持,如使用平底炊具、吸杯等稳定性好的用具,以便腾出双手。
（4）使用带有轮子的小桌移动物品。

3. 注意事项
（1）家务活动的训练不仅要练习某一功能活动,而且应增加其他方法提高训练效果。
（2）教会患者用替代的方法代偿特殊缺陷。
（3）与患者一起讨论家务活动中的计划安排及家务活动中的安全问题。
（4）指导患者从事家务活动时正确地分配和保存体能,在劳作、休息、娱乐三者之间取得合理安排。如把扫帚或刷子的柄加长,清扫家院时更方便,这可以使患者不用弯腰就能干活,而不会感觉太累。
（5）必要时改造家居环境,室内物品必须实用而且易于使用。同时,为瘫痪患者的行动提供最大的方便和消耗最小的体能。如屋内设计应便于轮椅通行以及患者在轮椅上工作;锅的把手要方便拎起,可将把手改装成木制或竹片加粗把手,以便抓握,使用木头、竹子的把手,以避免烫伤等。

总之,通过家务活动训练可以改善患者的躯体功能,如肌力、运动耐力、移动能力、平衡协调能力及手的精细运动和感觉功能等;提高患者日常生活活动能力,增强其生活独立性,减少对他人的依赖性;锻炼并提高患者的思维能力和处理问题能力;能使患者体会到家庭生活的乐趣,有助于坚定患者走向自立的信心。

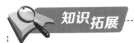

知识拓展

节省体力方法

部分病、伤、残者由于不同程度的运动能力和心肺功能下降，没有足够的体能完成日常活动，渐渐对他人产生依赖。因此，让患者学会如何节省体力，有助于帮助患者避免无谓的体能消耗，从而保持一定的日常生活活动能力。节省体力的原则有：

（一）适当安排活动

1. 事先安排活动。将轻活、重活交替进行，并减少不必要的工作。

2. 物品提前备好。把活动所需要的物品提前准备好并放在身边，方便活动时使用。

（二）合理使用工具

1. 利用现代化家居产品可帮助简化工作，如使用洗衣机、吸尘器、洗碗机等。

2. 使用辅助器具，如使用拾物器可帮助患者夹取地上和高处的物品。

（三）工作节奏适中

1. 工作的节奏不宜太快，活动要连贯并缓慢进行。

2. 劳逸结合，每做完一件事，就停下休息片刻。

（四）避免不当的姿势

1. 将手举过头顶会阻碍呼吸运动，应尽量避免。

2. 长时间站立、下蹲或弯腰会使体力消耗增加，也应予以避免。

（五）协调活动与呼吸

1. 学会在活动中进行有效呼吸　遵循静止时吸气、活动时呼气的方法。身体屈曲时呼气、身体伸展时吸气；用力时呼气、放松时吸气；上楼梯或爬坡时，先吸气再迈步。

2. 学会在活动中自我放松　自我放松有助于缓解呼吸肌的紧张，提高呼吸效率，可在活动前先进行缓慢、深长的呼吸练习，在活动中选择合适、舒适的体位，让头、颈、肩背部、肢体位置恰当、有依托。

五、社会活动训练

社会活动训练的主要目的是创造条件使患者能够与健全人一同学习、工作和参与文体活动，使他们更好地融入社会。通过参加适宜的职业培训，使其掌握某一工作技能，如电器修理、电脑操作、手工艺制作等。同时文体活动还可以使患者身心愉悦，增强康复的信心。

社会活动训练内容主要包括以下几方面：

1. 作业治疗师应帮助患者积极参与家庭生活，尽可能体现出在家庭担当角色的相应行为和能力。

2. 根据患者的功能状态，个人兴趣和职业需要，与患者及其家属一起讨论，学习新的知识和技能，进行专业培训。

3. 指导患者充分利用闲暇时间，积极参加有益的集体活动，丰富自己的日常生活。

4. 应用所学的交流技巧和手段与他人交往，接触更多层次的人群。

5. 指导训练患者社交中必需的功能活动，如上街购物、交通工具的使用、进餐馆就餐、到公共场所娱乐等。

此外，对有言语障碍的偏瘫患者还应训练其交流能力，使他们掌握用言语、手势、文字、图示等任意一种方式来理解和表达自己的意思，提高与他人的沟通和交流能力。

第四节　良姿位的摆放及原则

正确的卧姿是预防压疮、抑制痉挛、保持肢体良好体位的关键，应在发病后立即训练，并在ADL训练中保持。作业治疗中常用的体位有卧位、坐位、立位等，治疗过程中，要针对功能障碍的特点选择合适的体位摆放方法。如烧伤后患者，从早期开始将体位保持在功能位和抗挛缩体位，以预防瘢痕挛缩导致的畸形或功能障碍。良姿位的保持和体位变换必须结合进行，卧床患者应每隔1~2h翻身一次，这对预防并发症的发生和促进患者的功能恢复有着重要意义。下面介绍几种临床常见疾病患者良姿位的摆放及其原则。

一、偏瘫患者的良姿位

偏瘫患者良姿位是为了防止或对抗痉挛模式的出现,保护肩关节及早期诱发分离运动而设计的一种治疗性体位。偏瘫患者典型的痉挛模式表现为肩关节内收、内旋、下垂后缩,肘关节屈曲,前臂旋前,腕关节掌屈、尺偏,手指屈曲,下肢髋关节内收、内旋,膝关节伸展,踝关节跖屈、内翻。偏瘫患者的良姿位应针对其病理变化,采取抑制痉挛的体位。上肢保持肩胛骨向前,肩前伸,伸肘,下肢保持稍屈髋、屈膝,踝中立位。偏瘫患者在卧床期间应采取正确的姿势和体位,以利于今后功能的恢复,同时可避免患者长期卧床造成心肺功能下降,并为将来的功能恢复创造条件。当患者意识清楚,生命体征平稳,病情不再进一步发展48h之后,可以在患者能耐受的情况下,采取坐位姿势;当患者可以站立时则注意保持良好的立位姿势。下面重点介绍偏瘫患者卧位和坐位的良姿位摆放方法。

1. 良好卧位姿势

(1)患侧卧位:这一体位是卧位姿势中对患者最有利的体位。采取患侧卧位时,增加了对患侧的感觉输入,有利于患侧功能恢复;同时患侧躯体得到伸展,可避免诱发或加重痉挛,使患者健侧的活动能力得以增强。

摆放方法:头颈稍前屈,患侧肩胛带前伸,肩关节屈曲,肘关节伸展,前臂旋后,腕关节背伸,手指伸展或握一毛巾卷。患侧下肢稍屈髋,屈膝,踝关节中立位。健侧上肢放松处于舒适体位即可。健侧下肢放在患侧下肢前面,屈髋、屈膝,在其下放一枕头防止压迫患侧下肢。躯干稍向后倾,背部放一枕头依靠其上,取放松体位(图3-44)。

(2)健侧卧位:该体位有利于患侧肢体的血液循环,预防患肢水肿。

摆放方法:躯干与床面保持直角,背后放一枕头,使其放松。健侧上肢在下,置于舒适放松体位,患侧上肢在上,向前伸出,肩关节前屈约90°,在其下方放一个枕头支持,伸肘、前臂旋前,手伸展或握一个毛巾卷。健侧下肢髋关节伸展,膝关节轻度屈曲平放在床上,患侧下肢髋、膝关节屈曲,置于健侧下肢前,患膝下方放一个枕头,踝中立位。注意患足不可悬空(图3-45)。

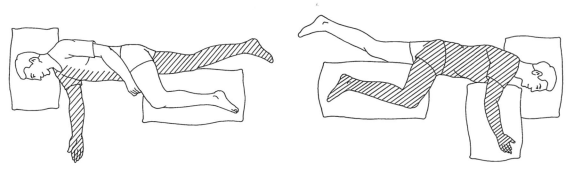

图 3-44 偏瘫患者患侧卧位　　　　图 3-45 偏瘫患者健侧卧位

(3)仰卧位:偏瘫患者痉挛明显时尽量少采取仰卧位。由于患者仰卧位时受颈紧张性反射和迷路反射的影响,异常反射活动加强,同时在该体位易在骶尾部、足跟外侧和外踝等处发生压疮,卧床时应尽量避免长时间采取这一体位。但是患者在卧床期间进行体位变换时需要这种体位与其他体位交替使用,因此要注意仰卧位的正确摆放方法。

摆放方法:头部置于枕头上,枕头高度适宜,注意不能使胸椎屈曲。患侧骨盆下垫一薄枕,使患侧骨盆向前突,并防止患侧髋关节屈曲、外旋。患侧肩关节和上肢下垫一长枕,使肩胛骨前伸。患侧肩关节稍外展、肘关节伸展、腕关节背伸、手指伸展,平放于枕上。患侧下肢髋关节伸直,在膝关节下垫软枕,保持膝微屈,注意防止膝关节过于屈曲;同时要避免将软枕垫于小腿下方,防止膝过伸或对下肢静脉造成压迫。下肢大腿及小腿中部外侧各放一枕头防止髋关节外展、外旋,踝关节保持背屈、外翻位,防止足下垂(图3-46)。

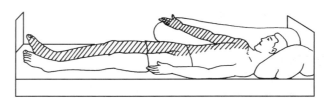

图 3-46 偏瘫患者仰卧位

2. 良好坐位姿势 偏瘫患者因身体各部异常姿势及痉挛模式,表现为头颈偏向患侧、躯干侧屈、骨盆倾斜的异常坐姿。这种不良姿势容易引起部分肌肉的过度疲劳,而且会逐渐失去平衡甚至跌倒,治疗师必须随时纠正不良坐姿。良好的坐姿要求骨盆提供稳定的支持,躯干保持直立,不论何种方式的坐位都必须掌握两侧对称的原则(图 3-47)。

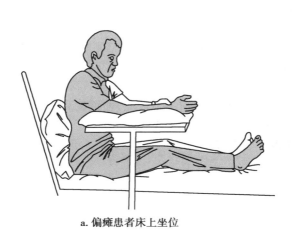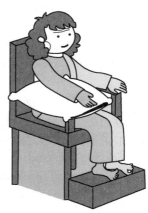

a. 偏瘫患者床上坐位　　　　　　　　　　b. 偏瘫患者轮椅或椅子坐位

图 3-47 偏瘫患者良好坐姿

(1)床上长坐位:采取此体位时须保持躯干直立,背部伸展,必要时用棉被或抬起的床头充分支撑躯干;确保髋关节屈曲 90°,双下肢伸展,为避免膝关节的过度伸展,可以在膝下垫一小海绵垫;患者双上肢对称置于其身前的小桌上,使患者上肢始终位于患者视野之内,避免患者忽视。

保持直立姿势坐在床上,对患者来说相当困难,没有良好支持的情况下应禁止使用此体位,以防止不良姿势的形成和强化痉挛模式。

(2)椅坐位:左右两侧肩和躯干保持对称,躯干伸展、骨盆直立、髋膝踝三关节保持 90°位,避免髋关节的外展、外旋,小腿垂直下垂、双足底着地,患手置于大腿上。

(3)轮椅坐位:要求轮椅的规格尺寸要与患者的身材相适应,必要时可利用海绵坐垫来调整轮椅的高度和深度。坐位时保持躯干直立,必要时可借助背板。患侧下肢侧方垫海绵枕,防止髋关节的外展、外旋。为保持上肢处于一个良好的姿位,应给患者所乘轮椅安置轮椅桌板。

轮椅桌板一般根据轮椅规格制作,可以方便装卸,长度应能够容纳肩屈曲、肘伸展后的上肢为宜。患侧上肢置于轮椅桌板上,能使患肢处于患者的视野之内,避免患者忽视;也可有效地防止肩部的下坠,并保持肩前伸,肘、腕、指各关节伸展,抑制屈肌的痉挛。宽大的轮椅桌板还可以保护患侧上肢不易滑落,方便进食以及进行简单的作业活动。

二、脑瘫患儿的良姿位

脑瘫患儿的症状非常复杂,因其年龄、障碍部位、肌张力、认知水平、神经发育水平、运动异常状态等的不同,分为痉挛型、手足徐动型、共济失调型等,其中以痉挛型最常见。脑瘫患儿常见的异常姿势归纳如下:头屈曲、伸展、侧屈,躯干过伸展(角弓反张)屈曲、侧弯,肩关节屈曲、内收、内旋,肘关节屈曲,腕关节掌屈、尺偏、手指屈曲,髋关节屈曲或伸展、内收、内旋(剪刀样改变),膝关节屈曲或过伸展,踝关节跖屈、内翻。在日常生活中随时注意矫正异常姿势、保持正确体位,是预防关节挛缩和畸形的重要手段。治疗师应根据患儿各关节的异常姿势,设计出正确的姿势模式。下面重点介绍痉挛型脑瘫患儿体位摆放方法(脑瘫患儿异常姿势可参见本书第十三章第四节儿童脑性瘫痪的作业治疗)。

1. 侧卧位　此为患儿主要卧床姿势,侧卧位有利于阻断原始反射,改善痉挛状况以及患儿姿势和动作的对称。侧卧位时,针对存在非对称姿势的痉挛患儿,应使患儿双上肢在身体前方,双下肢屈曲;也可以在患儿背部加放枕头稳定姿势;还可考虑给患儿使用"耳枕"以稳定头部。此体位适合无法坐立或肌张力偏高的患儿。

2. 仰卧位　因为患儿在仰卧位时易出现角弓反张,所以仰卧位使用较少。需要仰卧时可用软枕垫在肩下面,使患儿肩部前倾和内旋,此法可缓解患儿四肢的肌紧张;也可用一个大围巾或宽布条,将患儿双肩往前拉,扣在胸前;还可以用一个特制的布套将患儿双手固定在胸前。对角弓反张表现异常强烈的患儿,上述措施效果不明显时,可让患儿躺在吊床上,吊床中间凹陷可使患儿过度伸展的躯干变成屈曲;同时吊床也能控制患儿头部背屈或向侧面旋转的倾向,促使患儿将头部保持在中线位置。如果在床的上方悬挂吸引患儿注意力的玩具,将更有利于患儿的头部保持在中线位置,并刺激患儿将手放到胸前中线位置。

3. 俯卧位　屈肌张力增高的患儿可采取此体位。患儿俯卧在治疗床上,不要垫枕头,让患儿脸直接贴于床面,头转向一侧,胸部下方垫楔形垫或枕头,使屈曲的躯干呈伸展位;髋、膝关节呈伸展位;踝关节背曲;上肢伸展。采取此体位时要经常观察患儿的呼吸是否通畅。此体位有利于训练患儿抬头功能,也有利于训练身体各部分姿势对称。

保持正确俯卧位的基本要求是患儿需要有一定的头部控制能力、关节活动能力,肩关节可屈曲90°并能保持一定的稳定;踝关节可屈曲90°。

4. 站立　脑瘫患儿独站是行走的基础。正确的站立姿势为头部保持在正中位,上身挺直,髋、膝伸直,双腿稍分开,脚掌放平在地面上,双足与肩同宽。必要时治疗师可双手控制肩部和腰部,双足置于其双足外缘并夹紧,双足踩在患儿的足面上固定,亦可让患儿的双手做向前伸或后伸等动作诱导患儿的保护性反应。

三、脊髓损伤患者的良姿位

脊髓损伤患者急性期卧床阶段,正确的姿势摆放不仅有利于维持脊柱稳定,而且对预防压疮、关节挛缩及痉挛均非常重要。应于发病后立即按照正确体位摆放患者。脊髓损伤患者常见的正确卧位姿势有仰卧位和侧卧位。

1. 仰卧位

(1) 头部及上肢体位:头下枕一薄枕,将头两侧固定,需要保持颈部过伸展位时,在颈部垫上圆枕。四肢瘫患者双侧肩胛下垫薄枕使双肩向前,确保双肩不后缩。双上肢放在身体两侧的软枕上,肘伸展,用毛巾卷将腕关节保持30°~45°背伸位,手指自然屈曲,有条件可使用手功能位矫形器。截瘫患者上肢功能正常,采取自然体位即可。

(2) 下肢体位:双侧髋关节伸展但不旋转,在双下肢之间放1~2个枕头,以保持髋关节轻度外展,防止发生髋关节屈曲、内收挛缩,并可防止股骨内侧髁和内踝受压。膝关节伸展,膝下可放小枕头,以防止膝关节过伸展。双足底可垫枕,以保持踝关节背屈,预防足下垂的发生,有条件可使用踝足矫形器。足跟下放小软垫,以防止出现压疮(图3-48)。

2. 侧卧位　双肩均向前伸,肩关节屈曲。下方上肢的肘关节屈曲,前臂旋后;下肢髋、膝关节伸展。上方上肢伸展位、置于胸前枕头上,腕关节自然伸展,手指自然屈曲;下肢髋、膝关节屈曲位,肢体下垫软枕与下方肢体分开,踝关节自然背屈,踝关节下垫一软枕以防止踝关节跖屈内翻。背部用长枕等给支持以保持侧卧位。注意四肢瘫患者双手应取功能位(图3-49)。

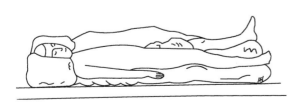

图3-48　脊髓损伤患者仰卧位

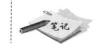

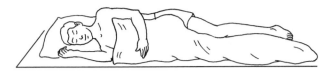

图 3-49　脊髓损伤患者侧卧位

四、截肢患者的良姿位

患者截肢后由于残端肌肉力量不平衡,容易导致关节挛缩。患肢关节一旦出现挛缩,将对假肢的设计、安装及步行训练带来严重影响。因此,假肢装配前将患肢保持在避免关节挛缩、能充分发挥残肢功能的良好体位非常重要。

1. 小腿截肢　截肢后易发生膝关节屈曲挛缩,应保持髋、膝关节伸展,尤其在轮椅坐位时要注意。

2. 大腿截肢　截肢后易发生髋关节屈曲、外展、外旋挛缩,应保持髋关节伸直、内收体位。可取健侧卧位,使患者髋关节保持在内收的功能位;也可适当采取俯卧位,有利于髋关节伸直。

五、颈椎病患者的良姿位

颈椎病患者需要保持颈部的正确姿势,以减少颈部疼痛的发生。

1. 卧位　首先要选择适合患者的枕头,理想的枕头应该能适应颈椎的弧度,使颈部肌肉得到充分放松。枕芯最好用谷皮、荞麦皮等充填,软硬适中,而不宜用海绵、棉絮等物。枕头的形状以中间低两端高为佳,可利用中间凹陷部来维持颈椎的生理曲度,同时对头颈部可起到相对制动与固定作用。枕头的高度因人而异,一般仰卧位枕高 12cm 左右,约与患者拳头高度相当,侧卧与肩等高。枕头过高,使颈椎长时间处于前屈位置,颈部肌肉处于被动牵拉状态,不利于颈部的休息,易造成中段颈椎损伤。枕头过低,易损伤上段颈椎。正确的姿势头应位于枕中部,应保持头部轻度后仰的姿势,防止颈椎扭曲,保持自然生理屈曲。另外避免长时间采取俯卧位或半俯卧位,防止颈椎长时间旋向一侧,造成椎间盘压力改变,导致张力较大一侧的肌肉疲劳。

2. 坐位　尽量保持自然端坐位,头部保持略微前倾,背部有良好支撑。长时间在电脑前工作者,桌面和座椅的高度要适中,保持眼睛与显示屏在同一水平,避免颈部过度前屈。需要长时间伏案工作者,应调整桌面的高度与倾斜度,使桌台适合于自身身材。如果桌面过高,则使头颈部后伸;过低,则使头颈前屈。这两种姿势均不利于颈椎的内外平衡。颈椎病患者,尤其不要长时间低头工作,避免过度低头屈颈,桌面宁高勿低。对桌面高度的调节,半坡式斜面桌对患者更为有利,可通过调整桌面的倾斜度使颈部处于良好姿势,一般可倾斜 10°~30°。患者要避免长时间阅读,以免过度劳累对颈部造成压力。在疲劳或疼痛出现之前,应定时转换姿势,使颈部得到休息和放松。避免长时间坐位和突然转动颈部。

3. 立位　患者站立时,头部保持水平位置,避免颈部前屈,下颌稍内收,放松颈部肌肉,保持颈椎稳定。

4. 日常生活和工作中良好姿势的保持　颈椎病患者在洗漱时要保持颈部挺直,避免低头。熨衣服时要保持良好立位姿势,熨衣板的高度适中,熨衫时患者应能保持头部在水平位置,避免低头熨衫。做饭等家务劳动持续时间不宜太长,要经常变换姿势。不要长时间看电视、阅读,应使电视机、书本等与眼睛处在同一水平的位置。工作中确保头部维持在良好位置,避免长时间低头工作。

日常生活中要定期改变体位,由于工作需要,头颈部常持续做某一方向转动或固定在某一姿势,特别是前屈或左、右旋转。应当在工作一段时间后,一般每隔 1h 适当进行颈部运动,避免长时间固定姿势引起椎间盘压力改变以及肌肉疲劳,达到保护颈椎的效果。无论进行任何活动,要安排间歇休息,如感到颈部不适,应立即停止活动,适当休息让颈部放松,避免加重局部损伤。

六、腰腿痛患者的良姿位

1. 卧位　腰腿痛患者卧位时要注意保持脊柱的正常曲线,床垫不可太软,要能支持身体重量,防止躯干下坠造成腰椎后凸。慢性腰腿痛患者仰卧时,可用毛巾卷垫在腰部下方,以保持腰部的生理弧度。保持脊柱正常对线,可使脊柱和躯干肌肉处于平衡状态,对于防止腰腿痛的发生及复发具有重要作用,也是治疗的重要前提。

2. 坐位　患者取坐位时,腰部挺直,避免弯腰弓背,靠背垫于腰部保持腰椎正常弧度。臀部后靠,小腿自然下垂,双足着地。座椅不宜太软、太深或太高,如果座椅偏高,为避免双足悬空,可在足下垫一个小凳子。工作台高度应合适,避免背部过度弯曲。

3. 立位　站立时头部保持水平位置,下颌稍内收,肩平直,胸部微向前倾,下腹内收,腰后微凹,可以防止背部肌肉处于持续性的紧张状态。女性下腰痛患者不宜穿高跟鞋,因穿高跟鞋会增加腰椎的前凸,使骨盆的前倾角增大,降低腰椎的稳定性。当需要长时间站立位工作时,为防止腰部肌肉紧张,可用一侧脚踩在约30cm高的小凳上,并且不时双脚轮换,实现重心在双下肢间转移。无论采取哪一种体位姿势,如果持续时间较长,要注意定时改变姿势及动作方式或做放松运动。

七、人工髋关节置换术后患者的良姿位

1. 术后早期的体位摆放

（1）手术当天,患者仰卧位,在手术侧肢体下方垫软枕,使髋、膝关节稍屈曲,术侧足穿防旋转鞋（丁字鞋）,避免下肢外旋,并缓解疼痛。

（2）手术后1~7d,撤除软垫,尽量伸直手术侧下肢,以防屈髋畸形。保持术侧下肢处于外展中立位,可在双腿间放置三角垫,但须防止手术侧髋关节置于外旋伸直位。为防止患者向对侧翻身引起髋外旋,床头柜应放在手术侧。取健侧卧位时,两腿之间垫上软枕,防止髋关节屈曲大于45°~60°。

（3）不同手术入路对体位的要求:根据手术入路不同,对体位有不同限制。手术后入路,应避免患髋过度屈曲超过90°、内收、内旋,特别是屈曲、内收、内旋的联合动作。手术侧方入路和前侧入路,应避免患侧下肢的过度伸展、内收、外旋,特别是伸展、内收、外旋的联合动作。所有患者均应避免伸髋外旋。

2. 体位摆放注意事项

（1）全髋关节置换术后早期,有四种危险而应避免的体位:①髋屈曲超过90°;②下肢内收超过身体中线;③伸髋外旋;④屈髋内旋。

（2）要保持患肢经常处于外展中立位。术后6~8周内屈髋不要超过90°。

（3）应叮嘱患者术后6~8周内避免性生活,性生活时要防止术侧下肢极度外展,并避免受压。

（4）患者术后日常休息时使用三角垫或枕头使患髋外展是为了防止患肢内收、内旋,该枕头通常使用6~12周,12周后,髋关节的假髋形成,此时的肌力也足以控制髋关节的稳定。

（5）全髋关节置换术4~6周后,患者髋关节能够完全伸直,屈曲可达80°~90°,轻度内旋（20°~30°）和外旋（20°~30°）,并且可以在忍受的范围内被动外展。

（6）术侧髋关节出现任何异常情况,均应及时与手术医生联系。

八、烧伤患者的良姿位

1. 烧伤患者体位摆放的原则　烧伤后组织愈合过程中,往往伴有疼痛和不适感觉,如果患者所处体位能避免创面或植皮部位的紧张,就可以减少疼痛和不适感觉。因此患者为了减少痛苦,通过移动肢体至放松位,使烧伤组织不再受到牵张,患者往往采取长期屈曲和内收的舒适体位,而这种舒适体位最容易导致关节挛缩。烧伤后24~48h胶原蛋白合成,挛缩开始,应尽早将身体的受累部分维持在正确体位,并进行适当固定,可限制水肿的形成,维持关节活动度,防止挛缩和畸形,预防功能障碍的发生。

根据深度烧伤愈合后瘢痕挛缩的好发部位,从早期开始将体位保持在功能位和抗挛缩体位,以预防瘢痕挛缩导致的畸形或功能障碍。根据不同烧伤部位,体位摆放方法存在差异。

2. 体位摆放方法　伤后48h之内患者应平卧,休克期过后若存在头面部烧伤,床头应抬高30°左右,有利于头面部消肿,1周后恢复平卧。

（1）颈部烧伤:颈前部烧伤时,去枕仰卧保持头部充分后仰（可在颈肩部放一个小长枕）,预防颈前部屈曲挛缩;颈后或两侧烧伤时,保持颈部中立位,预防颈两侧瘢痕挛缩。

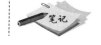

（2）胸部、背部、腋部、侧胸壁、上臂烧伤：上肢充分外展90°,预防上臂与腋部及侧胸壁创面粘连和瘢痕挛缩。

（3）肘部烧伤：上肢屈侧烧伤或环形烧伤时,肘关节保持伸直位；背侧烧伤时,肘关节屈曲70°~90°,前臂保持中立位。

（4）手部烧伤：患者伤后因怕痛往往造成腕关节屈曲,指间关节屈曲和拇指内收畸形。手背烧伤,宜将腕关节置于掌屈位；手掌或环形烧伤,腕关节以背伸为主；全手烧伤时,腕关节微背伸,各指蹼间用无菌纱布隔开,掌指关节自然屈曲40°~50°,指间关节伸直,拇指保持外展对掌位,必要时采用塑料夹板做功能位固定(夜间使用夹板固定,白天取下活动)。

（5）臀部、会阴部烧伤：保持髋关节伸直,双下肢充分外展。

（6）下肢烧伤：单纯前侧烧伤,膝关节微屈10°~20°,也可在膝关节后侧垫高15°~30°。若膝关节后侧烧伤,膝关节保持伸直位,必要时用夹板作伸直位固定。

（7）小腿伴踝部烧伤：踝关节保持中立位,患者仰卧位可在床尾放置海绵垫尽量保持踝关节背屈,防止跟腱短缩形成足下垂。

为减轻水肿,减少疼痛,可将烧伤部位抬高,一般用枕头、软垫等将肢体维持在伸展和抗重力位置,也可采用矫形器帮助体位摆放。大面积烧伤患者应每隔2h变换体位一次,防止压疮,减少肺部感染。

总之,正确的体位姿势是顺利完成各种日常生活动作的基础,可以有效地避免身体损伤的出现；在损伤发生后也需要通过正确的体位姿势来缓解症状,预防并发症,促进功能的恢复。因此日常生活中无论在卧、坐还是站立时都需要保持身体良好的姿势,并且要定时进行体位变换。体位摆放时注意以下几点：①良姿位的摆放应从疾病的急性期开始,以不影响临床救治为前提；②针对瘫痪患者的良姿位,是从治疗角度出发设计的临时性体位,为了防止关节挛缩影响运动功能,必须定时进行体位变换；③在进行体位摆放时,切忌使用暴力牵拉肢体；④保护后枕部、肩胛部、肘、骶尾部、坐骨结节、股骨大转子、膝内外侧、踝内外侧、足跟等骨突处,防止形成压疮；⑤坐位、立位下良姿位的保持,需要患者具备一定的静态坐位、立位平衡能力；⑥为达到好的效果,患者需具备遵从简单指令的认知能力；⑦在任何一种体位下,若患者出现不适症状,应及时做出调整。

第五节　日常生活活动能力训练注意事项

日常生活活动能力训练是一项非常艰苦的工作,不仅要求作业治疗师进行细致地指导和监督,更需要患者的主动参与及家属或陪护人员的积极配合。日常生活活动能力训练应注意以下几方面的问题：

1. 作业治疗师设计训练活动时难度要适当,应比患者现有能力稍高但不应相差太远,经患者努力能完成。

2. 患者完成某一作业活动时,应积极引导其把注意力集中在某一功能动作的完成上,不应要求动作过度集中在某一块肌肉,某一关节的活动上。

3. 如果某一动作完成不正确,需要将动作分解成若干步骤和几个阶段完成。如训练卧床患者自己吃饭,就应将整个动作分解为仰卧位到坐起,保持坐位平衡,持握和使用餐具,送食物进口,咀嚼和吞咽若干动作。患者完成动作时,务必要求每个动作的正确操作。

4. 每一项训练活动应维持良好的姿势和位置。

5. 训练过程中,要注意患者有无疲劳、使用工具训练时的安全性。当患者出现疲劳时应进行休息或减量,对不会安全使用工具的患者应进行具体指导。

6. 训练的内容应与实际生活密切相结合,将训练中掌握的动作必须应用到日常生活实际中去。因此,作业治疗师与患者、家属间的密切沟通和协作,及时了解患者的真实需求是训练成功的重要保证。作业治疗师对每个患者的家庭生活和工作环境必须做实际调查,要根据患者的具体情况进行训练,如果训练与实际生活脱节,则会失去ADL训练的意义。注意分析患者在日常生活中存在的困难动作,带着问题进行训练,可以提高康复训练效果。

本章小结

　　日常生活活动能力是维持一个人达到某个程度独立生活所必需的基本活动技能,包括运动、自理、交流、家务活动等方面的内容,主要是指床上活动、更衣、饮食、转移、个人卫生、烹调配餐、清洁卫生等家务活动和必要的社交活动等。通过 ADL 训练可以使患者重新获得已失去的日常生活活动能力,减少对他人的依赖,参与家庭生活活动,减轻家庭负担,提高生活自理能力,帮助其建立新的活动技巧。患者应积极主动参与到日常生活活动能力训练的全过程中,训练中治疗师应指导患者保护好关节,保持良好姿势,必要时使用辅助具,减少体力消耗以节省体能,使患者能充分发挥其潜能,克服身体或心理的障碍,积极面对人生。

（孙晓莉）

扫一扫,测一测

练习题

一、名词解释

1. 日常生活活动能力训练
2. 体位
3. 转移
4. 独立转移
5. 辅助转移

二、简述题

1. 简述日常生活活动能力训练原则。
2. 简述偏瘫患者床上训练内容。
3. 试述人工髋关节置换术后患者体位摆放注意事项。

三、思考题

如何帮助四肢瘫患者由轮椅转移到床?

思考题及思路解析

第四章　认知功能障碍的作业治疗

04章PPT

学习目标

1. 掌握认知及知觉的概念,认知功能障碍分类、评定及作业治疗的概念。
2. 熟悉认知功能评定的目的、评定方法、分析方法,认知功能训练原则、训练方法。
3. 了解注意障碍、记忆障碍作业治疗的注意事项。
4. 能有认知功能的基础知识,熟练掌握认知功能障碍的评定方法及作业治疗技术,能在临床工作中对常见的认知功能障碍患者准确地评定,并进行有针对性的作业训练和治疗。

第一节　概　　述

认知功能是指人在对客观事物的认识过程中对感觉输入信息的获取、编码、操作、提取和使用的过程,是输入和输出之间发生的内部心理过程。认知的加工过程通过脑这一特殊物质实现,因此,认知过程是高级脑功能活动。广义的认知包括认知觉和感知觉。常见认知障碍包括注意力、记忆力、思维、解决问题能力及推理能力障碍等。常见知觉障碍包括失认症、失用症、空间关系障碍、躯体构图障碍等。

一、认知与知觉的概念

认知(cognition)是认识和知晓事物过程的总称,包括感知、识别、记忆、概念形成、思维、推理及表象过程。实际上认知是大脑为解决问题而摄取、储存、重整和处理信息的基本功能。

知觉(perception)是人对客观事物各部分或属性的整体反映,是对事物的整体认识或综合属性的判别。知觉以感觉为基础,但不是感觉的简单相加,而是对各种感觉刺激分析与综合的结果,是大脑皮质的高级活动。

认知障碍(cognitive deficits)是当认知功能因大脑及中枢神经系统障碍而出现的异常,有多方面的表现,如注意、记忆、推理、判断、抽象思维、排列顺序的障碍等,临床上以注意障碍、记忆障碍多见。

知觉障碍(perception deficits)是指在感觉传导系统完整的情况下,大脑皮质特定区域对感觉刺激的认识和整合障碍,可见于各种原因所致的局灶性或弥漫性脑损伤患者。根据损伤部位和损伤程度的不同,知觉障碍可有各种不同的表现形式。临床上以各种类型的失认症、失用症、躯体构图障碍以及视觉辨别功能障碍常见。

二、认知功能评定

(一)评定目的

治疗师从筛选评估到特定评估,找出患者存在的问题,分析导致认知问题的原因,并做出如下

笔记

68

判断:

1. 患者尚存的和潜在的代偿能力及障碍程度 包括使其功能行为达到最佳状态所需要的帮助水平及类型。

2. 患者的康复潜能 包括维持或将治疗效果转移到日常生活中应用所需要的条件等。

(二)评定方法

1. 标准化测验 根据患者的具体情况来选择。标准化测验可以提供客观、可靠的数据及重复记录的认知功能水平。常用的评定方法包括简明智能测验,神经行为认知状况测试、蒙特利尔认知评估等。

2. 功能活动行为观察 适用于评定因认知障碍而影响日常生活独立能力或不符合标准化测验要求的患者。治疗师可采用观察法观察患者日常生活活动时的注意力、记忆能力、定向力、学习动机、应变能力及判断力等,也可采用调查问卷获得患者的日常生活能力资料。

(三)分析方法

治疗师把标准化测试结果与功能活动行为观察到的情况相结合进行综合分析,准确把握患者的实际情况。评定过程中需注意患者听从简单或复杂指令的能力,在一个过程中追溯几个步骤的能力,设计出有次序的步骤去完成任务的能力,专心于现有任务的能力,预测和理解因果关系的能力,解决问题的能力,继续学习的能力等。

评定结果一定要结合临床全面考虑,不可简单地以评分为标准,因部分老年人不能坚持冗长的评定过程,注意力差,会影响其他方面的实际能力。要排除发热、电解质紊乱及药物影响等因素导致的非大脑损伤因素对评定结果的影响。

三、认知功能训练

(一)训练原则

1. 训练计划个体化 根据评定结果,确认患者认知障碍的类型、程度,制订相应具体的训练计划。

2. 治疗由易到难,循序渐进 注意选择安静、避免干扰的环境,功能改善后逐渐转移到接近正常生活环境中练习。

3. 对患者家属的宣教与指导 由于认知康复长期性的特点,必须教会患者家属一些能长期在家中进行的实用训练方法,并鼓励患者与家属积极参与。

(二)认知治疗方法

1. 认知活动刺激 让患者参与一些日常活动,降低脑部退化程度,如玩纸牌、下棋、打麻将、玩拼图游戏、玩拼字游戏、读书读报纸等。

2. 基本认知功能训练 多采用图片、计算机辅助训练软件等对患者的基本认知功能加以训练,适用于大多数患者。

3. 认知功能技巧训练 也被称为补偿技巧训练,包括内在方法和外在方法。内在方法即使用适当的技巧或方法来处理日常生活问题。内在方法训练的目的是帮助患者接受信息,如通过不断复述、反复练习或将内容说出来;贮存信息,如通过情景的联想、文字图像化等方法贮存信息;帮助患者提高组织能力,如新事物要练习已有的习惯、把工作及事件分类;帮助患者思考,如利用图像加强理解以及利用检讨的方法来减少错误的发生。外在方法是利用外在辅助装置去记忆或组织要做的事情,其中以日记簿、日历、时间表、简化工作及利用提示、活动指南最为有效。

第二节　注意障碍的作业治疗

一、概念及分类

注意力(attention)是指人们集中于某种特殊内、外环境刺激而不被其他刺激分散的能力。这是一个主动过程,包括警觉、选择和持续等多个成分。按其水平可分为以下五种类型:

1. 重点注意 是特殊感觉(视觉、听觉、触觉)信息的反应能力。如上课时注意听讲,认真读书等。

2. 连续注意 是连续一段时间注意某项活动或刺激的能力,又称之为集中。它与警觉有关,取决于紧张性觉醒的维持水平。如在公路上开车、看电视、在功能训练中观察患者等,都需要此类注意。

3. 选择性注意 是选择有关活动、任务,而忽略无关刺激(如外界的噪声、内在的担心等)的能力。如在客厅里别人看电视,你却在看报纸或做作业。这与有意向选择某项活动有关。

4. 交替注意 是两项活动之间灵活转移注意重点的能力。如正在做某项工作时,电话铃响了,你会暂停工作去接电话,然后再恢复工作。

5. 分别注意 是对多项活动同时反应的能力,也称之为精神追踪、同时注意。如驾车时边开车边打电话,或听写生字、单词等。

以上五种注意类型能够在意识支配下或自动发挥作用,大多数活动都需要 2 种以上的注意。有意识的注意一般是缓慢而又费力,需要精力集中并涉及一系列处理过程,如学习新技能、解决某个问题等;而自动注意则较快,涉及平行的处理过程,如展现已知的技能等。

注意力代表了基本的思维水平,这个过程的破坏对其他认知领域有负面影响。

二、注意障碍的评定

注意障碍的评定主要通过神经心理学视觉、听觉测验对患者注意的选择性、持续性、转移的灵活性方面进行评定,亦可通过测试其信息处理的速度和效率来进行评定。

(一)视跟踪和辨别

1. 视跟踪 让患者看着一光源,测试者将光源向患者左、右、上、下移动,观察患者随之移动的能力,每个方向评 1 分,正常 4 分。

2. 形状辨别 让患者复制一根垂线,一个圆,一个正方形和大写字母 A,每项评 1 分,正常 4 分。

3. 字母删除 常用于注意持久性的检测。有不同类型的划消测验,如数字、字母或符号的划消等。如字母划消:每行中有 52 个英文字母,共有 6 行,让患者以最快的速度准确地删除字母中的 C 和 E,每行有 18 个要删除的字母,随机地分散在每行字母中,100s 内删除错误多于 1 个为注意有缺陷(图 4-1)。

EUHCKCVAUYFEJCECEHXSFENUCENBEKVCIUXVXKEHAEQTFEPOZXEC
JCYEUFESALCEKNELKACYEUYENCYCVBEAOIEVMEVKCUHECHUIEHAN
SEJCOKEHXSEUHNKCVACYFENUCENEHCEQTFEPOZXECBEKVCIUEVXK
KCVAEYBEJCBCEUHNEHXSFENUCENXKEHGEQTFEPOZXECBEKVCIUGE
UYGEJCECEHXSFENEUHNKCVACIUCVXKHGEQTFECPOZXECENBEKVCN
JEUHCNKCVAUEYCMEHXESENUCENBEKVCIFUCXEHCVXKEHEQTFEPOZ

图 4-1 字母删除图

4. 连线测验 检查注意和运动速度,因简单易行,故被广泛使用。它包括两种类型:A 型和 B 型。A 型(图 4-2),一张纸上印有 25 个小圆圈,并标上数字 1~25,要求患者尽快地将 25 个圆圈按顺序用直线连接,即 1→2→3→4→5……24→25。B 型(图 4-3),一张纸上印有 13 个 1~13 的数字,另外还有 12 个标有 A~L 的字母,要求患者尽快地将 1→A→2→B→3→C……12→L→13 连接起来,以完成的时间评分。一般认为,A 型主要反映大脑右半球的功能,即反映较为原始的知觉运动速率。B 型则是反映大脑左半脑的功能,除了包括知觉运动速率之外,还包括了概念和注意转换等能力。

(二)数或词的辨别

1. 听认字母 测试者在 60s 内以每秒 1 个的速度读出无规则排列的字母,其中有 10 个为指定的同一字母,让患者每听到指定字母时拍击一下桌子,应拍击 10 次。

2. 数字顺背和倒背测验 采用韦氏智力测验中数字倒背和顺背测验。测试者以每秒一个的速度读出随机排列的数字,从 2 个开始,每念完 1 组让患者重复 1 次,一直进行到患者不能重复为止。复述不到 5 个数字为异常。

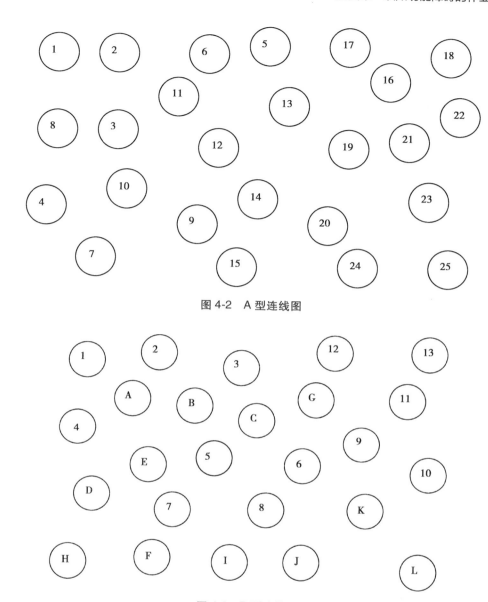

图 4-2 A 型连线图

图 4-3 B 型连线图

3. 词辨认 向患者播放一段短文录音,其中有一定数量的指定词,如"红"字,让患者每听到一次"红"字就敲击一下桌子。如短文:"傍晚放学时,我穿着红外套骑着红色的自行车,看到晚霞将天空染得红彤彤的,我向红色的天空望了一眼,看到了几只飞翔的鸽子。回到家里,我的姐姐小红穿着一条红裙子,头上束着一条红发带在客厅的酒红色地板上跳舞。她告诉我,她要去红树林剧场表演,就骑上我的红自行车走了。"该文敲击次数少于 8 次为有注意缺陷。

(三)听跟踪

让患者闭目倾听铃声,将摇铃在患者左、右、前、后和头上方摇动,让患者指出铃所在的位置。每种位置评 1 分,少于 5 分为异常。

(四)声辨认

1. 声认识 向患者播放一段录音,含有重复出现的电话铃声、钟表滴答声、门铃声和号角声等,其中号角声出现 5 次。患者每听到一次号角声就敲击一下桌子,少于 5 次为有缺陷。

2. 在杂音背景中辨认词 向患者播放一段录音,内容是在喧闹的集市中朗诵一段短文,其中有 10 个指定词。如"红"字,让患者每听到一次时就敲击一下桌子,敲击少于 8 次为有注意缺陷。

(五)斯特鲁普测验

斯特鲁普测验(Stroop test)有英文单词、文字两种形式,一般有 4 页,第 1 页是用黑体字书写的文字,第2页则是不同颜色的色块,第3页和第4页则是使用不同于字义颜色所书写的文字。第1页和第3页分别要求患者尽快读出该页的文字,第2页要求患者尽快读出色块的颜色,第4页的任务则是要求患者尽快读出书写文字所用的颜色,分别记录读字或命名颜色所用时间。这一测试中,第4页的测试被认为是测验患者的选择性注意。

(六)日常专注力测验

日常专注力测验(test of everyday attention,TEA)是一个有正常参考值的专注力测验,由 Ian H. Robertson、Tony Ward、Valerie Ridgeway 和 Ian Nimmo Smith 于1993年定制而成。TEA 是只评定选择性及警觉性的专注系统,将日常活动作为测验项目,如通过不同的声音或指示灯,在无和有背景噪声中分辨双向电梯的位置,在电话簿中查阅指定的一组电话号码,边数数边查阅电话,核对彩票等内容。本项测试可以预测右脑偏瘫的康复结果。

三、注意障碍的作业治疗

注意障碍是认知康复的中心问题,注意障碍的及时纠正,有助于记忆、学习、交流、解决问题等认知障碍的有效治疗。

(一)信息处理训练

1. 兴趣法 利用患者有兴趣的物品和用熟悉的活动刺激注意,如使用下棋、打牌、电脑游戏、专门编制的软件、虚拟的应用程序等。

2. 示范法 治疗师应用语言提示结合示范动作,以多种感觉方式将要做的活动展现在患者眼前,有助于患者知道集中注意的信息。如进行日常生活活动训练时,一边让患者看到示范者的示范动作,一边讲解多种要领,使者视觉、听觉同步调动,加强注意。

3. 奖赏法 用词语称赞或其他强化刺激,增加所希望的注意行为出现的频率和持续的时间,希望的注意反应出现之后,立即给予奖励。治疗中常采取代币法:在30min 的治疗中,训练者每2min 记录一次患者是否注意治疗任务,连记5d 作为行为基线。每当患者能注意时就给予代币,每次治疗中患者得到的代币数要达到给定值才能换取患者喜爱的物品。当注意改善后,训练者逐步提高上述的给定值。训练者可准备一些毛绒玩具、糖果、水果、卡通贴纸、明信片等作为小奖品,奖励给注意持续时间达到一定阶段的患者,激发患者的热情。

4. 电话交谈 在电话中交谈比面对面谈话更易集中患者的注意力。由于电话提供的刺激更有限,治疗师可采用电话分机与患者分处两室进行交谈,也可鼓励患者与不同住的家人、亲友打电话聊天。打电话之前指导患者将要交谈的内容列简要提纲,随时查看提纲以免跑题。

(二)以认知技术为基础的训练

1. 猜测游戏 方法一:先利用两只透明玻璃杯和一个乒乓球,在患者的注视下由测试者将两个杯子依次反扣在桌上,其中一个杯子反扣在球上,让患者指出哪一个杯子中有球,反复数次;无误后改用两个不透明的杯子,让患者指出球在哪一个杯子里,反复数次。如无错误,改成三个杯子和一个球,方法同前,依此类推,有进步后可以改为更多的杯子或更多颜色的球,让患者指出哪一种颜色的球在哪一只杯子里。

方法二:同样是两只杯子反扣在桌上,其中一只反扣在乒乓球上,然后移动其中一只杯子的位置,再让患者指出球在哪一只杯子里。成功后,杯子增加至三只,每次移动任意一只杯子的位置,再让患者指出球在哪一只杯子里。

方法三:先让患者观察桌子上的苹果、橘子、草莓三种水果,然后用三只同样大小、形状相同的纸盒分别反扣住这三种水果,让患者指出某一种水果在哪一个盒子里。

2. 删除作业 训练注意和运动速度,因简单易行,故被广泛使用。

方法一:在16开白纸上写几个大写的汉语拼音字母,如 LSNURKGBD,亦可依患者文化程度选用数字、图形;让患者用笔删去训练者指定的字母,如B;改变字母的顺序和规定要删除的字母,反复进行数次。成功后改用两行印得小些的字母,以同样的方式进行数次。随着治疗的进展,可进一步增加训练的难度,如改为三行或更多的字母,纸上同时出现大写和小写字母,穿插加入以前没出现过的字母等。

方法二:线条删除。在图4-4中,让患者用铅笔将线条做交叉状删除。

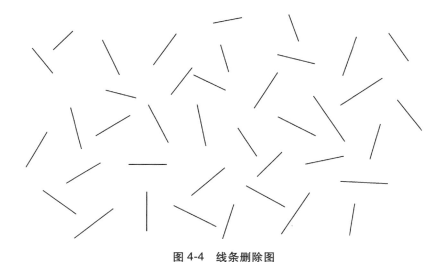

图4-4　线条删除图

方法三:图形删除。在图4-5中,让患者用铅笔将五角星删除。

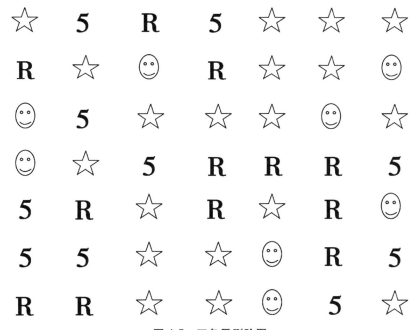

图4-5　五角星删除图

3. 时间感训练　给患者秒表,要求其按训练者指令开启秒表,并于10s内自动按下秒表;以后延长至1min,当误差小于1~2s时改为不让患者看表,开启后心算到10s停止;然后时间可延长至2min,当每10s中误差不超过1.5s时,改为一边与患者讲话,一边让患者进行上述训练,要求患者尽量不受讲话的影响分散注意。

4. 数目顺序训练　方法一:让患者按顺序说出或写出0~10的数字;或给患者11张写有0~10数字的字卡,让他按顺序排好,反复数次。

方法二:上述方法成功后改为按奇数、偶数或逢5的规律说出或写出一系列数字,如"2→4→6→8……""5→10→15→20……"。数字可以从小到大,或从大到小反复训练,还可以训练加减法、乘除法,增加难度。

方法三:训练者提供一系列数字中的头四个数,从第五个数字起往后递增时每次加一个数目如

"3"等,让患者继续进行,每次报出加后之和,如"1→4→7→10……"反复数次。成功后改为每次递增时从原数上乘以另一数值或除以另一数值。

（三）分类训练

目的是提高患者不同程度的注意力。操作方式多以纸笔练习形式进行,要求患者按指示完成功课纸上的练习,或对录音带、电脑中的指示做出适当的反应。其内容按照注意力的分类可分为连续性、选择性、交替性及分别性注意训练。

1. 连续性注意障碍的训练　方法一:删除作业、连线作业。

方法二:数秒数。可以在练习前先调整一下数数的速度。一边数一边看着手表的秒针走动,1s数1下,在1min结束的时候刚好数出"60",也可以1s数2~3下。

方法三:数字顺背、倒背训练(图4-6)。治疗师以每秒一个的速度读出数字串,要求患者复述,逐渐增加数字串的长度,多次反复练习。熟练之后要求患者逆向复述数字串。

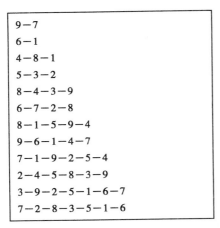

```
9－7
6－1
4－8－1
5－3－2
8－4－3－9
6－7－2－8
8－1－5－9－4
9－6－1－4－7
7－1－9－2－5－4
2－4－5－8－3－9
3－9－2－5－1－6－7
7－2－8－3－5－1－6
```

图4-6　数字顺背、倒背表

方法四:连续减7训练。如提问患者100－7=? 再减7=? 再减7=? ……切记不可以问100－7=? 93－7=?

方法五:倒数一年有多少个月,倒背成语。

方法六:听音乐、朗读或竞赛性活动,如击鼓传花、下棋等。

2. 选择性注意障碍的训练　方法一:取10张纸片,每一张纸片上面都写上一个汉字或字母或一个图形,字迹应清晰、工整,也可用扑克牌,使其面朝上尽量分散放在桌面上。让患者用极短的时间仔细看它们10s,然后转过身,凭着记忆把所看到的字写下来;紧接着,用另10张纸片重复这一练习。

方法二:治疗师在60s内以每秒一个的速度念无规则排列的字母,其中有10个为指定的同一字母,让患者每听到此字母时拍击一下桌子。

方法三:播放一段背景嘈杂的录音,找出要听的内容,如门铃声、鸟鸣声或鼓声,并数出指定声音出现的次数。

3. 交替性注意障碍的训练　方法一:删除作业。如给出一组随机排列的数字,要求患者依次删除偶数。在患者操作过程中突然改变命令,要求患者删除奇数,相隔数秒后再次改变命令,删除偶数,反复改变指令直至作业完成(图4-7)。

方法二:扑克牌分类。要求患者将20张扑克牌按颜色、图形或大小分类,操作过程中随时改变命令。

方法三:如看电视时要求患者间隔一定时间切换一次频道;朗读报纸时要求患者每读完一段在纸上记录所用的时间。

4. 分别性注意训练　方法一:听写字母或汉字、听写短文。

方法二:拼图或下棋作业时与患者谈论时事。

方法三:声光刺激。三种颜色的光源依次闪亮,治疗

```
29348125894912743865672198784258949
12743865243625894981258949127438656
72181258949127438656721274385125854
81258949127438612589491274386568949
12743865672198784272198712589491274 3
```

图4-7　奇数、偶数删除数字图

师同时随机说出红色、蓝色或黄色等,要求患者听到的颜色与灯光闪亮的颜色一致时,敲击桌面一次。

（四）电脑辅助法

电脑游戏等软件,对注意的改善有极大的帮助。通过丰富多彩的画面、声音提示及主动参与(使用特制的键盘与鼠标),能够强烈吸引患者的注意,根据注意障碍的不同类别,可设计不同程序,让患者操作完成。如产品质量检验软件,可训练注意、警觉性、视知觉等。

四、注意事项

注意障碍康复是认知康复的中心问题,虽然它只是认知障碍康复的一个方面,但是只有纠正了注

意障碍,记忆、学习、交流、解决问题等认知障碍的康复才能有效地进行。训练中应注意:

1. 训练前要确定患者注意到治疗师的口令、建议、提供的信息或改变的命令,必要时可要求患者重复所听到的命令。

2. 应用丰富多彩的功能性活动治疗。

3. 选择安静、不会引起注意力分散的环境,避免干扰,逐渐转移到接近正常的环境中训练。

4. 当患者注意改善时,逐渐增加治疗时间和任务难度。

5. 鼓励患者家属参与训练,并能够在非训练时间应用所学到的技巧督促患者。

6. 注意训练的同时,兼顾记忆力、定向力、判断力及执行功能等。

第三节　记忆障碍的作业治疗

记忆是过去感知过、体验过和做过的事物在大脑中留下的痕迹,是过去的经验在人脑中的反映。当记忆部分或完全失去再现能力,称为遗忘。绝大多数患者并不是所有记忆都丧失了,通常只是在某些时候记不住一些事情。在记忆重建过程中,学习的基本原则是记忆康复不能从头开始、凭空而起,而是强化仍留在记忆中的东西,这是一个自然渐进过程,试图促进建立新的脑功能系统;另一个原则是在学习过程中要考虑特异性。

一、概念及分类

记忆(memory)是既往经验在脑内的贮存和再现的心理过程,包括信息的识记、保持和再现三个环节。

根据记忆时间的长短可分为瞬时记忆、短时记忆、长时记忆。长时记忆又可分为近期记忆和远期记忆;根据信息提取(回忆)过程有无意识的参与,分为程序性记忆和陈述性记忆。陈述性记忆又分为情节性记忆和语义性记忆。各种记忆互有区别又相互联系(图4-8)。

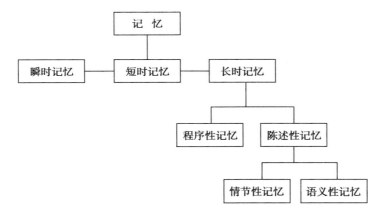

图4-8　记忆的分类及其相互关系

根据记忆内容可分为形象记忆、逻辑记忆、情绪记忆和运动记忆。有些记忆障碍可仅涉及一段时期和部分内容。

1. 瞬时记忆　又称感觉记忆,是指信息保留时间以毫秒计,一般为1~2s。

2. 短时记忆　又称之为工作性记忆,是指信息保留时间在1min以内。

3. 长时记忆　是指信息保留时间在1min以上,包括数日、数年、直至终生。

4. 近期记忆　是指信息保留时间在数小时、数日、数月以内。

5. 远期记忆　是指保留时间以年计,包括幼年时期发生的事件。

6. 程序性记忆　又称内隐记忆,是自动地、不需要有意识提取信息的记忆,即对于信息的回忆不依赖于意识或认知过程,如条件反射和运动技巧。

7. 陈述性记忆　又称外显记忆,是需要有意识提取信息的记忆,即对于信息的回忆依赖于意识或认知过程。

8. 情节性记忆 是指与事件整个过程相关信息的记忆,包括发生时间、地点及相关条件背景,如个人亲身经历及重大公众事件。

9. 语义性记忆 是指有关一般知识、事实、概念及语言信息的记忆。

记忆障碍(memory deficit)表现为不能回忆或记住伤后所发生的事件,但对久远的事情回忆影响不大。虽然记忆力随时间推移可逐步改善,但大多数人仍有严重问题。某种程度记忆障碍可在脑损伤后 2 年才出现,对个人重返工作岗位和独立生活能力逐步产生影响。

二、记忆障碍的评定

1. 韦氏记忆量表 历史悠久,全世界公认,在我国已标准化。它需要专业人员进行测试,测试时间较长。

2. 记忆单项能力测定 较为实用,由康复专业人员进行测试,也可由患者自评。缺点是不够简便,而且低于 60 分的记忆障碍很难评定准确。

3. Rivermead 行为记忆试验 用于评定每日生活中的记忆能力,有较高可信度与效度,测试方法与评分都不难,患者比较容易完成。

(1)记住姓和名:让患者看一张人像照片,并告知他照片上人的姓和名,延迟一段时间后让他回答照片上人的姓和名。

评分:不能回答或回答错误者 0 分,仅答对姓或名者得 1 分,姓名均答对者 2 分。

(2)记住藏起的物品:准备一些梳子、铅笔、手帕、水果等物品,当着患者的面藏在抽屉里、柜子里或盒子里,然后与他进行一些其他活动,结束之前问患者上述物品放于何处。

评分:正确指出所藏地点得 1 分,找不到为 0 分。

(3)记住预约:告诉患者,测试者将闹钟定于 20min 后闹响,让他在闹钟铃响时提出一个预约。如向测试者问"你能告诉我什么时间再来测试吗?"

评分:在闹钟响起时能正确提出问题者得 1 分,否则得 0 分。

(4)记住一段短的路线:让患者看着测试者手拿一本书在屋内走一条分 5 段的路线,椅子→门→窗前→在书桌上放下书→椅子,再从书桌上拿起书递给患者,然后让患者照做。

评分:5 段路线全部记住得 1 分,否则 0 分。

(5)延迟后记住一段路线:同(4),但不立刻让患者重复,而是延迟一段时间再让患者重复此段路线,延迟期间可进行其他测试。

评分:全部记住并能重复者得 1 分,否则 0 分。

(6)记住一项任务:观察(4)中患者放书的位置对不对。

评分:立即重复和延迟重复任务时书放的位置都对得 1 分,否则 0 分。

(7)学一种新技能:找一个可以设定时间如月、日、时和分的电子表或计时器,让患者学习如何确定月、日、时和分的方法,先由测试者示范操作一次,然后按复位键,取消一切设定,再让患者尝试操作 3 次。

评分:3 次内操作成功者得 1 分,否则 0 分。

(8)定向:问患者下列问题。①今年是哪一年? ②本月是哪一月? ③今日是本月的第几日? ④今日是星期几? ⑤现在我们在哪里? ⑥我们在哪个城市? ⑦您多大年纪? ⑧您是哪年出生?

评分:① ② ③ ④ ⑤ ⑥ ⑦ ⑧全对得 1 分,否则 0 分。

(9)患者回答问题:(8)中的③今日是本月的第几日? 记下对、错。

评分:正确者得 1 分,否则 0 分。

(10)辨认面容:给患者出示 5 张人物照片,每张看 5s。逐张问其是男是女? 成年人还是未成年人? 然后给患者看 10 张人物照片,其中包括 5 张刚才看过的,让其挑出来。

评分:全部挑对的得 1 分,否则 0 分。

(11)认识图画:让患者看 10 张用线条图绘制的物体画,每次看 1 张,每张看 5s。让患者说出每一幅图中的物品名称。延迟数分钟后,让患者从 20 幅图中挑出刚看过的 10 张。

评分:全部挑对得 1 分,否则 0 分。

以上 11 题满分共 12 分,正常人总分为 9~12 分,脑部有损伤时至少有 3 项不能完成,总分 0~9 分。

三、记忆障碍的作业治疗

记忆障碍的作业治疗通常包括内部法和外部法。内部法包括无错性学习和助记术。外部法包括信息存储和环境适应。

（一）内部法或内部对策

内部法是在患者某方面已有明显缺陷的情况下,在其本身内部以另一种损害较轻或较好的功能去记住新信息的方法。如果患者的语言性记忆较差就鼓励他用形象性记忆,反之亦然。

1. 无错性学习　大多数人可能从错误中学习或吸取教训,因为我们可以记住并在以后的努力学习中避免再犯错误。但是片段性记忆障碍者不能记住他们的错误,也难以纠正错误。如果行为是错误的,患者在从事这种行为活动中有可能会强化它。因此,应保证严重记忆障碍者要强化的行为是正确的。大量的研究表明,遗忘症患者能够正常或接近正常的学习一些东西,即使他们不会有意识地回想所学的内容。如在词汇学习中,应给予正确的意思,避免猜测,以防出现错误。

2. 助记术　是有助于学习和回忆已学过知识的技术,也是一个使人们更有效地组织、储存和提取信息的系统。常用助记术包括言语记忆法、视形象技术、书面材料的学习等。

（1）言语记忆法:适用于右大脑半球损伤或形象记忆较差者。

1）首词记忆法:也称为关键词法,常用于罗列事物的记忆。将所罗列的各项事物的第一个字、词摘出,编成自己容易记忆的顺口溜。为了发挥联想记忆的作用,某些"头词"还可以用谐音字或"形象描述字词"替代。

如把"天天练习,不要偷懒,做作业要勤快,美好的结果就会到来"的四句话的头一个词改编成"天不作美"这样一句容易记的话。

如建议老年人记住在饮食方面要注意摄入"红、黄、白、绿、黑"。由于五个头词组成五种颜色,所以便于记忆。其中,"红"泛指红薯等薯类食品;"黄"指黄豆及相关豆类制品;"绿"泛指绿叶蔬菜;"白"指牛奶等奶制品(此处"白"系"形象描述字词",替代了名词"牛奶"等奶制品);"黑"指黑木耳、黑芝麻等。

2）组块:将要记忆的信息组成与患者记忆广度相适应的节段。如患者的记忆广度只能达到两项,就以两项为一节,称为组块。组块时,对于言语记忆要将语义相近的组在一起。数字分段是一种有效记忆数字的基本方法,如门牌号码和电话号码等(87335100 可分为 8733、5100 或 87、33、51、00 等几组数字记忆)。

3）编故事法:让患者按照自己的习惯和喜爱将要记住的信息编成一个他自己熟悉的故事来记忆。通过语义加工,让患者为了记忆而产生一个简单故事,在这个故事中包括所有要记住的内容。

4）时空顺序:利用与信息同时发生的事件来回想;利用某一印象深刻的事件与信息的前、后、左、右、上、下的关系来回想。

5）因果关系:利用信息与某一事件的因果关系来回想。

6）重要性和新近性:重要的和新鲜的事比不重要的和陈旧的易于回忆,可利用这种特点进行回想。

7）精细加工:让患者对要记住的信息进行详细的分析,找出各种细节,并将之与已知的信息联系起来。

8）兼容:要患者形成一种信息总有可能和他已知道的事实相并存的概念,并将两者联系起来。

9）自身参照:让患者仔细探讨要记住的信息与他本身有何关系,并尽量将之和自身联系起来。

（2）视形象技术:适用于左大脑半球损伤或言语记忆差的患者。视编码能力比言语编码能力大,对遗忘的抗力也大。在促进记忆上,稀奇古怪的图像或用图像配对的方法都不如使用图像逻辑的相互作用佳。方法有:

1）图像法:也称之为视觉意向。将要学习的字词或概念幻想成图像,这是如何记住姓名的好方法。将一个人的形象、独特的面容特征和他的名字结合起来,有助于记住他的名字。对遗忘症患者而言,这种方法优于其他方法。

2）联想法:也称视觉意向法。当试图回忆一件事或一个事物时,想到有关的信息,或将新学的信息联系到已存在和熟悉的记忆中,在大脑里产生一个印象有助于记住它们,也称之为关联法,通过联想可加强记忆。联想有语义的,如手杖拐杖;听觉的,如香和响;视觉的,如申和甲等。

如别人介绍一位新朋友相识,这个新人与他以前熟悉的老友同名,一想到老友的音容笑貌,也就记住了新朋友的名字;要记住电话号码"87335100",要求学习者想象 8 个 73 岁的老人,爬到 3 座山上去看 5 位 100 岁的老和尚;要记住地址工业大道北 12 号,要求患者想象一个小男孩向北朝工业大道走12 步;记忆"和平街樱花园"这一场所有困难时,可以通过患者头脑中既有的"鸽子"和"盛开的樱花"这两种形象相联系,鸽子—和平鸽—和平街,盛开的樱花—樱花园。

3）层叠法:将学习的内容化成图像,然后层叠起来。如要记住雪茄、青蛙、苹果、酒这组单词,要求学习者想象:在一只大青蛙的嘴里含着一只大雪茄,这只青蛙坐在一个又红又亮的苹果上,而苹果正好放在一瓶昂贵的法国酒上,要求学习者记住这幅图像而不是单词。

4）放置地点法:凡能以固定顺序记住建筑或几何部位的患者都可以用。此法的原理是将新信息和按固定顺序排列的几何部位相联系,以后即可按顺序回顾来回想物体。如某患者早上有三件事要完成:取牛奶、洗衬衣和漆门。让患者将这三件事的突出形象和屋子内的三个房间联系起来:牛奶在门厅中央,衬衣在起居室的扶手椅上,门躺在卧室的床上。为回想这三件事他只需环视三个房间就可以想起。

5）现场法:通过创建一幅房子的视觉图像来帮助记忆。如一个人想记住买汽水、薯条和肥皂,他可以想象屋子里的每个房间,看见在厨房里汽水溢出来洒到地板上,在卧室里薯片撒落在床旁,在浴室里浴缸中布满了肥皂泡泡。在百货商店里,他可以想象在屋子里漫步,并且看到了每个房间里物品的情景。

6）倒叙法:倒回事件的各个步骤,找到遗漏的物品或回忆一件事。假如,不慎将购物清单留在家里,通过想象购物清单写在什么纸上,在纸上的具体位置,写清单当时的情景等,均有助于回忆起购物清单的具体内容,免除了再回家取购物清单之苦。

7）自问法:当回忆一件事时,问自己一些问题,开始是一般性问题,探索情景时,要多问一些特殊的问题。

8）联系或链接法:与联想类似,把要记住的项目和相关的图像连结在一起来记忆。

9）分类:将要记住的信息按形状分类以便回想。

（3）书面材料的学习

1）PQRST 法:PQRST 是预习（previewing）、提问（questioning）、评论（reviewing）、陈述（stating）和测试（testing）的英文缩写,是记忆书面材料的一种完整理想的学习方法,即理解性记忆,实践证明比单纯死记硬背效果好得多。

2）信息检索法:①主动浏览要记住的材料,确定主题、重点或背景;②自发地把注意焦点转移到不同的刺激点上,如最重要的信息或要记住的细节上;③注意并重复要学习的信息;④将新信息与熟悉的事物联系起来,学会归类或组合;⑤把一些信息编成押韵诗帮助记忆。

（二）外部法或外部对策

利用身体外在辅助物品或提示来帮助记忆障碍者的方法,适用于功能性记忆障碍者,如年轻、记忆问题不太严重并且其他认知障碍较少的患者。

辅助物应具备的条件:可以携带,并能容纳较大量的信息;使用的时间较长;应易于使用而无须依靠其他工具。

提示应具备的条件:提示能在最需要时立即提供;提示的内容对被提示的信息有特异性。

1. 信息存储

（1）日历本:如将来某日需做一件事,可在该日期的日历页上折起一角,到达当日时将会提醒患者。大的每日格内可记事的月历也有类似的作用;小月历上用彩色笔作标记亦可,但效果较差。

（2）日记本:可帮助患者记住过去的事。若每日所占的版面较大还可以写上有关的细节,要教会患者给日记本编上页码,并在最后一页上作索引以便查找。日记本放置的地点要恒定。

（3）备忘录：最好选用每星期一个小本的，要训练患者养成每日必翻备忘录的习惯，以查找需做的事。

（4）时间表或日程表：拟出一个组织好的活动时间表，包括治疗和休息在内。用一移动的标记沿着进展的方向移动，或用铅笔将已做完的事删去，让患者配合戴上能定时发出信号的电子表，教患者每次表响时查时间表上相应时间还有什么事要做。时间表以大而醒目为好。

（5）明显的标志：用大的地图、大的数字、大的箭头和鲜明的标志指引常去的地点及路线。

（6）照片：使用较大的照片将人的姓名和有关事件记在照片背面并写上日期。由于同时具有形象和言语提示，信息较多而易于回忆。

（7）记忆提示工具：包括清单、标签、记号、录音机提示等。①清单：治疗师或家人为患者列出要记住的事情清单，患者按清单完成任务。②标签：在橱柜、衣柜、抽屉、房门上用易粘贴纸条作标签，写上内置何种物品及其位置，补偿记忆丧失。对于那些忘记物品放在家中何处、不知道哪间房属于自己的记忆障碍者而言，则是一个有效的方法。

2. 环境适应　适用于记忆系统失去了足够功能的患者。通过环境的重建，满足他们的日常生活的需要。

（1）将环境安排好：消除分散注意力的因素。

（2）将环境中信息的量和呈现条件控制好：每次提供的信息量少比多好；信息重复的次数多比少好；几个信息先后出现时相隔的时间长比短好。

（3）减少环境的变化：日复一日地保持恒定重复的常规和环境，常使患者易于记忆。

（4）修改外部环境以利记忆：如门上贴大的名字或颜色鲜艳的标签，简化环境，突出要记住的事等。

（5）组织好环境可以帮助记忆：如门后挂一把无用的钥匙可以提醒患者出门时别忘了带钥匙等。

（6）提示：提供言语或视觉提示，如让患者记住一件事时，口头提问有关的问题，同时让他看有关的图画等。

（7）家用电器的安全：通常使用电水壶、电炊具、电灯等，设计隔一段时间可自动关闭装置，避免健忘者使用时带来的危险。

（8）避免常用物品遗失：把眼镜架系上线绳挂在脖子上，把手机、电子助记产品别在腰带上，可有效防止遗忘。

辅助记忆措施不仅适合患者用，正常人也常应用，日记本、备忘录就是明显的例子。

这些代偿方法需要额外的训练，这样患者才能记住去用它们，否则记忆障碍者很难记住去使用这些外在的记忆辅助工具。同时，内部和外部提示方法都需要治疗师了解患者的兴趣、动机、情绪及情感、意志与决心等因素后，再决定患者适用于哪种方法。另外，患者的体能和文化程度也应充分考虑，如把一个笔记本给一个文盲的患者是无用的，给一个偏瘫患者因其不能写也是无用的。

3. 计算机的应用　向许多其他领域一样，新技术的发展正在给记忆康复带来益处。实际上这是环境适应和外在记忆辅助工具在高新技术方面的延续。

（1）智能屋：计算机与显示器连接在一起的摄像机组成的装置，用来监控认知功能严重障碍患者的生活环境，目的是增加患者的生活独立性和活动性，进而提高生活质量。具有跌倒倾向、定向力障碍、需要急救、家务管理受限者均可利用此装置。还可通过对一般家庭所拥有的设备改造，使智能屋更加完善。

（2）使用电话：在患者网络中，把10个重要成员的照片贴在电话按键上，每个按键编上程序，要打电话给其中某人，按贴着照片的按键即可，免去了记住电话号码；患者家中和照顾中心或主要帮助者之间提供可视电话；一个大的红色帮助按键提供给患者，以便呼叫照顾中心或亲戚。

（3）进出住宅：在门前安装一盏感应灯，当有人走进来时，灯会亮；一个运动探测器连接到词语信息器上，当某人正要进来可以显示；可以使用远红外线钥匙开门；安装环境控制系统，可以做到远距离开关屋门。

（4）温度控制：一套适合控制淋浴和浴缸的系统，可以保证水温既不太冷也不太热；中央控制系统可以用来调节室内温度。

（5）报警系统：当炊具或其他电子设备放在那里并且一段时间没有使用时，可发出警告声音；为了防止迷路,当某人离开屋内时,报警系统可发出声音;在着火或其他紧急情况下,报警系统或照顾中心的警铃会响,一个语音信息会转发给患者,告诉他由于紧急情况尽快离开这所房子。

（6）交互式活动指导系统:这是正在开发的另一项新技术,这个系统用电脑提供一套指令,指导患者按部就班地进行日常生活活动,如烹调、清洁等。电脑作为代偿装置提供分布指导,使用者要略懂电脑的操作。通过这个系统的使用,患者自我满足感增强,沮丧情绪下降。有人认为随着人机界面的改进,电脑在记忆康复中将越来越发挥重要作用。

四、注意事项

在临床治疗中,让患者学会并应用助记术并不是难事,但是脑损伤患者很难自发地使用它们。为了有效地应用助记术,应注意以下几点:

1. 记忆障碍者在采用视觉意向时,应让患者看到纸上或卡片上的图画,而不是单纯依靠想象。
2. 双重编码,即用两种方法比单用一种方法学习更有效。
3. 要学习的信息应该是现实的并且与患者的日常需要有关。
4. 助记术是教会患者新信息,患者家人、朋友也必须采用这种方法鼓励患者去学习。
5. 要经常与患者一起找出差距,纠正错误。
6. 患者成功时一定要给以强化,至少是口头的表扬。

第四节　失认症的作业治疗

一、概念及分类

失认症(agnosia)是指并非感觉器官功能不全或智力低下、意识不清、注意力不集中、言语困难以及对该事物不熟悉等原因,而是由于大脑损伤,不能通过相应的感官感受和认识以往熟悉的事物,但仍可以利用其他感觉途径进行识别的一类症状。

1. 视觉失认　指在没有视觉障碍、语言障碍、智力障碍等情况下,却不能通过视觉认识原来所熟悉物品的质、形和名称,包括视物体失认、面容失认、同时失认及颜色失认等。

2. 触觉失认　指触觉、温度觉、本体感觉以及注意力均正常,却不能通过触摸识别原已熟悉的物品,不能说出物品的名称,也不能说明和演示物品的功能、用途等。

3. 听觉失认　指没有听力下降或丧失,能判断声音的存在,但不能识别和肯定原本熟悉的声音的意义。

二、触觉失认

触觉失认是指不借助其他感官,仅凭借触摸不能认识原来熟悉物品的质、形和名称。

（一）分类
1. 质地觉失认　是指不能将触觉综合成质地觉。
2. 形态觉失认　是指不能将个别的触觉综合成形状知觉。
3. 实体觉失认　是指不能仅凭触摸辨识物品名称。

（二）评定
1. 质地觉评定　用不同原材料制成形状、大小、薄厚相同的布料,令患者闭目触摸。
2. 形态觉评定　用木制的不同形状的模型块,让患者闭目触摸。
3. 实体觉评定　给出大小、形状、质地各不相同的几种物品,让患者闭目触摸后说出名称,如钢笔、曲别针、卡片等。

（三）作业治疗
1. 先用粗糙物品沿患者手指向指尖移动,待患者有感觉后用同样的方法反复进行刺激,使他建立起稳定的感觉输入。
2. 反复触摸不同粗细的砂纸、棉、麻、丝、毛等布料,先睁眼后闭眼。
3. 利用其他感觉如视觉或健手的感觉,帮助患肢体会其感觉。

4. 让患者反复触摸需辨认的物体,然后将此物和其他几个物体放入不透明的箱中,让患者从中取出先前辨认过的物体。反复练习几次成功后,改让患者看图片,按图在箱中找出实物。

三、听觉失认

听觉失认是指不能识别或区别非语义性声音,常与其他言语障碍相伴发生。

(一)分类

1. 知觉辨别性声音失认　是指不能准确地区别声音,在环境中不能选择相同的声音;不能在声源物的图中正确选择答案,如鼓声和鸟鸣的不同。

2. 联合性声音失认　是指不能把声音与相应发声物相联系。在环境中可以选择相同的声音,但不能在声源物的图片中正确选择答案。

3. 语音认识不能　是指不能领悟口语,虽获音波刺激,但不明语意,似听外语。听-理解、复述、听-指、记录讲话均不能,但自发语、阅读、书写、抄写均可以。

(二)评定

1. 无意义声音配对。

2. 在声源物的图片中找答案。

3. 听音乐跟唱。

(三)作业治疗

1. 建立声与发声体之间的联系　治疗师吹一个口哨,患者吹另一个口哨,然后让他将口哨的图片与写有口哨字样的图片配对。

2. 分辨发声和不发声体　治疗师让患者细心听(不让看)吹口哨的声音,然后让患者从画有锤子、水杯、闹钟、口哨的图片中认出口哨。

3. 声-词联系　治疗师用录音带提供猫叫、狗吠、鸟鸣等声音,让患者找出与叫声一致的动物的词卡。

4. 声辨认　治疗师从发"啊"音开始,令患者对着镜子模仿此音,数次后,出示一张写有"啊"字音的字卡,再令患者模仿此音;下一步加入元音"衣""噢""喔",分别出示相应的字卡。一旦建立了声视联系,治疗师用录音带提供声音,让患者分辨上述字。

四、视觉失认

视觉失认是指视觉感受存在,但不明了所见物的意义。

(一)物品失认

物品失认是指有视觉感受,但不知其为何物。

1. 评定方法

(1)相同物品配对:如别针、钥匙、钢笔等各两枚,混在一起,让患者把相同物品分开。

(2)按物品用途分组:如钥匙-锁、牙刷-牙膏。

(3)指物呼名或按口令指物。

(4)按指令使用物品,如戴眼镜等。

2. 作业治疗

(1)对常用的、必需的、功能特定的物品通过反复实践进行辨认。

(2)提供非语言的感觉-运动指导,如通过梳头来辨认梳子。

(3)教患者注意抓住物品的某些特征。

(4)鼓励患者在活动中多运用感觉如触觉、听觉等。

(5)必要时可在物品上贴标签,提示患者。

(二)颜色失认

颜色失认是指有视觉体验,能分辨各种颜色不同,但不能辨认颜色种类。

1. 评定

(1)颜色匹配:可正确完成。

（2）按指令指出不同颜色：不能完成。

（3）呼出颜色名称：不能完成。

（4）轮廓着色：不能完成，如给画面上的香蕉涂色错误。

2. 训练方法　可用检查中的各项对患者进行训练。

（三）面容失认

面容失认是指能认识面孔，也能鉴别个别特征，但不认识以往熟悉的人是谁。

1. 评定　给出熟悉人的照片，令患者指出相应的称谓、姓名。

2. 作业治疗

（1）按年龄顺序将某人的照片进行排列比较，帮助辨认。

（2）让患者从不同场景、不同角度、与不同人合影的照片中寻找他熟悉的人。

（3）教患者根据人的特征如发型、声音、身高、服饰等辨认。

五、躯体失认

（一）躯体失认

躯体失认是指患者不能认知辨识自己的器官、肢体名称及位置。

1. 评定

（1）按指令触摸躯体的某些部位，如"请指你的鼻子"，不能正确地完成。

（2）模仿检查者的动作，可能有错误。

（3）拼接躯体/面部的图板拼图，不能完成。

（4）画人像，不能完成。

（5）回答问题，如"手在胳膊的下面吗?"可能回答错误。

2. 作业治疗

（1）感觉-运动法，令患者自己用粗糙布擦拭治疗师所指的身体部位。

（2）让患者按命令模仿治疗师的动作，如用右手摸你的左耳，左手放在右膝上等。

（3）在活动中鼓励运用双侧肢体或患侧肢体，强化正常运动模式。

（4）当治疗师触及患者身体的某一部分时，让患者确定是哪一部分。

（5）让患者按照"让我看你的手"或"触摸你的膝盖"的指令动作。

（6）练习组装人体模型拼板。

（二）手指失认

1. 评定

（1）按指令出示手指，常出现错误。

（2）令说出检查者所触患者手指的名称，出现错误。

（3）令说出检查者或图片上手指数目，出现错误。

（4）说出某两指间的手指数目，出现错误。

（5）令患者模仿治疗师所做手指动作，不能正确模仿。

以上检查均在睁眼、闭眼两种情况下进行。睁眼正确，闭眼错误，为轻型失认。

2. 作业治疗

（1）由于身体的表象须反复刺激才能在大脑皮质中再现，所以作业活动必须能使患者的指尖、指腹得到外界反复刺激，如按键、弹琴训练。

（2）用粗布有力地摩擦患侧前臂、手和手指的背侧和掌侧，至少2min，接受的刺激必须有一定的强度，在操作中可先睁眼体会，再闭眼说出手指名。

（3）让患者主动或被动地用手抓握木制的锥体，以对手指的掌面施加一个压力，压力的大小取决于物品的轻重。同时可移动手中的物品，使产生摩擦感，至少2min。

（三）左右失认

1. 评定

（1）按指令完成动作如"请指你的左膝""请摸一下我的右手"，不能正确完成。

（2）指出人体模型或图画的方位,出现错误。

2. 作业治疗

（1）治疗师给患者触觉、本体感觉的输入,还可在利手腕部加重量。

（2）对有困难的活动给予提示,如更衣动作,将一侧袖子或裤腿与对应肢体做上相同标记,便于患者完成。

（3）做一些反复强调左右差别的活动,如让我看看你的右手,把你的左脚抬起来等。

第五节 失用症的作业治疗

失用症（apraxia）指在意识清楚、无感觉和运动功能障碍或其不足以影响相关活动的情况下,患者丧失完成有目的复杂活动的能力。其指在无肌力下降、肌张力异常、运动协调性障碍、感觉缺失、视空间障碍、语言理解障碍、注意力差或不合作等情况下,患者不能正确的运用后天习得的运动技能进行目的性运动的运用障碍。根据症状表现和发生机制的不同,临床上将失用症分为意念性失用、意念运动性失用、运动性失用、结构性失用、穿衣失用、步行失用、言语失用、口颜面失用等。失用症可以表现为双侧或一侧的失用。多见于左侧脑损伤的患者,且常合并失语。

一、概念及分类

（一）意念性失用

意念性失用是指意念中枢受损以致动作的逻辑顺序紊乱,表现为患者失去执行复杂精巧动作和完成整个动作的观念,表现动作混乱,前后顺序颠倒等。

1. 症状不局限在某侧肢体或个别上肢或下肢,一般都是两侧性的。动作错乱可表现在身体的各个部位。

2. 不能口述动作过程,能模仿检查者的动作,即动作计划是从外部呈现的。

3. 完成简单动作无错误,不能成功地制订动作计划,程序错乱。程序越复杂,进行越困难。

4. 组合动作的部分省略,如冲糖水,应是:取糖→入杯→倒水→搅拌。而患者可直接向糖中倒水。

5. 组合动作的部分合并,如冲糖水时患者可边取糖边做搅拌动作。

6. 执行动作不完整,如火腿肠未切断就往嘴里放。

7. 执行动作过于夸张,令患者脱掉外衣,患者可将其他衣服也脱掉。

8. 动作有空间和反向错误。如搅拌糖时手上下动;拔插座时手向下按。

9. 做事常表现心不在焉。

10. 纠正错误动作时表现无耐心。

（二）意念运动性失用

意念运动性失用是指患者能做日常简单的动作,但不能按指令完成复杂的随意动作和模仿动作,患者知道如何做,也可以讲出如何做,但自己不能完成。

1. 能正确口述动作,但执行困难,患者常感手不听使唤。

2. 能在自然情况下完成动作,但不能完成指令性动作。如令患者开口,患者可能用力闭眼,而若给他一个苹果,便自然张嘴去咬。

3. 自己知道执行动作中的错误,但无所适从。

4. 启动困难,不知所措。

5. 重复动作,无论给任何指令,患者均以相同动作执行,难以从一项活动转向另一项活动。

6. 将身体的一部分当物品使用。如用牙刷刷牙,患者不是做出拿牙刷刷牙的样子,而是用手指代替牙刷。

7. 不能模仿动作。

8. 空间方位错误,如用正确的身体部位在不正确的空间方位完成动作或上下、左右位置相反。

9. 执行动作中的错误,动作变形,动作简化等。

（三）运动性失用

运动性失用是指患者在无肢体瘫痪、无共济障碍等情况下，失去执行精巧、熟练动作的能力，不能完成精细动作。

1. 常表现在一侧肢体的失用，并以上肢为主，甚至只见一部分肌肉群的运动功能障碍。

2. 动作的困难与动作的简单或复杂程度无关。

3. 动作笨拙，精细运动更容易暴露，如弹琴、编织等。

（四）结构性失用

结构性失用是指空间分析和对某一活动进行概念化的能力障碍，导致患者缺乏对空间结构的认识，丧失对空间的排列和组合能力。如患者在绘图、拼积木时往往出现排列错误，上下、左右倒置，比例不适，线条的粗细不等，长短不一，支离分散而不成形。

1. 患者临摹、绘制和构造二维和三维的图或模型有困难。

2. 不能将某些结构的物体各个成分连贯成一个整体。如患者在看到锅、生米和水时，可能知道自己要做饭，但却不能完成做饭这一动作。

（五）穿衣失用

穿衣失用是指穿衣时上下颠倒，正反及前后颠倒，纽扣扣错，将双下肢穿入同一条裤腿等。

（六）步行失用

步行失用是指患者不能发动迈步动作，但遇障碍或楼梯能越过或迈上。当患者不会迈步时，如在他双足前方放置一个木棍等障碍物，他便能迈步和行走，即可考虑步行失用。

给患者特制一根 L 形手杖，不能起步时把手杖的水平段放在双足前构成障碍，患者即可迈步。

（七）言语失用

患者不能执行自主运动发音和进行言语活动。这是一种运动性语言障碍或运动程序障碍，不存在言语肌肉麻痹、减弱或不协调。大部分患者为左大脑半球的损害波及第三额回。言语失用可以单独发生，也可以伴随其他语言障碍。

临床表现为发音错误增加，辅音在词句的开头相比于在其他位置发音错误更多，重复朗读相同材料时会出现一致的错误发音，模仿回答比自发言语出现更多的发音错误，发音错误随词句难度的增加而增加。

（八）口颜面失用

口颜面失用是指在非言语状态下，虽然与言语产生活动有关的肌肉自发活动仍存在，但是舌、唇、喉、咽、颊肌执行自主运动困难。口颜面失用的患者即使为了维持生命能反射性的呼气、吸气，但他们却不能按照指令自主的呼气、吸气或模仿言语。临床上有言语失用的患者并不一定伴有口颜面失用，但是有口颜面失用者一定伴有言语失用。

令患者依次完成鼓腮、呼气、咂唇、缩拢嘴唇、摆舌、吹口哨六项动作（检查者不能给患者做示范动作，以防止患者因模仿检查者而造成检查误差），观察是正常还是摸索动作从而判断有无口颜面失用。

二、失用症的评定

失用症在临床常采用实际观察法、Goodglass 失用试验等评定法，尤其适用于意念性失用、意念运动性失用和运动性失用。Goodglass 失用试验有一系列动作要患者去做：首先让患者按命令做；如不能完成，再让他模仿治疗人员的动作；如也不能完成，再向他提供实际的物体去试。

1. 执行不及物动作　面部：闭眼、开口、露齿、伸舌、舔唇、吹口哨、鼓腮、咳嗽等。

颈部：低头、仰头、左右转头等。

肢体：关节的各个方向活动、敬礼、再见、握拳、吸烟、踢球、搭腿等。

躯干：鞠躬、左右转身等。

动作转换：拍腿→握拳→立掌、指天花板→指地板→指鼻子等。

2. 执行及物动作　单一物品使用：用牙刷刷牙、用梳子梳头等。

复数物品系列操作：沏茶、装信封等。

3. 更衣动作。

4. 结构动作　画几何图形：平面图、立体图、物品（图4-9）；纸板或火柴拼图；积木造型、木钉板模型。

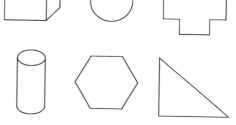

图4-9　仿画几何图形

三、失用症的作业治疗

（一）意念性失用、意念运动性失用

1. 给予触觉、本体感觉、运动觉的输入，且贯穿在动作前及整个过程中。

2. 治疗师握患者的手去完成动作，在纠正错误动作时不仅通过语言，更要用动作帮助指导。如患者用牙刷梳头，此时治疗师应握着患者的手，将它从头慢慢移到口部，并帮助做刷牙动作。

3. 把语言命令降到最低程度，一定要口头指令时，应注意说话的语气及方法。如制动轮椅手闸时，不应说"把手闸关上"而应说"请注意一下你的手闸。"

4. 鉴别失用症的种类对治疗十分重要，如失用波及全身，则将活动分解成小的部分，分别进行训练。

5. 完成日常生活活动最好在相应的时间、地点和场景中进行，如穿衣在起床时进行。

6. 在患者做动作前闭上眼睛想象动作，然后睁眼尝试完成。

7. 在患者完不成动作时给予必要的支持，告诉他"没有完成动作并不是你不会做，而是动作太难"。可把动作改为简单些的，不使患者感到难堪，当患者成功后给予鼓励。

（二）运动性失用

1. 在进行特定的活动前，给予本体感觉、触觉、运动觉的刺激，如在制动轮椅手闸前，可将肢体做所需范围的关节活动。

2. 尽量减少口头指令。

（三）结构性失用

1. 指导患者完成桌面上的二维、三维作业，并逐渐增加其复杂性，如增加所使用的积木数量或使用不同的形状和大小的积木。

2. 在患者进行一项结构性作业前，让他用手触摸该物，进行触觉和运动觉的暗示。

3. 在患者操作时，治疗师可提供触觉和运动觉的指导，如组合螺钉、螺母，治疗师可手把手完成动作，根据完成情况减少帮助。

4. 分析动作成分，确定完成有哪些困难，在完成过程中，提供辅助技术，可用逆行链锁法，先完成部分，再完成全部。

5. 找出完成某项任务的关键环节。如完成组装任务时，要把配件按一定顺序摆放或将配件按顺序出标记。

（四）穿衣失用

1. 鼓励患者自己穿衣，提供声音和视觉暗示，在穿衣的全过程中治疗师始终要给予触觉和运动觉的指导，当有进步后可减少或不用指导。如某个步骤出现停顿或困难，可重新给予指导。

2. 穿衣前让患者用手去感受衣服的不同重量、质地，变换不同的穿衣技巧，目的是迫使患者使用受累侧肢体。

3. 找出穿衣动作的一些表面特征及怎样变换能够使患者完成动作。如是一次给一件还是给许多件衣服，哪一种方法更容易使患者穿上衣服。

4. 使用功能代偿的方法　利用商标区分衣服的前后；用不同颜色做标记区分衣服的上下、左右；系扣有困难可采用由下而上的方法，先系最后一个，逐渐向上对扣，如仍然完不成，可找相同颜色的扣子和扣眼匹配；用手指触摸的方法系扣和检查是否正确。

5. 告诉患者及家属穿衣困难的原因，交给他们一些实用技术；对伴有失认症、失用症的患者应向他们讲解有关知识，让他们了解该障碍对日常生活活动的影响；鼓励他们独立完成日常活动，但必须提醒他们注意安全。

第六节 空间关系辨认障碍

空间关系辨认障碍是指对空间的物与物或自己与物间的关系、距离、方位辨认困难。

一、辨认障碍

辨认障碍是指在物品的大小、颜色、方位、顺序等改变后,患者不能辨认。

(一)评定

1. 外形相似的几种物品放置于桌面上,令患者辨认,如牙刷、钢笔、吸管等。异常:患者判断错误或延时。

2. 将一物品以不同方式呈现给患者,让其辨认,如上下颠倒放置。异常:患者判断错误或延时。

(二)作业治疗

1. 不同形状的积木做匹配训练。

2. 按功能将物品分类。

3. 在完成1、2作业前,让患者触摸所有物品,增加触觉刺激。

4. 摆动一个悬挂的几何形物品,让患者辨认,使患者感觉物品在空间形状、位置的变化。

5. 对外形相似的物体通过示范其用途,强化识别。

6. 物品在垂直状态下最容易辨认,所以在放置物品时最好直立。

7. 重要的、不易分开的东西做标记或贴标签。

8. 将物品分类保存在相对固定的位置。

二、图形-背景区分障碍

图形-背景分辨困难(difficulty in figure-ground identification)指不能忽略无关的视觉刺激和选择必要的对象,故不能从背景中区分出不同的形状,不能从视觉上将图形与背景分开,表现为不能从抽屉中找到要寻找的物品,不能找到轮椅的车闸等。

图形-背景区分障碍是指不能从视觉上将图形与背景分开。

(一)评定

1. Ayres 图形-背景测试(图4-10) 异常:不能在1min内从测试图中正确指出3个物品。

2. 功能性测试 从白布上取出毛巾,从盘中拿起勺子,指出衣服上的扣子等。

(二)作业治疗

1. 物品放置桌面,按指令指出。物品数目可逐渐增加。

2. 用颜色与衣服底色完全不同的纽扣。

3. 楼梯的第一级与最末一级用不同颜色标出。

4. 抽屉内、床头柜上只放少数最常用的物品,对其中用的最多的用鲜明的颜色标出。

5. 打一行混有大写和小写的字母,让患者从中挑出大写的 A。

6. 让患者根据短裤、短上衣、长袖或短袖衬衣等标志将一堆衣服分类。

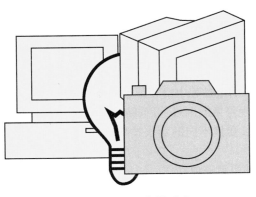

图 4-10 图形-背景测试

三、空间关系辨认障碍

空间关系辨认障碍是指不能感知物与物、自己与物之间的关系。

(一)评定

1. 让患者用指针在钟面上表示时间,表示不正确。

2. 完成点阵作业　在设有 36 个孔的木板上按指定的位置插上小木棍。异常:位置差错。

（二）作业治疗

1. 让患者完成含有空间成分的活动,如"请把门后的椅子拿来""请站在桌子与床之间"。

2. 让患者把几种物品放置在房间的不同位置,离开房间,然后返回,再指出或说出它们的准确位置并逐一取回。

3. 用家具设一迷宫,让患者从入口走到出口。

4. 治疗师用积木搭构一个立体模型,让患者仿制。

5. 让患者将一些折纸物品、积木、动物形状的木块、木钉盘等构成三位立体的情景模型。

四、地形方位辨认障碍

患者不能理解和记住地点之间的关系,因而在地理关系上迷失方向,即不能找到从一地到另一地的路径与方向,患者不能从治疗室顺利回到病房,不能从花园走回室内。

（一）评定

1. 让患者画一个自己熟悉的地区图,并描述出路径。异常:不能画出。

2. 将患者领到某治疗室后让他自己回到病房,带领他多次走过后仍迷路者为异常。

（二）作业治疗

1. 改变环境及适应环境　用标记标出路径,教患者辨认。标记物可用图片、文字、物品等。待患者掌握后逐渐将它们取消。

2. 在患者每日必经的路上,用鲜明的色点等标志作路标,多次实践,患者可能记住,然后再减少甚至取消色点。

3. 告诉患者及家属存在的问题,外出时随身带着写有姓名、地址、电话的卡片,以防走失。

五、深度和距离辨认障碍

深度和距离辨别障碍的患者判断距离和深度有困难。如要坐下时坐不到椅子上,倒水时杯子已满仍倒个不停,上下楼梯时迈步不知深浅等。

（一）评定

1. 让患者伸手取物　异常:伸手不够、过度或迟疑。

2. 向杯中倒水　异常:水溢出或倒在杯外。

（二）作业治疗

1. 尽可能多地使用触觉,如活动前,先让患者伸手探查距离及高度,倒水前用手摸杯边等。

2. 上下楼梯时让患者练习用足探知上一级和下一级。

3. 在治疗室内设一迷宫,中途的路上放一木板,让患者越过;另一处挂一绳索,让患者弯腰低头才能通过;让患者从入口走到出口。

4. 让患者练习将足恰好放在绘制在地板上的足印中。

5. 让患者练习用足探一活动台阶的高矮,并准确地将足放于其上。

第七节　单侧空间忽略

单侧忽略又称单侧空间忽略、单侧不注意或单侧空间失认,是指对来自损伤半球对侧的刺激无反应,主要以视觉形式表现,也可以表现在近体空间的触觉及空间表象上。表现为以体轴为中心,离体轴越远越容易忽略。多见于右脑顶叶以及颞-顶-枕叶结合部位的损伤,也见于枕叶、额叶以及丘脑、内囊等部位的损伤。左侧大脑半球的病变也可以出现忽略症状,但发生率低且很少迁延到慢性期。

单侧空间忽略是对来自大脑受损对侧的刺激无反应,主要以视觉形式表现,也可以表现在近体空间的触觉及空间表象上。

一、单侧空间忽略的评定

1. 二等分试验　在纸的中央画数条水平直线,患者目测找出并画出中点(图4-11)。

2. 删除试验　将随机分布的40条短线逐一删除。左侧一条未删除即可定为单侧空间忽略。另外可使用图形、字母等组成各种频度和密度的图进行删除。

3. 二点发现试验　纸上有间隔20cm的两个点,置于患者正前方。首先令患者口答纸上点数,回答正确后用直线连接两点。正确完成为阴性;如回答错误,检查者给指出这两个点,提示后可连接,为轻度阳性;给提示仍无法连接者,为重度阳性。

4. 自由画　选择大致左右对称的图形自由画出,如钟表、房子(图4-12)、人脸等。

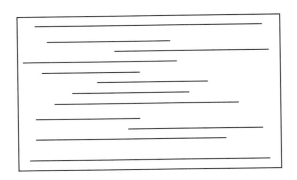
图4-11　二等分线试验

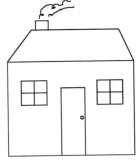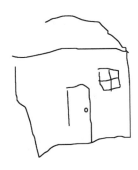
图4-12　单侧空间忽略画的房子

5. 反向画图试验　给出一个左右不对称的图形,以两种方式画出。首先临摹,然后在头脑中将图形反转,凭印象画出。最后分析未反转与反转的两个图中所遗漏的问题是知觉障碍还是行为障碍。

6. 临摹试验　利用左右大致对称含有多种因素的图形如花、人体、立方体。在临摹中出现笔画遗漏可判为阳性。

7. 字体试验　给出含有左右偏旁的10个汉字,横版排列。令患者读出或抄写。若有遗漏笔画或偏旁的为阳性。

8. 行为检查　轻症的患者在临床上可无明显表现,不易察觉。但许多患者在ADL中会出现问题,如梳头仅梳半边;进餐时,仅吃盘中半边的菜等。因此仅作书画检查是不够的。

二、单侧空间忽略的作业治疗

1. 感觉输入法　浅感觉:对忽略侧肢体的皮肤进行冷、热触觉刺激。

深感觉:主动或被动活动忽略侧肢体,或在患者的注视下,用健手摩擦其忽略侧手。

视觉:训练患者对忽略侧有意识的扫描,面对镜子自画像、梳洗等。

2. 交叉促进训练　在患肢近端一些活动时,可将手放在有滑轮的滑板上,在桌面作越过中线的环形活动。

3. 关注忽略侧训练　拼图时拼图块放置在忽略侧;插木钉时所有木钉均放置在忽略侧;将数字卡片放置在患者前方,让患者由右至左读出数字,读正确后,将其顺序打乱并全部移到忽略侧,再让他读;让患者删除几行字母中指定的字母,有漏删时让他大声地读出漏删的字母并再删去。

4. 右眼遮盖　遮盖左侧忽略者的右眼可以提高患者对左侧物体的注意水平。

5. 暗示　形式与任务方式必须相一致才能取得最大效果。阅读文章时给予视觉暗示,在忽略侧用彩色线条标出或用手指指出做标记。书写时给予运动暗示,在桌面上或膝上间歇移动左手(主动或被动)。

6. 躯干旋转　为减轻左侧空间忽略,以往考虑的方法是头转向左侧,但这种方法不如躯干向左侧旋转更有效。此法可用于基本动作训练及步行训练。

7. 改变环境　与患者讲话时站在忽略侧。日用品、电视机等放在忽略侧,使患者注意。

8. 激发警觉　可用蜂鸣器,5~20s鸣响一次,以提醒将注意力放在左侧,可提高全身警觉。

9. 口头回忆法　亦有人称关键词法。在 ADL 训练中,将复杂的动作分解,让患者记住每一活动的各个步骤,活动前先背出步骤,以知道动作过程。

本章小结

　　本章主要讲述认知与知觉的概念、内容、训练方法、注意事项等内容。本章要求学生重点掌握临床常见认知功能障碍,如注意障碍、记忆障碍、失认症、失用症、空间关系辨认障碍的康复评定方法及作业治疗方法。本章偏重于要求学生掌握脑卒中、脑外伤及痴呆患者常见的注意障碍、记忆障碍、感知觉功能障碍的评定方法,熟练使用认知评定表格,能够熟练应用注意障碍、记忆障碍、感知觉功能障碍的作业治疗方法,能够了解患者认知功能障碍的主要表现、严重程度,制订全面、有效的康复治疗计划。作为治疗师,了解患者认知功能障碍的主要表现、严重程度,制订全面、有效的康复治疗计划,并进行认知及知觉功能训练,才能够帮助患者最大程度上回归社会。

（石丽宏）

扫一扫,测一测

练习题

一、名词解释
1. 单侧空间忽略
2. 失认症
3. 失用症

二、简答题
1. 记忆障碍的作业治疗中助记术包括哪些内容?
2. 简述意念性失用的临床表现。

三、思考题
试述单侧忽略与偏盲的区别,以及单侧忽略的作业治疗。

思考题及思路解析

第五章　感觉统合失调的作业治疗

学习目标

1. 掌握感觉统合与感觉统合失调的概念、理论,感觉统合异常行为表现及功能评定及治疗性活动应用。

2. 熟悉水中活动、眼动控制、口部感觉运动治疗等辅助治疗手段。

3. 了解感觉餐单、Wilbarger 治疗法。

4. 能有感觉统合的基础知识,熟练掌握感觉统合失调的评定方法及作业治疗技术,能在临床工作中对常见的感觉统合失调进行有针对性的作业训练和治疗。

第一节　概　　述

感觉统合(sensory integration,SI)是一个信息加工过程,是大脑将从各种感觉器官传来的信息进行多次组织分析、综合处理,做出适当的反应,使机体和谐有效地生活、学习。感觉统合是儿童发育的重要基础,感觉统合发育的关键期在 7 岁以前。

一、感觉系统

感觉统合包括触觉、本体感觉、前庭觉、视觉、听觉、嗅觉、味觉等各种感觉的统合。其中,触觉、本体感觉、前庭觉三大系统是生存所需要的最基本且最重要的三大主干感觉系统。

1. 触觉系统　触觉感受器位于皮肤内。

(1) 基本功能:触觉系统是人类最基本、作用最广泛的感觉系统。触觉的两大基本功能是防御性反应和辨别性反应。防御性反应能保护自身免受伤害,本能地逃避刺激。辨别性反应有助于判断肢体位置及外部环境中物体的各种物理性质等,对动作运用能力的发展起重要作用。

(2) 触觉活动效果:快速点状轻触皮肤可以提高人体警觉性,大面积缓慢深度用力刺激皮肤可以镇静安神、调节情绪。

(3) 触觉失调:包括触觉反应过高(触觉防御)、过低(触觉迟钝)、触觉辨别障碍、动作运用障碍。

2. 本体感觉系统　本体感觉感受器位于肌肉、肌腱和关节内。

(1) 基本功能:本体感觉系统能感知身体位置、动作和力量,觉察身体;感知和辨别肌肉伸展或收缩时的张力,调节四肢活动的力度,控制关节位置、关节活动的方向和速度。另外,本体感觉系统具有记忆功能,能增加运动反馈信息,调节大脑兴奋状态,平静情绪,增加安全感。

(2) 本体感觉活动效果:缓慢、有节奏地挤压关节可以安抚情绪;轻快、变奏的关节活动可以提高警觉性;抗阻活动以及爬、跳、跨、绕、钻等越过障碍物活动所产生的本体感觉信息比被动活动的效果大得多,有利于儿童在觉醒状态发展动作计划能力、姿势控制和平衡能力。

（3）本体感觉失调：包括本体感觉反应低下、本体感觉寻求、本体感觉辨别障碍、本体感觉防御。

3. 前庭觉系统　前庭觉感受器位于内耳，包括三对互成直角的半规管，以及与之相同的球囊和椭圆囊，感受头部任何位置变化。

（1）基本功能：前庭觉系统提供头的方位信息，在潜意识中探测头部、身体与地心引力之间的关系，并在脑干部位统合各系统的感觉信息，发挥多种神经系统功能，如调节身体及眼球的活动，维持肌张力、姿势和平衡反应，分辨运动的方向和速度，建立重力安全感，稳定情绪，参与视觉空间加工处理、听觉-语言加工处理等活动。

（2）前庭觉活动效果：任何牵涉到头部的活动都能产生前庭觉信息。快速、大幅度、短暂的活动，前庭觉刺激强烈，具有兴奋作用；慢速、小幅度、持续性活动，前庭觉刺激温和，具有镇静作用。

（3）前庭觉失调：包括前庭反应过高（前庭防御，即重力不安全感、对运动厌恶反应）和反应过低（前庭迟钝），前庭分辨障碍，运动运用障碍。前庭觉功能失调可以影响多种感觉系统，如声音定向（听觉系统）、左右大脑功能的分化和发展（本体感觉系统）、视空间感（视觉系统）等。

4. 视觉系统　视觉感受器位于视网膜。

（1）基本功能：眼球基本运动技能（注意、注视、扫视、跟随、前庭-眼反射、调节与辐辏）、视觉动作整合（手眼协调、手部精细动作）、视觉分析技巧（图形分析、记忆、专注等）、视觉空间能力、帮助建立人际关系和沟通（如目光接触、情感表达等）。

（2）视觉刺激效果：红色、橙色、黄色令人亢奋；绿色、蓝色、紫罗兰色、粉红色令人放松；鲜艳、发光、移动、突然出现、陌生的物体，比暗色、静止物体容易吸引人的注意。

（3）视觉障碍：包括视觉防御、视觉迟钝、视觉寻求、眼球运动基本技能障碍、视觉分辨障碍、大脑对视觉信息的解读障碍。

5. 听觉系统　听觉感受器位于内耳的耳蜗。

（1）基本功能：包括声音分辨、记忆，对声音和语言的理解、空间定向、判断声音距离感等功能。

（2）听觉刺激效果：节奏缓慢、旋律柔和、悠扬动听的音乐使人镇静；节奏鲜明的音乐使人振奋；突然出现的声音易吸引人的注意；重复、持续、熟悉的声音容易被人忽视。

（3）听觉障碍：听觉反应过度、听觉反应低下、听觉寻求、听觉辨别障碍、听觉过滤能力障碍、听觉记忆能力障碍。

二、感觉统合

（一）感觉统合与儿童发育

感觉统合是一种与生俱来的神经功能，是儿童发育的重要基础。在感觉统合从低级到高级，从原始到成熟的逐步发展和演变的自然过程，儿童各方面的功能也随之同步发展。根据感觉统合与儿童发育过程、大脑学习的发展历程可以分为四个阶段：

第一阶段：感觉通路的建立。个体具有正确接受、筛选、调整及封闭感觉刺激的功能。

第二阶段：感觉动作的发展。触觉、本体感觉、前庭觉的整合，促进了包括身体形象感觉、双侧协调、动作计划和动作执行、肌张力、对地心引力的安全感、母子情感依恋、眼动控制、姿势控制、平衡等感觉动作的发展。感觉动作是个体对外界刺激做出适应性反应的不可缺少的要素，是儿童发育的基石。

第三阶段：知觉动作技能的发展。三大主干感觉加上视觉或听觉信息的整合，对所见、所闻的事物赋予了意义，并将所获得的经验信息储存、累积于大脑，促进视感知、空间概念、手眼协调、有目的的精细活动、身体协调活动以及听说、模仿等知觉技能的发展。

第四阶段：认知学习的产生。所有感觉系统的信息整合形成了脑的整体功能，产生了认知学习。视觉与听觉之间互相赋予意义，促进抽象思维和认知能力的发展。专注力和组织能力使个体可以接受入学教育。自尊、自制、自信的性格有利于个体良好的人际关系。身体双侧分离和左右大脑半球功能的专责化，使大脑发挥最大功能。

（二）感觉统合的循环过程

感觉统合是从一个感觉输入到行为输出、反复循环的信息加工过程。大脑在同一时间内接收来自身体及环境的多种感觉信息后（感觉输入），首先在脑干等部位进行信息筛选、调整及封闭等处理

（感觉调节），继之丘脑等边缘系统结构对所输入的感觉信息进行辨别（感觉分辨），大脑皮质进行行动的计划和安排，形成动作指令（动作运用），最后输出行为完成指令（适应性反应）。大脑将接受新信息与储存于记忆中的以往经验信息进行比较，而行为输出中所产生的信息又会反馈给大脑，因此大脑能正确地指挥身体做出适合的反应。感觉输入是大脑活动的原动力，行为输出是大脑接受刺激作用的结果。

（三）感觉统合层次

1. 感觉调节　是指大脑根据身体和环境的需要对所接收的感觉信息进行正确调节和组织，从而能以恰当的行为方式作出适当的反应，即大脑将警觉状态调整在理想的水平以应对日常生活的挑战。

2. 感觉辨别　是指大脑利用前馈和反馈信息对所接收的感觉刺激的质和量进行分辨，以改变和调整运动计划，正确对外作出反应。正常的感觉辨别功能是身体构图充分发展的基础。触觉、本体感觉、前庭觉系统的准确辨别在姿势控制、双侧协调性和顺序性动作的发展中具有重要意义。

3. 感觉基础性运动　包括姿势控制和动作运用，是指大脑对环境作出反应前所进行的一系列行动计划、安排以及动作执行过程。动作运用需要三个步骤：动作概念的形成（知道要做什么），动作计划（知道如何去做），执行动作（将动作指令传达到身体相关部位，完成动作）。

第二节　感觉统合失调

一、感觉统合失调病因

1. 生物学因素　发育中的大脑容易受多方面生物学因素的影响而导致不同程度的脑功能障碍，包括源于遗传、胎儿、孕妇、环境的因素，发生产前、产时、产后不同阶段等。

2. 社会心理因素　独生子女被溺爱，过度保护；抱得过多，缺少运动、爬行；缺少同伴玩耍；缺乏主动探索环境的机会；特殊家庭的子女被忽视，甚至被虐待；与社会严重隔离、缺乏教育和良性环境刺激机会。

二、感觉统合失调分型

1. 感觉调节障碍　是指机体不能对所接收的感觉信息进行正确的调节组织，表现出害怕、焦虑、负面固执行为、自我刺激、自伤等不恰当的行为反应。所有感觉系统都可以发生调节障碍。感觉反应过高及感觉防御，是指机体对同一感觉刺激反应明显较一般人快速、强烈或持久，逃避刺激。感觉反应低下即感觉迟钝，是指机体对同一感觉刺激的反应明显较一般人低下和缓慢，需要更大强度和更长时间的刺激才能发生行为反应。感觉寻求是指机体因不能满足感觉需求而不断地寻求更强或更长时间的感觉经验，表现为动个不停、爬高爬低、故意跌倒等。

2. 感觉辨别障碍　是指因大脑不能正确地诠释所接收的感觉信息，或者信息处理时间过长，影响了机体对环境的反应。所有的感觉系统都可以发生辨别障碍。躯体感觉辨别障碍（触觉、本体感觉、前庭觉分辨障碍）无法完成分级、平滑、协调的运动。视、听辨别障碍者看不明、听不懂。

3. 感觉基础性运动障碍（动作计划及运用障碍）　是指因个体不能正确地处理与运动计划相关的感觉信息，在行动计划和安排上存在缺陷，包括动作运用障碍和姿势控制障碍两种类型。如儿童不能形成动作概念（缺乏活动动机），或者不能计划动作（想做而做不到），或者无法有效执行动作指令（适应性反应），导致个体学习技巧性活动困难，动作笨拙，动作不连贯，不会玩新游戏，不会做新的手工活动，眼-手协调性差，球类技能差，进食技能发育不完善，言语障碍，不会正确使用表情等。

三、感觉统合失调评定

感觉统合失调（sensory integration dysfunction，SID）是指大脑不能有效地组织处理从身体各感觉器官传来的信息，导致机体不能和谐地运转，最终影响身心健康，出现一系列行为和功能障碍。所有感觉系统都可以发生感觉统合失调。感觉统合失调表现为行为障碍，但有行为障碍表现不一定就有感觉统合失调。感觉统合评定必须与神经运动功能评定、智力测验、气质问卷、既往诊断等结果相结合，综合分析，并可从异常行为表现、器具评定以及量表评定多方面进行。

（一）异常行为表现

由父母在儿童穿脱衣、用餐、游戏以及学习等活动中进行行为观察并填写记录,交由医生、治疗师等专业人员进行分析,再重新观察,以初步判断是否存在问题。行为观察只是大体的判断,准确的评定需要标准化评定量表。

1. 日常生活活动中的表现

（1）ADL 动作笨拙:穿脱衣服、扣纽扣、戴手套、坐着穿脱鞋、系鞋带、站立或坐着穿脱裤子等动作过慢或笨拙,避免接触某些衣服,不肯穿袜子,拒绝穿衣服,或坚持穿长袖衣裤以免暴露皮肤。

（2）进食困难:婴儿时喂养困难,辅食添加困难,拒绝含橡胶奶嘴甚至母亲乳头,容易诱发恶心、呕吐;儿童进食时容易掉饭粒、筷子用得不好,将水倒入杯中困难,整理餐具困难;严重偏食、挑食,不愿吃某些质地(如过于绵软、粘黏、坚硬等质地)的食物;经常口含食物而不吞咽,或喜欢刺激性强的食物等。

（3）接触困难:儿童不喜欢被人触摸、拥抱,尤其不喜欢被触摸脸、口周,特别是口腔内,不愿亲吻;不喜欢洗脸、洗头,害怕手部接触黏性的胶带、胶水、颜料等,不喜欢剪指甲、洗手;不易察觉别人的触摸,对于碰触分辨不清位置,需要用力拍打才能取得注意;或过度喜欢别人的触摸及用力地触摸别人;喜欢扭动嘴唇、扯头发、咬指甲、铅笔、橡皮擦、衣服等。

（4）抗拒乘坐交通工具:抗拒乘坐交通工具或电梯,抗拒上下车、移动坐位、上下斜坡及楼梯等;动作非常缓慢,上下楼梯困难,或用足击打台阶;方向感差,害怕双脚离开地面,不喜欢玩举高高游戏,在高处时特别恐慌;不愿尝试移动性游戏,如秋千、旋转木马、摇篮,旋转时特别恐慌甚至呕吐;厌恶低头、倒立、翻跟头、打滚、旋转等动作或游戏。

（5）过度依赖家长:需要父母特别多的搂抱、抚摸,常打翻杯子、碗,乱扔撕扯玩具或衣物等;经常惹事,破坏物品,从高处或台阶上跌落等。

2. 游戏时的表现

（1）协调性活动能力差,动作僵硬,如不会抛接球,不会在跑动中踢球,不能跟同伴一起玩踢球等动作快速连续的活动。

（2）不能与同龄儿童一起玩游戏,如跳绳、跳格子、踢球、拍球等。

3. 学习困难

（1）读写异常,数字排列异常等。

（2）身体动作幅度大,力度控制不良,执笔忽轻忽重,书写困难,容易折断铅笔,字迹浓淡不均,字体大小不等,字体混乱等。

（3）视物容易疲劳,抱怨字体模糊或有双影,厌恶阅读,经常跳读、漏读。

（4）写字偏旁部首颠倒,数字容易写成反向,不能整齐地写在格子内,完成作业困难。

（二）器具评定

1. 小滑板　儿童对小滑板滑行方向的控制,操作滑板时手的灵活性以及在滑板上的情绪表现等都有助于判断是否存在问题。

2. 巴氏球　是测试儿童前庭平衡能力和重力安全感的重要器具。

（1）俯卧巴氏球:如患儿的头不能抬起,双手紧紧扶住球体或恐惧害怕,全身紧张僵硬,则表示身体和地心引力的协调不良。

（2）仰卧巴氏球:如患儿的头部不能稳定在正中位置,容易左倾或右倾,便会使身体向同一方向滑落,提示儿童的前庭平衡能力发展不足。

3. 跳袋或袋鼠跳　身体平衡能力差,手脚协调不良的儿童,往往出现身体前倾、双脚跟不上的情况,因此容易摔倒。

（三）标准化量表评定

1. 儿童感觉统合能力发展评估量表　是目前国内常用的标准化评估量表,由父母填写,按"从不、很少、有时候、常常、总是如此"5 级评分。"从不"为最高分,"总是如此"为最低分。量表由 58 个问题组成,分为前庭失衡、触觉功能不良、本体感觉失调、学习能力发展不足、大年龄儿童的问题 5 项。适用年龄 3~12 岁。通过量表评定,可以准确判断孩子有无感觉统合失调及其失调程度和类型,并根据评定结果制订出感觉统合训练方案。

2. 婴幼儿感觉功能测试量表 适用于4~18个月的婴幼儿,有较好的信度和效度,但个别项目与评定者经验关系较大。

3. 感觉问卷 适用于从出生到青少年、成年。不同年龄段有不同的量表,用于评定感觉调节功能。

由家长填写的评定量表,结果可能与实际情况有出入,需进一步对儿童进行观察,并结合其他测试结果做出客观的评定。

四、感觉统合治疗

感觉统合治疗由感觉经验和成功的适应性反应组成。治疗师以一对一的方式借助于特定的活动为儿童实施治疗,通过控制感觉输入的种类、剂量,为儿童提供正面的感觉经验,引导做出成功的适应性反应。

（一）治疗原则

1. 以儿童为中心 治疗者掌握治疗目标,提供适当的感觉刺激并控制感觉输入的量,给儿童做出适当反应的时间和机会,对于正确的表现要及时表扬,随时根据儿童的反应对活动进行适当的调整;尊重儿童,妥善使用肢体语言、对话、暗示指导帮助儿童,而非指导儿童如何做出反应;协助儿童建立自信心,用耐心培养儿童的兴趣;注重培养儿童良好的工作习惯;给儿童主动选择和参与设计活动的机会,因势利导。

2. 具有针对性 通过详细评定确切掌握儿童的感觉统合问题、各方面发育水平、日常生活能力和学习能力,按照感觉系统障碍逐项分析存在的问题,理顺感觉统合障碍与行为症状之间的关系;选择有针对性的治疗活动,提供合适的挑战;活动器材要能提供多样的刺激,能够搭配出不同的活动以及在一个活动中能够提供视+听+活动的多样刺激。

3. 激发儿童兴趣 所选择的治疗活动要能够激发儿童的兴趣,使孩子主动尝试各种活动,并且活动的难度必须适合儿童的发育水平,让儿童觉得"有点难又不太难",享受挑战的乐趣并得到适当的刺激,感觉每一次活动都能够在快乐中结束。

4. 全面性治疗 利用活动让儿童尝试错误、失败和成功的机会,活动设计以动态与静态、粗大与精细活动互相搭配为原则,既保存适当体力,又能接受全面的刺激,使儿童的大脑整合感觉信息的功能,从而做出适合环境的反应。

（二）治疗目的与适应证

1. 治疗目的 目的是促进大脑发育成熟,使大脑能有效地处理来自环境与身体的感觉信息,继而做出与环境需要相适应的反应,最终帮助儿童提高兴趣及专注力、组织能力、学习能力。

2. 适应证 适用于所有感觉统合失调人群,包括脑瘫、21三体综合征、注意力缺陷、多动障碍、智能障碍、语言障碍、发育迟缓、自闭症等全面发育障碍者。此外感觉统合治疗不仅适用于儿童,也适用于成人。

（三）治疗流程

1. 全面感觉评定 逐项描述所存在的感觉统合问题,确定感觉统合失调类型,理顺感觉统合障碍与行为症状之间的关系。

2. 根据评定结果制订治疗策略 明确感觉统合问题层面(包括感觉调节层面、感觉分辨层面和动作运用层面),制订解决策略,如运用哪些感觉刺激、设计哪些治疗性活动等,必须在实施治疗前作出决策。

3. 明确治疗目标,制订治疗计划 如减轻感觉防御、减少自我刺激、改善姿势和身体认知等,最终改善自理、学习、社交、游戏等功能。治疗计划是感觉统合治疗实施的核心部分,直接关系到治疗结果,根据治疗情况,动态调整治疗计划。

4. 制订治疗方案 根据治疗目标确定具体治疗方案,包括治疗目的、活动内容、治疗时间、治疗频度、注意事项等。

5. 感觉统合治疗实施 严格按照计划实施治疗,适当配合儿童心理辅导,进行家长咨询,取得家长配合。

6. 治疗效果评估　一般在进行 3 个月治疗后,需要进行再次评定,了解治疗效果,修改治疗方案。

五、感觉统合治疗设施

感觉统合治疗活动多数可以同时提供多种感觉刺激,而感觉统合训练设施是感觉统合治疗的载体,在治疗中起着非常关键的作用。此外,感觉统合治疗是随时随地都可以进行的,生活中有许多唾手可得的器具和活动,如跳绳、踢毽子、跳方格、跳皮筋、打沙包、玩沙子、抓石子等,都可以作为感觉统合治疗的活动项目(表 5-1)。

表 5-1　常用感觉统合治疗设施及器材

名称	使用方法	感觉输入	作用
滑行类:滑板、滑梯、斜坡滑板	以坐、卧、站、跪等姿势在秋千上进行各种活动。如静态飞机式、青蛙蹬、乌龟爬行(仰卧)、俯卧旋转、牵引滑行、滑板过河、在滑板上水平推球等	前庭觉 本体感觉 触觉 视觉	强化前庭系统功能 促进双侧统合,促进身体保护性伸展反应成熟 强化身体形象,有利于注意力集中
悬吊类:秋千(方板、椅型、柱状、南瓜型);圆筒吊缆、圈状吊缆、网状吊缆	以各种不同的姿势如俯卧、坐、站等在器材上摇晃,并结合手眼协调活动	前庭觉 本体感觉 触觉 视觉	提高平衡、姿势控制及动作运用能力 强化身体形象、促进身体协调 提高前庭系统功能 纠正触觉防御 提高手眼协调和注意力
平衡类:平衡台、独脚椅、旋转浴盆、平衡木	静坐或跪立于晃动的平衡台上,双人扶持并摇晃平衡台;仰卧或俯卧并平衡台,在摇晃的平衡台上匍匐前进;平衡台上蹲起;坐独脚椅、在独脚椅上踢腿运动;坐、蹲、站、俯卧旋转浴盆	前庭觉 本体感觉 触觉 视觉	提高前庭感觉功能,控制重力感 发展平衡能力 强化身体形象,建立身体协调及双侧统合 增强腰腹肌及下肢肌力 提高视觉空间、眼动控制及视觉运动协调能力
触觉类:触觉球、触觉板	表面有特殊设计软质颗粒和香味,多种形状和质地的装饰,鼓励儿童赤足在触觉板上行走;触摸及感受触觉球;熟练后可以配合取物、扔物活动,或与其他器具配合使用	触觉 嗅觉	提供丰富的触觉和嗅觉刺激 减轻触觉防御 提供触觉分辨能力,稳定情绪
滚动类:彩虹筒	俯卧彩虹筒、筒内滚动	前庭感觉 触觉 本体感觉	提高姿势控制及平衡能力 强化运动计划能力 促进身体协调,强化身体形象概念
弹跳类:蹦床、羊角球、袋鼠跳	在蹦床上双脚并拢跳起,并使小腿后屈,足跟踢至臀部;双手抱球跳跃;两人一组进行抛接球游戏;投球入篮;坐在羊角球上,双手紧握手把,双脚蹬地向前跳;站在跳袋中,双手提起袋边,双脚同时向前跳	前庭觉 本体感觉	抑制感觉防御 矫治重力不安全感和运动计划不足 发展下肢力量及上下肢协调 锻炼跳跃能力、强化姿势控制和身体双侧统合 有助于情绪稳定
球类:巴氏球、皮球	俯(仰)卧巴氏球;坐上巴氏球,巴氏球滚压;俯卧巴氏球抓物;趴地推球;对墙壁打球	前庭觉 本体感觉 触觉	增强身体与地心引力之间的协调 提高运动计划能力 提高注视能力、手眼协调能力,强化身体形象 提高对移动物体控制和运用的能力
重力类:重力背心、弹力背心、重力被	走路摇晃、注意力不集中、自我刺激的儿童穿上重力背心或盖上重力被,每次 20min 左右,间隔 2h 可重复使用	本体感觉 触觉	强化本体感觉及触觉 稳定情绪 提高注意力

第三节　感觉统合治疗活动

一、被动多感觉输入

1. 适应证　严重运动功能障碍及感觉调节障碍的儿童、小婴儿。

2. 器材　软刷、手套、小毛巾、小振动棒、巴氏球、浴巾、秋千等。

3. 感觉统合刺激　用不同材质的小毛巾等刷擦皮肤,小振动棒振动肌肤,关节挤压,巴氏球上蹦跳,用浴巾或床单摇晃儿童,同时进行视听觉刺激。注意按照本体感觉→触觉→前庭觉或触觉→本体感觉→前庭觉的顺序操作。对于触觉防御或其他感觉防御者采取强压和本体感觉输入;重力不安全感者以提供增加本体感觉和直线前庭觉的活动为主;对移动厌恶反应者以提供直线运动(平衡觉)和主动抗阻力运动(本体感觉)的活动为主;2h/次,6 次/周。

二、触觉活动

1. 海洋球活动(图 5-1)

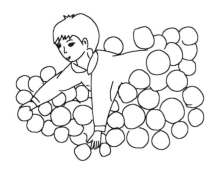

图 5-1　海洋球活动

（1）适应证:触觉防御或迟钝、孤独症、身体协调不良、多动症。

（2）器材:球池(海洋球)。

（3）感觉统合刺激:将儿童放入海洋球池中进行各种站立、行走、爬行、翻滚、跳跃等动作;需注意儿童对各种感觉的喜爱、固执和排斥;30min/次,2~3 次/周。

2. 巴氏球活动

（1）适应证:触觉防御或迟钝、身体协调不良、多动症、孤独症。

（2）器材:巴氏球。

（3）感觉统合刺激:俯卧于巴氏球上,伸展双臂支撑于地面,治疗师抓其小腿前后推拉或左右移动,双手着地可产生手部触觉及本体感觉,促进手腕控制及动作计划能力;或由人辅助坐在巴氏球上,左右倾斜、上下跳跃可以刺激前庭平衡觉及本体感觉,训练保护性伸展反应;巴氏球滚压背部利于改善触觉防御或迟钝;俯卧巴氏球用手抓物有助于保持身体平衡,强化手眼协调、运动计划,有助于语言及自我控制能力的提高;20~30min/次,3~4 次/周。

3. 倾斜垫上滚动

（1）适应证:触觉防御或迟钝、身体协调不良。

（2）器材:倾斜垫或三角垫。

（3）感觉统合刺激:将倾斜垫铺成约 20°角斜面,让儿童沿斜面自己滚下。提醒其滚下时手脚与头的配合;注意观察滚下时的姿势以及身体各部位协调情况;20min/次,3~4 次/周。

延伸活动:滚下时也可以抱着枕头或填充玩具,体会头、手、脚同时收缩时的感觉。

4. 手脚印活动

（1）适应证:触觉防御或迟钝、身体协调不良。

（2）器材:水彩颜料、面粉、彩色纸、塑胶垫或地板等。

（3）感觉统合刺激:让儿童光着手脚,沾上面粉或彩色颜料,手脚着地印在不同质地的彩纸或塑胶垫、地板上等。活动增加触觉刺激,减低触觉防御。位置移动能刺激本体感觉,动作计划及手眼协调或手脚的协调。

5. 突出重围活动

（1）适应证:触觉防御或迟钝、本体感觉迟钝、身体协调不良。

（2）器材:弹力绷带、弹性塑胶袋、橡皮筋等。

（3）感觉统合刺激:在儿童身上均匀缠上橡皮筋、弹力绷带或弹性塑胶袋等,鼓励儿童行走、滚动数分钟,引导儿童如何松绑,提供触觉及感觉调节的机会,并提供本体感觉刺激强化儿童身体位置及控制能力。

6. 寻宝活动(图 5-2)

(1) 适应证:触觉防御或迟钝、感觉调节障碍。

(2) 器材:小玩具、豆子、沙子或米粒等。

(3) 感觉统合刺激:将儿童喜欢的小玩具埋藏在装有沙子或米粒、豆子的桶中,鼓励儿童伸手将埋藏的玩具找出来。活动能够提供触觉刺激及锻炼动作计划能力等。

图 5-2　寻宝活动

三、前庭平衡觉活动

1. 平衡台活动

(1) 适应证:多动症、身体协调不良、本体感觉及前庭觉控制不良者。

(2) 器材:平衡台、平衡板、球、篮筐、旋转浴盆等。

(3) 感觉统合刺激:跪在或坐在平衡台上,双人扶持并摇晃平衡台;仰卧或俯卧平衡台上,在摇晃的平衡台上匍匐前进;在平衡台上做蹲起。活动能够有效提高前庭感觉功能,控制重力感,发展儿童平衡能力,并起到强化身体形象,增强腰腹肌及下肢肌力,建立身体协调及双侧统合的作用。

2. "飞机飞"活动(图 5-3)

(1) 适应证:多动症、孤独症、身体协调不良者。

(2) 器材:无。

(3) 感觉统合刺激:治疗师抱住儿童胸腹部使其呈俯卧姿势,伸直双臂,做前—后—左—右各向摆动,也可以将孩子慢慢举起做上下降落摆动活动;或治疗师仰卧位,屈髋屈膝,双臂上举,将儿童托举于手上和屈起的小腿上,慢慢上下及前后摆动。活动能够有效提供大量本体感觉和前庭觉刺激,提高身体形象认识、稳定情绪及社交能力等。

3. 摇小船和跷跷板(图 5-4)

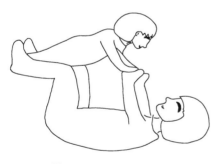

图 5-3　"飞机飞"活动

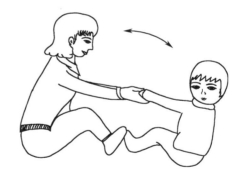

图 5-4　摇小船活动

(1) 适应证:多动症、孤独症、身体协调不良者。

(2) 器材:无。

(3) 感觉统合刺激:治疗师与儿童相对屈膝而坐,脚掌相对,拉住其双手,前—后—左—右摇晃,边唱边玩摇小船游戏;或让儿童双脚踏至治疗师膝部,轮流进行坐起与仰卧间转换的跷跷板游戏。活动能够促使儿童控制重力感,提高前庭觉刺激,发展儿童平衡能力,并起到强化身体形象,增强腰腹肌及下肢肌力作用。

4. 球上爬行(图 5-5)

(1) 适应证:手眼协调不佳、身体协调不良者。

(2) 器材:巴氏球。

(3) 感觉统合刺激:儿童俯卧巴氏球上,伸展双臂,治疗师抓住其小腿前后推拉或左右移动,可以刺激前庭平衡觉及本体感觉,训练保护性伸展反应;进行双手着地行走可产生大量手部触觉及本体感

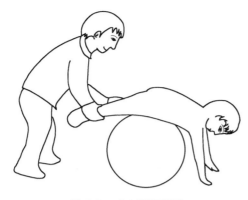

图 5-5　球上爬行活动

觉,促进手腕控制及动作计划能力。爬行可锻炼手眼协调性及身体的线性关系;不同姿势下的球上运动有利于改善姿势控制及肌张力。

5. 投球

(1) 适应证:触觉防御、手眼协调不佳、身体平衡差、身体协调不良者。

(2) 器材:巴氏球、羊角球、平衡板、平衡台、蹦床、小皮球、篮筐等。

(3) 感觉统合刺激:儿童坐在晃动的平衡台上或巴氏球上,将手中的小皮球投掷到篮筐中;或双手抓住羊角球的把手,在原地上下跳动、前后左右移动或旋转,并将手中的球投掷到篮筐中。在平衡板或平衡台上移动、球上弹跳能够提供大量前庭觉及本体感觉刺激。向篮筐中投掷皮球可以训练儿童手眼协调性及空间概念。跳动练习有利于动作计划及身体双侧协调性能力的提高。

四、本体感觉活动

1. 翻越障碍(图 5-6)

(1) 适应证:本体感觉及深触觉障碍、身体不协调、平衡差者。

(2) 器材:地垫、楔形垫、枕头、豆袋、被子、抱枕或海洋球池。

(3) 感觉统合刺激:将枕头、被子、垫子或楔形垫等堆积成小山,鼓励儿童在上面翻滚或从小山中爬出;或帮助儿童正着或倒着爬入海洋球池中,在球池中翻滚、爬行、跳跃、爬进爬出等。此类活动能够提供大量本体感觉、深触觉刺激,同时能够训练双侧协调及动作计划能力等。

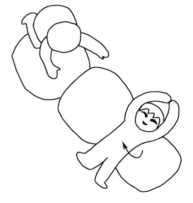

图 5-6　翻越障碍活动

2. 大力士摔跤

(1) 适应证:本体感觉及深触觉障碍、身体不协调、平衡差者。

(2) 器材:无。

(3) 感觉统合刺激:儿童与治疗师、爸爸、妈妈在跪位或站立位等姿势下玩摔跤游戏。在不同姿势下进行摔跤,儿童需要努力控制姿势的同时还需要用力扭动身体,能提供强烈的本体感觉,有利于身体形象的认知,动作计划等。

3. 不倒翁

(1) 适应证:本体感觉及深触觉障碍、身体不协调、平衡差者。

(2) 器材:无。

(3) 感觉统合刺激:治疗师与儿童面对面,可尝试不同姿势,包括双膝跪位、单膝跪位、四点跪位或前后脚站立。治疗师与儿童双掌对合,十指紧扣,双方慢慢地用力互推,引导儿童保持不倒,取得胜利,或故意将儿童慢慢推倒在地。不同的姿势能让儿童感受不同身体位置、本体感觉及姿势控制,并能训练肌力。推倒的过程能训练平衡反应,强化上身肌力和下半身的耐力。

五、视觉及听觉活动

1. 保龄球

(1) 适应证:注意力不集中、手眼协调性差、身体不协调、平衡差者。

(2) 器材:保龄球。

(3) 感觉统合刺激:儿童盘膝而坐,将小型球门对面放置,距离儿童 1.5m 左右,鼓励儿童将各种颜色的塑料水果、积木、玩具皮球等滚向或投向球门内,并计算他成功瞄准的次数。逐渐增加难度,如增加距离和改变角度,或采用半跪或手肘支撑姿势,甚至是边跑边用脚踢球入门的方式。滚球入门能够训练视觉能力及眼-球追踪能力,并促进手眼协调及视觉空间位置的发展。采用不同姿势完成任务能增加本体感觉及姿势控制能力等。

2. 光影追踪(图 5-7)

(1)适应证:注意力不集中、手眼协调性差者。

(2)器材:激光笔或手电筒。

(3)感觉统合刺激:在光线较暗的室内,治疗师手持激光笔或手电筒照在天花板或墙壁上,慢慢移动,引导儿童用眼睛追踪光线,并保持头部不动,重复 4~5 个来回;要儿童用手指指着光线追踪;或让儿童手持激光笔或手电筒,一起照着追踪光线;改变照光路线,从一点

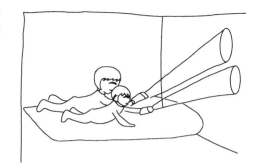

图 5-7　光影追踪活动

突然跳到另一点、三角形、8 字形、口字形、之字形路线等增加难度。光感追踪能够促进眼球随意活动能力及追踪能力的发展。用手指追踪光线,有利于综合本体感觉及视知觉。由一点跳往另一点的视觉追踪,是抄写能力的主要基础。双手持激光笔过中线活动,能促进双侧协调,惯用手的建立。

六、动作计划活动

1. 花样滑行(图 5-8)

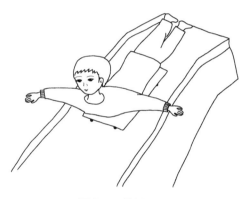

图 5-8　花样滑行

(1)适应证:姿势控制能力差、本体感觉及深触觉、平衡协调性控制不良者。

(2)器材:滑板、斜坡滑梯、豆袋等。

(3)感觉统合刺激:儿童俯卧在滑板上,双臂伸展姿势,按指令向指定方向旋转滑行,按指令停止运动;从斜坡上滑下,边滑边向指定方位投掷豆袋等物。按照儿童需要以坐、跪等不同姿势滑行。俯卧伸展姿势可增加头颈背部肌肉张力,提高姿势控制能力。旋转及在滑板上运动能增加前庭觉刺激。游戏活动中有利于手动作计划及视觉-动作整合的提高。

2. 跨越障碍

(1)适应证:姿势控制能力差、本体感觉及深触觉、平衡协调性控制不良者。

(2)器材:鞋盒、棉花、豆粒、橡胶粒、发泡塑料、海绵等。

(3)感觉统合刺激:将不同质感的东西如棉花、豆粒、橡胶粒、发泡塑料、硬体海绵等分别放入不同的大鞋盒内,将盒子(8~10 个)排列成一条路线(呈直线或 S 形等),盒与盒之间距离 10cm 左右(相隔距离不必完全相同)。儿童脱掉鞋袜,沿着盒子一步一个地行走。本游戏能够有效促进动作计划能力的发展,能锻炼视觉空间概念,改善平衡觉及眼-脚协调,并能为双足提供丰富触觉刺激。

七、两侧协调及手眼协调活动

1. 拍球

(1)适应证:姿势控制能力差、本体感觉、手眼协调性及平衡协调性控制不良者。

(2)器材:皮球、触觉治疗球。

(3)感觉统合刺激:坐着或站着用双手拍球;用惯用手拍;左右手轮流交替拍;双手交叉拍;边拍边走路或转圈。注意:儿童身体左右摆动时,治疗师扶其骨盆减低身体摆动;可选触觉治疗球(即凹凸面)代替增加触觉刺激。拍球能提供本体感觉及触觉刺激,提高手眼协调性及双侧协调能力,边拍球边走路能训练动作计划能力,视-动整合功能。

2. 飞人玩球(图 5-9)

(1)适应证:姿势控制能力差、本体感觉、手眼协调性及平衡协调性控制不良者。

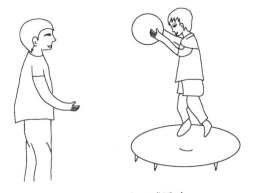

图 5-9　飞人玩球活动

（2）器材：蹦床、皮球、触觉治疗球。

（3）感觉统合刺激：儿童站在蹦床上边跳边玩抛接球游戏。可以有效提供本体感觉、前庭觉，及更高要求的身体协调性能力、手眼协调能力。

八、精细协调性活动

1. 适应证　手部小肌肉活动不灵活、手指力量不足、手部触觉不敏感、手眼协调性差者。

2. 器材　包装用泡泡塑料袋、胶泥、橡皮泥、面粉、各种珠子、不同大小的球、拼接棒、泡沫剃须膏等。

3. 感觉统合刺激　让儿童将包装用的泡泡塑料纸上的泡泡捏破；用胶泥、橡皮泥、面粉团等捏出各种不同形状的小玩偶；用彩绳将不同孔径的大小珠子穿成串；用泡沫剃须膏在镜子上涂抹画自己。挤泡泡、泥塑等活动可以训练手指力量、手眼协调、双手协调等，并能提供触觉刺激，减轻触觉防御及提高触觉分辨能力。镜子上画自己可以锻炼手眼协调，并能认识自己身体等。

九、感觉统合辅助治疗方法

（一）感觉餐单

感觉餐单是一种治疗策略，是根据儿童的感觉需求精心设计的一天活动量和流程，包括一天、一周甚至一个月的餐单。如同关注儿童的饮食营养要均衡一样，认真对待儿童的感觉"营养"需求，为儿童设计出实用的、治疗量适中的、精心安排的个人家庭活动方案。将以感觉为基础的活动与日常生活科学艺术地结合在一起。

1. 目的　调节感觉失调，使儿童能正确接收感觉信息；促进感觉统合，使儿童建立理想的兴奋状态适应环境；减少自我刺激或自伤的行为；最大程度减少注意力分散，使儿童能集中精力学习、社交，达到促进发育的目标。

2. 方法　制作感觉餐单需要考虑多种要素，包括时间、空间、活动的可调整性、儿童的兴趣、治疗团队的接受能力。如每项活动的持续时间、活动与活动之间的时间间隔，训练环境的安排，训练器材的选择、活动流程的调整、活动与活动之间的合理搭配等。

（二）Wilbarger 治疗法

1. 治疗机制和目的　治疗性深触压皮肤和挤压关节，短时间内向大脑输入大量触觉和本体感觉信息，调节大脑觉醒状态，镇静安神，改善感觉防御。

2. 适应证　年龄在 2 个月以上、生命体征平稳的感觉防御障碍儿童。

3. 方法

（1）工具：选用柔软的高质量手术刷。

（2）治疗部位：手臂、手掌、背部、腿部、足底以及躯干和四肢关节。

（3）操作顺序：先擦刷皮肤，再挤压关节；先从感觉防御相对较轻的部位开始，通常从下肢开始，最后处理症状最严重的部位。

（4）刷擦方法：治疗师手拿手术刷，直接刷在儿童皮肤上，将刷毛压下去，先顺着汗毛生长方向，缓慢地、连续地、均匀地移动刷子，每个部位只刷一次，不断更换擦刷部位。

（5）关节挤压法：每个部位擦刷后立即进行稳稳地、重重地、有节奏地挤压关节 8～10 次，挤压四肢大关节和脊柱关节，包括小关节。也可以鼓励儿童做跳跃、翻滚、俯卧撑等动作。

（6）治疗频率：每 90min 至 2h 治疗一次。

（三）水疗

水疗是以水为媒介，利用不同温度、压力、成分的水，以不同的形式作用于人体，以预防和治疗疾病、提高康复效果的方法。水是一种具有强大动力的治疗性介质，儿童在水中进行全然不同的活动和学习，一边娱乐一边治疗。其既能促进心肺功能、肌力提高、体能、姿势控制、人际关系、情绪、日常生活能力全面发展,而且能够使儿童在寓教于乐中获得全面丰富的感觉经验。

1. 治疗机制 水疗能够为儿童提供多种感觉信息,使水疗获得具有类似于感觉统合治疗的效果。由于水的流动性和水流方向的不断变化,使皮肤感受器始终处于敏感状态,不断向中枢系统传输触觉信息及温度觉信息。儿童在重力和浮力的作用下,所进行的任何平面、角度、任意姿势的运动都能够产生丰富的前庭觉信息。前庭觉失调的儿童在水中进行姿势的控制更有利于提高前庭觉统合加工能力。水疗对水的流动性、压力的抗阻运动以及水对皮肤的触觉感受器的挤压,都可以产生与陆地截然不同的本体感觉。在水中组织球类活动、小游戏等有利于儿童组织计划、专注力、认知学习、沟通和社交能力。

2. 水疗法

(1)水中运动池:治疗浴池可采用水泥瓷砖建成,或橡胶气垫式简易泳池,多采用圆形治疗浴池,深度为 0.60~1.05m。

(2)水中运动方法:让儿童进入水中,站在平行杠内,水面达到儿童能够站稳即可,双手抓杠练习行走。或治疗师从不同方向推水浪或用水流冲击儿童身体,使其身体能够保持平衡。而在水中最好的协调性运动就是游泳,开始可以让儿童在一个固定的位置进行原地游泳动作,以后逐渐过渡到儿童能完全独立进行游泳运动。

(四)眼动控制

1. 治疗机制 视觉运动技能包括视觉注意、固视、扫视、追视、旋转运动、辐辏等技能。在中枢神经系统正确支配下,视觉系统与前庭系统、本体感觉密切配合,促使视觉快速、连续地从环境中获取信息。前庭觉-眼球-颈之间相互联系互为影响的三角关系,使个体在凝视静态目标时能做到稳定头颈、双眼固视在目标物;而个体在追视移动目标时,双眼随头颈平稳地移动跟踪目标物。前庭系统向视觉系统提供空间定位和空间定向信息,产生"空间视知觉"。前庭觉、本体感觉与视觉系统的整合,协调头、眼和身体的运动。在前庭-视觉-颈部本体感觉的三角关系中,任何一方功能受损都会影响到三角关系的稳定性。增加前庭觉、本体感觉输入,提高前庭觉、本体感觉和视觉的整合能力,可以促进眼动控制的发展。

2. 眼动控制训练

(1)持续注视和追视训练:儿童坐在或卧在旋转训练器或旋转木马上等,治疗师顺时针或逆时针旋转训练器,引导儿童在旋转器上保持平衡,旋转结束后,引导儿童进行水平、垂直、前后、对角线等轨迹注视;或由治疗师持一玩具在儿童面前无规律变换位置,引导儿童跟踪注视玩具;在儿童面前不同的距离放置两个玩具,一个距眼 30cm,两一个距眼 50~90cm,引导儿童进行交替注视。

(2)立体视觉和动态视觉训练:使儿童坐在秋千上、滑板上、旋转木马上等,儿童能够接受的情况下较大幅度地摇晃或旋转秋千、滑板,并引导儿童持续注视治疗师持有的玩具。

(3)手眼协调性训练:让儿童在蹦床上弹跳,治疗师与儿童在弹跳中玩抛接球的游戏;引导儿童练习一边跨越障碍物一边拿取目标玩具;或是引导儿童在黑板上跟随治疗师的轨迹进行线条跟踪画。

(五)口面部感觉运动治疗

1. 治疗机制 口腔内有触觉、本体感觉、嗅觉、味觉等丰富的神经支配,可以发生反应低下、反应过高、感觉寻求等导致的各种感觉调节障碍、运动障碍和心理行为问题等,如吸吮、吞咽、呼吸失协调等口腔各器官的运动功能障碍,而口腔的感觉和运动障碍也会并发一系列与口部相关的心理行为问题。口面部的感觉运动治疗有助于增强大脑对口腔结构的意识,促进口腔感知正常化,并进一步提高全身感觉统合功能。

2. 口面部感觉运动训练

(1)体位及姿势:标准的治疗体位是端正的坐姿,有利于儿童正确接收前庭觉和本体感觉反馈,促进儿童与治疗师之间的沟通和学习。

(2)训练方法:使用棉签棒、振动棒、压舌板、硅胶奶嘴、硅胶磨牙器以及戴上橡皮手套的手指或各类质感的食物等为工具,以合适的力度按摩口腔各个部位,提高口部感觉调节能力和辨别功能等。此外,使用各种硅胶磨牙器、口哨、不同型号的吸管、各种食物等工具进行游戏和进食,能够让儿童接受口腔内器官和发声器官的活动练习,从而提高唇颊、舌、软腭等器官的活动度,以及发声器官的协调性活动能力。

本章小结

　　人们感受世界、完成各种活动时,往往不是凭借某一个感觉系统或运动系统就可以完美实现,而是需要多个感觉系统在中枢的统一调整下进行,这就是"感觉统合"。它是个体生存与发展的基础能力之一,对个体生活和学习的各个方面产生重要影响。本章的感觉统合失调治疗是基于感觉统合理论,由治疗人员为感觉统合失调儿童组织、实施有意义的治疗性活动,使其在获得所需要的感觉信息后作出适当的反应,用于改善儿童大脑感觉加工能力的治疗方法。

（石丽宏）

扫一扫,测一测

练习题

一、名词解释
1. 感觉统合
2. 感觉统合失调
3. 感觉辨别

二、简答题
1. 感觉统合如何分类?
2. 感觉统合治疗原则是什么?
3. 前庭觉的基本功能是什么?

三、思考题
谈谈感觉统合失调的分类和作业治疗。

思考题及思路解析

第六章	治疗性作业活动

06章 PPT

学习目标

1. 掌握治疗性作业活动的概念、应用原则及治疗作用,治疗性作业活动分析方法。
2. 熟悉治疗性作业活动的常用工具、材料及注意事项。
3. 了解治疗性作业活动的特点及代表性活动。
4. 能根据患者的功能评估和目标选择恰当的治疗性作业活动;调节活动的程度,使用、管理常用工具;与患者及家属沟通,帮助和指导患者进行作业活动训练。

第一节 概　述

人类需要作业活动,活动是作业治疗的核心。治疗性作业活动直接来源于生活、工作及休闲活动,是作业治疗所常用的有意义、持续或有规律地进行的基本活动。患者在反复实施和完成作业活动的过程中获得身和心两方面的康复。治疗性作业活动是作业治疗实用性及灵活性的具体体现,同时也是作业治疗师创造性和开拓性的直接体现。

一、治疗性作业活动的概念

治疗性作业活动(therapeutic activity)是作业治疗的重要组成部分,是通过精心选择的、具有针对性的作业活动,维持和提高患者的功能,预防功能障碍或残疾的加重,使患者获得或提高独立的生活能力,提高生活质量。

治疗性作业活动具有如下特点:①有一定的治疗目标,对身体活动功能,如心理上、情绪、健康等有一定的治疗作用;②患者本人参加活动,从中受到了训练,并因作业活动的成果而感到满足;③所选的作业活动与患者日常生活或工作学习有关;④有助于改善或预防患者的功能障碍,提高生活质量;⑤符合患者的兴趣,活动的方式可在一定范围内由患者自己选择;⑥作业活动时间、活动量、活动难度等可依年龄、性别、体质等加以调节;⑦作业活动的性质及作用主要以科学知识和治疗师的专业经验为依据。

二、治疗性作业活动的分类

作业活动有多种分类方法,治疗性作业活动也有多个类型。临床中最常采用按照治疗性作业活动的功能分类,通常包括自我照顾性作业活动(如穿脱衣服、进食、修饰等)、生产性作业活动(如陶艺、木工作业等)和休闲娱乐性作业活动(如棋牌游戏、书写绘画、参与集体活动等);也可按照所需技能进行分类,包括针对肌肉骨骼功能的作业活动、感觉运动功能的作业活动、认知功能的作业活动、心理社会功能的作业活动等。但各类中又会有重复,如编织作业,既属于手工艺类作业活动,又因为可以有成品生成,还可以归类到生产性作业活动,同时患者在完成该项作业活动的过程中还可以调节情绪,所以也兼顾休闲娱乐的功效。因此,在本章的具体活动介绍时并没有划定严格界限,仅从易于理解和掌握的角度分别介绍。

三、治疗性作业活动的应用原则

治疗性作业活动种类多,作业活动项目更是繁多,治疗师在为患者选择一项作业活动时,既要符合患者的实际功能水平,也要兼顾患者的兴趣爱好,还要考虑周围环境等。只有综合考虑各方面因素,才是有目的的、有针对性的、精心选择的作业活动。在选择和实施一项作业活动时应遵循以下原则:

(一)在评定基础上有目的选择

在选择治疗性作业活动前,应对患者的功能情况进行全面的评定,评定内容包括患者的基本情况、身体功能、心理功能、认知、言语状态、兴趣爱好、康复需求等,可通过观察、询问、检查、测量、查阅病历、问卷等方法。

1. 基本情况 包括年龄、性别、文化程度、家庭情况、经济收入、伤病原因、部位、病情发展等方面。

2. 躯体功能 包括肌力、关节活动范围、平衡、协调、步行、转移、日常生活活动能力、手功能及职业能力等。

3. 认知功能 包括感知、认知、言语等,如注意力、记忆力、解决问题能力及有无交流障碍等。

4. 心理功能 包括患者伤病前后的情绪、行为、个性有无改变,以及有无抑郁、焦虑等。

5. 兴趣爱好 选择作业治疗活动前要了解患者的文化背景、生活经历、个人兴趣及特长等。

6. 职业情况 包括工作环境、工作要求、工作任务、工作时间、职业兴趣、单位意向等。

7. 康复需求 包括患者对自身病情及预后情况的了解,以及对治疗的积极性和预期目标等。

(二)作业活动分析

为了准确选择治疗性作业活动的方法,使其达到治疗的需要和目的,应对作业活动进行详细的分析,了解活动所需的技能和功能要求、活动顺序、场所、时间、工具以及有无潜在危险等。具体作业活动分析方法详见第二章内容。

(三)调整作业活动

在功能评定和作业活动分析的基础上,可对活动进行必要的调整,以更好地达到治疗目的。活动的调整应包括:

1. 工具的调整 如象棋训练时将棋子与棋盘加上魔术贴,以增加下棋的难度,在游戏的同时加强肌力、耐力的训练效果;将棋子、棋盘改造成用脚来完成下棋活动,以改善下肢的肌力或平衡协调功能;用筷子夹棋子改善手的精细功能和 ADL 能力;加粗手柄工具使抓握功能稍差的患者较容易完成活动等。

2. 材料的调整 如手工编织、木工作业活动中选择不同质地的材料,质地较硬的材料对肌力要求较高等(图 6-1)。

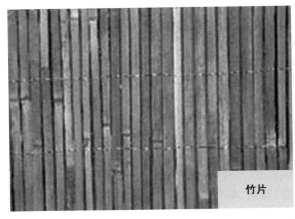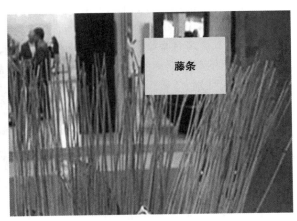

竹片　　　藤条

图 6-1　作业活动材料

3. 体位或姿势的调整

（1）体位的调整：如插棒作业活动中，站立位进行可增强立位平衡能力及站立的耐力；坐位进行可改善认知功能或提高视觉扫描能力（图 6-2）。

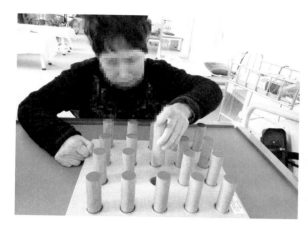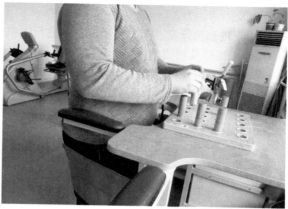

图 6-2　体位或姿势的调整

（2）姿势的调整：如钉钉子作业活动中，选择不同的姿势可训练上肢各大关节的功能，如肘关节屈伸、肩关节内外旋等。调整治疗用品的位置也可达到上述效果。

4. 治疗量的调整　从治疗时间、频率、强度进行调整。如心脏病患者步行训练时，应严格控制运动量，速度不宜过快、时间不应过长，以适宜心率为度。

5. 环境的调整　如改善认知功能时，选择较安静的环境以避免注意力分散；为提高患者环境适应能力、实际生活或工作能力，应在真实环境中进行，如木工车间、金工车间作业等。

6. 活动方法的调整　简化活动方式和程序，可选择某一活动中的一个或几个动作进行训练。如选择篮球活动中的传球、投篮、运球分别进行训练，而非打一场比赛；截瘫患者，可选择轮椅篮球赛形式进行训练。

（四）以集体形式活动

治疗性作业活动尽量以集体活动的方式进行，可提高患者治疗的积极性和治疗效果。集体训练的优点：趣味性强，能调动患者的积极参与性；培养患者合作和竞争意识；提高患者社交能力；有利于患者间的交流，增进友谊。作业治疗更鼓励集体训练，尤其是趣味性活动。

（五）充分发挥治疗师的指导、协调作用

在治疗性作业活动中，作业治疗师起到组织、指导和协调的作用，治疗师在活动中收集患者的基本信息，进行作业活动评估，制订作业治疗计划；及时与患者或家属沟通，解决患者所关心的问题；指导和教育患者进行功能训练。在作业治疗过程中，应充分发挥治疗师在活动中的作用。

四、治疗性作业活动的作用

治疗性作业活动不同于一般的作业活动。它以治疗为目的，既能帮助患者维持和提高现有的功能、发挥最大限度的残存功能，还可以改善患者的心理状态，提高患者的生存质量和社会适应能力。治疗性作业活动具有躯体、心理、职业、社会四方面治疗作用。

（一）躯体功能方面

根据患者的躯体功能情况，选择正确的作业活动训练方法，改善患者运动功能、感觉功能以及日常生活能力。

1. 增强肌力和耐力　如木工、金工、制陶、泥塑、投篮、舞蹈、飞镖、足球、绘画、书法、轮椅竞技、缝纫、郊游、爬山等作业活动，可提高机体肌力及耐力。

2. 改善关节活动范围　如滚筒、砂磨板、制陶、泥塑、绘画、书法、编织、篮球、乒乓球、舞蹈、捏橡皮泥、纺织等作业活动，可增加关节活动范围，提高活动能力。

3. 改善手的灵活性　如泥塑、棋类游戏、牌类游戏、绘画、书法、编织、折纸、镶嵌等作业活动，提高手的功能。

4. 减轻疼痛　如通过进行牌类游戏、棋类游戏、泥塑、绘画、书法、音乐等转移患者注意力,达到减轻疼痛的目的。

5. 改善平衡和协调能力　如套圈、保龄球、篮球、舞蹈、足球、飞镖、投掷游戏等作业活动,提高身体平衡及协调能力。

6. 促进感觉恢复　如利用不同材料进行的棋类游戏、牌类游戏、手工艺制作、制陶、泥塑等作业活动方法,促进感觉功能的恢复和提高。

7. 提高日常生活能力　如进行穿衣、进食、洗浴、如厕、家务活动等,恢复或提高患者的 ADL 能力。

（二）心理方面

治疗性作业活动能够调节情绪,消除抑郁,陶冶情操,振奋精神,改善患者心理状态,恢复或提高患者康复的信心。

1. 调节情绪　如采用木工、金工、泥塑等宣泄性活动,使患者情绪合理宣泄,从而促进其心理平衡。

2. 转移注意力　如采用音乐、舞蹈、绘画、书法、泥塑、棋牌类游戏、编织、折纸、镶嵌、电子游戏等转移其注意力,调节患者精神。

3. 增强自信心　如穿衣、进食、洗浴、家务活动等日常生活活动练习,提高患者独立生活能力。

4. 提高成就感　如制陶、泥塑、绘画、书法、编织、折纸、镶嵌、手工艺制作等作业活动方法,让患者生产出产品,提高自身成就感及满足感。

5. 改善认知、知觉功能　如电子游戏、绘画、棋类游戏、牌类游戏、书法、音乐等作业活动方法,提高患者注意力及解决问题的能力。

（三）职业能力方面

有针对性选择与患者职业有关的作业活动,可提高患者劳动技能,增强患者的竞争与合作意识,提高职业适应能力,增强患者再就业的信心。

（四）提高社会适应能力

通过有目的和有针对性地进行集体作业活动,改善患者的社会交往能力和人际关系,促进患者重返社会,同时也增强了社会对残疾人的了解和理解。

知识链接

COPM

加拿大作业表现量表(Canadian occupational performance measure,COPM)是目前国际上常用的活动能力及作业表现的评定量表,由加拿大作业治疗师 Law Mary 博士等人于 1998 年提出的,主要用于评价个体对于自身作业表现及日常生活活动的满意度。其具体包括三个方面的内容:日常生活活动、生产活动、休闲活动。该量表是由治疗师实施的半开放式问卷,需要 30~40min,临床有效性好,可靠性高,重复可靠性为 0.75~0.89,临床使用广泛,已被翻译成 20 种语言,约 35 个国家已使用。

第二节　生产类作业活动

生产类作业活动包括木工、金工、陶艺、缝纫、建筑、机械配置等各个行业的作业活动,对患者的精神功能和身体功能具有积极的治疗意义。目前,国外较少应用此类作业活动训练方法,本节仅对作业治疗常用的具有代表性的木工、金工、制陶等进行介绍。

一、木工作业

木工作业是利用木工工具对木材进行锯、刨、打磨、加工、组装,制作成各种用具或作品的一系列作业活动,具有方便、实用、易于操作、安全的特点。

（一）常用工具及材料

1. 常用工具　包括锯、刨、木工台、桌椅、凳、螺丝刀、纸、钻、钳子、钢尺、锤子、软尺、记号笔、砂纸、刷子等。

2. 常用材料　包括木板、合成板、木条、钉子、油漆、白乳胶、腻子等。

（二）代表性活动

木工作业活动类型繁多,包括选料、量尺寸、画线、拉锯、刨削、钉钉子、打磨、组装、着色等,其中最具代表性的是锯木、刨削和钉钉子。

（三）活动分析

本节仅介绍锯木、刨削和钉钉子。

1. 锯木　可增加上肢肌力和耐力,改善肩、肘关节和躯干活动范围,提高躯体平衡能力。活动成分有:

（1）固定木材:小块材料用一侧下肢踩于矮凳上固定或用台钳固定。大块木材需专门固定装置进行固定。

（2）拉锯:用单手或双手持锯,利用肩肘关节屈伸的力量平稳完成拉送动作。

2. 刨削　也可增加上肢、躯干肌力和耐力,改善肩、肘关节和躯干活动范围,提高躯体平衡能力。活动成分有:

（1）固定木材:用台钳将木材牢固地固定于水平桌面上,以保证所刨出的平面水平。

（2）刨削:双手或单手持刨,利用躯干、肩肘关节屈伸的力量平稳完成推拉动作。

3. 钉钉子　可增加上肢肌力和耐力,尤其是肘、腕部肌群力量和握力,改善肩关节内外旋、肘关节屈伸、腕关节屈伸、腕关节尺偏和桡偏活动范围,改善手眼协调性,宣泄情绪(图6-3)。活动成分有:

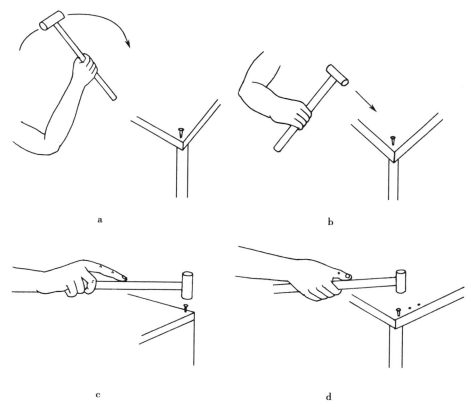

a　　　　　　　　　　　　　b

c　　　　　　　　　　　　　d

图6-3　钉钉子作业活动

（1）固定:木材固定方法同上,钉子可用手持固定或钳夹固定。

（2）锤打:根据治疗目的不同,可分别应用肩关节内旋、肘关节伸直、腕关节屈曲、腕关节尺偏的力量用力向下敲打。

（四）活动选择与调整

1. 工具选择　用弯手柄锯子或环状手柄锯子增加抓握的稳定性。加粗手柄锤子和刨子可有利于抓握。

2. 材料选择　增加木材的硬度可增强肌力。选择不同的钉子和锤子大小，会产生不同的治疗效果。

3. 位置的调整　固定于较高位置的木材进行锯断时，主要训练肘关节的屈伸功能；较低位置，主要训练肩关节后伸功能；木材固定于斜板上有助于扩大肩关节屈曲活动范围。

（五）注意事项

1. 注意安全防护，必要时戴安全帽，噪声大时需使用防噪声设施（如耳塞），有粉尘和刺激性气体时需配备吸尘和排气装置并佩戴口罩。坐轮椅者需固定腰带。

2. 使用锯、刨等锋利工具时注意避免割伤，尤其手灵活性较差和感觉障碍者。

3. 打磨时注意避免磨伤手部皮肤。

4. 木工作业时注意防火，木材、塑料、油漆均属于易燃品。

5. 因油漆难以清除，刷漆时注意避免污染其他物品，刷漆阶段产生刺激气味，必要时戴口罩。

二、金工作业

金工是指用金属材料制作物品的过程或工艺，是中国工艺艺术的一个特殊门类，主要包括景泰蓝、烧瓷、花丝镶嵌、斑铜工艺、锡制工艺、铁画、金银饰品等。工种有车工、铣工、磨工、焊工等。金工制作过程中捶打、拧、敲击、旋转等活动强度较大，动作简单，可较好地宣泄过激情绪，产品易于长久保存及使用，但多需专业工具和专门培训，近年多数工艺已不在作业治疗中应用。

（一）常用工具及材料

1. 常用工具　台钳、铁锤、扳手、钳子、螺丝刀、剪刀、镊子、直尺、记号笔、车床铣床、切割机等。

2. 常用材料　各种金属材料、钉子、螺丝等。

（二）代表性活动

金工作业活动类型繁多，包括划线、锯削、锉削、刮削、研磨、钻孔、扩孔、攻螺纹、拧螺丝、捶打、装配、修理等，其中最具代表性的是锤打、拧螺丝。

（三）活动分析

本节仅介绍锤打、拧螺丝。

1. 锤打　可增加上肢肌力和耐力，改善上肢关节活动范围，改善手眼协调性，宣泄情绪。活动成分有：

固定：用手、钳或台钳固定。

锤打：方法同钉钉子，但活动强度更大，可利用肩关节内旋、肘关节屈伸、腕关节屈曲或腕关节尺偏的力量，强度大时需用全身的力量。

2. 拧螺丝　可改善手的灵活性，扩大前臂旋转及手指的活动范围，增强上肢肌力，促进感觉恢复。活动成分有：

握持：用拇指、中指、环指三指捏持，或通过抓握扳手或螺丝刀固定。

旋转：利用手指的活动旋转，如用手指直接拧；或通过前臂旋前、旋后来旋转，如利用螺丝刀；或利用腕关节的屈伸来旋转，如应用扳手时。

（四）活动选择与调整

1. 工具选择　手抓握功能欠佳者可用加粗手柄工具，握力不足者可加长工具手柄来延长力臂。

2. 体位调整　根据训练目的可选坐位、站立位，也可通过位置的改变扩大关节活动范围。

3. 工序调整　如制作整件产品不方便，可仅选其中一些工序进行训练。

（五）注意事项

1. 捶打时应注意安全，不要伤及自身。

2. 接触锋利的刀具和材料避免受伤。

3. 处理金属材料时可能有材料温度升高的情况，避免烧烫伤。

4. 切割、锤打等活动会引起碎屑飞起，注意使用保护网而避免造成伤害。

5. 有攻击或自伤行为者禁用，以免造成人身伤害。

三、制陶作业

陶艺是中国的传统古老文化,又称陶瓷制作。陶艺的基本材料包括土、水、火等,主要通过水土揉合的可塑性、流变性、成型方法及烧结规律等工艺,生产制造出不同的陶艺形态,日常生活中使用的锅、碗、瓢、盆等,大多由陶瓷制成。制陶作业活动趣味性及操作性较强,对场地及材料要求不高,且可用橡皮泥等材料替代,易于在作业治疗中开展。

（一）常用工具及材料

1. 常用工具　包括转盘(陶车)、面板、面杖、金属棒、竹刮板、针、石膏粉、容器、瓷器刀、剪刀等。
2. 常用材料　包括陶土、黏土(瓷土、陶土)、釉彩等。

（二）代表性活动

制陶作业包含原料选择与处理、器物成型与装饰、烧成工艺三个部分,其中最具代表性的训练是调和黏土和成型工艺。

（三）活动分析

本节仅介绍调和黏土和成型工艺。

1. 调和黏土
（1）准备好适量黏土,加水后在面板上反复揉搓,直至挤出所有空气。
（2）自中心向外按压,制成厚饼状。
（3）用面杖擀压黏土,使其平整且厚薄均匀,便于成型。

2. 成型工艺
（1）泥条盘筑成型法:取适量泥料,用双手自然捏紧、转动成圆棒状;将圆泥棒横放于工作台上,用手指均匀地搓动,边滚边搓,左右手指走动,从粗到细;自然、平和地搓泥条,根据需要搓成粗细一致、大小均匀的泥条;将泥条放在转盘上做一底部,然后将泥条边转边接边压紧,边转动转盘,依次加高,做成造型。每增加一层需要内外压平、压密、压匀,以免干燥时开裂。
（2）手捏成型法:可以不用工具,光用手捏,有较大的自由度,只需用手把泥团捏成你自己想要造型的形状即可(图6-4);还可用雕塑刀等工具做成雕像,在泥半干时将雕像挖空。

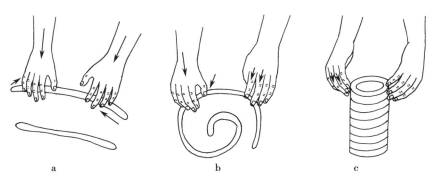

a b c

图6-4　手把泥团捏成型

（3）泥板成型法:将泥块通过人工或压泥机滚压成泥板,然后进行塑造。滚泥板时,把泥块放在两块布中间,从泥块的中心向四周扩散(转动布块)。制作时利用泥的柔软性,可以像用布一样成型,利用泥板的坚硬特点又可把它当成木板一样来成型。
（4）印模成型法:利用石膏模具来进行成型,根据造型翻成若干块模具,待模具干燥后,即可印制坯体,印模成型。印模时要用力均匀,压紧,要分模印制,然后再合成,在接口处要用泥浆粘接好,坯体脱模后有残缺的要修补,多余的要刮掉。
（5）拉坯成型法:利用旋转的力量配合双手的动作,再拉坯机上将泥团拉成各种形状的成型。此法技术性强,需要花很长的时间才能掌握,坯体可以先从简单的碗、杯、盘开始,熟练后再拉瓶、罐等复杂的造型。
（6）泥浆铸件成型法:先用泥或石膏做母模翻成石膏模(分块),石膏模留有注浆口,模具干燥后,把配制好的泥浆注入石膏模内,随着石膏模的吸水速度,及时注满泥浆,当石膏模吸浆达到一定厚度时,将模内多余的泥浆倒出,控干待泥坯脱离模壁后,再从石膏模内取出坯体即可,另外还要保持一定的干湿度进行保湿,以便进行下一步修坯、粘接、装饰等。

（四）活动的选择与调整

1. 材料选择　可使用清洁易购买的替代品如硅胶土（泥）、橡皮泥等代替黏土。为改善关节活动范围和缓解疼痛,可使用加热黏土进行训练。

2. 体位调节　根据需要可选择站立位、蹲位、坐位,以针对性配合训练站立平衡、肌力和关节活动度、坐位平衡和耐力等。

3. 工序调整　可仅选用调和黏土和/或成型工艺进行训练。

（五）注意事项

（1）在陶艺制作过程中要用到竹刀等工具,因此要求患者要注意安全,避免受到伤害。

（2）在使用石膏粉时注意粉尘的防护。

（3）烧制时要防止烫伤,尤其是感觉减退者。

（4）未用完的黏土应装入塑料袋,置于密闭容器中保存,防止干燥。

（5）在陶艺制作时,应根据患者的功能障碍情况来选择姿势,以针对性训练站立平衡、上肢肌力、关节活动度、坐位平衡和耐力。

第三节　手工艺类作业活动

手工艺作业活动是应用手工制作具有艺术风格的工艺品来治疗疾病,具有身心治疗价值。我国的民间手工艺制作种类丰富,常用的有编织、织染、刺绣、剪纸、折纸、布艺、粘贴画、插花、雕刻等,本节仅对手工编织、十字绣、剪纸、剪贴画等进行介绍。

一、手工编织作业

手工编织是将植物的枝条、叶、茎、皮等加工后,用手工编织工艺品,也包括各种编织丝线或毛线作品。手工编织工具简单,动作易学易练,产品多种多样,且易于开展,特别适合用于手功能差的患者训练。本节仅介绍手工编织毛线及植物藤条。

（一）常用工具及材料

1. 常用工具　编织框、挂棒、分经棒、毛衣棒针、缝毛线针、钩针、剪刀、镊子、钳子、尺子等。

2. 材料　丝线、毛线、编织用草、竹片、竹叶、藤条等。

（二）代表性活动

按工艺技法分为交织、针织、编织、钩织等;按所用原料分为草编、竹编、柳编、藤编、棕编、葵编、绳编等。

（三）活动分析

1. 编织毛衣　包括下针、上针、加针、浮针、滑针、并针等工艺,如编织毛衣（图6-5）。

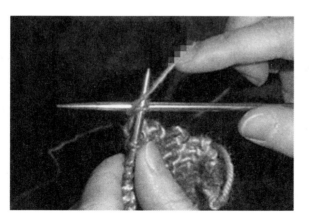

2. 手工编织藤条　包括编辫、平纹编织、花纹编织、绞编、编帽、勒编等工艺。

（四）活动的选择与调整

1. 材料选择　对于手功能稍差的患者,可先选用较粗的线进行操作;为了增加肌力,可选藤编并使用较粗的藤条,手部感觉差者则不宜选过细的线或锋利的草和竹片。

2. 工具或方法调整　为改善灵活性可选针织或钩织并选稍复杂的图案或形状;如果治疗目的是为扩大上肢关节活动范围,则可利用较大编织框进行大件物品的编织;手功能欠佳者可在钩针的末端增加套环或加粗钩

图6-5　编织作业活动

笔记

针的把手以利于抓握和稳定。

3. 体位调整　根据需要可选择站立位、坐位、轮椅坐位,以针对性训练站立平衡、下肢力量和关节活动范围、坐位平衡和轮椅上的耐力,如为扩大肩关节或躯干的关节活动范围,则可将编织框挂于墙上较高处。

4. 工序调整　对手功能较差者,可仅选用其中的一两个工序进行训练,也可几个患者流水线作业。如在编结时一人负责编、一人负责抽,另外一人则专门进行修饰,这样可培养合作精神和时间感。

（五）注意事项

1. 在进行编织时,会用到剪刀、钩针一类等具有危险性的工具,要注意安全防护。

2. 草编和藤编时,要处理好材料的边缘,防止被割伤或划伤。

3. 对于手功能较差者,可先选用较粗的先进行操作。手部感觉差者,则宜选用较粗和边缘光滑的草或藤条编织,而不宜选过细的线和锋利的草和竹片,否则皮肤容易割伤。

4. 在进行毛衣编织时产生的细小绒毛对患者的呼吸系统有一定刺激性,因此对有呼吸疾患的患者应小心谨慎进行这项活动,必要时可以戴上口罩。

5. 如需较大的力拉紧时最好选用钳子或镊子,不宜直接用手拉。

二、十字绣作业

十字绣是用专门的绣线和十字格布,利用经纬交织搭十字的方法,对照专用坐标图案进行刺绣的方法。由于各国文化的不尽相同,十字绣在各国的发展也都形成了各自不同的风格,无论是绣线、面料的颜色还是材质、图案,都别具匠心。十字绣的特点是绣法简单,外观高贵华丽、精致典雅、别具风格。在刺绣过程中,人会沉浸在刺绣所带来的乐趣之中,还可培养耐心和专注力。十字绣作业方法易学易懂,易于在作业治疗中开展。

（一）常用工具及材料

1. 常用工具　各种规格的针、铅笔、剪刀(包括裁布及刺绣剪刀)、布尺、绣架、绷子、拆线器、绕线板等。

2. 材料　各色丝线、十字绣图案、塑料布、9 格十字绣布、11 格十字绣布等。

（二）代表性活动

常见的绣法包括扣眼绣、链绣、断绣、飞绣、羽毛绣、瓣绣、回针绣、克里岛绣、Crean 绣、十字绣、法国结等。

（三）活动分析

十字绣的基本技法包括全针绣法、半针绣法、四分之一绣法、四分之三绣法、回针绣法、法兰西结等工艺。本节仅简单介绍全针绣法、半针绣法、四分之一绣法、四分之三绣法。

1. 全针绣法　先由一网眼穿上来,再由另一网眼穿下去,依此类推。

2. 半针绣法　由一条对角线构成,即为全针绣的一半。

3. 四分之一绣法　由对角线的一半构成,如需边线正方形中残留的部分,表现不同颜色,则需要有 1/4 针绣来表现。

4. 四分之三绣法　由一条完整的对角线与半条对角线所构成出人字形。

（四）活动的选择

1. 工具选择　手指灵活性欠佳者选择长针孔,好穿线;或者针尖圆钝的以防伤及手指。

2. 材料选择　根据治疗要求结合自己的爱好,选择线与布的颜色,线的粗细与布的厚薄;也可以不用绣架,直接在布上绣。

3. 体位调整　根据需要可选择站立位、坐位、轮椅坐位,以针对性训练站立平衡、下肢力量和关节活动范围、坐位平衡和轮椅上的耐力(图 6-6)。

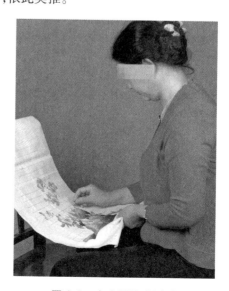

图 6-6　十字绣作业活动

4. 工序调整　对手功能较差者,可仅选用其中的一两个工序进行训练,也可几个患者流水线作业,如一人负责刺绣、一人负责拉线,培养团队合作精神。

（五）注意事项

1. 防止针与剪刀伤及手。

2. 注意姿势正确,勿长时间低头,伤及颈椎与脊柱。

三、剪纸作业

剪纸是指利用剪刀、刻刀将纸镂空一部分后形成图画、图案或文字的过程。剪纸按题材分为人物、动物、景物、植物、组字等;按颜色分单色、彩色、套色、衬色、拼色等,包括剪纸、刻纸、撕纸、烫纸及以上几种组合。剪纸作业简单易学,趣味性强,具有很强的直观性和可操作性,且工具材料简单、制作工序相对单一、作品丰富多彩、耗时少,易于在作业治疗中开展(图6-7)。

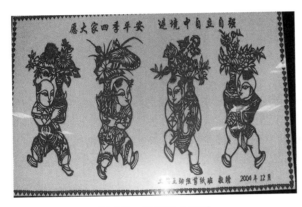

图6-7　剪纸作业活动

（一）常用工具及材料

1. 常用工具　剪纸工具非常简单,常用的有剪刀、刻板、刻刀、订书器、铅笔、橡皮、尺子、胶水、复写纸、彩色笔等。

2. 常用材料　各种纸,如单色纸、彩色纸、金箔纸、银箔纸、绒纸、电光纸等。

（二）代表性活动

剪纸的基本形状包括柳叶形、锯齿形、小圆孔、月牙形、花瓣形、逗号形、水滴形等。基本工艺包括对折折叠法、四瓣形折叠法、五瓣形折叠法、六瓣形折叠法等。

（三）活动分析

将正方形色纸对折、压平再进行折叠,折好后用订书器订好,在折好的纸面上画好图稿并用剪刀剪出需要的图案,打开折叠部分后一件精美的剪纸作品就完成了。

（四）活动的选择与调整

1. 工具选择　手抓握功能欠佳者可选用加粗手柄工具,手指伸展不良者使用带弹簧可自动弹开的剪刀;不能很好固定纸者可使用镇尺协助固定。

2. 材料选择　为增强肌力可选较硬和较厚的纸。

3. 姿势调整　根据治疗目的可选坐位或立位进行训练。

4. 工序调整　为增强手的灵活性可选折叠剪纸,手灵活性不佳者可选刻纸训练,为发泄不满情绪可选剪纸或撕纸,为训练耐心提高注意力可选择刻纸。

（五）注意事项

1. 因所用剪刀或刻刀较为锋利,要注意避免损伤,尤其是手感觉障碍者。

2. 有攻击行为者可只选用撕纸而不用剪刀或刻刀,以免伤及自身或他人。

3. 刻纸前要先检查刻刀是否牢固,刻纸时刻刀要垂直向下以提高产品质量和防止刻刀断裂伤人。

4. 剪好的图案应分开平放,不要相互重叠以免粘连、损坏,最好放在专门的文件夹内或夹于书内。

四、剪贴画作业

剪贴画是用各种材料剪贴而成,所选材料大都是日常生活中废弃的物品,故又称"环保艺术品"。剪贴画制作技艺独特,巧妙地利用材料和性能,取材容易,制作方便,变化多样,目前广泛应用于作业治疗。

（一）常用工具及材料

1. 常用工具　包括剪刀、笔、镊子、胶水、棉签、小木棍等。

2. 材料　包括各种丝线、彩纸、橡皮泥以及易拉罐、泡沫、大小不同的各种豆类、树叶等各种颜色的废弃材料。

（二）代表性活动

剪贴画所选材料丰富多样,且大都是日常生活中废弃的物品,本节仅介绍树叶剪贴画的制作（图6-8）。

（三）活动分析

1. 采集材料　采集不同形状和颜色的树叶,如多菱形红色枫树叶、圆形深绿色桦树叶、长形黄色的柳树叶及椭圆形胡枝子叶等,以保证图案结构的多样化。另外,还可采集一些花瓣、叶梗、籽粒等。将采集好的原材料用吸水纸或旧报纸展平包好,使其干透。

2. 设计图案　选择合适画面需要的树叶,用镊子轻轻地放到画稿上摆放。在树叶背面涂

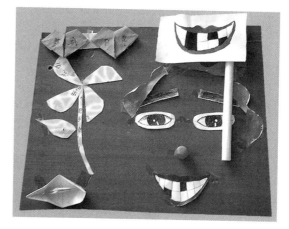

图6-8　剪贴画作品

上胶水,渐渐展平树叶,等胶水干透后即可。如贴一幅"蝴蝶戏花"的画面:可以选择红色的枫叶重叠成蝴蝶的翅膀,用细的叶梗做成蝴蝶的两根触须。在枫叶上撒点细小的花籽作为蝴蝶翅膀上的斑点。用几片红色的玫瑰花瓣,相互叠放后形成花朵的形状,再在花朵下面粘贴两片绿色的玫瑰花叶,做成"蝴蝶戏花"的画面。

（四）活动的选择与调整

1. 工具选择　手灵活性较差的患者,可用筷子或镊子加强难度进行操作以达到训练的目的。

2. 材料选择　手功能差的患者为了增强手部训练,可选用豆类等较细小材料进行操作,如选择花生米或芸豆或开心果壳来训练。

3. 姿势调整　根据治疗目的可选坐位或立位进行训练。

4. 工序调整　在进行剪贴画活动时,可独自完成一幅画,也可多人合作完成。如在构图、采集原材料、加工原材料、涂胶水、粘贴过程中,可让多位患者分工合作,以培养团队合作精神。

（五）注意事项

1. 在采集原材料或加工原材料时要注意安全,尤其是需要登高采集树叶或花瓣时。

2. 注意保持环境卫生,加工后的废弃材料不能乱扔。

3. 对于有呼吸系统疾患的患者,不要使用粉末状材料进行训练。

4. 原材料要尽量保持干燥,可以提高作品质量并易于保存。

5. 完成后的作品应置于干燥环境保存,注意防霉变和虫蛀。

第四节　艺术类作业活动

艺术类作业活动有着悠久的历史,古人早已有了通过艺术活动治疗疾病的思维和实践。近代艺术治疗起源于20世纪30年代的美国,在20世纪40、50年代已广泛用于身心障碍的儿童和青少年、慢性疾病、老人以及癌症患者等。艺术类作业活动包括音乐、绘画、舞蹈、戏剧、书法、诗歌等,本节仅介绍音乐、绘画、书法、舞蹈。

一、音乐作业

音乐作业活动是运用音乐通过生理和心理两个方面的途径来治疗疾病和进行功能训练。4000多年前,古埃及就运用音乐为患者减轻疼痛,称"音乐是灵魂之药"。2000多年前,《黄帝内经》就提出了"五音疗疾"的理论。20世纪80年代我国正式应用音乐疗法,并于1988年开设音乐治疗专业,1989年成立中国音乐治疗学会。音乐类作业活动包括音乐欣赏、乐器演奏和声乐歌唱等。

（一）常用工具及材料

各种乐器,如钢琴、手风琴、电子琴、口琴、小提琴、吉他、笛子、手鼓、架子鼓、二胡等;录音机、电

脑、电视机、DVD机、音箱、磁带、光盘、麦克风等。

（二）代表性活动

音乐类作业活动丰富多彩,包括音乐欣赏、各种乐器演奏、声乐歌唱等,本节仅介绍声乐歌唱和乐器演奏。

（三）活动分析

1. 声乐歌唱 可训练患者呼吸功能,增进患者间的交流,缓解情绪和放松心情,提高治疗积极性和生活的信心,患者多乐于接受,可选用集体卡拉OK方式进行(图6-9)。活动成分有:

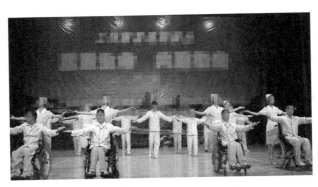

图6-9 集体卡拉OK作业活动

（1）演唱前热身:演唱前进行热身准备活动,主要针对颈部、胸廓、肩背舒展放松。完全呼吸运动法:一手放在腹部,一手放在肋骨处;缓缓地吸气,感觉腹部慢慢鼓起,尽可能使空气充满肺部的每一个角落;当吸气吸到双肺的最大容量时,再缓缓地呼气,先放松胸上部,再放松胸下部和腹部,最后收缩腹肌,把气完全呼净。

（2）发声练习:以中声区训练为主,进行深吸慢呼气息控制延长呼吸时间:深吸气之后,气沉丹田;慢慢地放松胸肋,使气缓慢呼出。

2. 乐器演奏 可根据不同乐器操作的难易程度、患者对乐器的掌握程度以及功能状况选择不同的乐器。吉他等弦乐器演奏可改善手的灵活性和心理功能;敲打手鼓等击打乐器可改善手的灵活性和上肢关节活动范围;吹笛子等管乐器可提高呼吸功能和改善手的灵活性。合奏可帮助患者培养团队合作精神,加强患者之间的沟通和交流,解决心理问题,改善精神状况。

（四）活动选择

1. 活动方式选择 主要根据训练的目的和方式进行选择,如手灵活性稍差的患者选用击打乐器。

2. 环境选择 在相对独立和安静的环境下进行训练。

（五）注意事项

1. 所选择的乐曲一定要适合患者功能训练需要,如选用摇滚乐来训练只会使情绪激动者更加兴奋。

2. 治疗中注意观察患者的反应,集体治疗时注意控制相互间的不利影响。

二、绘画作业

绘画是一种在二维的平面上以手工方式临摹自然的艺术。绘画疗法是一种运用绘画治疗疾病和进行功能训练的方法,是心理艺术治疗的方法之一。绘画作业活动通过作品的创作过程,利用非言语工具,将患者内心压抑的矛盾与冲突呈现出来,并且在绘画的过程中获得缓解与满足。绘画作业包括欣赏和自由创作两方面,按使用的材料分为中国画、油画、壁画、版画、水彩画、水粉画、素描等;按题材内容分为人物画、风景画、静物画、花鸟画、动物画、建筑画、宗教画和风俗画等。绘画的六要素为线条、平面、体积、明暗、质感、色彩。

（一）常用工具及材料

1. 常用工具 包括画笔,如钢笔、铅笔、毛笔、水粉画笔、水彩画笔、中国画毛笔、木炭条等。

2. 材料 包括画纸、颜料、调色盒、画夹、直尺、小刀、橡皮、胶纸等。

（二）代表性活动

绘画包括素描、水粉画、水彩画、中国画等,适合于作业治疗的代表性活动有涂色、写生、创作、素描、临摹等（图6-10）。

（三）活动分析

1. 素描　常用于培养训练视觉思维和发展技能,通过线条的浓淡,或只用单一色调来表现和创造形象。素描的基本元素为形体结构、形体透视、明暗关系等。

2. 水粉画　以水为媒介调和含粉颜料作画,与水彩不同的是水粉颜料色质不透明,具有较强的遮盖和覆盖底色的能力。

3. 水彩画　以水为媒介调和水性颜料作画,包括透明水彩画和不透明水彩画。

4. 中国画　按照艺术手法可分为工笔、写意和兼工带写三种形式;按艺术分科可分为人物、山水、花鸟三大画科。用笔和用墨是中国画造型的重要部分。用笔讲求

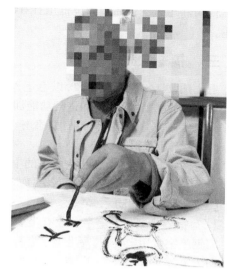

图6-10　绘画作业活动

粗细、疾徐、顿挫、转折、方圆等变化,以表现物体的质感。起笔和止笔都要用力,力腕宜挺,中间气不可断,住笔不可轻挑。用笔时力轻则浮,力重则钝,疾运则滑,徐运则滞,偏用则薄,正用则板。用墨讲求皴、擦、点、染交互为用,干、湿、浓、淡合理调配,以塑造型体,烘染气氛。

活动成分有:

（1）涂色:简单有趣,能激发患者的兴趣,提高信心。根据患者的功能水平和个人爱好选择不同的图画。选择好图画后,采用彩色铅笔、蜡笔、颜料等在图案上着色。

（2）写生:写生前,要求患者仔细观察对象,确定作画对象的大小、长短和形态;写生中,先以几何形概括法描绘对象,构好图,安排好所描绘对象的大小位置,再用长线条从整体入手,概括出各大部分的几何形状,逐步描绘各个细部,用手中的铅笔当尺子比划所绘对象的倾斜度、平衡度、高低长短的比例。

（3）创作:可给予一个命题,让患者独立创作或采用合作方式完成。给患者提供一张大的白纸,让其随意在白纸上画上自己的想法,可根据每个人的特长分工合作。如以"太空"命题进行创作:让患者分别画太阳、星星、银河,可加上自己的想象,使每个患者都参与活动,培养团队协作精神,促进相互间的交流。

（4）临摹:临摹前应仔细观察画的内容、布局、色彩、结构等,然后将画放在白纸旁边,照着画上的内容画。注意要有轻重节奏和粗细、明暗变化,以培养患者的耐心和恒心。

（四）活动的选择与调整

1. 工具选择　手功能不佳者可加粗画笔手持的部分。不能抓握者可使用自助工具固定画笔于手上,或通过自助具用头、口或脚进行绘画。不能固定画纸的可使用镇尺或画夹固定。

2. 姿势或位置调整　可在坐位、站立位下进行训练,也可调整画纸的位置为平放、斜放、竖放而改变上肢的活动范围。

3. 活动方式调整　根据患者的情况选择不同的绘画方法进行训练。初学者可选素描;有一定基础者可选水彩画、水粉画;上肢协调障碍者选用不需使用颜料和特殊工具进行训练;训练协调性或颜色识别能力可选水彩画、水粉画等。

（五）注意事项

1. 绘画前做好准备工作,提供足够的画笔、颜料、画板等。

2. 作品不能太复杂,应选择生活中常见或患者比较熟悉的事物进行绘画。

3. 绘画中要注意患者的身体精神状况,避免绘画时间较长,过度疲劳。

4. 可在卧位、坐位、立位下进行。对于手功能差的患者,可以利用口、脚或自助具来进行绘画活动。

5. 可将患者的作品装入镜框里挂在墙壁上,让患者随时看到自己的杰作,增强自信心及作画的兴趣。

三、书法作业

书法是以汉字为表现对象,以毛笔及各类硬笔为表现工具的一种线条造型艺术,又称"中国书法"。运用书法来治疗疾病和进行功能训练的方法称为书法疗法。现代书法包括硬笔书法、软笔书法和篆刻艺术三大类,按字体分楷书、隶书、行书、魏碑、篆书、草书等。

(一)常用工具及材料

文房四宝(笔、墨、纸、砚)为书法的主要工具和材料,笔包括毛笔和硬笔(钢笔、圆珠笔、铅笔、粉笔等),此外还可能需要使用刻刀、字帖、剪刀、镇尺、直尺等。

(二)代表性活动

1. 写字姿势　写毛笔字一般有坐姿和站姿两种姿势,写小字时以坐姿为主,写大字时以站姿为主。写钢笔字常用坐姿,与写毛笔字姿势基本相同。

(1)正确的坐姿需头正、身正、腿展、臂开、足安。

(2)正确的站姿为头俯、身躬、臂悬、足开。

2. 执笔方法　毛笔执笔方法、钢笔执笔方法、运腕方法、运笔方法,如图6-11患者佩戴矫形器执毛笔书写。

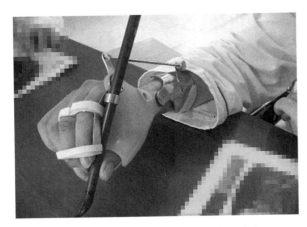

图6-11　患者佩戴矫形器书写作业活动

(三)活动分析

1. 写字姿势　练习书法时,一般有坐姿和站姿两种姿势。坐姿是以写小字为主,如钢笔字、铅笔字等。站姿是以写大字为主。

(1)坐姿

1)头正:即头部端正,略微低俯,眼睛看着桌面。

2)身直:即身体背部要挺直,前胸离桌沿有一横拳的距离,上半身腰背力量差,不能挺直的患者,可在他人的帮扶下,立直上半身。

3)臂开:即两只手臂自然张开,平扑在桌面上,胸前形成一个圆盘,右臂肘关节悬起,前臂放平,肘关节不能悬起者,肘尖可置于桌面上。

4)足安:即两只脚自然分开,与肩同宽,平踏在地面上,不前伸、后缩,有足下垂或足外翻者可尽量踏地,或穿上特制的矫正鞋。

(2)站姿

1)头俯:即头朝前略俯向桌子,与纸面保持一定距离。

2)身躬:即身体略向前躬,腰不能挺得太直,要做到自然不紧张,前胸与桌沿保持一定距离。

3)臂悬:即执笔的右手全部悬空,肘和腕都不能靠在桌子上,左手自然按在纸面上。

4)足开:即两脚自然分开与肩同宽,右脚稍后,身体放松。站姿对下肢力量差患者的要求较高,可以根据患者的具体情况选择合适的姿势。如下肢力量弱,不能站立的患者,为了锻炼下肢的力量和稳定性可先借助高凳或椅子承受部分身体的重力,膝盖弯曲,呈半蹲姿势,随着下肢力量的增加再逐渐减少臀部与凳子或椅子的接触面积,直到最后把凳子或椅子全部移开,患者依然不会跌倒或倾斜。

2. 执笔方法　常用的毛笔执笔法为五指执笔法,即按、压、钩、顶、抵。

3. 运腕方法　运腕,就是写毛笔字时,腕部随着运笔的上提下按、轻重徐疾而作相应摆动的方法,又叫腕法。写毛笔字,如果仅仅用手指,则力量微弱,范围也受限制,写大一点的字就难以适应。所以要指、腕、肘三者相互配合,而关键在于发挥腕的力量。执笔在指,运笔则靠腕,运腕有充分调动全身力量、灵活肘关节及指关节的作用。

（四）活动选择与调整

1. 工具选择　手功能不佳不能抓握者可使用自助工具固定笔于手上,双上肢功能障碍者可使用脚书写或通过自助工具用头、口书写,不能很好固定纸的可使用镇尺固定。

2. 姿势或位置调整　根据需要可在坐位、站立位下进行训练。

3. 活动方法选择与调整　根据患者的情况选择不同的方法进行训练。所选毛笔、钢笔、圆珠笔、铅笔、粉笔、水笔等笔的种类不同,训练要求和针对性也稍有不同,同一种笔写大字和小字对手和上肢的灵活性及关节活动范围要求也不相同。

（五）注意事项

1. 根据患者的具体情况选择坐位或站姿,尽量保持正确的姿势,避免长时间不良姿势而加重病情。

2. 对于手功能差不能抓握者,可以利用自助具将笔固定在手上。上肢功能障碍者可使用脚或嘴在自助具的帮助下进行书写,利用镇尺来固定纸。

3. 根据患者的情况和训练目标选择不同种类的笔,练习相应的字体。

4. 进行毛笔书法训练时注意保持治疗环境的干净和整洁,同时书法前后应注意对毛笔进行清洗和妥善的保管。

四、舞蹈作业

舞蹈是在音乐伴奏下,以有节奏的动作为主要表现手段的运动形式。舞蹈疗法主要通过舞蹈来治疗疾病和进行功能训练,以矫正不良运动、姿势和呼吸,将潜伏在内心深处的焦虑、愤怒、悲哀和抑郁等情绪安全地释放出来,促进身心健康。舞蹈按风格特点可分为古典舞、民族舞、交谊舞、现代舞、热舞、坝坝舞等;按表现形式特点可分为独舞、双人舞、三人舞、群舞、组舞、歌舞、歌舞剧、舞剧等。交谊舞中的恰恰、坝坝舞等适合患者训练。

（一）常用工具及材料

根据场地实际情况、病种特点和患者的兴趣爱好,选择不同音乐的伴奏、服装、道具,如果在舞台上表演,还需灯光和布景。

（二）代表性活动

舞蹈时,人的头、胸、腰、胯、腿、手等都伴随着音乐而有节奏地摆动,全身动作协调。舞蹈的动作兼顾到头、颈、胸、腿、髋等部位,体能是舞蹈者掌握各类舞蹈技巧的基础,包括身体形态、身体功能、运动能力等。运动能力(如力量、柔韧度、灵敏度、耐力等)是构成体能各要素中最重要的决定因素。

在交谊舞中,恰恰舞是比较简单易学的,不仅可以独舞,也可以双人对跳,节奏感较强,容易激发患者学习的兴趣,因此比较适合患者练习。

（三）活动分析

1. 热身运动　避免舞蹈时拉伤关节韧带,训练前要进行热身运动。应从系统的拉伸活动开始,动作要缓慢,避免突然用力,被拉伸的肌肉放松,不可用力。热身运动时主要拉伸的肌肉有大腿后部、大腿内侧、背部、肩部。

（1）拉伸大腿后部肌肉:坐位,把要拉伸的腿在体前尽量伸直,脚背上钩;另一条腿的脚尽量抵住大腿根部,背部挺直;髋关节尽量向前屈,双手抓住伸直腿的脚尖或抱住小腿,膝关节保持伸直,贴住地面。

（2）拉伸大腿内侧肌肉:坐位,双脚脚底相互贴近,膝盖向外撑并尽量靠近地面;双手抓住双脚踝。

（3）拉伸肩背部肌肉:仰卧,抬起一条腿,抱住大腿靠近膝盖一端,用力拉向胸部,保持另一条腿伸直并贴近地面,头部保持不能离开地面。

2. 舞蹈活动　根据患者的具体情况和兴趣爱好选择适宜的舞蹈,选择的舞蹈应由简单到复杂。

（四）活动的选择与调整

1. 活动方式选择　不同的舞蹈,节奏和动作也不一样,可根据患者的具体情况,灵活选择。

2. 姿势选择　根据患者的情况选择卧位、坐位与站位。

3. 环境调整　在相对独立和安静的环境下进行训练。

（五）注意事项

1. 宜选用地面平整、通风良好的场地,训练之前要进行热身运动。

2. 最好穿富有弹性防滑的鞋,吃饭前后 1h 内不宜运动。

3. 针对患者的具体情况,选择适宜的舞蹈训练方式,动作幅度应适宜,避免突然大幅度扭颈、转腰、转髋、下腰等动作,以防发生关节、肌肉损伤,甚至骨折。

4. 舞蹈训练强度不宜过大,以心率增快至 110 次/min 左右,身体微微出汗,集体能耐受为度。

5. 训练中密切关注患者的反应,若出现呼吸急促、头晕、胸痛、心悸、脸色苍白、大汗淋漓等,应立即停止运动。

第五节　体育类作业活动

体育类作业活动主要包括健身活动、娱乐活动和竞技活动。用体育活动进行治疗的方法称体育运动疗法,又称适应性体育或康复体育,在预防医学、临床医学和康复治疗中占有很重要地位。早在数千年以前,体育运动在我国就已经作为健身、防病的重要手段被广为运用,如五禽戏、太极拳、八段锦等。常用于作业治疗的体育类作业活动有篮球、足球、排球、乒乓球、台球、飞镖、各种游戏、游泳、太极拳等。本节仅介绍篮球、排球、飞镖等。

一、篮球作业

篮球是深受广大群众喜爱的体育运动项目,运动量适中,适合伤残患者进行运动训练。1960 年,第一届罗马残疾人奥运会上,轮椅篮球已被列为正式比赛项目。篮球作业活动趣味性强、易学易练,在篮球运动中,患者不仅增强了机体的平衡性、协调性,更加强了肌力和耐力,同时还改善了患者的精神面貌。

（一）常用工具及材料

宽敞明亮的场地、篮球、特制的篮球架或轮椅、运动服和运动鞋即可参与训练。其中场地尺寸约 18m×10m,空间高度约为 7m,要求空间内没有任何障碍物。

（二）代表性活动

1. 传球　主要针对平衡训练和扩大关节活动范围,包括胸前传球,肩上传球,单手背后传球等技术。

2. 投篮　主要用于训练上肢肌力和耐力,包括原地投篮、轮椅上投篮。

3. 轮椅篮球　轮椅篮球是由下肢截肢、脊髓灰质炎或脊柱损伤患者组成（图 6-12）。

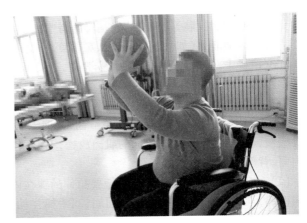

图 6-12　轮椅篮球作业活动

（三）活动分析

1. 传球活动

（1）胸前传球:面向要传球的队友;抬头、稍弯腰,手指张开,将球持在胸前,肘微向外;向前跨出一步（站立位患者）,伸臂向外推球,球出手时手指向上、向前推。

（2）肩上传球:以右手为例,左脚向前迈出半步,右手持球于肩上,身体向右转将球引至右肩后上方,上臂抬起与肩平;右脚蹬地,迅速转体带动右臂,主动摆动前臂,手腕前扣,手指拨球,将球传出。

在轮椅上传球,则要求患者将轮椅左侧向前滑出半步,右手持球于肩上,上半身向右倾斜将球引至右肩后上方,上臂抬起,出球时,将轮椅固定不动,迅速回转上半身,带动右臂主动摆动前臂,将球传出。

（3）单手背后传球:以右手为例,左脚向侧前方跨步,上体前倾,侧对传球队友;双手持球后摆到身体右侧时,左手迅速离开球体,右手引球继续沿髋关节横轴方向后摆至臀部的一刹那,右手向传球方向急促扣腕,示指、中指、无名指用力拨球将球传出。

坐在轮椅上,则要求患者将轮椅左侧向前驱动半步,上半身前倾,侧对传球目标,双手持球后摆到身体右侧,左手迅速离开球体,右手引球继续向后摆到臀部,右手用力将球传出。

2. 投篮

（1）原地投篮:两脚前后自然开立,两膝微屈,上体稍前倾,重心落在两脚之间;双手持球,两肘自然下垂,将球置于胸前;两脚蹬地,腰腹伸展,两臂向前上方伸出,两手腕同时外翻,拇指稍用力压球,示指、中指拨球,使球从拇指、示指、中指指端飞出。

（2）轮椅上投篮:固定好轮椅,重心在身体中间;上体稍前倾,伸展上肢,双手持球,两肘自然下垂,抱球于胸前;腰腹伸展,两臂向前上方伸出,将球飞出。

（四）活动的选择调整

1. 工具选择　如患者功能水平低或场地限制,可采用降低高度的特制篮筐,可在手臂上加沙袋进行增强肌力和耐力训练。

2. 体位调整　可坐位、站立位、轮椅坐位上进行,以使活动更具针对性。

3. 活动本身调整　可选投篮、传球、运球中的一个或多个活动进行训练,也可选择正式或非正式比赛进行。

（五）注意事项

1. 运动场地要足够宽敞,注意场地平整,避免患者在运动中发生意外。

2. 训练时防止跌倒等意外情况发生,配备医务人员进行保护。

3. 在进行投篮或运球时注意保持平衡,可让患者在腕关节和膝关节等容易受伤的部位使用护具加以保护,以防摔伤。

4. 根据患者的具体情况,可采用降低高度的特质篮球架以及特制的轮椅。

5. 可在坐位、站立位、轮椅上进行训练,使活动更具针对性。

6. 注意适当休息,避免过度疲劳。

二、排球作业

排球作业活动要求参与者具有超强度的耐力和协调能力,活动时注意力高度集中,且对球要有较好的判断控制能力。排球属集体项目,与队友密切配合至关重要。通过排球作业活动,不仅能提高患者的平衡、协调能力和耐力,而且能使患者获得一种归属感和集体荣誉感,促进沟通和交流,加强集体观念。

（一）常用工具及材料

宽阔的长方形场地、排球网、排球、运动服及运动鞋等。排球场地约 18m×9m,空间高度约 7m,要求没有任何障碍物。

（二）代表性活动

排球的代表性活动包括准备姿势、移动、传球、垫球、扣球、拦网。

（三）活动分析

1. 准备姿势　两腿左右开立稍比肩宽,一脚在前,两脚尖稍内收,两膝弯曲成半蹲,脚跟稍提起,身体重心稍前倾,两臂放松,自然弯曲,双手置于腹前,身体适当放松,两眼注视来球,两脚始终保持微动。

2. 移动　活动中常用的步法包括并步、滑步、交叉步、跨步和跑步。

3. 传球　稍蹲姿势,面对来球,双手自然抬起,放松,置于脸前。当球下降至额前时,蹬地伸膝,伸臂,两手向前上方迎击来球;在额前上方一球距离处,两手自然张开成半球形,两拇指相对成一字形,用拇指内侧、示指全部、中指二关节、中指三关节触球,在无名指和小指的辅助下将球传给前排队员。

4. 垫球　两脚开立稍比肩宽,运用抱拳互握式、叠掌式、互靠式手型,看准来球,两臂夹紧前伸,插到球下,用前臂腕关节以上 10cm 左右的地方两臂桡骨内侧形成的平面击球的下部,向前上方蹬地抬臂,迎击来球。

5. 扣球　站在距离球网 3m 左右处,两臂自然下垂,稍蹲,眼睛注视来球,做好起跳助跑准备。球传出后开始助跑动作,助跑的最后一步正好赶上扣球的位置起跳;起跳后,挺胸展腹,上体稍向右转,右臂向上方抬起,身体成弓形;挥臂时,以迅速转体、收腹动作发力,依次连带肩、肘、腕各关节成鞭甩动作向前上方弧形挥动,在最高点将球击出。

6. 拦网　面对球网,两脚平行开立约同肩宽,距网 30~40cm,两膝微屈,两臂自然弯曲置于胸前,随时准备起跳或移动。起跳时,重心降低,两膝弯曲,弯曲程度因人而异,两脚用力蹬地,两臂在体侧划小弧用力上摆,带动身体向上垂直起跳;起跳后稍收腹,控制身体平衡。

（四）活动的选择调整

1. 工具选择　如患者功能水平低或场地的限制,可采用降低高度的特制球网;可在手臂上加沙袋以增强肌力和耐力训练。

2. 体位调整　可在坐位、站立位、轮椅坐位上进行,以使活动更具针对性。

3. 活动方式调整　可选移动、传球、垫球、扣球、拦网的一个或多个活动进行训练,也可选择正式或非正式比赛进行。

（五）注意事项

1. 场地周围及高空不能放置杂物,以免影响患者安全。

2. 此项活动要消耗较多体力,注意适当休息,避免过度疲劳。

3. 尽可能在室内进行活动,如在室外,需确保地面平整,天气适宜。

4. 比赛前一定要让患者充分做好热身运动,防止在运动中受到损伤。

三、飞镖作业

飞镖运动是室内体育运动,集趣味性、竞技性于一体,技术简单易于掌握,不需要专门的场地和设施,且运动量适宜,不受年龄、性别的限制,经济实惠,是作业治疗最为常用的训练项目之一。

（一）常用工具及材料

飞镖器材只要有镖盘和飞镖就可进行训练和比赛(图 6-13)。

（二）代表性活动

飞镖作业的代表性活动包括瞄准、后移、加速、释放、随势动作等。

（三）活动分析

1. 基本姿势和动作

（1）肩:在投掷过程中肩部保持不动,只有手臂是动的,身体的其他部分都应保持一定的姿势不动。

（2）肘:在投掷动作的前期即手臂后甩时肘部应基本保持不动,在手臂前挥飞镖加速过程的某一点,肘部顺势上扬。

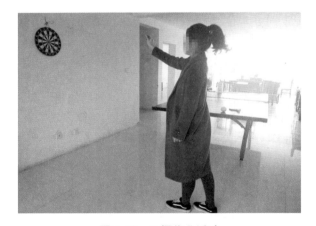

图 6-13　飞镖作业活动

（3）腕:固定不动或通过甩腕的动作来增加速度。

2. 活动成分

（1）瞄准:使眼睛、镖、目标点成一线。

（2）后移:程度依个人而定,一般来说越远越好,但是不要移得太远。

（3）加速:不要太快,也不要太用力,尽量自然圆滑地运动,沿着一定的抛物线方向。在此过程应适当地提肘,如果采用甩腕动作,也要遵循原来的曲线方向,直到飞镖脱手。

（4）释放:只要用正确的方法投掷,这一步只是前面几步的自然延伸。

（5）随势动作:在投出镖之后,手应继续沿着原来瞄准目标的方向而不是立刻下垂手臂。

（四）活动的选择与调整

1. 工具选择　为保证安全和避免损坏治疗场所,可使用吸盘式飞镖进行训练,也可选用粘贴性飞镖或用吸盘式羽毛球取代飞镖。

2. 体位调整　可选择站立位、坐位和轮椅坐位进行训练。

（五）注意事项

1. 注意安全,有攻击行为者不适于参加本活动。

2. 使用适当的防护措施,避免飞镖损伤周围墙面或人群。

第六节　游戏类作业活动

游戏活动包括智力游戏和活动性游戏,智力游戏如下棋、积木、打牌、拼图等;活动性游戏如追逐、接力及利用球、棒、绳等。游戏活动多为集体活动,并有情节和规则,具有竞赛性。游戏疗法是指在游戏中治疗疾病和进行功能训练,可有效地促进患者的"参与"意识,增加与他人交流沟通的机会。常用于作业治疗的游戏包括桌上游戏,如棋类(包括围棋、象棋、军棋等)、扑克、麻将、跳棋等;运动身体的游戏,如套圈、飞镖、击鼓传花、丢手绢等;其他游戏,如学说绕口令、拼图等。

一、棋类游戏作业

（一）常用工具及材料

各种棋(如象棋、围棋、跳棋、陆战棋、飞行棋等)、棋盘等。

（二）代表性活动

1. 象棋　规则为广大群众所熟悉,常用来改善思维能力和视扫描能力或转移注意力,或仅是娱乐以放松心情,缓解紧张状态。

2. 跳棋　改善手的灵活性和思维的敏捷性,同时可进行注意力和耐力的训练。

本节仅介绍跳棋作业活动。

（三）活动分析

跳棋游戏参与人数必须是偶数,即 2 人、4 人或者 6 人,一方与对角线的一方对抗。如患者上肢健全,但只是手指灵活度不够,则可以直接训练用手指夹持跳棋或改用筷子夹持跳棋;或者利用魔术贴增大棋子的阻力,改善手的灵活性;如患者下肢灵活度差,也可在地板上铺上放大了的棋盘,用特制的可以用脚钩的棋子进行游戏,可以训练下肢的肌力和灵活性。

（四）活动的选择与调整

1. 工具的调整　可改变棋盘和棋子的材料和大小,如为训练下肢可用脚使用改装的棋子进行训练,为增强手部肌力,可在棋盘和棋子上加上魔术贴以增加阻力,还可使用筷子夹持跳棋进行训练以提高手的灵活性和日常生活活动能力。

2. 体位的选择　可在站立位、坐位甚至蹲位下进行训练。

（五）注意事项

1. 避免大声喧哗,以免影响他人正常治疗。

2. 注意控制情绪。

3. 利用下肢进行改装棋子游戏中,应注意安全,小心摔倒。

二、牌类游戏作业

牌类游戏作业是中国传统的民间娱乐活动,包括扑克牌、麻将牌等(图6-14)。

（一）常用工具及材料

扑克牌、麻将、桌子、麻将台等。

（二）代表性活动

1. 扑克　根据地区文化的不同,玩法不尽相同,进行记忆和思维训练可选择"拱猪""斗地主"等玩法。

2. 麻将　可用于改善手的灵活性,促进感觉恢复,提高认知功能,改善心理状态。

（三）活动分析

在进行牌类游戏时,如果手功能差者或截肢者可以用持牌器代替抓握,或者改变麻将的重量和粗

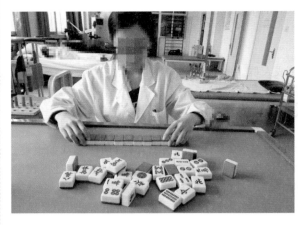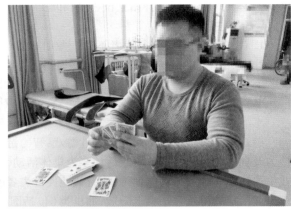

图 6-14 牌类游戏类作业活动

糙程度来改变游戏的难度。

1. "斗地主"活动　能提高患者的兴趣,训练患者的计算、记忆和思维能力,培养团队合作精神。"斗地主"是一种三人玩的争先型牌类游戏(四人也能玩),每局牌有一个玩家是"地主",独自对抗另两个组成同盟的玩家。

2. 麻将活动　可以促进手的灵活性,促进感觉功能的恢复,提高认知,改善心理状况。打麻将步骤包括洗牌、码牌、开牌、理牌、审牌、补花、行牌。

（四）活动的选择与调整

1. 工具选择　手功能不佳或截肢者可使用持牌器代替抓握;失明者可在牌上打上盲文;或改变麻将的重量和粗糙程度以改变活动难度。

2. 体位选择　可采用站立位、坐位和轮椅坐位进行训练。

3. 活动方式调整　根据患者的功能水平及训练目的选择不同难度的游戏进行训练,也可增加一些额外要求,比如说出前面所打出的主要牌等。

（五）注意事项

1. 注意游戏的时间控制,防止患者沉迷于牌类游戏而影响休息,打乱了正常生活习惯或耽误了其他治疗项目。

2. 注意情绪的控制,避免过度的激动和兴奋。

三、套圈游戏作业

套圈作业活动是由若干靶棍和环圈构成的装置。环圈可于远处抛掷而套于靶棍上,训练手、眼、躯干和下肢的协调能力以及上、下肢肌力和关节活动范围,具有多样性和趣味性。套圈作业是一种游戏性训练活动,可起到调节情绪、缓解抑郁的作用。

（一）常用工具及材料

各式套圈(靶棍、环圈)等(图 6-15)。

（二）代表性活动

套圈训练的代表性活动包括水平投掷、垂直投掷。

（三）活动分析

患者取坐椅位、站立位(或平行杠间站立位),进行握圈、投圈、拾圈的综合动作训练,整个动作需要上肢的屈伸协调、手功能协调、手眼协调以及躯干和下肢的平衡。

（四）活动的选择与调整

1. 工具的选择　手指灵活性欠佳者可选较粗的环圈,为加强肌力可于前臂加沙袋以增加阻力,也可利用沙袋改变肢体重心,以增加平衡训练难度。可以选择圈的不

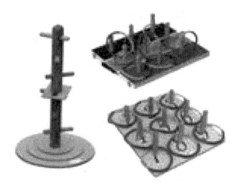

图 6-15 套圈作业活动

同大小,或以重量或摩擦阻力不同的套环进行训练。

2. 活动方式的调整

(1) 位置调整:调整患者和套圈之间的距离。

(2) 体位选择:在坐位、站立位、轮椅坐位上进行,以使活动更具针对性。

（五）注意事项

1. 注意保持正确的姿势。

2. 避免摔倒。

四、迷宫游戏作业

迷宫游戏训练也是作业治疗常用的活动之一,通过迷宫训练可以提高患者的注意力和定向力。

（一）**常用工具及材料**

迷宫器具及玻璃球或金属球等。

（二）**代表性活动**

迷宫游戏作业的代表性活动包括手迷宫、脚迷宫及组合迷宫。

（三）**活动分析**

1. 手迷宫 用手控制旋钮,使板面前后左右倾斜,令板上的小球沿迷宫的路线到达终点的游戏过程,主要用于手灵活性训练和思维训练。

2. 脚迷宫 通过脚的控制旋钮,使板面前后左右倾斜,令板上的小球沿迷宫的路线到达终点的游戏过程,主要用于下肢协调性训练。

3. 组合迷宫 通过手脚并用的方式完成的训练方法,可训练肢体的协调性,增强肌力。

（四）**活动的选择与调整**

1. 工具调整 对手柄或控制旋钮进行改装,以适合抓握不佳者或力量不足者使用。

2. 游戏方式调整 可选手迷宫、脚迷宫、组合迷宫,通过小球的数量和路线改变训练难易程度,如可选项单个小球训练,或多个小球同时到达终点。

（五）**注意事项**

多数患者可进行此活动,活动比较安全,无特殊注意事项。

五、电脑游戏作业

电脑游戏因其独特的视听效果和引人入胜的情节而深受大众的喜爱,特别是青少年的喜爱,益智类电脑游戏十分适合进行认知作业训练。

（一）**常用工具及材料**

电脑及配套硬件、游戏盘、游戏机、操作手柄、游戏软件等。

（二）**代表性活动**

电脑游戏代表性活动有"记忆大师""仓库大师""逃避吃人花""迷宫游戏""拼图游戏""大富翁"等(图6-16)。

（三）**活动分析**

"记忆大师"游戏多用于记忆训练;"仓库大师"游戏也叫推箱子,多用于思维训练;"逃避吃人花"游戏,多用于手功能、解决问题训练;"迷宫游戏"多用于注意力训练和定向训练;"拼图游戏"用于结构组织训练;"大富翁"多用于虚拟生活训练。

（四）**活动的选择与调整**

1. 工具选择 可使用游戏控制手柄、特制手柄、改装键盘或鼠标输入,或使用触摸屏

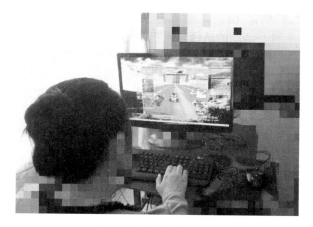

图6-16 电脑游戏作业

以提高患者的直接参与性,也可利用自助具帮助完成训练。

2. 活动方式调整　有针对性地选择相应的游戏进行训练,可改装游戏以调节难度、力量或关节活动范围。

（五）注意事项

1. 注意保持正确的姿势。

2. 避免长时间坐于电脑前训练。

3. 注意休息。

4. 分清现实和虚拟的关系,防止沉迷于虚拟世界。

第七节　园艺类作业活动

园艺类作业活动能消除患者不安心理与急躁情绪,增加活力,培养忍耐力及注意力,利用植物栽培与园艺活动可改善患者的身体以及精神功能。早在1699年《英国庭园》中就有对园艺的治疗效果的描述。第二次世界大战后,美国的一些部队医院开始采用园艺疗法治疗战争所造成的心灵创伤,取得良好效果。1972年,美国堪萨斯州州立大学开设了园艺治疗课程。1973年,美国成立了国家园艺治疗与康复委员会,后更名为园艺疗法协会。治疗性作业的园艺活动包括种植花草、栽培盆景、园艺设计、游园活动等。

一、种植作业

种植作业活动包括花木种植、园林草坪的生产和养护等。通过种植作业,患者即可对生活环境进行美化,增强自信心,同时也能体会到自己做了有意义的事情,增强自豪感(图6-17)。

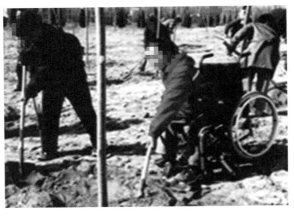

图6-17　集体种植作业活动

（一）常用工具及材料

1. 常用工具　花盆、铁锹、耙子、花剪、花铲、水桶、喷壶、手套等。

2. 材料　营养土、园林植物、草花种子、肥料等。

（二）代表性活动

种植作业的代表性活动包括花木的播种、育苗、养护及管理等。

（三）活动分析

1. 花木播种　包括培养土的配制、苗床的准备、净种、种子消毒、播种、覆土、保湿、移苗及定植等过程。

2. 花木的养护管理　包括上盆、换盆、盆花摆放、转盆、倒盆、松盆、施肥、浇水及整形修剪等。

（四）活动的选择与调整

1. 工具选择　手抓握功能不佳者可使用加粗手柄工具,也可改变手柄形状以利抓握。

2. 场地或位置选择　选择室内和室外场地进行训练。如身体功能较好者可选室外训练;而体弱者或活动不便者宜进行室内训练;可通过改变花架的位置和高度,使训练更具针对性。

3. 活动方式调整　根据患者的具体情况和场地条件,选择不同活动或不同工序,如可仅选浇水、松土、修剪中的一个或多个活动进行训练。

（五）注意事项

1. 花草种植时要注意安全,活动时防止摔倒。

2. 使用种植工具如锄头、铁锹等应防止对自身或他人造成伤害。

3. 对初学者或情绪易激动者不宜选用名贵花草进行活动,以免造成浪费和损失。

二、花木欣赏作业

花木通过迷人的色彩、绚丽的花朵、芳香的气息及别致的造型给人以心旷神怡的感受。在治疗性作业活动中,患者通过花木欣赏可调节情绪、愉悦心情,增加对生命的热爱和生活的信心。

（一）常用工具及材料

无须特殊工具和材料,但需要合适的场所,如医院里的花园,周围的花园或绿化场所等。

（二）代表性活动

花木欣赏作业代表性活动包括花木欣赏及游园活动。

（三）活动分析

1. 花木欣赏 选择不同的花草以达到相应的治疗作用,如欣赏红花使人兴奋,黄花使人明快,蓝花、白花使人宁静,绿叶使人积极向上。

2. 游园活动 通过集体游园的方式,改善患者的心理状态,强化运动功能,增加人际交往能力,密切医患关系。

（四）活动的选择与调整

1. 场地选择 尽量选择户外场地进行,对于行动不便或病情严重者可在室内进行,如在床边置放一盆小花或一束鲜花以给患者带来生活的勇气和信心。

2. 活动方式调整 根据需要选择相应的活动方式,可自行驱动轮椅到公园,也可在他人帮助下前往。

（五）注意事项

1. 注意花木的选择,避免接触有害花草。

2. 户外活动时注意温度对患者的影响。

3. 户外活动时要做好安全防护。

三、插花作业

插花是将剪切下来的植物之枝、叶、花、果作为素材,经过修剪、整枝、弯曲及构思、造型设色等加工,重新配置成一件花卉艺术品。通过插花活动,患者不仅进行了手功能的训练,还陶冶了情操,愉悦了心情,对生活充满信心。

（一）常用工具及材料

插花器皿,如玻璃器皿、塑料器皿、陶瓷器皿、藤编、竹编、草编等,黏性胶带、铁丝或铜丝、花剪、花刀、花泥、半开的花朵、花叶等。

（二）代表性活动

插花作业的代表性活动包括修剪、固定、插序。

（三）活动分析

1. 修剪 去掉花卉的残枝败叶,根据不同式样,进行长短剪裁。

2. 插序 先插花后插叶,插叶时将花的高度降低。

3. 固定 按照预先的设想进行,一般在花器的瓶口处,按照瓶口直径长度,取两段较粗枝干,十字交叉于瓶口处进行固定。

（四）活动的选择与调整

根据具体的需要而选择相应的插花方式,如插花的基本技巧有:

1. 主体插法 选一支花枝作主枝,突出中心,两侧各插一支不同花卉陪衬,主体花要突出,三支不要交叉。剪取花枝时要在枝上留有一部分叶片,并将叶面污物清理干净。枝条长短应根据花瓶高度而定。

2. 盆景式插法 根据花枝、花朵、花色变化,在构思画面的基础上,加以安排。

3. 弧形插法 以三支不同长短和不同方向的花枝为基础来插花,多用弧线凸形的插法。

4. 三角形插法 以主体花枝为中轴,左右对称、角度平衡。

（五）注意事项

1. 插花时使用花剪、花刀等工具,尤其手功能活动差的患者,应注意安全。

2. 插花应注意色彩、容器、花材种类的搭配,以培养和提高患者的欣赏和鉴定水平。

第八节 其他治疗性作业活动

一、砂磨板作业

砂磨板由砂磨台与磨具组成,用0°~45°可调节倾斜角的桌面,上面放木盘样的磨具。砂磨台作业通过让患者模仿木工砂磨的作业活动,对上肢功能进行训练一种方法。患者可根据功能障碍情况,采用坐位或立位等不同体位进行训练,主要增大患肢关节活动度,提高肌力及手的抓握能力,改善患肢动作的协调性。训练时患者双手握磨具,用健肢带动患肢做屈伸活动,使磨具在桌面上反复运动。砂磨台还可以增加砂磨板的摩擦力,通过抗阻力活动,提高上肢肌力。

(一)砂磨板的构成

砂磨板为木质材料,包括木质台板、木质砂磨具、钢或木质台架。

(二)砂磨板的特点

砂磨板具有方便、安全、实用、稳定性好、易于操作的特点。台架耐用,长期使用不松垮。台板倾角可调整。

(三)代表性活动

1. 协调性训练活动 偏瘫患者可模仿木工作业中用砂纸磨木板的操作,进行上肢伸展运动训练,改善上肢粗大动作的协调性。患者可从坐位开始训练,逐渐达到立位姿势。砂磨具的主体是一块木板,可以在台板上滑动。不同砂磨具的区别之处在于手柄的形状、位置不同,供患者根据不同的需要选用。

2. 关节活动度训练 患者利用砂磨具做上肢伸展、屈曲运动,训练上肢各大关节的关节活动度。

3. 肌力训练 通过在砂磨具木板底面不加砂纸、加砂纸或加不同粒度的砂纸,可在砂磨作业训练中获得不同的运动阻力,从而起到训练上肢肌力的作用。

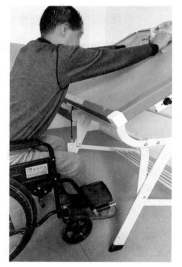

(四)活动的选择与调整

1. 工具的选择 手指灵活性欠佳的患者可通过自助具万能袖带,代替抓握动作。

2. 材料的选择 砂磨具木板底面不加砂纸、加砂纸或加不同粒阻力的砂纸。

3. 活动本身的选择与调整

(1)改变砂磨具木板底面的摩擦力,或者在砂磨具木板上加不同重量的沙袋,以达到砂磨作业训练中获得不同程度的运动阻力。

(2)可在坐位、站立位、轮椅坐位等不同体位下进行,以使活动更具针对性(图6-18)。

图6-18 砂磨板作业活动

(五)注意事项

1. 注意保持正确的姿势。

2. 避免摔倒。

二、滚筒作业

滚筒作业是用于偏瘫、脑瘫等运动失调患者进行平衡、协调训练的作业治疗用具,主要是一个可以滚动的长圆柱状体。滚筒作业活动可缓解肌痉挛、扩大关节活动范围、改善平衡和协调能力,促进脑瘫儿童的保护性姿势反射及抬头。

(一)常用工具及材料

滚筒、桌子和体操垫。

（二）代表性活动

滚筒训练包括筒滚动和肢体运动,主要训练头颈控制、上肢肌力、平衡功能及躯体旋转功能等(图6-19)。

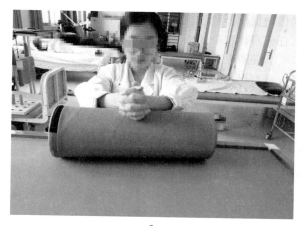
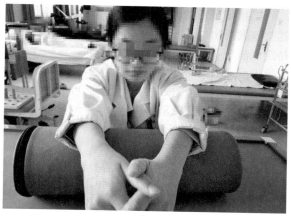

a   b

图6-19 滚筒作业活动

（三）活动选择与调整

训练时,可选择放在桌上,用健肢带动患肢做前后滚动,训练上肢的关节活动及运动的协调性;放在垫子上,趴在上面,利用上肢做前后运动;滚动或仰躺上面,做背部按摩运动;骑在较粗的滚筒上,由治疗师推滚筒,诱导患儿不断调节身体重心,进行平衡功能训练。

1. 脑瘫患儿

（1）患儿俯卧于滚筒上:双上肢支撑于体操垫上,同时用玩具吸引患儿,诱其抬头,进行头颈控制训练。

（2）患儿俯卧于滚筒上:上肢伸直着地,下肢屈曲髋关节、膝关节,用四肢同时支撑身体,进行手、膝位的支撑负重训练(滚筒的高度应低于患儿上肢的长度)。

（3）患儿俯卧于滚筒上:治疗师握住患儿大腿向前滚动,以诱导患儿的双上肢出现向前方的保护性伸展反应,用以支撑身体。

（4）患儿横卧于滚筒上:滚筒的长度应大于患儿身体的长度,治疗师可用双手固定住患儿的髋部或躯干下部,慢慢转动滚筒使患儿分别向两侧倾斜,诱导出患儿上肢分别向两侧的保护性伸展反应。

（5）患儿骑跨坐在滚筒上:滚筒的高度要适中,使患儿的双脚平放在地面上,治疗师慢慢转动滚筒,使患儿躯干分别向两侧倾斜,诱发坐位的左右平衡反应;又可让患儿横坐在滚筒上,治疗师慢慢转动滚筒,使患儿分别向前后倾斜,诱发坐位平衡反应(前后)。

2. 偏瘫患者 将滚筒置于桌面上,嘱患者健肢带动患肢随筒滚动,以训练上肢粗大运动的协调性,增加上肢关节的活动度,同时缓解偏瘫患者的上肢痉挛。患者还可以自己应用滚筒做助力运动。多数偏瘫患者在坐位或者站位不能克服重力完成肩关节前曲、肘关节伸展、前臂旋后、腕关节背伸及手指伸展,所以滚筒训练可显著改善患者的上肢各个关节的活动范围。按照Brunnstrom偏瘫患者肢体功能评定法,滚筒适用于痉挛阶段,联带运动阶段,部分分离运动阶段及分离运动阶段的患者。不同功能阶段的患者,滚筒的应用方法各异。

（1）痉挛阶段的患者:嘱患者Bobath握手,上举上肢,并把双上肢置于滚筒之上,利用健侧上肢带动患侧上肢在滚筒上滚动。

（2）联带运动阶段的患者:嘱患者Bobath握手,上举上肢,并把双上肢置于滚筒之上,利用健侧上肢带动患侧上肢在滚筒上滚动,待肩关节能够前屈90°且不伴随疼痛,上肢痉挛有所缓解之后,利用健侧手带动患侧前臂做前臂旋后运动。

（3）部分分离运动阶段的患者:上述动作能够完成之后,先由治疗师帮助患者做腕关节的背伸运动,然后给予口令协助患者完成助力运动,从而逐渐诱发出手腕及手指功能。

（四）注意事项

做好保护工作,防止患者摔伤。

三、虚拟情景互动作业

虚拟情景互动作业是利用一个时差测距的 **3D** 动作捕捉仪,创造出一个患者的 **3D** 图像,通过动作捕捉仪发射出红外线并且接收反射自患者的"回音",任何身体移动的细节都可以被软件记录下来,以持续刺激患者反应,激发患者的运动。虚拟现实技术可以帮助患者激发潜能,利用物理治疗加游戏的双重训练模式分散患者对于训练难度的注意力,患者发现自己可以比想象做得更好,更加主动积极参与训练,达到超越极限并探索更多的可能性。

（一）常用工具及材料

计算机图形与图像技术。

（二）代表性活动

虚拟现实技术可根据患者需要设计,每个训练模块可选择难易程度、游戏种类等相关设置,患者在屏幕中看到自己,增加训练过程中的趣味性。智能人体运动捕捉技术具有人体识别定位功能,训练时不受外界干扰,每个治疗方案有多种训练方式,为不同患者提供个性化治疗(图6-20)。虚拟情景互动作业活动代表性活动包括坐姿训练、站姿平衡训练、上肢综合训练、步态行走训练。

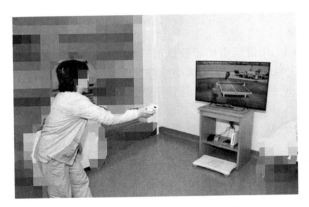

图 6-20　虚拟情景互动作业活动

（三）活动特点

1. 虚拟现实技术采用最新的计算机图形与图像技术。患者处于一个虚拟的环境,通过抠相技术,可在屏幕上看到自己或以虚拟图形式出现。患者根据屏幕中情景的变化和提示做各种动作,以保持屏幕中情景模式的继续,直到最终完成训练目标。

2. 在治疗前利用智能人体运动捕捉技术,对患者进行人体识别定位,并在软件中设定训练目标,指定需要训练的部位,建立运动处方,完成一个时间段的运动训练后,临床报告会自动显示训练数据结果。

3. 虚拟现实作业沉浸感强,增加了治疗过程的趣味性和患者的积极性,使康复训练成为患者的主动作业行为。患者以自然方式与具有多种感官刺激虚拟环境中的对象进行交互,根据自己的情况反复观察模仿练习,减少在真实环境中由错误操作导致的危险,并可以提供多种形式的反馈信息,使枯燥单调康复训练过程更轻松、更有趣和更容易。

4. 虚拟现实作业可进行个性化设置,将作业活动、心理治疗及功能测评有机结合起来,针对患者实际情况制订康复训练计划。虚拟环境与真实世界高度相似,可将习得的运动技能更好地迁移到现实环境中。

（四）活动设计

活动设计:如上肢关节活动范围训练下蹲运动、单腿屈膝等下肢运动、促进本体感觉与认知训练、多重感觉下的姿势控制训练、改善手眼协调能力、注意力分配、促进躯干稳定、全身关节活动度训练等。

（五）注意事项

1. 应在治疗师指导下进行作业。

2. 注意休息。

本章小结

　　治疗性作业活动是作业治疗的重要组成部分,具有躯体、心理、职业、社会四方面的治疗作用。治疗性作业活动类型繁多,临床应用时要根据患者的功能障碍情况,进行有目的和有针对性地选择,若选择或应用不当则起不到治疗作用,甚至会造成相反的结果。在选择和训练时应在评定的基础上,对所选的治疗性作业活动进行详细的分析,了解活动所需的技能和功能要求、活动顺序、场所、时间、工具以及有无潜在危险等。在实际应用过程中,可对活动进行必要的调整,尽量选择集体活动的方式,以提高患者治疗的积极性和治疗效果。在作业治疗过程中,应充分发挥治疗师在活动中的作用,作业治疗师在活动中可收集患者的基本信息,进行作业活动评估,制订作业治疗计划,及时与患者或家属沟通,解决患者所关心的问题,指导和教育患者进行功能训练。

（梁　娟）

扫一扫,测一测

练习题

一、名词解释

1. 治疗性作业活动

2. 生产性作业活动

二、简答题

1. 简述治疗性作业活动的应用原则。

2. 简述治疗性作业活动的作用。

三、思考题

临床如何选择及应用治疗性作业活动。

思考题及思路解析

学习目标

1. 掌握压力治疗的概念、应用原则、适应证与禁忌证。
2. 熟悉压力治疗的种类、方法和作用。
3. 了解压力衣、支具和压力垫的制作。
4. 能针对患者的功能障碍特点,选择合适的压力治疗方法,提供规范的压力治疗服务;根据患者功能障碍的不同情况,制订作业治疗计划和方案并实施,帮助患者回归家庭和社会;与患者及家属进行沟通,开展健康教育;与相关医务人员进行专业交流与团结协作开展工作;有基本医疗思维与素养。

第一节　概　　述

一、压力治疗的概念

压力治疗(pressure therapy)又称加压疗法(compression therapy),是指通过对人体体表施加适当的压力,以预防或抑制皮肤瘢痕增生,防治肢体肿胀,促进截肢残端塑形,防治下肢静脉曲张以及预防深静脉血栓等的治疗方法。国内最早于 20 世纪 80 年代开始应用压力治疗抑制烧伤后瘢痕增生,并取得显著疗效。

二、压力治疗的作用

1. 抑制瘢痕增生　压力治疗可有效地预防和治疗增生性瘢痕,并促进瘢痕成熟。
2. 消肿　通过加压可促进血液和淋巴回流,从而减轻肢体水肿。
3. 促进肢体塑形　可促进截肢后残肢尽早塑形,利于假肢的装配和使用。
4. 预防深静脉血栓　通过压力治疗预防长期卧床者下肢深静脉血栓的形成。
5. 防治下肢静脉曲张　对于从事久坐或久站工作人群的下肢静脉曲张,可以有效地预防和治疗。

三、压力治疗的适应证

1. 增生性瘢痕　适用于各种原因所致的瘢痕,包括烧伤后的增生性瘢痕和外科手术后的瘢痕。
2. 水肿　适用于各种原因所致肢体水肿,如外伤后肿胀、手术后的肢体肿胀、偏瘫肢体的肿胀、淋巴回流障碍导致的肢体肿胀、下肢静脉曲张性水肿等。
3. 截肢　用于截肢残端塑形,防止残端肥大皮瓣对假肢应用造成影响。
4. 预防性治疗

笔记

（1）烧伤：预防烧伤21d以上的愈合创面发展成增生性瘢痕及预防瘢痕所致的关节挛缩和畸形。

（2）长期卧床者：预防下肢深静脉血栓的形成。

（3）久坐或久站工作者：预防下肢静脉曲张的发生。

四、压力治疗的禁忌证

1. 治疗部位有感染性创面　此时加压不利于创面的愈合，甚至会导致感染扩散。

2. 脉管炎急性发作　加压会加重局部缺血，使症状加重，甚至造成坏死。

3. 下肢深静脉血栓　加压有使血栓脱落的危险，脱落栓子可能导致肺栓塞或脑栓塞。

4. 有大面积溃疡性皮疹　加压可使皮肤破损加重。

五、压力治疗的方法

（一）绷带加压法

绷带加压法是通过使用绷带进行加压的方法。根据使用材料和方法的不同，绷带加压法分为弹力绷带加压法、自粘绷带加压法、筒状绷带加压法及硅酮弹力绷带加压法等。

1. 弹力绷带加压法　弹力绷带为含有橡皮筋的纤维织物，可按患者需要做成各种样式。弹力绷带加压法主要用于早期瘢痕因存在部分创面而不宜使用压力衣的患者（图7-1）。

使用方法：对肢体包扎时，由远端向近端缠绕，均匀地做螺旋形或8字形包扎，近端压力不应超过远端压力；每圈间相互重叠1/3～1/2；末端避免环状缠绕。压力以绷带下刚好能放入两指较为合适。

特点：优点为价格低廉，清洗方便，易于使用。缺点为压力大小难以准确控制，可能会导致水肿，影响血液循环，引起疼痛和神经变性。

2. 自粘绷带加压法　用于不能耐受较大压力的脆弱组织，可在开放性伤口上加一层薄纱布后使用。自粘绷带加压法主要用于手部或脚部早期伤口愈合过程中。对于2岁以下儿童的手部和脚部，自粘绷带能够提供安全有效的压力（图7-2）。

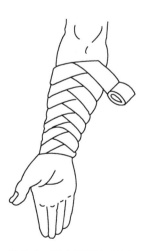

图 7-1　弹力绷带加压法

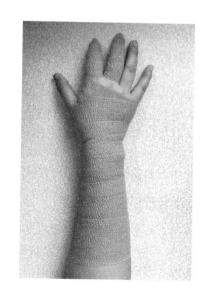

图 7-2　自粘绷带加压法

使用方法：与弹力绷带加压法基本相同，以手为例，先从各指指尖分别向指根缠绕，然后再缠手掌部及腕部，中间不留裸区以免造成局部肿胀，指尖部露出以便观察血供情况。

特点：优点为可尽早使用，尤其适合残存部分创面的瘢痕。此外，其自粘绷带提供安全有效的压力于儿童手部或足部。缺点为压力大小难以控制，压力不够持久。

3. 筒状绷带加压法　绷带为长筒状，有各种规格，可直接剪下使用，尺寸不同提供不同的压力，用于可承受一定压力的伤口表面，主要应用于使用弹力绷带和压力衣之间的过渡时期（图7-3）。

特点：优点为使用简便，尺寸易于选择，尤其适于3岁以下生长发育迅速的儿童。单层或双层绷带

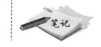笔记

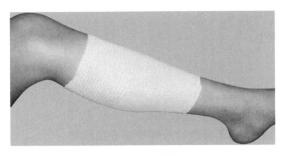

图 7-3　筒状绷带加压法

配合压力垫可对相对独立的小面积瘢痕组织起到较好疗效。缺点为压力不易控制，不够持久，不适合长期使用。

4. 硅酮弹力绷带法　硅酮和压力治疗是目前公认的治疗烧伤后增生性瘢痕的有效方法，因此，可将两者结合使用，现已有成品市售，使用更加方便。

（二）压力衣加压法

压力衣加压法是通过制作压力服饰进行加压的方法，包括成品量身定做压力衣加压法、智能压力衣加压法、压力衣加压法等。

1. 量身定做压力衣加压法　利用有一定弹力和张力的尼龙类织物，根据患者需加压的位置和肢体形态，通过准确测量和计算，制成头套、压力上衣、压力手套、压力肢套、压力裤等使用。

特点：优点为压力控制良好、穿戴舒适、合身。缺点为制作程序较复杂、需时长、成本高，外形不如成品压力衣美观。

2. 智能压力衣加压法　智能压力衣也属于量身定做压力衣的一种，但制作工序已智能化，应用专门的制作软件及硬件进行制作。智能压力衣加压法是目前较新的压力治疗方法，在港台地区已应用于临床。

特点：除具备量身定做压力衣的优点外，还有制作方便，节省制作时间以利于早期使用，合身性更佳，外形美观等优点。缺点为制作成本高，价格较贵。

3. 成品压力衣加压法　通过使用购买的成品压力衣进行压力治疗的方法，若选择合适，作用同量身定做的压力衣。

特点：优点为做工良好，外形美观，使用方便及时，不需量身定做，适合不具备制作压力衣条件的单位使用。缺点为选择少，合身性差，尤其是严重烧伤肢体变形者难以选择适合的压力衣。

（三）附件

在进行压力治疗时往往需要配合使用一些附件以保证加压效果，同时尽量减少压力治疗的不良反应。

1. 压力垫（pressure padding）　是指加于压力衣或绷带与皮肤表面之间，用以保持凹面或平面瘢痕均匀受压或增加局部压力的物品。由于人体形状不规则，需在穿压力衣时配置压力垫以达更好的治疗效果。压力垫常用的材料有海绵、泡沫、塑性胶、合成树脂、合成橡胶、硅胶、热塑板等。

2. 支具（splintage）　是置于压力衣或绷带下面，用于保护鼻部、前额、双颊、耳郭、鼻孔、掌弓等部位免于损害或变形的支架。支具常用材料为低温热塑板材。

六、压力治疗的应用原则

压力治疗通常参考拉普拉斯定律（Laplace's law），压力与弧度半径成反比。人体表面呈现不同形状，我们可以计算不同部位提供到皮肤表面压力的大小，弧度半径越小，区域越小压力越大。当单独使用压力衣不能达到满意的压力效果时考虑增加压力垫。为了达到理想和有效的压力，我们应该综合考虑几个因素：身体的轮廓、压力衣的材质、瘢痕的特性、瘢痕的位置和患者的耐受力。

1. 身体的轮廓　人的身体表面都是弧度，一些是突出的，如头、肩、肘、膝；一些是凹陷的，如腋窝、掌心等。单一的压力衣不能在身体各处达到统一的压力，对于凹陷的部位压力衣不能提供压力，可考虑增加压力垫来增加这些地方的半径，以提供压力，但同时不要限制必要的日常活动。不同位置的缩率见表7-1。

当瘢痕在关节处时，可能会引起关节挛缩，需要在休息时使用支具维持软组织的长度和关节活动范围。

2. 材料　压力衣是一种弹性材料，在持续牵拉后会降低弹性。治疗师应该提供2~3套更换，每月调整张力，或在3~6个月后更换新的压力衣。对于儿童和新愈合皮肤的患者要求光滑、柔软和更有弹性的材料,以排除磨损的风险,给予皮肤对压力耐受性的时间。当皮肤情况稳定时,为患者调整更好的压力。较硬的材料能维持更好的压力范围和增加耐用性。

表 7-1 缩率与临床应用

推荐缩率	成人/%	儿童/%	婴儿/%
面罩			
前额周径	5~10	0	0
枕部周径	5~10	0	0
下巴到颈部	0	0	0
颈圈	5	0	0
头套			
前额周径	15~20	不推荐	不推荐
枕部周径	15~20	不推荐	不推荐
对角线周径	0	不推荐	不推荐
颈圈	5	不推荐	不推荐
手套			
手指	0	0	0
其他	10	5	0
衣服			
躯干	15~20	5	0
袖子	10	5	0
裤子			
双腿	10~20	0	0
单腿	10~20	0	0
袜子			
腿	10~15	10	0
足	5~10	5	0
脚趾	0	0	0
足跟到脚趾	0	0	0

根据皮肤的条件和位置提供泡沫压力垫、海绵或棉衬作为压力垫材料。硅酮胶可以用于小瘢痕或提供压力困难的部位。

3. 瘢痕的特性 不同体质、不同位置增生性瘢痕形成的趋势和瘢痕成熟的过程有很大不同。从低压力范围开始观察每一处瘢痕对压力的反应,如使用软的材料或较薄的压力垫去观察瘢痕的耐受力和反应。不要使用不必要的压力,可能会造成不利的影响,同样,在人体经常使用(如手和嘴)及邻近关节的位置,应该平衡压力的提供和日常活动,活动受限可能会引起畸形。因此,必须向患者解释所有的不良情况和预期结果,和患者达成统一的在规律穿戴压力衣情况下可接受的结果。

4. 早期应用 压力治疗应在烧伤创面愈合后尚未形成瘢痕之前就开始。有研究指出,加压治疗开始时间越早,治疗和预防效果越好。一般 10d 内愈合的烧伤不用压力疗法,10~21d 愈合的烧伤应预防性加压包扎,21d 以上愈合的烧伤必须预防性加压包扎,削痂植皮后的深 II 度、III 度烧伤应预防性加压包扎。

5. 合适的压力/有效压力 压力治疗理想的压力为 3.2~3.3kPa(24~25mmHg),有效压力 1.3~5.32kPa(10~40mmHg),接近皮肤微血管末端的压力,若压力过大,皮肤会缺血而溃疡,压力过小则影响治疗效果。儿童需特别考虑压力大小,避免过大的压力造成畸形。在身体不同部位,四肢压力可大一些,躯干、头面部应小些。一般单层压力衣最多只能达到 2.66kPa(20mmHg)左右压力,要达到足够的压力必须用双层或加压力垫。研究表明,临床上使用 10%缩率的压力衣,内加 9mm 厚的压力垫可取得较为理想的效果。

有效压力是指在不同体位或姿势下,压力始终保持在有效范围,如腋下为最易发生瘢痕严重增生的区域,当上肢自然下垂或肩关节活动时,作用在腋部的压力会明显下降,因此需要应用"8"字带来保证活动时有足够的压力。其他活动范围较大的关节周围同样需要使用橡皮筋等来维持有效的压力,如髋关节周围。压力衣使用一个月后,压力可能会下降50%,所以应定期调整以保证有足够的压力。

在表7-1中介绍了不同位置产生有效压力的缩率范围,特别注意要预防畸形,过大压力会引起如鸡胸、下巴后缩等,要根据患者的耐受力从4~24h逐渐增加提供压力。

6. 长期使用　对于增生性瘢痕,从创面基本愈合开始,持续加压至瘢痕成熟,至少需半年到1年时间,一般需1~2年甚至3~4年时间。另外,长期使用也指每天应用的时间长,每天应保证23h以上有效压力,只有在洗澡时才解除压力,每次解除压力时间不应超过30min。

压力治疗是一个长期与瘢痕对抗的过程,应该尊重患者的感受和决定。治疗师帮助患者在治疗的情况下选择合理的、可接受的生活方式。在可能形成瘢痕的区域应该提供预防性加压。伤口在2周后愈合尤其当涉及面部时,需更加注意,因为面部特征容易受损导致畸形,应早期提供面罩。压力衣的颜色应该是患者可接受的,以增加患者日常生活中最大的压力治疗依从性。

七、压力治疗的不良反应及处理

1. 皮肤损伤　绷带或压力衣可对瘢痕造成摩擦,导致皮肤损伤,还会出现水疱和局部溃烂,尤其是新鲜瘢痕。处理方法:可在绷带或压力衣下加一层纱垫,四肢可用尼龙袜做衬,以减少压力衣和皮肤之间的摩擦。出现水疱后,抽出其中液体,涂以甲紫。只有破损严重或创面感染时才解除压力。

2. 过敏　有些人可能会对织物过敏,生皮疹或接触性皮炎,可加一层棉纱布进行预防,过敏严重者可考虑其他方法加压。

3. 瘙痒　尤其在起始的1~2周,可能与织物的透气不良、皮肤出汗、潮湿、化学纤维的刺激有关。一般无须特殊处理,瘙痒可在压力作用下减轻。

4. 肢端水肿　主要因近端使用压力而导致肢体远端血液回流障碍,造成远端肢体水肿,如压力臂套可导致手部肿胀。处理方法:如近端压力较大,远端亦应加压治疗,如穿戴压力手套或压力袜。

5. 发育障碍　见于儿童,国内国外均有压力治疗影响儿童发育的报告,如颌颈套引起下颌骨发育不良而后缩。此外,如压力使用不当(如未使用支架保护)可引起手掌弓的破坏、鼻部塌陷、胸廓横径受损出现桶状胸等。处理方法:预防为主,使用压力垫和支架保护易损坏部位,如鼻部、耳部、手部等。

第二节　压力衣的制作

一、制作工具与材料

(一)常用工具及设备

压力衣及附件制作常用工具和设备包括缝纫机、加热炉、剪刀、裁纸刀、直尺、软尺、蛇尺、记号笔、计算器、恒温水箱和热风枪等。

1. 缝纫机　用于缝制压力衣和固定带,常用直线和之字形缝线的缝纫机,普通和电动均可。

2. 加热炉　用于压力垫的加热塑形,温度可达140℃左右,若无加热炉也可用电熨斗或热风枪替代。

3. 刀　包括剪刀、裁纸刀和剪线刀。剪刀主要用于剪压力布、魔术贴、弹力带和低温热塑板等。剪线刀用于剪缝线。裁纸刀用于在压力垫上割出缺口以保证合身且不影响活动。

4. 尺　包括软尺、直尺和蛇尺。软尺用于测量肢体的围度。直尺用来画图。蛇尺用于画拇指(鱼际)部分的纸样。

5. 支具制作工具　包括恒温水箱、钳和热风枪等。

(二)常用材料

1. 绷带加压法材料　弹力绷带、自粘绷带、筒状绷带、硅酮弹力绷带及纱布等。

2. 压力衣制作材料　压力布、拉链、弹性线与魔术贴等。

3. 压力垫制作材料　海绵、塑胶海绵、弱力胶、硅酮凝胶、透明塑料、弹力带及胶水等。

4. 支具制作材料 低温热塑板材、魔术贴、螺丝和钢丝等。

二、压力衣的制作和应用步骤

压力衣的制作及应用过程一般包括测量、计算、画图、裁剪、缝制、试穿和调整以及随访等步骤。

1. 测量 压力衣需要量身定做才能保证最合适的压力,因此测量十分重要。用软尺准确测量瘢痕部位的肢体周径和压力衣覆盖部位的尺寸等。测量长度时两手握住软尺两端将软尺拉直即可,测量周径时软尺不能太松或者太紧,用记号笔在测量部位做出相应的标记。不同部位测量方法不同,一般标志性或特殊部位如关节处、肌肉丰满处均需测量和记录,无特殊部位(如前臂)则需每5cm距离测量一组数据以确保压力衣的适合度。

2. 计算及画图 根据所需压力衣的样式与压力大小,计算出压力材料所需的尺寸,并画出纸样(图纸)。临床上压力衣的尺寸通常通过控制缩率来实现,缩率为实测尺寸和所需尺寸之差与所需尺寸的比值,缩率($n\%$)计算公式:

$$n\% = (L_1 - L)/L$$

L_1为实际测得的长度,L为裁剪时所采用的长度,由此可得出压力衣所需实际尺寸的计算公式:

$$L = L_1/(1 + n\%)$$

如上臂套中某一点测得上臂周径为33.0cm,拟采用缩率为10%的压力,则压力布的尺寸为$L = L_1/(1 + n\%) = 33.0/(1 + 10\%) = 30$cm,因前臂套分两片组成,则每片尺寸为15cm。在计算需要的布料尺寸时,应考虑边距的尺寸,初学者因缝制技术欠佳应多留些余地,边距大概需3~5mm,而熟手治疗师则可控制在2~3mm。

3. 裁剪 将画好的纸样裁剪后固定于压力布上,按纸样尺寸裁出布料。在压力布上画图及裁剪布料时注意避免牵拉布料以免影响尺寸的准确性,同时布料弹力的方向应与所加压部位的长轴垂直。

4. 缝制 材料取舍适当后,紧接着是缝制及锁边,根据技术熟练程度和单位条件可选择使用家用缝纫机、电动缝纫机或工业用电动缝纫机、锁边机等。缝制时注意针距、边距均匀合理,尤其是转角处和转弯处。

5. 试穿、测压及调整 压力衣制作完成后,应让患者试穿,检查是否合身及压力是否足够,若达不到理想压力则需进行调整。如需了解精确压力(如科研)则要用专门仪器进行测量,再根据测量结果进行调整,如采用压力垫、收紧或放松。试穿时应询问患者有无受压感,观察压力衣是否影响关节活动及局部皮肤组织的血供情况。调整好后应教会患者正确穿戴方法。

6. 交付使用 患者学会自行穿戴后可将压力衣交付患者使用,并教会患者使用及保养方法和注意事项。最好有指导手册给患者,以便真正了解正确的应用方法。为了保持良好压力,避免布料疲劳,应每日清洗,交替使用。

7. 随访 压力衣交给患者后应定期随访,时间应根据患者情况确定,开始使用应至少每2周随访一次,瘢痕稳定后可1个月随访1次,对于静脉曲张和淋巴回流障碍者可1~3个月回访并重新制作压力衣。

三、常用压力衣

(一)压力头套

头面部瘢痕增生是影响烧伤患者容貌和心理的重要因素,因此瘢痕的控制和压力治疗的有效实施是头面部烧伤作业治疗的重要部分。头面部是人体最不规则的部位,应用弹力绷带难以有效地实施压力治疗,量身定做的压力头套可提供有效的压力(图7-4),是目前最为常用的头部加压方法。

1. 适应证 头面部及下颌部烧伤或其他原因所致瘢痕。

2. 注意事项

(1)开始穿戴时间不宜过长,可从8h/d开始,逐渐增加至12h,直至24h。

(2)如需留出眼、口鼻位置则可在相应位置裁出,注意开口尺寸应小于实际尺寸。

(3)需配合压力垫及支架使用以增加加压效果并预防面部畸形。

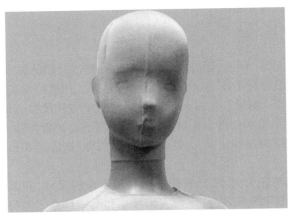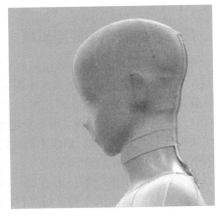

图 7-4 压力头套

（二）压力上衣

躯干烧伤虽不如肢体烧伤和面部烧伤常见，但往往面积较大，需进行加压治疗。躯干大体呈椭圆形，加之软组织丰富，压力治疗效果不如肢体治疗效果好。根据烧伤部位可使用压力上衣或压力背心（图 7-5 和图 7-6）。

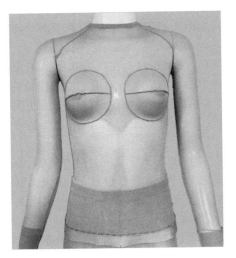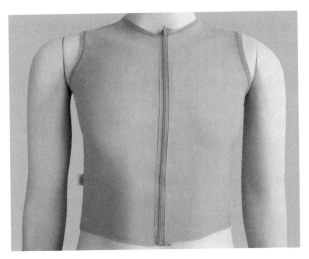

图 7-5 压力上衣   图 7-6 压力背心

1. 适应证 躯干烧伤或其他原因所致瘢痕，腋部或前臂近端靠近肩部瘢痕。

2. 注意事项 因肩关节活动时影响腋部压力的大小，所以为了控制腋部瘢痕应同时使用"8"字带。用于肩部瘢痕时衣服拉链应有足够长度以保证肩部有足够的压力。

（三）压力臂套

上肢是较易遭受烧烫伤和其他外伤的部位，上臂和前臂因形状较规则，呈圆柱形，是最易加压的部位，也是压力容易控制且治疗效果较好的部位。压力臂套包括上臂套、前臂套、全臂套（图 7-7）。

1. 适应证 上肢烧伤、手术或其他原因所致瘢痕，上肢肿胀，上肢截肢残端塑形。

2. 测量与画图

（1）测量：手臂自然下垂，测量起点和终点在瘢痕上、下 5cm 位置，成人每隔 5cm 测量一个数据，儿童每隔 3cm 测量一个数据，关节位置需测量（图 7-8）。成人缩率 10%~15%，儿童缩率 5%。

（2）画图，见图 7-9。

3. 注意事项 如需较大压力，则应与压力手套同时应用以预防手部肿胀。

（四）压力手套

手部烧伤是发生率最高、畸形率最高、对功能影响最大最直接的烧伤，早期处理不当会遗留严重

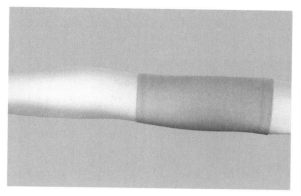

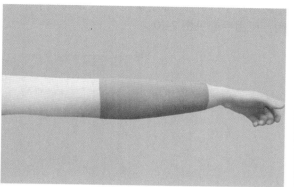

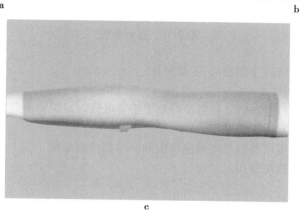

图 7-7 压力臂套
a. 上臂套;b. 前臂套;c. 全臂套。

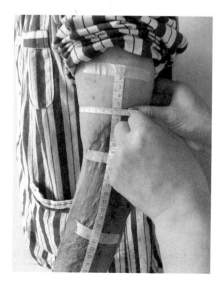

图 7-8 臂套测量

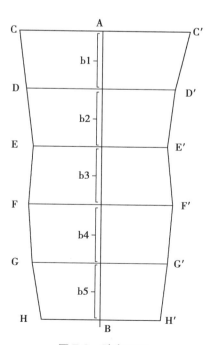

图 7-9 臂套画图

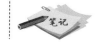

功能障碍。手部烧伤治疗最重要的是预防和治疗水肿、瘢痕增生、挛缩、脱位等并发症。压力治疗是预防治疗手部肿胀、抑制瘢痕增生、预防关节挛缩和脱位最有效的方法,应尽早实施并持续足够长时间。压力手套见图7-10。

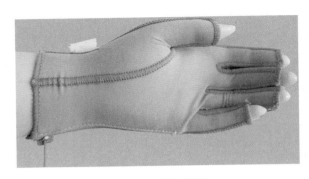

图 7-10　压力手套

1. 适应证　各种原因所致手部瘢痕,手部肿胀。

2. 注意事项

（1）为方便穿戴,最好加拉链,且拉链最好放于手掌尺侧以减少对手部活动的影响。

（2）指尖暴露以便观察血供情况。

（3）尤其注意指蹼及虎口等易发生瘢痕增生和挛缩部位的加压。

（4）配合压力垫和指蹼压使用。

（五）压力裤

压力裤是控制臀部、会阴部和下肢瘢痕所常用的压力衣（图7-11）。

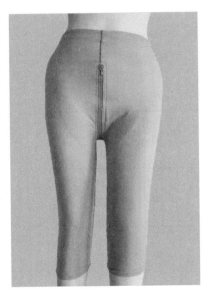

图 7-11　压力裤

1. 适应证　各种原因所致臀部、会阴部及下肢瘢痕,下肢肿胀。

2. 注意事项

（1）会阴部需配合压力垫使用且外加橡皮筋以保证有效的压力。

（2）臀部应根据体形进行适当调整,尤其是女性,避免压力导致臀部下垂。

（六）压力腿套

与上肢一样,腿部也是易于进行压力治疗的部位。压力腿套包括大腿套、小腿套和全腿套（图7-12）。

1. 适应证　烧伤、外伤或手术所致下肢瘢痕,下肢肿胀,下肢静脉曲张的预防和治疗,下肢截肢残端塑形,下肢深静脉血栓的预防。

2. 测量与画图参考压力臂套。

3. 注意事项

（1）膝关节处应使用压力垫和外部橡皮筋以保证有效的压力。

（2）如压力较大,远端亦应加压。

（3）大腿部分应有足够的长度以防止步行时压力腿套下滑。

（七）压力袜

足部是肿胀最易发生部位,也是各种原因所致瘢痕的常见部位,因此,压力袜也是最为常用的压力衣之一（图7-13）。

适应证:烧伤、外伤或手术所致小腿下部、足踝部瘢痕,足部肿胀,下肢静脉曲张的预防和治疗,下肢深静脉血栓的预防。

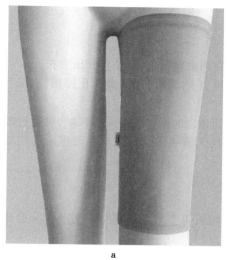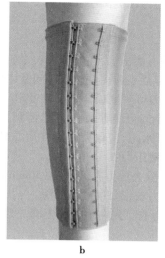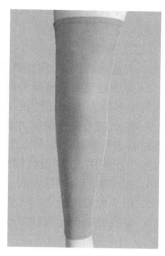

图 7-12 压力腿套
a. 大腿套;b. 小腿套;c. 全腿套。

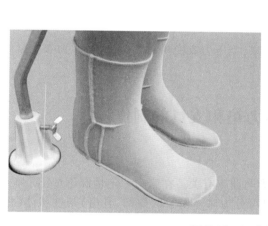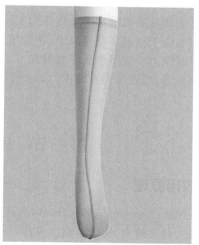

图 7-13 压力袜

四、注意事项

(一)设计制作

1. 压力衣应覆盖所有需要加压的瘢痕,至少在瘢痕区域外 5cm 范围。

2. 若瘢痕位于关节附近或跨关节,压力衣应延伸过关节达到足够长度,这样既不妨碍关节的运动,又不致压力衣滑脱。

3. 在缝制过程中,应避免太多的接缝。另外,在特定区域加双层及使用尼龙搭扣固定等方法可减少压力衣的牵拉能力。

4. 若皮肤对纯合成的弹力纤维材料过敏而不能穿戴时,应考虑换用其他方法,如弹性绷带、弹力套、硅酮胶。

5. 对于刚愈合的皮肤,建议使用棉衬,有助于减少对新皮肤磨损的风险。当患者习惯了压力衣的穿戴时,皮肤耐受性增加,不易破损。

6. 保持布料对称性可以确保圆周的压力,如果只有一侧三角肌位置有瘢痕,一个单袖的压力衣在瘢痕处不能提供足够的压力,因为圆周压力网被切断,因此需要提供衣袖和衣领相接的压力衣,以得到合适的压力。

7. 当穿长袖压力衣和长裤时考虑提供手套和袜子,避免远端造成水肿。这种情况通常发生在儿童和老人身上。

（二）穿戴

1. 未愈合的伤口,皮肤破损有渗出者,在穿压力衣之前,应用敷料覆盖,避免弄脏压力衣。

2. 为了避免瘢痕瘙痒和搔抓后引起皮肤破损等问题,穿压力衣之前可用油膏和止痒霜剂、洗剂擦洗。对于多数人而言,适当的压力可明显减轻瘢痕处瘙痒。

3. 极个别人在穿戴压力衣期间可能有水疱发生,特别是新愈合的伤口或跨关节区域,可通过放置衬垫材料进行预防。如果发生了水疱,应保持干净并用非黏性无菌垫盖住。只有在破损后的伤口感染时才停止使用,否则应持续穿戴压力衣。

4. 在洗澡和涂润肤油时,可除去压力衣,但应在30min内穿回。

5. 每个患者配给2~3套压力衣,每日替换、清洗。

6. 穿脱时避免过度拉紧压力衣。先在手或脚上套一塑料袋,再穿戴上肢部分或下肢部分会比较容易。

（三）保养

1. 压力衣应每日清洗以保证足够的压力。

2. 清洗前最好浸泡1h,然后清洗。

3. 压力衣应采用中性肥皂液于温水中洗涤、漂净,轻轻挤去水分,忌过度拧绞或洗衣机洗涤。

4. 如必须用洗衣机洗涤时应将压力衣装于洗衣袋内,避免损坏压力衣。

5. 压力衣应于室温下自然风干,切勿用熨斗熨干或直接暴晒于日光下。

6. 晾干时压力衣应平放而不要挂起。

7. 定期复诊,检查压力衣的压力与治疗效果,当压力衣变松时,应及时行压力衣收紧处理或更换新的压力衣。

第三节 压力垫和支具的制作

一、应用原理

按拉普拉斯(Laplace)定律(图7-14),压力与曲率有关。在张力一定情况下(不同弹力纤维其张力是恒定的),曲率越大,压力越高。人体一般可分为球体(头部、臀部、乳房)与柱状体(四肢、躯干)两种,但人体表面并非标准的几何体,因此需使用压力垫来改变局部的曲率,以增加或减少局部的压力。

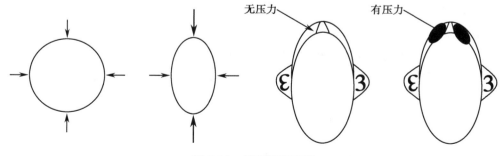

图7-14 拉普拉斯定律

二、制作材料

1. 海绵 特点是柔软,产生的剪切力小,价格便宜。但其易在压力下变扁平,不能提供足够的局部压力。

2. 塑料海绵 其特点是富有弹性,易于在高温下塑形,能增加局部压力并能根据瘢痕进展改变外形而在临床上得以广泛使用。缺点是质地硬,易增加切力,且价格昂贵,偶尔会产生过敏。

3. 硅酮凝胶 特点是伸展性与皮肤接近,覆盖在瘢痕处不会影响关节活动。同时,硅酮凝胶成分稳定,细菌不易通过,如保养得当可持续使用半个月以上。但切忌将其覆盖在未愈合的创面上。

4. 弱力胶 其特点是极易塑形。但因其价格昂贵,当瘢痕进展时,不能做出适应性的改变,且不能调节或加以改制,临床上较少使用。

三、制作步骤

1. 设计 根据需加压的部位、形状和需施加压力的大小,确定所需压力垫的类型、材料及形状等。
2. 画图 用透明塑料画出瘢痕的形状并确定压力垫的大小和形状。
3. 取材 将确定好的形状画于压力垫材料上。
4. 成型 通过加热塑形或打磨出所需形状。
5. 调整 如用于关节部位,则需在表面用刀割出缺口以保证关节的正常活动。
6. 试用 做好后试穿 10~15min,看压力是否符合需要。
7. 交付使用 如无不适,教会患者使用方法和注意事项后即可交付使用。

四、应用要点

压力垫的大小与形状要视瘢痕的情况而定,既要能覆盖瘢痕表面,同时要考虑活动等因素的影响,不宜太大,也不能太小,太大使压力减低,太小在活动时不能完全覆盖住瘢痕。压力垫的外部最好加用棉质套,以减少过敏。此外,压力垫最好有自己的固定系统。在制作过程中,下述几个问题应值得注意。

1. 压力垫的尺寸 压力垫必须完整地覆盖整个瘢痕,对于大面积瘢痕区,使用整块压力垫,对于相隔较远的散在瘢痕,可使用碎片。对于增生性瘢痕,要盖住边缘外 3~4mm,对于瘢痕疙瘩,为了避免向外生长应盖住边缘 5~6mm。

2. 身体凸、凹面问题 曲率半径很小的骨性突起应避免太多的压力,如尺、桡骨茎突。对于凹面应将其充填并确保压力垫完全与瘢痕接触。按常规在其顶部建起垫子,使瘢痕真正受压。

3. 适合度与韧度 压力垫与体表维持完整接触的能力称为适合度。韧度是指维持形状与抵抗疲劳的能力,是压力垫的重要特点,并被认为是能否对瘢痕产生足够压力的标志。两者是对立统一体,不同材料在此方面各有所长,应综合应用。柔软的材料有较好的适合度,多用于快速反应、位于关节附近、活动较多部位的增生性瘢痕。质韧材料对于远离运动区的瘢痕疙瘩效果较好。

4. 动力因素 跨过活动关节的压力垫应考虑不妨碍关节活动。如在肘关节腹侧放置压力垫,应剪一个 V 形切口,以便屈曲时不受阻,在背侧应垂直剪开,以便牵拉伸肘时活动不受限。

5. 边缘斜度 采用斜度不同的边缘对瘢痕压迫的效果不同。斜度大的边缘处压力最大,适用于放置压力衣开口处,因为在该处压力衣产生的压力较弱,衣、垫有互补作用。边缘斜度小的垫下压力是均匀的,由于边缘处压力衣接触不到皮肤,避免了正常皮肤组织受压。

6. 固定 用何种固定方法主要由压力垫放置位置决定,如背部用尼龙搭扣,而在需要活动的关节周围,则需要扣带或弹性绷带,其次根据患者的喜好及接受水平决定。常用的固定方法有尼龙搭扣、扣带、外用弹力带等。

五、注意事项

1. 压力垫应覆盖所要加压的整个瘢痕组织,增生性瘢痕外 3~4mm,瘢痕疙瘩外 5~6mm。
2. 压力垫不宜过大,过大则不能建立需要的曲度。瘢痕面积较大时可进行分区处理,优先处理影响关节活动的区域和增生明显的瘢痕。
3. 靠近关节的压力垫应结合动力学因素进行处理,以保证不影响关节活动和在关节活动时仍保证足够的压力。
（1）单轴关节:①屈曲,表面割出 V 形;②伸直,垂直切线。
（2）多轴关节:①切线应根据活动的方向而定;②切线应不影响关节的主动活动,以及不影响压力垫的韧性。

4. 压力垫固定方法　保持压力垫与瘢痕完全接合是压力效果的关键。选择固定方法时需考虑的因素：①瘢痕的位置，躯干使用魔术贴固定，关节位置用捆扎带或者弹性绑带固定；②便于穿戴；③患者的选择或接受程度；④患者的依从性。

5. 压力垫应定期清洁，保持局部卫生。一般同样的压力垫需要有两套。

6. 确保穿戴位置正确　因压力垫通常不易穿戴，在穿戴过程中易错位，穿戴位置不合适而容易引起局部不适。

7. 支具应光滑服帖，不应产生局部压迫，必要时可加用衬垫。

六、常用压力垫

（一）头面部压力垫

1. 面部压力垫　用于增加对面部瘢痕的压力，减轻对鼻部、眼部的压力（图7-15）。

2. 鼻部压力垫　主要用于鼻翼两侧，增加局部压力（图7-16）。

3. 下颌部压力垫　用于增加局部的压力（图7-17）。

4. 耳部压力垫　用于防止耳郭部位瘢痕的增生（图7-18）。注意：①避免瘢痕表面皮肤的摩擦；②避免压力直接作用于耳部软骨上；③穿戴时间：成人16~24h，儿童8~12h。

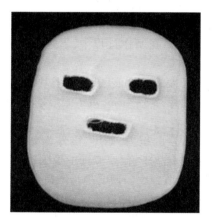

图7-15　面部压力垫

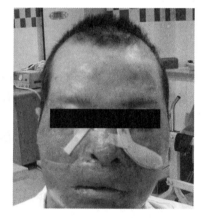

图7-16　鼻部压力垫

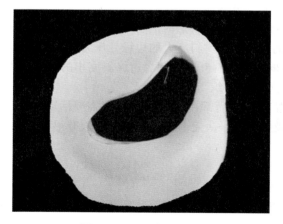

图7-17　下颌部压力垫

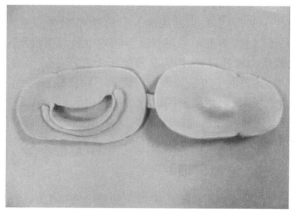

图7-18　耳部压力垫

5. 颈部压力垫　用于增加颈部瘢痕的压力（图7-19）。

（二）躯干压力垫

1. 胸部压力垫　用于增加局部压力（图7-20）。

2. 腹部压力垫　与胸部压力垫基本相同。

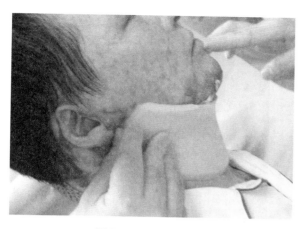

图 7-19 颈部压力垫

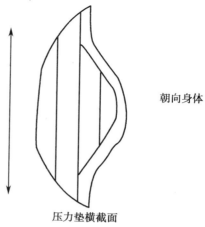

朝向身体

压力垫横截面

图 7-20 胸部压力垫

3. 背部压力垫 与胸部压力垫基本相同。

4. 腋部压力垫 因肩关节活动影响腋部压力,压力垫需用固定带(图 7-21)。

5. 臀部压力垫(图 7-22)

6. 会阴部压力垫(图 7-23)

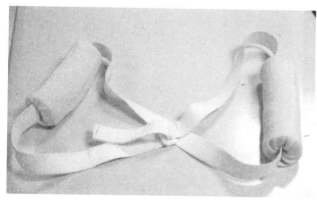
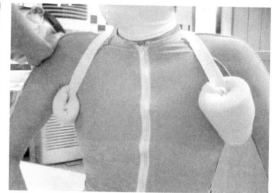

图 7-21 腋部压力垫

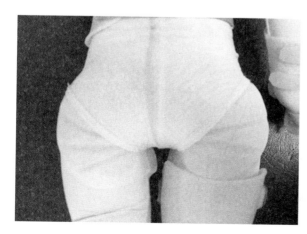

图 7-22 臀部压力垫

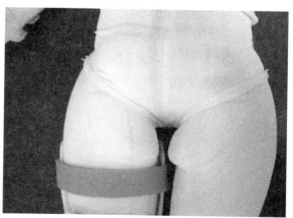

图 7-23 会阴部压力垫

（三）上肢压力垫

1. 臂部压力垫(图 7-24)

2. 肘部压力垫(图 7-25)

3. 腕部压力垫(图7-26)

4. 手部压力垫(图7-27)

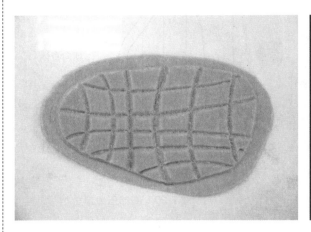

图 7-24 臂部压力垫

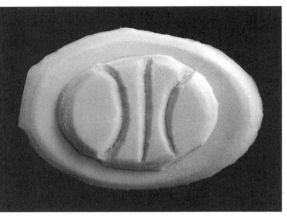

图 7-25 肘部压力垫

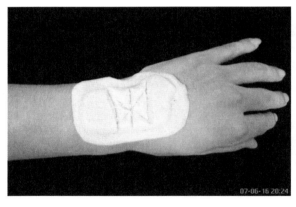

图 7-26 腕部压力垫

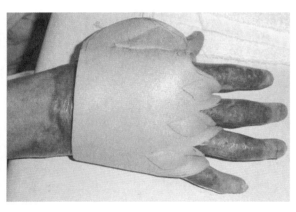

图 7-27 手部压力垫

5. 指部压力垫(图7-28)

(四)下肢压力垫

1. 腿部压力垫(图7-29)

2. 膝部压力垫(图7-30)

3. 踝部压力垫(图7-31)

4. 足背部压力垫(图7-32)

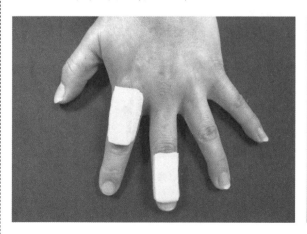

图 7-28 指部压力垫

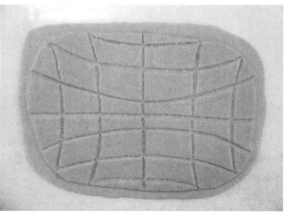

图 7-29 腿部压力垫

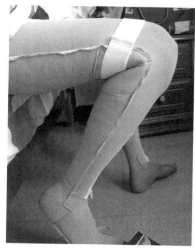
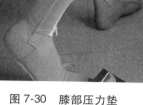

图 7-30　膝部压力垫

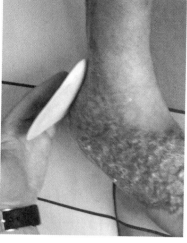
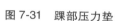

图 7-31　踝部压力垫

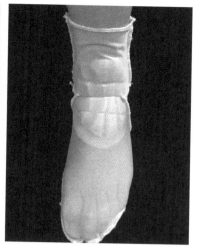

图 7-32　足背部压力垫

七、支具

支具常用于保护面部、耳朵、鼻部、手、颈部等部位,避免因压力作用而使上述部位发生畸形或影响正常功能。支具一般用较硬的热塑材料制成,制作方法和过程同矫形器一致。

1. 鼻部支具　用于保护鼻部,避免因局部过大压力而塌陷(图 7-33)。
2. 耳部支具　用于防止耳部变形和避免耳郭粘连于头部(图 7-34)。
3. 下颌部支具　用于保护下颌部,避免因局部过大压力而变形(图 7-35)。
4. 口部支具　用于预防和治疗小口畸形(图 7-36)。
5. 手部支具　根据瘢痕增生位置,制作支具达到牵拉作用或预防关节挛缩,影响手的功能活动(图 7-37)。

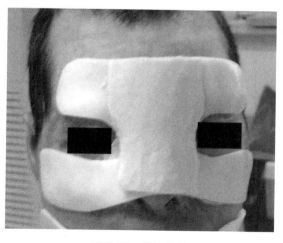

图 7-33　鼻部支具

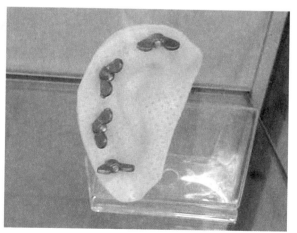

图 7-34　耳部支具

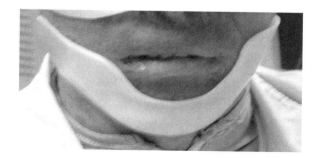

图 7-35　下颌部支具

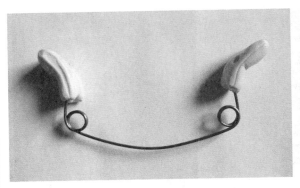

图 7-36　口部支具

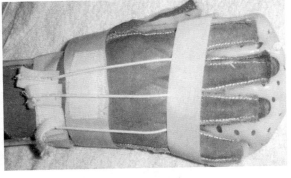

图 7-37　手部支具

本章小结

　　压力治疗是目前治疗增生性瘢痕的有效措施,但它的效果取决于压力的合适与否和患者的合作态度,两者缺一不可。压力治疗需要定期随访,跟进压力大小的调整和功能活动的指导,以确保治疗的有效性。这就要求从事压力治疗的治疗师必须与患者建立良好的沟通,同时要耐心地向患者解释说明、强调压力衣的正确使用方法和注意事项,使患者明白并参与到压力治疗的计划中来。压力治疗中压力大小的使用需要通过对患者临床评估、瘢痕具体情况评估、创面评估等确定,然后制订详细的治疗计划并实施。治疗团队应该加强协作性,充分发掘患者的潜能,制订专业化治疗方案,最大程度降低伤残,促进患者重返家庭、社会。

（王孝云）

扫一扫,测一测

练习题

一、名词解释

1. 压力治疗
2. 压力垫

二、简答题

1. 简述压力治疗的作用。
2. 简述压力治疗的应用原则。
3. 简述压力治疗的适应证与禁忌证。
4. 简述压力治疗的不良反应及处理方法。

三、思考题

试述压力治疗的方法与作用及其临床应用。

思考题及思路解析

第八章　辅助技术

学习目标

1. 掌握辅助技术概念及作用。
2. 熟悉辅助技术的应用程序和节省体能技术。
3. 了解常用辅助器具、辅助技术分类方法。
4. 能为患者提供合适的辅助器具和/或辅助技术服务,最大限度地提高患者的生活自理能力,使患者达到真正回归家庭、参与社会的目的。

第一节　概　　述

随着社会的进步、科技的发展、人们生活水平的提高,人们对生活质量的期望值也越来越高。对于功能障碍者、活动限制者、社会参与受限者及老年人而言,我们可以通过采用适配的辅助器具或辅助技术来代偿已丧失的功能,帮助他们省时、省力、更大程度的独立地完成日常生活活动和一些生产性活动,以提高其生活质量。辅助技术在功能障碍者的日常生活活动中的作用越来越重要,在全面康复中发挥越来越重要的角色,因此辅助技术和辅助器具也成为全面康复和现代康复的重要手段之一,并得到了飞速发展。一直以来,我国从政策上、技术上都支持充分使用辅助技术,并鼓励各种高级辅助用具的开发。我国在 20 世纪 80 年代,提出研究和生产残疾人辅助器具的计划,并于 1992 年成立了中国残疾人辅助器具中心。许多新型产品被不断地研发出来,满足了各种障碍者的需求,并开展残疾人用品用具的展出及知识宣传、产品研发推广及质量监督等业务。目前,辅助技术已成为功能障碍者、活动限制者、社会参与受限者及老年人生活中的一个重要组成部分。

一、辅助技术的概念

辅助技术(assistive technology,AT)是用来帮助功能障碍者、活动限制者、社会参与受限者及老年人进行功能代偿,以促进其独立生活并充分发挥其潜力的多种技术、服务和系统。目前,常用的康复辅助技术主要包括辅助器具和辅助技术服务。

1. 辅助器具(assistive technology device,ATD)　是指能够有效地预防、补偿、减轻或抵消因残疾造成的身体功能减弱或丧失的产品、机械、设备或技术系统。在 2001 年世界卫生大会上对辅助产品技术的定义为"改善残疾人功能状况而采用适配的或专门设计的任何产品、器具、设备或技术"。

2. 辅助技术服务(assistive technology service,ATS)　是指协助身心障碍者在选择、获得或使用辅助器具过程中的服务,包括研发、购买、使用和改造等。

二、辅助技术的分类

辅助技术涉及人类生存发展的众多领域,是现代康复中不可缺少的一个重要组成部分。一般辅助技术主要分为辅助器具和辅助技术服务两大类。

(一)辅助器具分类

1. 按辅助器具的使用功能分类　目前,残疾人辅助器具分类的最新国际标准为国际标准化组织(International Organization for Standardization,ISO)的 Assistive products for persons with disability—Classification and terminology(EN ISO 9999:2016)。我国标准为《残疾人辅助器具分类和术语》(GB/T 16432—2004),该标准对残疾人辅助器具产品类别的划分和术语定义进行了统一,将残疾人辅助器具分为 12 个主类、129 个次类和 780 个支类三个层次,为辅助器具系统的发展提供了基本框架。12 个主类分别是:

(1) 个人医疗辅助器具:分 18 个次类和 64 个支类。

(2) 技能训练辅助器具:分 10 个次类和 49 个支类。

(3) 矫形器和假肢:分 9 个次类和 101 个支类。

(4) 个人生活自理和防护辅助器具:分 18 个次类和 128 个支类。

(5) 个人移动辅助器具:分 16 个次类和 103 个支类。

(6) 家务辅助器具:分 5 个次类和 46 个支类。

(7) 家庭和其他场所使用的家具及其适配件:分 12 个次类和 71 个支类。

(8) 沟通和信息辅助器具:分 13 个次类和 91 个支类。

(9) 操作物体和器具的辅助器具:分 8 个次类和 38 个支类。

(10) 用于环境改善和评估的辅助器具:分 2 个次类和 17 个支类。

(11) 就业和职业培训辅助器具:分 9 个次类和 44 个支类。

(12) 休闲娱乐辅助器具:分 9 个次类和 28 个支类。

该分类方法使用方便,每一类辅助器具都有自己的数字代码,是唯一的。此种分类通过代码就能反映出各种辅助器具在功能上的联系和区别,有利于统计和管理。

2. 按辅助器具的使用环境分类　不同的辅助器具用于不同的环境。《国际功能、残疾和健康分类》(International Classification of Functioning,Disability and Health,ICF)按照辅助器具的使用环境可分为以下几类:

(1) 日常生活用辅助器具。

(2) 移动和运输用辅助器具。

(3) 交流用辅助器具。

(4) 教育用辅助器具。

(5) 就业用辅助器具。

(6) 文体及娱乐用辅助器具。

(7) 宗教和精神活动实践用辅助器具。

(8) 私人和公共建筑物用辅助器具。

该分类方法的优点是使用方便,针对性强,对康复医师书写辅助器具处方时很实用。缺点是该分类方法比较笼统,不能反映这些辅助器具的本质区别,如有些辅助器具可在多个环境下使用,所以不是唯一使用环境。

3. 按辅助器具的使用人群分类　根据《中华人民共和国残疾人保障法》,我国有六类残疾人,加上部分有需要的老年人,分别需要不同的辅助器具。

(1) 视力残疾辅助器具:如助视器、盲杖、盲人智能阅读机、导盲器等。

(2) 听力残疾辅助器具:如助听器、电脑沟通板、文字语音转换器、遥控闪光门铃、振动"闹枕"及视觉呼叫器等。

(3) 言语残疾辅助器具:语言训练器具、会话交流用具等。

(4) 智力残疾辅助器具:认知图片、认知玩具、启智用具等。

（5）精神残疾辅助器具：如手工作业辅助器具、感觉统合辅助器具、卫星定位监护系统等。

（6）肢体残疾辅助器具：如假肢、矫形器、轮椅、助行器等。

（7）老年人辅助器具：如老花镜、手杖、轮椅等。

这种分类方法使用方便，有利于使用者，但是该分类不能反映出这些辅助器具的本质区别。许多康复训练器材属于通用辅助器具，并不局限于上述某类人群使用。

（二）辅助技术服务分类

根据美国2004年《辅助技术法案》（Assistive Technology Act）的内容，辅助技术服务包括下列六个项目：

1. 服务需求评估　对有功能障碍者提供辅助技术服务需求评估。

2. 辅助器具的取得　包括采购、租用或其他途径。

3. 与辅助器具使用有关的服务　如选择、设计、安装、定做、调整、维护、修理和替换等。

4. 整合医疗、介入或服务的辅助器具资源。

5. 为使用者提供辅助器具的使用训练或技术协助。

6. 为相关专业人员提供辅助器具使用的训练或技术协助。

三、辅助技术的作用

辅助技术能够在一定程度上补偿、减轻或抵消功能障碍者、活动限制者、社会参与受限者的功能缺陷，有效地促进其独立生活并充分发挥其潜力，提高生活质量。辅助技术的作用包括：

1. 代替和补偿　如肌电手可代替功能障碍者所丧失的上肢及手的部分功能。助视器、助听器可补偿视听功能。

2. 提供保护和支持　如矫形器可用于骨折、肌腱神经断裂的早期固定和保护。

3. 提高运动功能、减少并发症　如轮椅、助行器及假肢等可以提高行走和站立能力，减少长期卧床造成的全身功能衰退、压疮和骨质疏松等并发症。

4. 提高学习和交流能力　如助听器、交流板、电脑等，可提高视、听功能障碍者的学习和交流能力。

5. 节省体能　如助行器具的使用可减少患者步行时的体能消耗。

6. 节约资源　可缩短住院时间，减少人力、财力、物力浪费，大大提高投资效益比。

7. 改善心理状态　患者可借助辅助器具如助行器，重新获得站立和行走，脱离终日卧床的困境。如使用交流板和书写辅助器具可顺利地实现与人交流等，大大提高患者生活的勇气和信心，进而改善其心理状态。

8. 提高生活自理能力　日常生活中使用的辅助具或自助具（如穿衣钩、改装牙刷、改装筷子和转移板等），能够提高患者衣、食、住、行、个人卫生等方面生活自理能力。

9. 增加就业机会、减轻社会负担　截瘫患者借助轮椅和其他辅助具，可以完全胜任一定的工作。

10. 提高生活质量　运动能力的增强、独立程度的增加、心理状态的改善可使病伤残者平等地参与家庭与社会生活、娱乐及工作，从而提高生活质量。

11. 全面康复的工具　辅助技术涉及家庭康复、医疗康复、教育康复、职业康复和社会康复等各个领域，是康复必不可少的工具。

四、辅助技术的应用原则

（一）辅助技术的选配原则

辅助技术的选配以实用、可靠、经济为原则，最好是市场有售的用具，易清洗、易保存、易维修、安全可靠。如无市场售卖品可由作业治疗师或假肢矫形师制作，或在市场售卖品的基础上修改。

1. 符合功能需要　能改善患者生活自理的能力。

2. 简单操作、易调节　辅助技术应操作简单并可以调节，以适应患者体型上和功能上等的变化。

3. 美观、安全、耐用　多数患者需要长期使用辅助器具，外形美观可提高患者的使用积极性。安全性高可减少患者使用时的恐惧感。坚固耐用可以减少患者的使用成本。

4. 易清洗　部分辅助器具如矫形器很多都是贴身穿戴，应保持清洁卫生，因此使用的材料应便于清洗。

5. 轻便舒适　因患者多数存在运动功能障碍,使用轻便舒适的辅助器具可以节省体能。如有的轮椅在具有良好功能性、稳定性、舒适性的同时,重量几乎只有普通轮椅的一半。

6. 价格适中　经济实惠,易于购买,维修方便,满足不同层次患者的需要。

（二）辅助技术的使用原则

使用辅助技术的基本目的是通过使用合适的辅助器具或辅助技术来改善日常生活活动能力及生产性活动能力,从而提高生活质量。在应用辅助技术时,应注意使用原则。

1. 代偿与适应　通过代偿与适应的方法,利用辅助技术完成日常生活活动或生产性活动。

2. 节省体能　通过合理地应用辅助技术,减少体能消耗,预防并发症。

3. 正确应用　熟练掌握基础理论,学会正确应用辅助技术。

4. 因人而异　以人为本,综合考虑使用者的个人情况,作为选择使用辅助技术时的参考,最大限度地帮助功能障碍者克服日常生活中的困难。

（三）辅助技术对康复治疗师的要求

在康复治疗过程中,主要由作业治疗师或假肢矫形师为患者或残疾者提供辅助技术服务,因此,作业治疗师或假肢矫形师应熟悉辅助器具和辅助技术的相关知识。美国作业治疗师协会要求作业治疗师在辅助技术应用上应遵循以下4项守则:

1. 了解市场上的辅助器具,分清普通产品与高科技产品的用途与价值。

2. 了解市场上专用辅助器具的使用方法,以便指导患者如何使用。

3. 了解辅助器具在各类层面的服务。

4. 了解在何种情况下需要或不需要辅助技术服务。

第二节　辅助技术的应用程序

辅助器具的选配需要经过专业人员进行严格的评定,使用前后训练,必要环境改造,安全指导和随访等程序。不适当的辅助器具或使用不当,不仅造成资金的浪费,还可能导致残疾加重,甚至带来严重安全问题。因此,康复辅助器具需进行严格管理,规范流程,以便最大限度地发挥辅助器具的功能和减少不必要的浪费。

一、功能评定

制作或购买辅助器具前应详细系统地评定患者的功能,功能障碍不同,所使用的辅助器具不同。了解使用者的目前功能及预后情况,结合其生活环境和经济条件等因素,设计适合患者的最为方便及实用的辅助器具。其评定内容包括:

1. 运动功能评定　如肌力、耐力、关节活动度、平衡协调能力及转移能力等。

2. 感觉功能评定　如深浅感觉、复合感觉、视觉及听觉等。

3. 认知功能评定　如注意力、记忆力、学习能力、理解力、沟通能力及应变力等。

4. 心理功能评定　如抑郁、焦虑等。

5. 情绪行为评定　如攻击行为、自伤行为及过激行为等。

6. 日常生活活动能力评定　衣、食、住、行,如个人卫生、大小便管理、上下楼梯及使用交通工具等。

7. 环境评定　如家居环境、学习环境、工作环境及社区环境等。

二、辅助器具的处方

辅助器具的处方一般由康复医师或高年资的康复治疗师开具。

1. 处方内容　辅助器具处方内容主要包括辅助器具类型、尺寸、材料、使用范围等。如需购买,需包含辅助器具名称、型号、尺寸、材料、颜色、承重、其他配件、特殊要求等。如需制作,则需提供辅助器具名称、尺寸、材料、承重、其他配件、特殊要求、图纸等。此外,还要考虑使用者的意愿、操作能力、安全性、重量、使用地点、外观、价格等问题。

2. 不同功能障碍者所需的辅助器具 因功能障碍的性质和程度不同,往往需要不同的辅助器具,以下简单介绍脑卒中、脊髓损伤及脑瘫患者在日常生活活动中可能需要的辅助器具。

（1）脑卒中患者常用的辅助器具,详见表8-1。

表8-1 脑卒中患者常用的辅助器具

功能活动	辅 助 器 具
进食	带弹簧片筷子、加粗手柄器具、防滑垫、防洒碟、防洒碗、万能袖套
修饰	改装指甲钳、电动剃须刀、长粗柄梳、带吸盘的刷子
穿衣	穿衣器、扣纽器、穿袜器、魔术贴
大小便	坐便器、加高坐便器、坐厕及扶手、便后清洁器、厕纸夹
洗澡	长柄刷、带扣环毛巾、防滑沐浴垫、洗澡板、洗澡椅、洗澡凳、扶手装置
转移	手杖、助行架、轮椅、转移带、转移板、移位器
交流	沟通板、带大按键电话、书写器、扬声器、电脑输入辅助器具
做饭	特制砧板、切割器、特制开瓶器、钳式削皮器、开罐器(供单手使用)
其他	特制手柄钥匙、开瓶器、矫形器

（2）脊髓损伤患者常用的辅助器具,详见表8-2。

表8-2 脊髓损伤患者常用的辅助器具

功能活动	辅 助 器 具
进食	万能袖套、带C形夹的勺子、带腕固定带的勺子、防滑垫、防洒碟、防洒碗、自动喂食器等
修饰	电动剃须刀、带C形夹的梳子和剃须刀、带固定带牙刷
穿衣	穿衣器、扣纽器、穿袜器、鞋拔、带指环的拉链等
大小便	坐便器、坐厕、加高坐厕、扶手、床边便椅、厕纸夹
洗澡	带扣环毛巾、长柄擦(海绵)、防滑垫、洗澡板、洗澡椅、洗澡凳、扶手
转移	电动轮椅、手动轮椅、手轮圈带有突起的轮椅、转移板、助行架、腋杖、肘杖、手杖、移位器
交流	电话托、书写器、翻书器、电脑输入辅助器具(头棍、口棍等)
其他	特制手柄钥匙、拾物器、开瓶器、环境控制系统、矫形器

（3）脑瘫患者常用的辅助器具,详见表8-3。

表8-3 脑瘫患儿常用的辅助器具

功能活动	辅 助 器 具
进食	特制筷子、加粗手柄器具、万能袖套、带C形夹的勺子、带腕固定带的勺子、防滑垫、防洒碟、特制碟、特制碗
修饰	改装指甲钳、长柄梳子、加粗手柄梳子、万能袖套
穿衣	穿衣器、扣纽器、穿袜器、特制外衣纽扣、鞋拔
大小便	便椅、坐厕、扶手、便后清洁器、厕纸夹
洗澡	长柄刷、带扣环毛巾、防滑沐浴垫、洗澡板、洗澡椅、洗澡凳、扶手装置
转移	手杖、肘杖、助行架、步行推车、轮椅、转移带、滑板
交流	沟通板、带大按键电话、书写器、扬声器、翻书器、电脑输入辅助器具(头棍、口棍等)、折射眼镜等
其他	加大码钥匙、钥匙旋转器、马蹄形钥匙柄、易松钳、环境控制系统、矫形器

三、辅助器具选配前的训练

在配置不同的辅助器具前,应对患者基本状况进行康复评定,针对康复评定中的主要问题,设定康复治疗目标和康复治疗计划,然后根据康复治疗计划进行系统的康复训练,使患者能更好地应用辅助器具。康复训练的主要内容包括肌力训练、耐力训练、关节活动度训练、平衡训练、转移训练、感觉训练、认知训练和心理治疗等。

四、辅助器具的选购或制作

根据处方要求选择辅助器具,最好能给使用者提供样品并试用,以便其选择最喜欢并且适合的产品。根据处方要求制作相应的自助具,制作过程应特别注意边缘是否光滑,关节处或骨突处是否容易受压迫或破损,连接处是否牢固,美观性如何等。

五、辅助器具的使用训练

使用制作或购买的辅助器具应进行专门的训练,待患者掌握正确的方法后才能交付使用,并教会使用者如何进行清洗与保养。训练内容应包括穿戴或组装、保持平衡、转移、驱动、利用辅助器具进行日常生活活动等内容,具体每一类辅助器具的使用训练详见本教材相关章节。

六、辅助器具的使用后评定

患者在配备辅助器具并进行适当训练后要再次进行康复评定。

评定目的:了解是否达到预期的目标;能否正常使用;能否独立使用;是否需要进行改良;有无安全方面的顾虑等。经过康复评定,如果患者可以安全、正常地使用辅助器具而且适配良好,可以达到预期目标,即可交付使用并给予详细的使用、保养指导及注意事项。如果不能达到上述目的,则需要针对评定中存在的问题进行辅助器具的改良、环境改造并进行环境适应训练、教会患者或护理者正确的使用及保养方法等。

七、辅助器具使用后的随访

辅助器具交付使用后要根据产品情况定期进行随访,了解使用过程中存在的问题及是否需要进行跟踪处理。随访最好以上门服务的形式进行,以了解患者是否在正常使用、有无安全隐患,是否需要进行调整,如需调整或更改应及时处理。随访也可以委托社区康复人员进行,或通过电话、问卷等形式进行。

第三节　常用辅助器具

辅助器具涉及患者的起居、洗漱、进食、行动、如厕、家务、交流等生活的各个层面,是发挥患者潜能、达到自理生活的依靠,是回归社会的桥梁和实现全面康复的工具。

一、穿衣辅助器具

1. 穿衣钩　通过穿衣钩的牵引实现穿衣功能的器具,用于身体活动受限者,如关节活动度减小、肌力下降等,为偏瘫和截瘫患者常用的自助具(图8-1)。

2. 扣纽器　插入纽扣孔,钩住纽扣并旋出的器具,适用于手部精细功能障碍的患者,如四肢瘫或偏瘫患者(图8-2)。

3. 穿袜器　是通过向上拉动穿袜器两侧的带子实现穿袜功能的器具,适用于躯干活动障碍者、手部精细功能障碍者、肢体协调障碍者等(图8-3)。

4. 鞋拔　可辅助穿鞋,一步到位,不必解鞋带或用手提,也不会把鞋子后面踩坏,适用于平衡功能障碍者、躯干或四肢活动受限者(图8-4)。

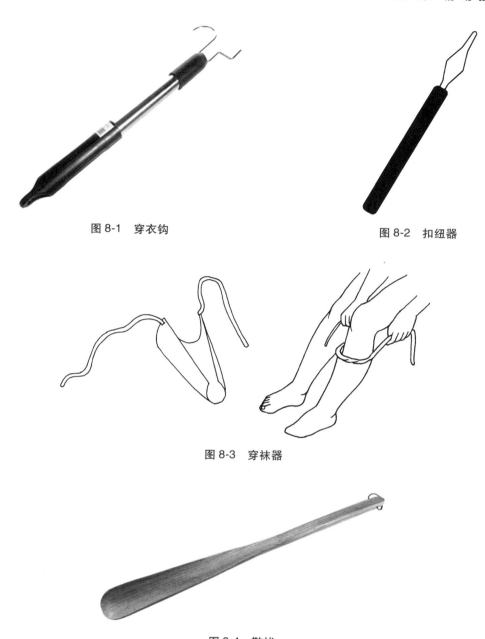

图 8-1　穿衣钩

图 8-2　扣纽器

图 8-3　穿袜器

图 8-4　鞋拔

5. 魔术贴　可以代替开衫的纽扣或鞋子的鞋带,便于手指不灵活者穿衣或穿鞋,适用于手指功能障碍者使用。

二、进食辅助器具

1. 改装手柄的餐具

(1) 改装筷子:在两根筷子间装有弹簧片,松手后由弹簧的张力而自动分离,适用于仅能完成抓握而不能主动伸指的偏瘫或高位截瘫患者(图 8-5)。

(2) 改装勺子:粗柄易于抓握,餐勺柄的角度可补偿手腕活动受限带来的进食困难。带 C 形夹的勺子可使截瘫、脑瘫、类风湿关节炎等手部无抓握能力的患者自行用餐(图 8-6)。

2. 防洒碗　碗的底部有吸盘,放于承托物的表面,使碗更具稳定性,不易脱落,适用于手功能障碍者或单手操作患者(图 8-7)。

3. 自动喂食器　适用于手功能严重障碍而无法用手或上肢进食的患者(图 8-8)。

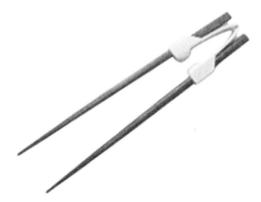

图 8-5 改装筷子

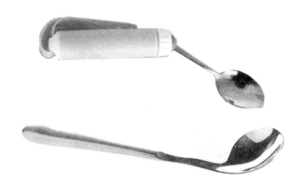

图 8-6 改装勺子

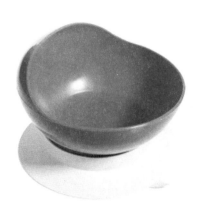

图 8-7 防洒碗

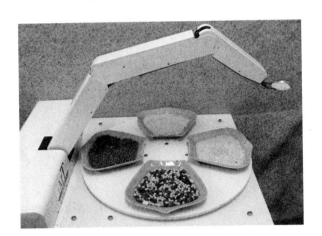

图 8-8 自动喂食器

三、如厕辅助器具

1. 坐便器 适用于平衡协调功能障碍、下肢无力或关节活动受限患者以及体力低下者（图 8-9）。
2. 加高坐便器 在坐便器上加装加高垫，适用于坐轮椅转移或下肢关节活动受限患者（图 8-10）。
3. 扶手 适用于平衡功能障碍患者及步行障碍患者（图 8-11）。
4. 厕纸夹 辅助患者取厕纸完成会阴部清洁卫生（图 8-12）。

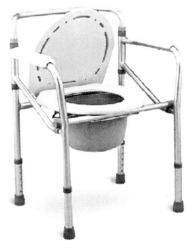

图 8-9 坐便器

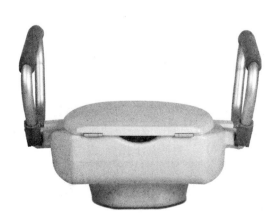

图 8-10 加高坐便器

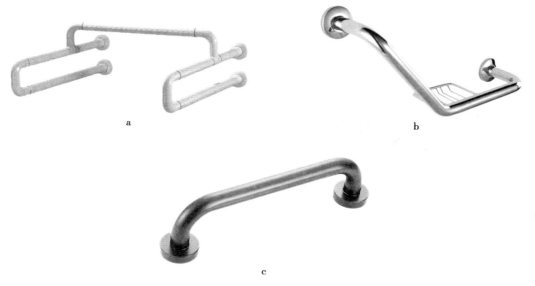

图 8-11 扶手
a. U 形扶手；b. Z 形扶手；c. 一字形扶手。

四、洗浴辅助器具

1. 洗澡椅 适用于平衡协调功能障碍患者、下肢无力或关节活动受限患者以及体力低下患者（图 8-13）。

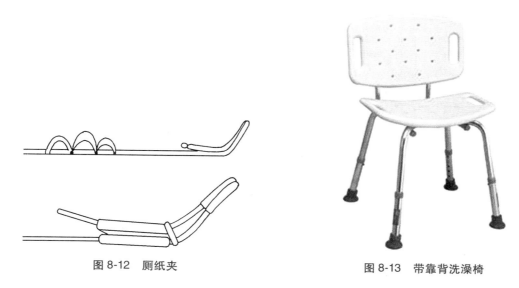

图 8-12 厕纸夹

图 8-13 带靠背洗澡椅

2. 洗澡刷 方便单手患者使用，如偏瘫患者（图 8-14）。
3. 带套环的洗澡巾 适用于上肢关节活动受限患者或手部运动障碍患者（图 8-15）。
4. 洗澡手套 适用于手功能障碍患者（图 8-16）。

五、个人卫生辅助器具

1. 剪指甲辅助器具 可以增加自身稳定性，易于操作。它适用于手功能障碍患者，如偏瘫、截肢、手外伤等患者使用（图 8-17）。
2. 改装牙刷 粗柄易于抓握，适用于手功能障碍患者（图 8-18）。
3. 改装梳子 带 C 形夹的梳子可辅助手部无抓握能力者完成梳理动作。适用于上肢功能障碍患者（图 8-19）。

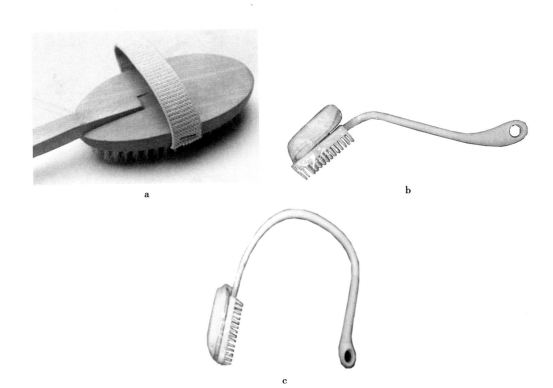

图 8-14　洗澡刷
a. 套带刷；b. 长柄刷；c. U 形长柄刷。

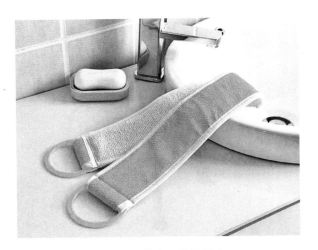

图 8-15　带套环的洗澡巾

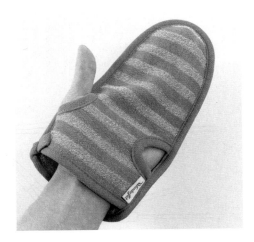

图 8-16　洗澡手套

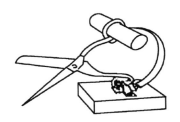

图 8-17　剪指甲辅助器具

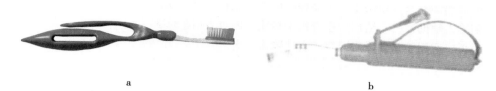

a   b

图 8-18 改装牙刷
a. 夹持式牙刷;b. 扣带可调柄牙刷。

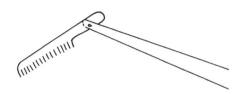

图 8-19 改装梳子

六、书写、阅读及交流辅助器具

1. 书写辅助器具　掌套置于手掌部,调整笔的角度,取得最佳的书写位置,适用于手抓握或抓捏能力障碍者(图 8-20)。

2. 翻书器　增加摩擦力,适用于手功能障碍患者(图 8-21)。

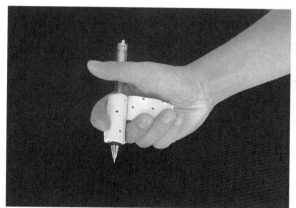
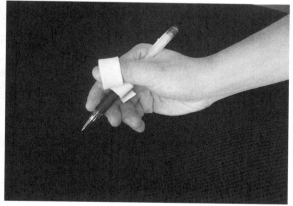

图 8-20 书写辅助器具

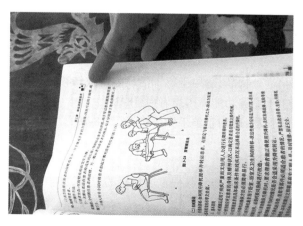

图 8-21 翻书器

3. 打电话辅助器具 适用于手不能握听筒而上肢存在部分功能患者(图8-22)。

4. 电脑输入辅助器具 适用于患者用手指输入困难者(图8-23)。

5. 沟通板 适用于认知障碍或言语表达障碍患者。

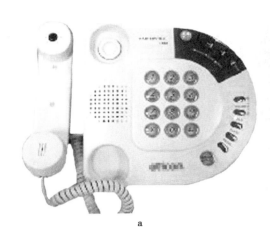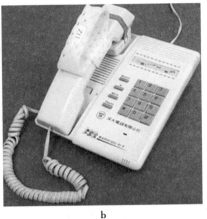

a   b

图8-22 打电话辅助器具
a.骨导电话;b.带有扩音器和握持器的听筒。

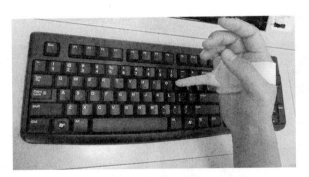

图8-23 电脑输入辅助器具

七、转移辅助器具

1. 转移车

(1) 水平移位机:适用于转移困难者的搬运,尤其是肥胖患者(图8-24)。

(2) 垂直移位机:适用于将患者进行上下转移,如移至浴缸或水疗池等(图8-25)。

2. 转移板 适用于存在部分上肢功能而支撑力不足的患者进行转移(图8-26)。

八、其他辅助器具

1. 拾物器 用于拿取稍远处物品,适用于躯干活动障碍或转移障碍等患者(图8-27)。

2. 万能钥匙柄 适用于手抓握功能障碍患者(图8-28)。

3. 特制砧板 可以固定食物,适用于单手操作患者(图8-29)。

4. 防止压疮的坐垫及床垫。

5. 坐姿保持器 常用于高位截瘫患者。

6. 环境控制系统 常用于四肢瘫痪或其他重度残疾的患者,如声控开关、电话语音拨号等。

7. 康复机器人 康复护理机器人等。

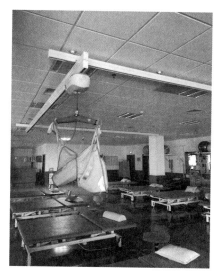

图 8-24 水平移位机

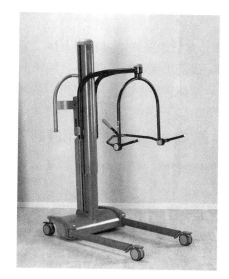

图 8-25 垂直移位机

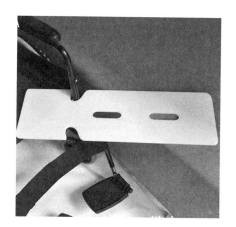

图 8-26 转移板

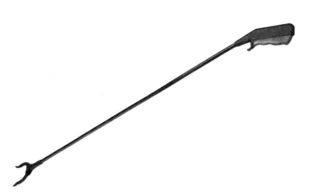

图 8-27 拾物器

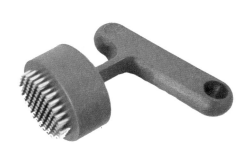

图 8-28 万能钥匙柄

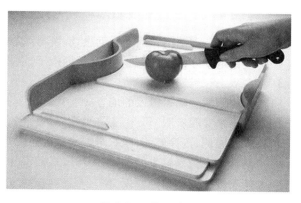

图 8-29 特制砧板

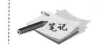

第四节　节省体能技术

　　节省体能技术是指通过利用人体工效学原理,结合自身功能状态,采用合适的姿势、正确的活动方法和/或使用辅助技术,以减少体能消耗,准确地、高质量地完成功能性活动的技术和方法。在临床中,各种功能障碍及能力障碍的患者均可以进行节省体能技术训练,尤其是心肺功能差的患者。

一、节省体能技术的应用原则

　　节省体能技术的核心内容是尽量避免无谓的体能消耗,在日常生活和工作中要遵循以下几项原则。

　　1. 合理安排,劳逸结合　合理地安排好每日的活动,预先准备好活动所需的物品,放于容易拿到的地方,避免大范围身体移动,避免或减少不必要的活动,把繁重及轻巧的工作交替进行,完成一项活动后,需要适当休息再进行新的活动。

　　2. 省力原则　尽量采用省力的辅助器具,如使用吸尘器代替拖把、使用长柄梳子进行修饰、利用手推车搬运比较重的物件。

　　3. 正确姿势,符合功效　尽量采用符合人体工效学原理的正确姿势。在活动时尽量保持脊柱生理弯曲,多采取坐位工作,避免久站、屈颈、蹲位或弯腰工作。尽量使用双手做事,双臂紧贴躯干侧,将手肘放置于支撑面上工作,避免双手提举过高、双肩关节外展过大,避免拿重物或推重物。不符合人体工效学原理的错误姿势不仅浪费体力,长时间使用会造成运动系统的慢性劳损。

　　4. 张弛有度,均匀呼吸　活动中配合呼吸,控制呼吸节奏,一呼一吸时间为 4~6s。在准备用力前吸气,出力时呼气,伸直腰双手上举时吸气,弯腰手收向躯干时呼气。

二、节省体能技术在日常生活中的应用

　　1. 进食
　　(1) 尽量采用坐位,不宜屈颈、旋颈、弯腰或半卧。
　　(2) 双手肘部承托在桌面上,碗碟尽量靠近自己。
　　(3) 使用防洒碗、防滑垫、加粗手柄的勺子或改装的筷子。

　　2. 梳洗
　　(1) 尽量采取坐位。
　　(2) 将肘部放置于支撑面上双手进行活动。
　　(3) 洗脸时使用轻便的小毛巾直接洗脸,拧毛巾时配合正确的呼吸方法,擦脸时不要将口鼻同时掩盖。
　　(4) 留短发节省沐浴时间和活动量,洗发与沐浴同时进行。
　　(5) 使用电动牙刷、电动剃须刀及长柄梳子,以减少上肢的活动。

　　3. 穿脱衣、裤、鞋、袜
　　(1) 将衣服放于随手可及的地方。
　　(2) 坐下来穿脱衣服。
　　(3) 先穿患侧,再穿健侧,脱衣时则相反。穿脱衣裤时可在前面放一张椅子作扶手。
　　(4) 选择配有免系鞋带的鞋,以免弯腰系鞋带。
　　(5) 使用穿衣钩和长柄鞋拔。

　　4. 如厕
　　(1) 使用坐厕或坐便器。
　　(2) 留意坐厕高度,必要时对坐便器进行改装或使用坐厕加高垫。
　　(3) 平时多吃蔬菜、水果以保持大便畅通。

（4）养成良好的排便习惯，大便时可分几次用力，保持均匀的呼吸，以免过度换气或憋气。

5. 洗澡

（1）选择在身体状况及精神最好时洗澡。

（2）提前准备好所需要的洗澡用品。

（3）利用手柄、扶手保持身体平衡，放置好防滑垫。

（4）采用坐位洗澡或使用浴缸洗澡，洗头需用水盆者，可将水盆放高，避免弯腰或蹲下。

（5）清洁背部时，可用长柄海绵刷或长毛巾，并配合呼吸来洗擦。

（6）若洗澡时中途需要休息，可用浴巾围着身体保暖，可先洗上身，围着浴巾休息后再洗下身。

（7）洗澡完毕，用浴巾包裹身体，擦干水，保持正确的呼吸并放松休息，然后穿回衣服。

（8）洗澡过程中要保持浴室通风以防晕倒，可打开排气扇或窗户。

6. 做饭

（1）提前准备好所需材料及用具。

（2）做饭过程中，不应心急或贪快而同时处理几项工序，这样会使人容易紧张。

（3）尽量少用煎炸的烹饪方法，因为烟熏容易引发呼吸困难。

（4）在厨房内或门外放置椅子，以便中途休息。摘菜、削皮及调味等工作应坐下来处理。

（5）使用辅助器具，如用长汤匙打开锅盖，避免手部被烫。开瓶子时，使用开瓶器或放一块布在盖子上，容易将瓶盖打开。

7. 洗、熨衣服

（1）尽量利用洗衣机及烘干机。

（2）坐下来洗、熨或和折叠衣物。

（3）如衣物太重，可分数次从洗衣机拿出或放入。

（4）若要将衣物晾干，应先坐下，然后把衣物逐件放在衣架上，再慢慢配合呼吸，将衣架挂起。如距离较远，晾衣服时把衣服放在推车里。

8. 清洁及打扫

（1）编制每周家务劳动安排表，如周一拖地、周二抹桌等，劳逸结合，避免过于操劳。

（2）如室内多尘，可使用吸尘器并戴上口罩。

（3）使用辅助器具，如利用长柄垃圾铲及用拾物器从地上拾起物件，以减少弯腰、伸腰动作。

9. 收拾房间

（1）整理床单时在两侧进行，整理完一侧再整理对侧。

（2）床不要靠墙摆放。

（3）叠床单时动作要轻缓。

10. 购物

（1）先计划购物路线及需要物品，避免浪费气力。

（2）使用购物推车，尽量避免使用手提袋。

（3）重的物品尽量使用送货服务或找家人及朋友帮助购买，必须自己买时则分开买。

三、节省体能技术在工作中的应用

1. 保持正确的工作姿势　在坐位下使用电脑工作时，上臂应垂直放于体侧，肘屈曲不超过 70°～90°，腕手放松。

2. 配置合理的工作台或工作平面高度

（1）坐位工作时所有物件应在坐位所及范围，手部尽量在 15cm 范围的工作平面内完成工作。

（2）立位下的工作平面高度：女性应在 95～105cm，男性应在 100～110cm。

3. 工作时应避免的活动

（1）需进行重复或持续性活动时，避免肘部维持在超过头部的位置。

（2）避免肘部过度屈曲。

（3）避免前臂持续旋前或旋后。

（4）避免腕部反复向尺侧或桡侧偏移。

（5）避免持续抓握或拧捏。

四、不同障碍者的节省体能技术应用

对于有些功能障碍的患者来说，通过功能强化训练和使用辅助器具后，并不能解决活动中的所有问题，患者还需要面对功能障碍的现实，对自身或环境做出相应的调整，如修改活动方法、简化活动或降低活动的难度与需求，以适应日常生活的需要。

1. 运动障碍患者　骨折、偏瘫等单侧上肢功能障碍者可以训练单手完成扣纽扣、系鞋带、穿脱衣服，或用非优势侧手书写、掷球、开锁等活动。此外，在日常活动中可以采用以下方法来适应生活：

（1）穿衣：用大纽扣或魔术贴代替纽扣，用免绑鞋带代替系鞋带。

（2）卫生：提高坐厕，安装扶手，用长柄镜子检查身上皮肤状态。

（3）进食：使用增加重量的餐具以减少患者手抖（如帕金森病患者），用单柄或双柄杯，把碗碟放在湿毛巾上防滑。

（4）家务：使用杠杆门锁，使用张力剪刀，将开关或电源插座安装在正面以方便轮椅使用者操作，使用高度可调的桌子等。关节炎患者使用轻金属厨具以减少手腕用力。帕金森病患者使用稍重的厨具防止手抖。

2. 感觉障碍患者　可以采取感觉替代等方法以适应感觉障碍。

（1）听觉障碍患者

1）对于听力丧失的患者，可用肢体语言、交流板交流，或利用计算机进行口头与书写语言转换。

2）调整周围环境，使用地毯、窗帘等减少噪声，家具应放置整齐。

3）说话时注视对方，引起患者的注意力。

4）学习通过口型猜出说话者的意思，并通过反复询问来确认。

（2）视觉障碍患者

1）可以利用听觉和触觉替代视觉，这样可以定位环境和人物，对于盲人而言这种替代效果很好。

2）放较大的物品，将物品放在中间或将物品靠近身体。

3）增强光线，减少反光，形成强烈对比。如将浅色的东西放在黑色背景中，将发光颜料涂在楼梯等的边缘。

（3）触觉障碍患者

1）教育患者利用视觉代偿。

2）常戴手套保护手部免受伤害。

3）食物、饮料或沐浴时用温度计测温。

4）不使用尖锐的工具和物品。

3. 认知障碍患者　可以修改或适应某些认知活动，计算机辅助是最省力而又能提供反馈的方法。

（1）在患者房间内挂大的钟表、大的日历，并利用卡片提醒要做的活动。

（2）将每日经常要进行的活动，分步骤地写成清单或画成图画放在床边。

（3）门上贴患者家庭的合照或患者本人的照片帮助他找到自己的房间。

（4）让患者常带记事本，本中记有家庭地址、常用电话号码、生日等，并让他经常做记录和查阅。

（5）闹钟提醒需要进行的活动。

4. 言语障碍患者

（1）降低讲话速度。

（2）尽量使用简短句子或关键词。

（3）学习使用手语和表情。

（4）通过书写或图画进行交流。

本章小结

　　同学们通过学习辅助技术的有关概念、分类、使用程序、常用的辅助器具及节省体能技术,更深刻地认识到一些活动限制者、功能障碍者、社会参与受限者及老年人可通过利用专门的辅助技术和辅助器具以代偿或替代已丧失的功能;同时配合节省体能技术,能够发挥患者最大潜力,显著改善日常生活活动能力和生产性活动能力,提高患者生活质量。辅助技术为实现残疾人的全面康复提供了重要保障。

（薛秀琍）

扫一扫,测一测

练习题

一、名词解释

1. 辅助技术
2. 辅助器具
3. 节省体能技术

二、简答题

1. 简述常用的辅助技术。
2. 简述辅助技术的应用程序。

三、思考题

谈谈辅助技术在康复治疗中的意义。

思考题及思路解析

学习目标

1. 掌握助行器的概念及使用原则,杖类助行器的使用方法及注意事项,助行架的使用方法及注意事项,轮椅的使用方法及注意事项。

2. 熟悉各类杖类助行器的特点及长度的测量,各种助行架的特点及长度的测量,轮椅的结构和部件。

3. 了解助行器的种类,轮椅的种类,轮椅处方。

4. 能根据功能障碍者的功能正确指导选择及使用各种不同助行器,减轻下肢功能障碍,提高下肢功能障碍患者的生活自理能力及生存质量;与患者及家属进行沟通,开展助行器及轮椅使用方面健康教育;指导选择适宜的轮椅并正确指导功能障碍者使用轮椅;与相关医务人员进行关于助行器及轮椅使用的专业交流,团结协作开展康复医学工作;有基本医疗思维与素养。

第一节　概　　述

为了提高下肢功能障碍患者的生活自理能力及治疗需要,常需使用助行器以辅助移动及行走。助行器的应用是康复医学的重要治疗手段之一。随着科技的发展和进步,有关助行器的研究及制作有了较大发展,各种类型助行器的出现给患者的选择使用带来了方便,同时为患者生存质量的提高提供了极大的支持和帮助。

下肢功能障碍常导致患者站立和独立行走困难,多数患者常在步行训练开始时需要助行器辅助站立和行走,部分严重肢体功能障碍患者甚至需要终身依靠助行器生活。对于各类截瘫患者和下肢肌肉功能受损以及肌力衰退的老年人,为了能自由地站立和行走,助行器是不可缺少的康复设备。根据治疗需要,作业治疗师经常需要为患者及下肢功能障碍者配备合适的助行器。

一、助行器的概念

用于辅助人体站立和行走的所有器具统称为助行器,也可称为步行器、步行辅助器等。助行器具有保持身体平衡,减轻下肢负荷,缓解疼痛,改善步态,辅助移动及步行等功能。

1. 保持平衡　　对于存在平衡功能障碍者,助行器能增加其支撑面,有保持其身体平衡的作用。

2. 减轻下肢负荷,支持体重　　下肢肌力减弱不能支撑体重或因各种关节疾病致关节疼痛不能负重时,助行器可减轻下肢负荷,支持体重,具有替代作用。

3. 缓解疼痛,改善步态　　对于因下肢疼痛不能行走或步态异常者,助行器可有效地缓解疼痛,改善或纠正步态异常。

4. 辅助移动及行走　　轮椅可辅助患者进行转移及移动,杖及助行架可扩大患者行走时的支撑面,增加步行时的稳定性,从而可辅助行走,提高日常生活活动能力,减少对家庭和社会的依赖。

5. 增强肌力 带垫式拐杖对于上肢伸肌有增强肌力作用,主要原因是为了减轻下肢负重,上肢需用力下压,从而间接对上肢肌肉肌力起了训练增强作用。

6. 其他 下肢骨性关节炎、骨折、软组织损伤后,用来缓解疼痛;脊柱侧弯或肢体变短时用来代偿畸形;偏盲或全盲时用作探路器;改善使用者的心肺功能、外周血液循环以及预防骨质疏松发生;从社会层面上考虑,可用来提醒别人注意自己是走路慢和不稳者,以保护自己,免受意外伤害等。

二、助行器的种类

根据分类依据的不同,助行器有不同的分类方法。

1. 根据助行器的结构和功能分类 根据结构和功能,助行器分为两大类:助行杖和助行架。

2. 根据操作方式进行分类 根据操作方式分为单臂操作助行器和双臂操作助行器。

(1) 单臂操作助行器:指用单臂操作的单个或成对使用的助行器,通常称为拐杖,包括手杖、肘(拐)杖、前臂支撑拐、腋(拐)杖、多脚拐杖和带座拐杖。

(2) 双臂操作助行器:单个使用的需用双臂进行操作的助行器,常称为步行器,包括助行架、轮式助行架、助行椅以及助行台。

三、助行器的使用原则

1. 使用前应对患者进行全面评定 包括了解患者一般情况,如年龄、身高、体重和全身情况,以及疾病诊断、病情程度和进展情况等;重点评定患者平衡能力、下肢肌力、下肢承重能力、步态和步行功能、上肢肌力及手的握力与抓握方式等方面;同时应了解患者个人对助行器的要求、生活环境及生活方式,如助行器的款式、重量、颜色等。

2. 明确应用助行器的目的及环境 应用时应考虑室内、室外、载物、提供座位等目的。助行器应符合患者所处环境要求,应充分考虑患者的家居面积、斜坡、楼梯、通道以及地面情况等。

3. 患者需具有一定的认知能力,具有学会正确使用助行器的能力,能认识到应用助行器时可能存在的危险及遇到危险时能做出相应的调节和应对,能注意和发现助行器的缺陷。

4. 使用助行器前,应首先检查助行器有否伤痕,折叠关节、调节钮、脚端橡胶帽和脚轮是否完整牢固,以保证安全。

5. 定期对助行器及其附件进行检查 及时发现问题,及时更新,以避免意外及危险的发生。

第二节 助 行 杖

用于辅助人体站立及行走的杖类器具统称为助行杖,常单个或成对使用。常用的有手杖、肘拐、腋拐、前臂支撑拐等。其优点是小巧、轻便,缺点是支撑面积小、稳定性稍差。

一、手杖

手杖是指利用腕关节及以下部位用力以辅助行走的器具,为最常见的助行器。症状较轻的下肢功能障碍者常借助手杖辅助行走,但其提供的稳定性和支撑力最差。

(一)种类

根据着地点数,手杖分为单足手杖和多足手杖两大类。

1. 单足手杖 按是否可调长度分为长度不可调式和长度可调式。按其把手形状可分为钩形、丁字形、斜形、铲形、球头、鹅颈形杖等(图9-1)。单足手杖与地面只有一个接触点,因此轻巧且适合上下楼梯,但由于提供支撑与平衡作用较少,稳定性较差。

2. 多足手杖 包括三足手杖和四足手杖。三足手杖与地面有3个接触点,能提供比单足手杖较好的支撑与稳定性(图9-2)。四足手杖因具有四个支撑点,支撑面积较大,可以提供较好的稳定性;但其占地面积大,当行走在不平的路面时,容易造成摇晃不稳的现象,不太适用于上下楼梯或高低不平处,建议最好在室内使用(图9-3)。

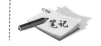

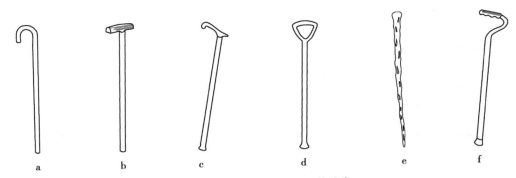

图9-1 单足手杖按把手形状分类
a. 钩形；b. 丁字形；c. 斜形；d. 铲形；e. 球头；f. 鹅颈形。

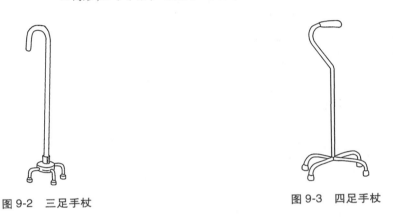

图9-2 三足手杖　　　　　　　　　　图9-3 四足手杖

（二）长度的测量

1. 单足手杖长度测量及调节

（1）无站立困难患者：患者穿普通高度的鞋站直，体重平均分布于双下肢，双眼平视前方，身体无前、后、左、右倾斜，肩臂自然放松，上肢自然下垂，肘关节略屈曲；去除不可调的手杖的套头，将把手置于地面，使手杖足朝上，把手着地垂直靠于患者身侧，在与患者尺骨茎突水平处手杖上做标记，然后将多余部分锯去，再把套头套回。如为可调节手杖，直接按上述标准进行调节。

（2）站立困难患者：仰卧位，患者双手置于身旁，手杖高度即为尺骨茎突到足跟的距离再加上2.5cm。加2.5cm是为穿鞋时鞋后跟的高度所留。测量正确时，患者持杖站立时肘应略屈30°左右，这样行走时伸肘下推手杖才能支撑起体重。

2. 多足手杖长度测量　测量方法相同于单足可调式手杖。

（三）适用对象

1. 单足手杖　对握力好、上肢支撑力强的患者适用。

2. 三足手杖　对平衡能力稍差、借助单足手杖不安全的患者适用。

3. 四足手杖　　对平衡能力差，臂力较弱或上肢患有帕金森病，使用三足手杖安全不够的患者适用。

（四）使用方法及注意事项

1. 在使用手杖的过程中，手杖应拿于健侧手，肘关节最好能弯曲20°~30°，双肩保持水平。上下楼梯时应遵循健侧先上，患侧先下的原则。

2. 患者的腕和手必须能支持体重才能使用手杖，否则应选用前臂支撑拐。

3. 行走时应目视前方，要鼓励其使用正常步态。

4. 为避免患者利用四足手杖负重时靠在杖上求得平衡，走路时，手杖不能靠患者太近；同时为避免手杖着地负重时向内倾倒，也不要离患者太远。

二、肘拐

肘拐是带有一个手柄、一个立柱和一个向后倾斜的前臂支架的助行器，因为支撑架上部的肘托托在肘部的后下方,故命名为肘拐,又称为前臂拐。肘拐常常成对使用(图9-4)。

（一）长度的测量

1. 手柄到地面的长度测量 把手位置的确定同手杖。

2. 手柄至前臂托的长度 腕背伸,手掌面至尺骨鹰嘴的距离。

（二）适用对象

与手杖比较,肘拐可较好地保护腕关节,可以支持和加强腕部力量,为下肢提供较大支持。因此,当患者力量和平衡严重受累导致步行不稳定时,手杖无法提供足够稳定,这时应选用肘拐辅助行走。

（三）注意事项

1. 肘拐使用时相对较笨拙,患者需要反复练习使用。

2. 患者上肢应有良好的力量,以便使用肘拐时可较好支持体重。

3. 肘拐前臂套应松紧适宜,过紧会使肘拐难于移动,太松则容易脱落。

4. 前臂套应保持在肘与腕之间中点稍上方,过低会导致支撑力不足,太高则可影响肘关节活动甚至损伤尺神经引起相应症状。

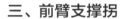
图9-4 肘拐

三、前臂支撑拐

前臂支撑拐是一种带有一个特殊设计的手柄和前臂支撑支架的助行器,又称平台拐、类风湿拐(图9-5)。

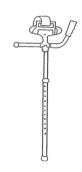
图9-5 前臂支撑拐

（一）长度的测量

1. 立位测量 患者站直,体重平均分布于双下肢,目视前方,肩臂放松,尺骨鹰嘴到地面的距离即为前臂支撑拐的长度。

2. 卧位测量 测量足底到尺骨鹰嘴的距离再加2.5cm。

两种测量方法测出的长度均与托槽垫的表面到套头之间的距离相当。

（二）适用对象

前臂支撑拐适用于下肢单侧或双侧无力而腕、手又不能承重的患者,如类风湿关节炎、上下肢均损伤等。

（三）注意事项

1. 使用时患者将手从托槽上方穿过,握住把手,前臂水平支撑在托槽上,承重点应在前臂。

2. 站立及行走时不能将前臂支撑拐放在离身体前方太远处,否则会导致站立不稳。

3. 托槽前沿到手柄之间要有足够的距离,避免尺骨茎突受压;注意托槽不能太向后,以免长期使用压迫尺神经。

4. 使用前臂支撑拐时,由于前臂部分的影响,遇到危险时不能迅速扔掉,会妨碍手的保护性伸出导致平衡失调。因此尝试在无监护下行走之前要确认患者已具有充分的平衡和协调能力。

四、腋拐

腋拐是人们熟悉常用的助行器,对减轻下肢负荷和维持身体平衡具有较好的作用。

（一）种类

分长度固定式与长度可调式两种(图9-6)。固定式不能调节长度,一般为木制;可调式长度可调,临床使用方便。

（二）优点及缺点

1. 优点 外侧稳定性好,能起到较好平衡作用,为负重受限者提供功能性行走,适合上下楼梯时使用。

2. 缺点 使用不当易产生腋下压迫,致腋窝内血管、神经受损;相对笨重,在拥挤的地方使用存在安全问题。

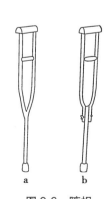
图9-6 腋拐
a.固定式;b.可调式。

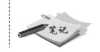

（三）长度的测量

确定腋拐长度的方法很多,简单的有:

1. 身高乘以 77%。

2. 身长减去 41cm。

3. 站立时,从腋下 5cm 处量至小趾外 15cm。站立时大转子的高度为把手的位置,也是手杖的长度及把手的位置。测量时患者应穿常用的鞋站立。

4. 如患者下肢或上肢有短缩畸形,可让患者仰卧位,下肢穿上鞋或佩戴矫形器,上肢放松置于身体两侧,将腋杖轻轻贴近腋窝。在小趾前外 15cm 与足底平齐处为腋拐最适当的长度,肘关节屈曲 25°～30°,腕关节背伸时的掌面为把手部位。

测量时应注意腋垫顶部与腋窝之间应有 5cm 或三横指的距离,过高会有臂丛神经受压迫的危险;太低则不能抵住侧胸壁,难以稳定肩部,容易导致走路姿势不良。

（四）适用对象

任何原因导致步行不稳定,且手杖或肘拐无法提供足够稳定者均可选用腋拐。如脊髓灰质炎后遗症、胫腓骨骨折、骨折后因骨不连而植骨后等致单侧下肢无力而不能部分或完全负重者;截瘫、双髋用石膏固定或用其他方法制动时致双下肢功能不全,不能用左、右腿交替迈步者。

（五）使用方法

持双腋拐步行多经历以下步行方式:

1. 腋拐摆至步　开始步行时常使用这种方法,主要利用背阔肌来完成。腋拐摆至步具有步行稳定,实用性强的特点,但速度较慢,尤其适用于道路不平及拥挤的场合。

具体方法:①两支腋拐同时向前伸出(1,1);②支撑把手并向前摆身体使双足摆至双腋拐落地点附近(2,2)(图 9-7)。

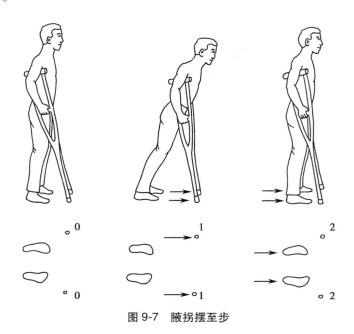

图 9-7　腋拐摆至步

2. 腋拐摆过步　多在摆至步成功后开始应用,具有步幅较大、速度较快、姿势较美观的特点,适用于路面宽阔及人少的环境。

具体方法:①行进时双侧拐同时向前方伸出(1,1);②腋拐支撑,身体重心前移,下肢向前摆动,双足摆至拐杖着地点前方位置着地(2,2);③双拐向前伸出取得平衡(3,3)。开始训练时全身弯曲易出现屈膝、导致跌倒,故应反复练习,加强保护(图 9-8)。

3. 腋拐四点步　因接地点为四点故称为四点步。其步行稳定性好,训练难度小,但速度较慢,步态接近正常步行,适用于恢复早期骨盆上提肌肌力较好的双下肢运动功能障碍患者。

具体方法:①先伸出左侧腋拐;②迈出右足;③再伸出右侧腋拐;④最后迈出左足(图 9-9)。

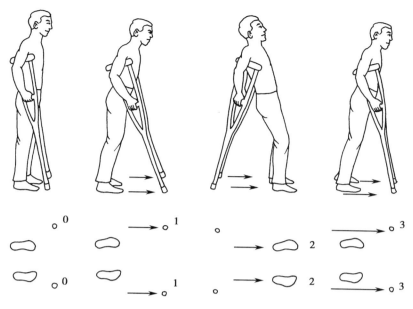

图 9-8 腋拐摆过步

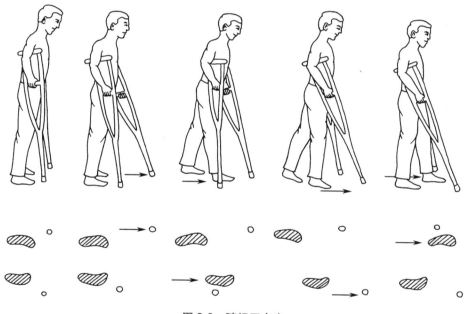

图 9-9 腋拐四点步

4. 腋拐三点步 步行速度快,稳定性良好。其适用于一侧下肢患病且不能负重的患者。

具体方法:①先将两侧腋拐同时伸出先落地;②然后迈出不能负重的足;③最后将对侧足伸出(图9-10)。

5. 腋拐两点步 常在掌握四点步后再进行训练,稳定性不如四点步,但步行速度比四点步快。

具体方法:①一侧腋拐和对侧足同时伸出作为第一着地点;②另一侧腋拐和另一侧足再向前伸出作为第二着地点(图9-11)。

（六）注意事项

1. 上肢和躯干必须要有一定的肌力 为固定上肢来支撑体重,需要背阔肌、斜方肌、胸大肌、肱三头肌等用力;为使腋拐前后摆出,需要三角肌用力;为牢固握住把手,需要前臂屈肌和伸肌及手部屈肌用力。

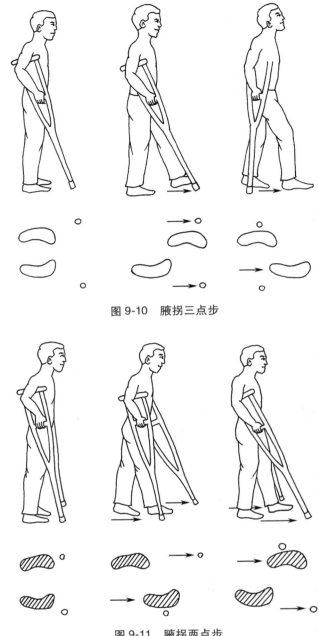

图 9-10　腋拐三点步

图 9-11　腋拐两点步

2. 上臂应夹紧,控制身体的重心,避免身体向外倾倒。

3. 腰部应保持直立或略向前挺出姿势,而不能向后弯。

4. 腋垫应抵在侧胸壁上,通过加强肩和上肢得到更多的支持,正常腋拐与躯干侧面应成 15° 的角度。

5. 使用腋拐时着力点应在手柄处,而不是靠腋窝支撑,以避免伤及臂丛神经。

6. 拐杖的着地点应在脚掌的前外侧处,肘关节维持弯曲 20° ~ 30°,有利于手臂的施力,手腕保持向上翘的力量。

第三节　助　行　架

用于辅助人体行走的框架类器具统称为助行架,包括轻型助行架、轮式助行架、助行椅、助行台等。

一、轻型助行架

轻型助行架是双臂操作助行器中最简单的形式,又称讲坛架或Zimmer架,是一种没有轮子的三边形金属框架,依赖手柄和支脚提供支撑。轻型助行架有的带有铰链结构,可以左右侧交替推向前移动,故称为交互式助行架(图9-12)。患者使用交互式助行架时可不必提起整个架子,先向前移动一侧,然后再移动另一侧向前,如此来回交替移动前进。

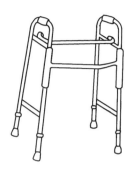

（一）长度的测量

类似手杖长度的测量方法。

（二）适用对象

1. 需要比杖类助行器更大支持的单侧下肢无力或截肢者,如下肢骨性关节炎、关节置换手术后或股骨骨折愈合后患者。

2. 全身或双下肢肌力差或不协调,但又需要进行独立站立者,如偏瘫、不完全性脊髓损伤、多发性硬化症、脑脊髓膜炎恢复期患者等。

3. 需要广泛支持、以帮助活动和建立自信心患者,如心肺疾病患者、因患病长期卧床的老年人等。

图9-12　轻型助行架

（三）使用方法及注意事项

1. 助行架应放在患者前方合适位置　如助行架离患者太远,会使四足不能牢固地放在地面上承重,助行架易于倾倒,扰乱患者平衡。

2. 患者迈步腿不要迈得太靠近助行架,否则会导致向后倾倒。训练时可在靠近患者侧助行架两足上与患者膝关节同高处系一条有颜色的带子或橡皮条以提醒患者。注意不要系得过低,以避免视力不好或迈步过高的患者绊倒。

3. 使用助行架步行的基本步态　①提起助行架放在前方一上肢远处;②向前迈一步,落在助行架两后腿连线水平附近,通常先迈弱侧下肢;③迈另一侧下肢(图9-13)。

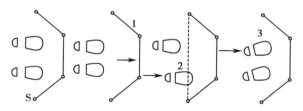

图9-13　助行架基本步态

4. 使用助行架免负荷步态　①先将助行架向前;②然后负重下肢向前;注意迈步下肢的落足点不能越过架子两后腿的连线(图9-14)。

5. 使用助行架部分负重步态　①助行架与部分负重下肢同时向前移动;②健侧下肢迈至助行架两后腿的连线上(图9-15)。

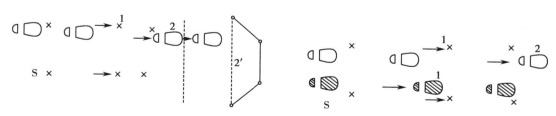

图9-14　助行架免负荷步态

图9-15　助行架部分负重步态

6. 使用助行架摆至步　①先将助行架的两侧同时前移;②将双足同时摆至前移后的助行架双后腿连线处。

7. 恢复早期交互式助行架四点步　①将一侧助行架向前移;②迈对侧下肢;③移对侧助行架;④移另一侧下肢(图9-16)。

171

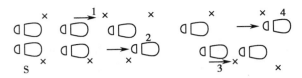

图 9-16　恢复早期交互式助行架四点步态

8. 恢复后期交互式助行架两点步　①一侧助行架及其对侧下肢向前移动;②另一侧助行架及其对侧下肢向前移动(图 9-17)。

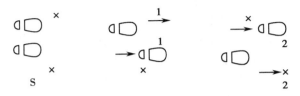

图 9-17　恢复后期交互式助行架两点步态

二、轮式助行架

轮式助行架是指带有轮子的双臂操作助行器,又称滚动助行架。根据轮的数量,可以分为两轮、三轮和四轮助行架。轮式助行架有不同的类型,有的有座,有的带有携物的篮子,有的只有带轮的三条腿,有的还带有手闸。

（一）长度的测量

测量方法与手杖相同。

（二）适用对象

1. 凡需用助行架而不能用无轮型者均可采用前轮轮式型助行架。

2. 衰弱的老人和脊柱裂患者使用轮式助行架时需要较大的空间才能使用。

3. 三轮型轮式助行架在步行中不需要提起支架,行走时始终不离开地面,易于推行移动,但只适用于具有控制手闸能力的患者。

（三）注意事项

1. 应用非常简单,但大多数轮式助行架在有限的空间内难以操作,因此运用时需要选择较大的空间。

2. 因路面常不平整,户外应用时应特别小心。

3. 患者应学会使用手闸并具有控制手闸的能力以免下斜坡时发生危险。

三、助行台

助行台是一种带有前臂托或台、轮子的助行支架,又称为前臂托助行架或四轮式助行架。前臂托助行架是附有托槽的、齐胸高的变型的助行架,常装有滑轮。有轮的站立辅助器也是齐胸高的助行架的变型,前方有垫好的平台,行走时前臂可放在平台上(图 9-18)。

（一）测量

测量方法与前臂支撑拐相同,可根据患者残疾程度进行调整以利于恰当地使用。

（二）适用对象

1. 上、下肢均受累合并腕与手承重不能的患者。

2. 前臂支撑拐不适用的前臂明显畸形患者。

3. 下肢功能障碍需要使用助行架或前臂支撑拐但又合并上肢功能障碍或不协调的患者。

（三）使用方法及注意事项

助行台支撑面积大、稳定性能好、易于推动。使用时,将前臂平放于

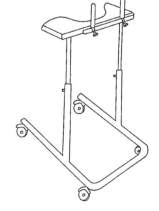

图 9-18　前臂托助行架

支撑架上,利用助行台带动身体前移。助行台由于比较笨重,在有限的空间内和户外操作时比较困难,因此需反复训练以达到熟练运用程度。

第四节 轮 椅

轮椅通常是指带有轮子的座椅,是常用辅助移动工具之一,也是康复过程中的重要工具。严格来讲,轮椅不属于助行器,但因其作用与助行架相似,主要是一些功能障碍者或其他行走困难者的代步工具,故在本章一并介绍。世界上最古老的轮椅是我国在 6 世纪制造的木质轮椅,有两只后轮和一只前导轮,使用者依靠他人推动轮椅移动。第一辆依靠患者自己力量来行驶的轮椅在 17 世纪制造成功。目前世界上较先进的轮椅是用微机控制的电动轮椅。随着社会文明的进步与发展,轮椅已不仅是肢体病伤残者的代步工具,更重要的是使他们能借助轮椅进行功能锻炼和参与社会活动。这不但使他们在生活和工作中实现了自理,而且有助于患者获得心理方面的平衡与康复。

一、轮椅的结构和部件

标准型轮椅一般由轮椅架、轮、轮胎、刹车装置、靠背、椅座、脚托及腿托、扶手等部分组成(图 9-19)。

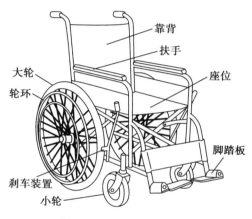

图 9-19 轮椅结构和部件

（一）轮椅架

轮椅架是轮椅结构的核心部分,可分为固定式和折叠式两种。固定式强度和刚度均较好,结构简单。折叠式在折叠后体积较小,便于携带。

为了方便使用者上下轮椅,两侧扶手可以为活动式的,可以取下,方便乘坐或离开轮椅,待坐好后再装上。为确保乘坐者安全,脚踏板和座位处均配有束带。

（二）轮

轮椅上通常装有一对大轮和一对小轮。大轮的外侧都装有手环,使用者双手推动轮环可以使轮椅移动行进。轮胎有实心轮胎和充气轮胎两种。实心轮胎多用于进出温度变化较大的浴室或铺有地毯的房间等使用环境。充气轮胎对于凹凸不平的路面,有避震作用,使用者坐的较舒适,故较常用。由于轮椅架本身没有减震结构,为了乘坐舒适,目前已生产出低压宽胎轮椅。小轮装在有竖轴的叉架上,又称转向轮,载荷较轻,可以随行走方向自由转动。

（三）刹车装置

普通轮椅的刹车装置较简单,均采用制动手把刹住大轮。使用者在上下轮椅或在坡道上停留时,均需将轮椅刹住。短制动手把有利于患者进出轮椅,但制动时比较费力,为了制动时省力可以接长制动手把。

（四）椅座

轮椅的椅座对于长期使用轮椅者非常重要。椅座直接与乘坐者接触,应具有均匀分散压力的特性和良好的吸湿性及透气性。椅座的高、深、宽取决于患者的体型,坐垫应软硬适中,能让患者乘坐舒适,过硬或过软都会使臀部压力集中于坐骨结节或其周围,长时间压迫可使该处软组织产生压疮。常用的坐垫有普通泡沫坐垫、高弹力太空棉垫、羊剪绒垫、成形泡沫塑料坐垫、聚合凝胶坐垫、气囊坐垫等。

（五）靠背

靠背承托乘坐者的背部,分固定和可调角度的。按其高度可分为低靠背、中靠背、高靠背、高靠背加头托。低靠背不妨碍肩胛骨活动,允许患者躯干有较大活动度,但要求对躯干平衡和控制有一定的能力。高靠背对躯干平衡和控制不好者较为实用。

（六）脚托与腿托

脚托与腿托用来支托小腿部和足部,可以分为固定式、可拆卸式和膝部角度可调式等。

二、轮椅的种类

依照不同的标准,轮椅有不同的分类方法。通常将轮椅分为普通轮椅、电动轮椅和特形轮椅三大

类。目前常用的轮椅包括:

1. 普通手动四轮轮椅　较为常用,装有一对大轮和小轮,脚踏板高度可调,适合大多数体弱病残者。

2. 单手驱动式轮椅　一传动轴安装在两驱动轮间,手圈驱动装置安装在其中一后轮上,因此可用单手操纵轮椅,适合偏瘫患者使用。

3. 多功能手动轮椅　扶手高度可调可拆卸,脚踏板可翻转或拆卸,靠背角度及高度可调,主要适合高位截瘫或双下肢残疾者使用。

4. 电动助力轮椅　一对电动助力装置安装在驱动轮轴心,患者只需稍加用力就可使轮椅获得较大驱动力,适合上肢肌力较弱或运动功能较差的患者。

5. 电动轮椅　装有蓄电池,可以反复充电。用手控盒通过电控系统控制两个直流电机,分别驱动两个大轮,能自如地前进、后退和转弯。电动轮椅适合体弱、病残者在室内或在庭院近距离内使用。

6. 可躺式轮椅　躺式轮椅的靠背高度至乘坐者头部,可以放至水平位,同时脚踏也可自行抬起,使靠背、坐垫和脚踏板架三者在同一水平面,形成如同一张床。靠背枕部备有软垫,适宜枕靠,乘坐者可以随时躺下休息。此种轮椅对老年人和体弱多病者非常适宜。

7. 坐便轮椅　座位上有开孔,下面置有便盆,可随时取放。坐便轮椅适合高位截瘫和由各种疾病导致大小便失禁患者使用。

8. 体育运动轮椅　这是专为残疾人运动员设计研制的轮椅,适合下肢残疾者从事体育竞赛活动,主要有竞速轮椅、排球轮椅、篮球轮椅等。

三、轮椅的选用及注意事项

(一)使用轮椅的适应证

轮椅使用者通常是那些因功能障碍不能步行、行动不便或遵医嘱不能负重行走的患者。以下情况需要选用相应的轮椅:

1. 步行功能减退或丧失者　截肢、下肢骨折未愈合、截瘫、其他神经肌肉系统疾患引起双下肢无力、严重的下肢关节炎症或疾病等致患者步行功能减退,即使借助拐杖或其他助行器也无法步行,应考虑选用轮椅。

2. 非运动系统本身疾病但步行对全身状态不利者　严重的心脏病或其他疾患引起全身性衰竭等患者,因双下肢不适宜负重,应遵医嘱使用轮椅代步。

3. 中枢神经疾患使独立步行有危险者　痴呆、单侧空间失认等智能和认知能力障碍的脑卒中后遗症患者、颅脑损伤后有类似症状者、严重帕金森病或脑瘫难以步行者应选用轮椅。

4. 慢性病患者和体弱者　可借助轮椅重新返回工作岗位,甚至参加各种社会活动和体育运动。

(二)轮椅的尺寸选择

选择一部轮椅,需要考虑到各种因素,如患者功能障碍程度、年龄、爱好、经济状况、居住及工作环境等。轮椅尺寸的合适与否,特别是座位宽窄、深浅与靠背的高低以及脚踏板到坐垫的距离是否合适都影响到轮椅的合理使用。

1. 座宽　指轮椅两侧扶手侧板之间的距离。坐好后,臀部与轮椅座位两内侧面之间的距离应各有 2.5cm 间隙为宜。座位过窄,不但使患者上下轮椅不便,还容易擦伤患者皮肤,甚至挤压股骨周围而产生压疮;座位过宽则使乘坐者驱动轮环十分困难。

2. 座长　指靠背到座位前缘之间的距离。当乘坐者坐好后,腘窝部与座位前缘的间隙应以 6.5cm 为宜。座长过短会使坐骨结节承重太大,容易在坐骨结节处产生压疮。座长过长又会使座位前缘压迫腘窝部小腿的上端而影响血液循环,并易致皮肤擦伤。

3. 靠背的高度　应根据乘坐者的坐高及躯干功能情况而定。靠背越低,上半身及双臂的活动越方便;靠背越高,乘坐者越稳定。一般情况下,若伤残者躯干功能是完好的,靠背上缘高度应在乘坐者腋下约 10cm 为宜。

4. 坐垫与脚踏板之间的距离　乘坐者坐好后,双脚放在脚踏板上,腘窝处大腿前端底部约有 4cm 不接触坐垫。坐垫与脚踏板的距离过小,可使大腿前端与坐垫离开的部分过长,造成坐骨结节承重过大;坐垫与脚踏板距离过大,乘坐者的脚不能够踏上脚踏板,双脚失去依托而自由摆动,很容易导致碰伤。

（三）不同疾病患者使用轮椅的注意事项

轮椅的适用范围非常广泛，对于不同的患者应有不同的要求，只有满足这些不同的要求，轮椅才能使用得当及避免意外发生。

1. 颅脑疾病患者　部分颅脑疾病患者存在着共济运动失调、意识及精神方面的障碍，在驱动轮椅时必须有护理人员陪同。脑瘫等病残患者体态多各有变异，乘坐的轮椅要求配有适当的托板靠垫，这种托板靠垫可使用低温热塑性板材，根据患者体态要求进行配置，表面应包有软泡沫塑料等衬垫材料。配置这种托板靠垫一定要根据试用情况反复认真修整，否则患者容易出现压疮。

2. 脊髓损伤患者　损伤部位的高低决定了肢体功能的恢复水平，因此对轮椅提出了不同的要求。高位颈髓（颈 4 以上）损伤者，由于自主呼吸功能减弱或丧失，所乘用的轮椅必须配有小型呼吸机。此外，这些患者上肢运动功能虽已基本丧失，但仍有可能残存一些微弱的动作能力，为使这仅有的残存功能充分发挥作用和克服上肢肌肉的痉挛性抽动，轮椅上应装有上肢悬吊架。对于脊髓损伤部位较低，上肢功能健全的患者，特别是年轻患者，为了增强康复后独立生活的能力，可使用标准轮椅并应努力训练好轮椅使用技能。

3. 下肢伤残者　无论是下肢功能减退或丧失者，还是下肢截肢者，由于他们身体的其他部分一般是健康的，轮椅对于他们来讲，常是在作较长距离活动时才使用。由于下肢疾患伤残的情况各异，有些人的膝关节强直，因此他们乘坐的轮椅应根据具体体位参数，配以下肢托架。有些人只是单腿残疾，乘坐轮椅时常以一条健康腿为动力行走。对于他们，坐垫上面与地面的距离非常重要，这要通过调节大轮轴在轮椅架上的固定位置和坐垫厚度来解决。

4. 年老和体弱多病者　一般只需使用普通轮椅进行室内外活动，以增加身体的活动程度，改善代谢，达到延缓衰老的目的；同时，适当扩大活动范围，也可丰富生活，调整心态。

（四）轮椅处方

轮椅处方是指康复医师、治疗师根据患者的评定结果开具的正确选择适当轮椅的处方单。康复工程技术人员应当根据轮椅处方为患者配置适当轮椅，尽量满足处方要求。目前国内尚无统一的轮椅处方，具体处方可参考表 9-1。

表 9-1　轮椅处方表

姓名：＿＿＿＿＿＿　年龄：＿＿＿＿＿＿＿　住址：＿＿＿＿＿＿＿＿＿＿＿＿
临床诊断：＿＿＿＿＿＿＿＿＿＿＿＿＿＿＿＿＿＿＿＿＿＿＿＿＿＿＿＿＿＿
残疾诊断：＿＿＿＿＿＿＿＿＿＿＿＿＿＿＿＿＿＿＿＿＿＿＿＿＿＿＿＿＿＿
使用者类型：成年人＿＿＿＿＿＿未成年人＿＿＿＿＿＿儿童＿＿＿＿＿＿普通人＿＿＿＿＿＿截肢者＿＿＿＿＿＿
使用者体型参数：坐宽＿＿＿＿＿＿cm,坐高＿＿＿＿＿＿cm,坐长＿＿＿＿＿＿cm,
　　　　　　　坐位臀足平面距离＿＿＿＿＿＿cm,体重＿＿＿＿＿＿kg
驱动方式：手动（双轮＿＿＿＿、单轮＿＿＿＿：左＿＿＿＿、右＿＿＿＿）
　　　　　电动（手控＿＿＿＿、颏控＿＿＿＿、颏控＿＿＿＿、气控＿＿＿＿）
　　　　　其他＿＿＿＿＿＿＿＿＿＿＿＿
大轮尺寸：
小轮尺寸：
轮胎：普通硬橡胶＿＿＿＿一般充气＿＿＿＿低压充气＿＿＿＿驱动环＿＿＿＿
座位：硬＿＿＿＿软＿＿＿＿特殊要求＿＿＿＿＿＿＿＿＿＿＿＿＿＿
靠背：普通＿＿＿＿有靠头枕＿＿＿＿靠背可倾＿＿＿＿
扶手：一般＿＿＿＿可拆＿＿＿＿可装小型书桌＿＿＿＿＿＿＿＿
脚踏板：普通固定＿＿＿＿趾圈式＿＿＿＿跟圈式＿＿＿＿跟带式＿＿＿＿
特殊附件：手托或手带支承架＿＿＿＿
　　　　　多用托盘＿＿＿＿
　　　　　便桶＿＿＿＿
　　　　　　　　　医师＿＿＿＿＿＿＿＿日期＿＿＿＿＿＿＿＿

四、使用轮椅

（一）使用轮椅的坐姿与维持

乘坐者在轮椅中的姿势一般要求保持躯干直立、两侧对称、安全舒适。某些有异常姿势患者需要定制特殊的轮椅座位以及座位系统来校正和/或保持固定的坐姿。维持在轮椅中的坐姿时应包括：

1. 骨盆支撑 良好的骨盆支撑要求座席的适宜高度、宽度和深度。严重的畸形或肌张力异常者往往不能平均分布压力，不能提供良好的支撑，需定制特殊的座椅和各种坐垫来维持坐姿，并且随生长、体重和体型的变化对座位进行调整（图 9-20）。

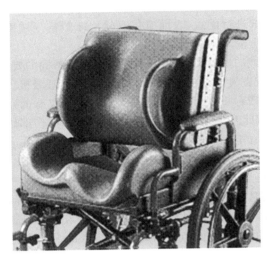

图 9-20 特殊的座椅

2. 上肢支撑 选择合适的扶手和扶手垫以使上肢置于舒适位置，并利用上肢负重以减少对坐骨的压力，有助于保持正确的姿势和平衡的维持。上肢要求固定于特定的功能位时应选用特殊的扶手。

3. 下肢支撑 保护下肢。维持正确的体位和最佳平衡需要有良好的下肢。使用适宜的脚托以保证良好的下肢支撑。脚托过高，屈髋角度大，体重过多的压在坐骨结节上；脚托过低，双脚失去承托，易发生摆动而受伤，且腘窝处完全承受小腿及脚的重量而易发生压疮。下肢水肿、外伤以及膝关节僵硬者应使用可抬高的脚托支架，内收肌张力过大者应使用外展支架。

4. 背部、头部及胸部支撑 为了保证使用者姿势良好，防止疲劳，需使用适宜高度的靠背以支撑背部、头部及胸部。针对躯干平衡和控制不良者以及身体虚弱的老年人还需使用高靠背轮椅来支持，必要时还可以使用胸垫和胸带等支撑胸部。

（二）减压训练

预防压疮的有效措施就是进行减压训练。作业治疗师需要根据乘坐者的功能和能力，指导患者进行有效的减压训练。图 9-21 列举了减压的方法。减压动作应两侧交替进行，一般每隔 30min 左右减压一次。

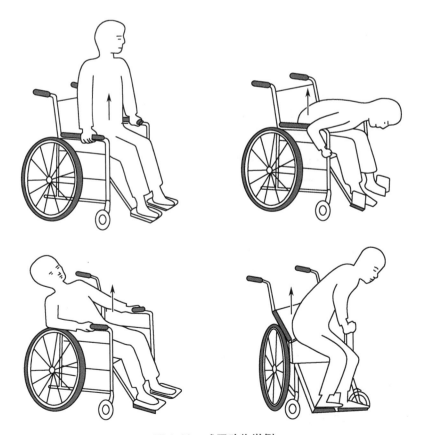

图 9-21 减压动作举例

（三）轮椅转移技术

轮椅转移技术包括轮椅与床、椅子、坐便器、浴盆等之间的转移技术。根据对外力依赖的程度分为独立转移、部分帮助转移和全部帮助转移。以下列举最基本的轮椅转移技术：

1. 轮椅与床之间的转移

（1）独立转移：多数偏瘫、截瘫患者及平衡功能差者经过训练能够独立完成轮椅与床之间的转移。双下肢截瘫或肌力差者常采用滑动转移，可以从轮椅的正面、侧面或后面完成转移动作。从侧面转移时需取下靠近床一侧的扶手；从后面转移适用于轮椅靠背可以打开或卸下者。由床转移到轮椅时动作相同，但次序相反。

（2）部分帮助转移：帮助者利用部分力量帮助患者转移。在利用斜角法和直角法转移时，帮助者用自己的膝和足固定患者的膝和足，双手握住患者的腰带或托住髋部等进行帮助完成转移。

（3）全部帮助：患者完全无任何主动能力，需要借助全部外力进行转移。根据帮助者的情况可以采用单人法或双人法。

2. 轮椅与椅子间的转移　椅子重量轻，稳定性差。因此，在进行轮椅与椅子间的转移时应注意伸手按住椅面中央以固定椅子。

3. 轮椅与坐便器间的转移　卫生间的门及空间需要足够宽大，这样轮椅才能够进出卫生间并有一定的活动空间。坐便器旁需安装扶手以有利于保持身体平衡。

4. 轮椅与浴盆间的转移　侧面转移时需放一跨越浴盆两侧和轮椅的转移板，也可以从正面进入浴盆（图9-22）。

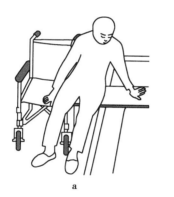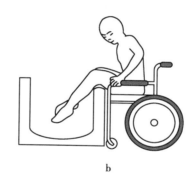

图 9-22　由轮椅转移到浴盆
a. 正面转移；b. 侧面转移。

5. 其他轮椅转移技术　包括轮椅与地面间、与轮椅一起上下楼等转移技术，这需要轮椅使用者具备一定的身体和技能条件。

（四）轮椅操作技术

轮椅使用者要想最大限度地代偿功能，提高独立性，扩大活动范围，在具备必要的认知功能和身体技能后，还应掌握必要的轮椅操作技术。以下列举常见的轮椅操作技术：

1. 轮椅平地驱动　轮椅的驱动过程分为驱动期和放松期。

（1）驱动期：松开车闸，目视前方，身体向后坐直，双上肢略屈肘后伸，双手紧握手轮的后半部分，上身前倾的同时双上肢向前推动手轮并伸直关节。

（2）放松期：当肘关节完全伸展后松开手轮，上肢自然放松下垂于大轮的轴心位置。上述动作重复进行即可完成轮椅平地向前驱动。在轮椅行驶中通过控制手轮即可完成方向转换。单侧驱动轮椅价格昂贵，操作难度大。对于像偏瘫等一侧功能障碍者也可以使用普通轮椅，利用健侧的上下肢来驱动轮椅。具体方法：先将健侧脚托抬起使健足着地，健手握住手轮向前推动轮椅，健足向前踏出，健侧的手足配合控制前进的速度和方向。

2. 平衡点　推轮椅者用脚向下踏倾倒杆，同时双手下压手推把使轮椅后倾，在后倾的过程中双手承受的重量逐渐减少，当轮椅后倾到约30°时双手负重最小，这个位置称为平衡点。

3. 大轮平衡技术　是指由大轮支持、脚轮抬起悬空并保持平衡的一种技巧，是轮椅使用者完成上下台阶、上下坡路、越过障碍物、在不平路面行驶等技能操作的基础,也是患者使用轮椅在社区通行的基本技能。大轮平衡技术分为准备、启动、保持平衡3个步骤。

(1)准备:头稍后仰,上身挺直两臂后伸,肘微屈,手抓紧手轮,拇指放在轮胎上。

(2)启动:先将手轮轻轻向后拉,随后快速向前推,脚轮离地。

(3)保持平衡:调整身体和手轮以维持平衡,即当轮椅前倾时上身后仰,同时向前推手轮。当轮椅后仰时上身前倾,同时向后拉手轮(图9-23)。

大轮平衡技术训练时应先将患者置于平衡位置,练习向前驱动轮椅时身体向后倾;向后驱动轮椅时身体向直立位运动,直到在监护下能维持大轮平衡并最终掌握这一技巧。

4. 独自驱动轮椅上下台阶 轮椅使用者需掌握大轮平衡技术后才可开始该项训练。在刚开始时必须在有人监护下进行训练。使用该技术可以在社区完成上下马路镶边石、越过障碍物和浅沟等动作。

具体方法:操纵轮椅在数厘米远面对台阶;利用大轮平衡技术抬起脚轮并置于台阶上;前轮倒退到台阶边缘,将双手置于手轮的适当位置;用力向前推动轮椅到台阶上(图9-24)。下台阶时先将轮椅退到台阶边缘;在控制下转动大轮缓慢下降到台阶下,最后使脚轮落下。

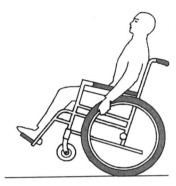
图9-23 大轮平衡技术

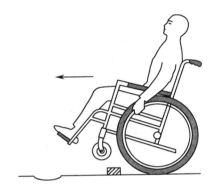
图9-24 独自驾驶轮椅上台阶

5. 独自驱动轮椅上下坡道 训练时应掌握两手同步用力推或拉,能灵活地使用车闸,以便失控时能尽快刹住轮椅(图9-25)。操作轮椅最理想的坡度为5°。上肢功能正常者一般可独立驾驶轮椅上下15°的坡道。

6. 推轮椅上下台阶 有两种方法可以推轮椅上台阶。①轮椅面向台阶,用脚踩下倾倒杆,使轮椅向后倾斜,把脚轮放在台阶上,继续向前方推动使大轮靠近台阶,然后上抬大轮即完成上台阶(图9-26)。②轮椅背向台阶,推轮椅者抬起脚轮,将轮椅退到台阶下,双手同时用力上提即可。

推轮椅下台阶也有两种方法。①面朝前方,先使轮椅后倾,然后边向后拉动轮椅边使大轮缓慢落到地面,再缓慢放下脚轮。②面朝后方,即推轮椅者自己先下台阶,把轮椅倒退到台阶边缘,使大轮缓慢倾斜从台阶上落下,再抬起脚轮向后方移动,使脚轮落到地面,然后转向前行。

7. 推轮椅上下坡道 推轮椅上坡时一定要面向前方。下坡时最好让乘坐者面向后方,并控制好

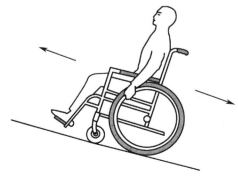
图9-25 独立上下坡道

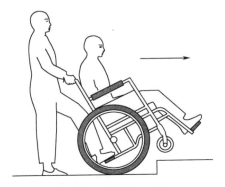
图9-26 推轮椅上台阶

大轮的速度,尤其是在较陡的坡道时更应缓慢进行。若坡道的斜度较小,也可以让患者面向前方,此时推轮椅者要握紧手推把,控制大轮的速度(图9-27)。由他人推动轮椅,安全的坡道角度为35°。

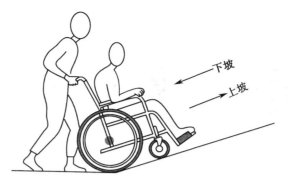

图 9-27 推轮椅上下坡

8. 推轮椅上下楼梯 最好由两人完成推轮椅上下楼梯。上楼梯时先把轮椅推至楼梯口,并转为背向楼梯;后倾轮椅使大轮接触到第一级楼梯,上方的帮助者握紧手推把,另一人面对患者,双手分别握住两侧扶手前部的下方,注意因脚轮和脚托两者均可脱落,因此不能抓。两人同时用力使轮椅在楼梯上逐级滚动;下楼梯时将轮椅正对楼梯,后倾轮椅至平衡点并向前推到楼梯边缘,与上楼时同样控制轮椅,两人同时用力使轮椅逐级滑落。

本章小结

助行器对各类截瘫患者和下肢功能损伤以及肌力衰退的老年人是不可缺少的康复设备。作业治疗师常根据治疗需要为患者配备合适的助行器。杖类助行器是一类单个或成对使用的助行器具,常用的有手杖、肘拐、腋拐、前臂支撑拐等。助行架是一种由双臂操作的框架式助行器,包括轻型助行架、轮式助行架、助行椅、助行台等,临床应用时应注意掌握适用对象及使用方法。轮椅是康复过程中的重要工具,功能障碍者能借助于轮椅进行功能锻炼和参与社会活动,临床应用时应注意根据适用对象及不同功能障碍者正确选择轮椅,并指导功能障碍者正确训练及使用轮椅。

(徐远红)

扫一扫,测一测

练习题

一、名词解释
1. 助行器
2. 助行架
二、简答题
1. 常见轮椅操作技术有哪些?
2. 简述助行器使用原则。
三、思考题
如何根据患者病情,选用不同种类助行器并指导其正确训练?

思考题及思路解析

第十章　矫形器

10章 PPT

学习目标

1. 掌握矫形器的概念、应用目的及原则,低温热塑性材料特性,常用低温热塑矫形器的临床运用,常用上肢吊带的临床运用。

2. 熟悉低温热塑矫形器制作程序,常用低温热塑矫形器的制作方法,常用上肢吊带的制作方法,矫形器的使用及注意事项。

3. 了解矫形器的命名,矫形器的常见分类,低温热塑矫形器制作所需工具,佩戴矫形器后不良作用及防治。

4. 能根据患者病情,指导患者正确选择及使用各种不同的矫形器,达到矫形器预防和治疗残疾、促进伤病恢复、充分发挥肢体功能的目的;与患者及家属进行沟通,开展矫形器使用方面健康教育;与相关医务人员进行关于矫形器使用的专业交流,团结协作开展康复医学工作;有基本医疗思维与素养。

第一节　概　　述

矫形器的装配与研究历史可追溯到古埃及第五王朝。历史上,矫形器曾被称为支具、夹板等。我国古代医学正骨学中利用夹板等体外器械来矫正骨折后的畸形,这可以说是矫形器的萌芽。中医骨伤科运用小夹板治疗各种骨折的经验应用至今并有所发展。随着近代高分子材料学、生物力学、电子学等高科技的发展,为了满足临床医学及康复医学的发展需要,矫形器的制作及运用也有了很大的进步。

矫形器的应用能恢复或改善患者的功能活动,提高患者的日常生活自理能力,从而改善生活质量。根据治疗需要,康复治疗师常需为患者及功能障碍者制作和装配适宜的矫形器。

一、矫形器的概念及命名

矫形器(orthosis)是指在人体生物力学的基础上,作用于人体四肢或躯干,用于改变或代偿神经、肌肉、骨骼系统的功能或结构的体外使用装置。矫形器于 1950 年作为一个专业术语在美国开始使用。1992 年,ISO 将 1972 年美国国家假肢矫形器教育委员会提出的统一矫形器命名方案为国际标准,逐渐在各国推广普及。1996 年,国家(质量)技术监督局参照 ISO 9999:1992 国际标准,制订了我国矫形器国家标准。该标准系统规范了矫形器的命名。2004 年,国家质量监督检验检疫总局又参照 ISO 9999:2002 国际标准,制订了我国矫形器新的国家标准(GB/T 16432—2004)(表 10-1)。

笔记

表 10-1 矫形器统一命名及缩写

中 文 名 称	英 文 名 称	缩写
骶髂矫形器	sacro-iliac-orthosis	SIO
腰骶椎矫形器	lumbo-sacral orthosis	LSO
胸腰骶椎矫形器	thoracic-lumbo-sacral orthosis	TLSO
颈椎矫形器	cervical orthosis	CO
颈胸椎矫形器	cervical-thoracic orthosis	CTO
颈胸腰骶椎矫形器	cervical-thoracic-lumbo-sacral orthosis	CTLSO
手矫形器	hand orthosis	HO
腕矫形器	wrist orthosis	WO
腕手矫形器	wrist-hand orthosis	WHO
腕手手指矫形器	wrist-hand-finger orthosis	WHFO
肘矫形器	elbow orthosis	EO
肘腕矫形器	elbow-wrist orthosis	EWO
肘腕手矫形器	elbow-wrist-hand orthosis	EWHO
肩矫形器	shoulder orthosis	SO
肩肘矫形器	shoulder-elbow orthosis	SEO
肩肘腕矫形器	shoulder-elbow-wrist orthosis	SEWO
肩肘腕手矫形器	shoulder-elbow-wrist-hand orthosis	SEWHO
足矫形器	foot orthosis	FO
踝足矫形器	ankle-foot orthosis	AFO
膝矫形器	knee orthosis	KO
膝踝足矫形器	knee-ankle-foot orthosis	KAFO
髋矫形器	hip orthosis	HO
髋膝踝足矫形器	hip-knee-ankle-foot orthosis	HKAFO

二、矫形器的常见分类

矫形器种类很多,根据装配部位、作用、材料等有以下分类:

1. 按装配部位分类　分为上肢矫形器、下肢矫形器、脊柱矫形器。

2. 按基本功能分类　分为固定性矫形器、保持用矫形器、矫正矫形器、免荷式矫形器、步行用矫形器、牵引式矫形器等。

3. 按治疗阶段分类　分为临时用矫形器、治疗用矫形器、功能代偿矫形器。

4. 按所治疗疾病分类　分为儿麻矫形器、脊柱侧弯矫形器、先天性髋关节脱位矫形器、骨折矫形器、马蹄内翻足矫形器等。

5. 按制作主要材料分类　分为塑料矫形器、纤维制品矫形器、金属框架式矫形器、石膏矫形器、皮革矫形器等。

三、矫形器的应用目的及原则

(一)应用目的

1. 固定和保护　矫形器可对受损或疾病肢体进行固定和保护,缓解肌肉痉挛,促进炎症、水肿吸收,减轻疼痛,促进病变的愈合。

2. 稳定与支持　矫形器可维持骨、关节、脊柱的稳定性,对肢体及关节异常活动的限制,改善或恢复肢体功能。

3. 预防与矫正畸形　通过矫形器的限制,预防潜在的畸形发生和发展;通过三点力作用原理矫正肢体已出现的畸形。矫正性矫形器一般适用于儿童和青少年。

4. 免负荷作用　应用承重矫形器,能部分或完全免除肢体或躯干的承重,促进组织修复,促使病变愈合。

5. 代偿功能　矫形器的外力源装置可对肌力较弱者给予助力,代偿已瘫痪的肌肉功能,矫形器使关节置于功能位可维持其正常功能运动。

6. 抑制痉挛　通过控制关节运动,抑制肌肉反射性痉挛。

(二)临床应用及原则

矫形器临床适应证包括骨与关节损伤,中枢性疾病(如颅脑损伤、脑血管意外、小儿脑瘫),周围神经及肌肉疾病,烧伤等。

临床上要做到正确应用矫形器、发挥矫形器的应有作用,需要矫形外科医师、康复医师和矫形器制作人员的密切合作,他们组成康复治疗小组,对患者进行全面评定。根据评定结果由康复小组确定最合适的矫形器处方。在矫形器制作装配前应对患者进行肌肉力量、肌肉协调能力、关节活动范围等多方面的训练,为使用矫形器创造良好的条件。

矫形器由矫形器制作人员按照处方进行制作和装配。制作的矫形器不仅要符合治疗要求,而且要穿着轻便、舒适、透气,穿脱方便。制作修改好的矫形器交医师评估,经医师同意后交给患者正式穿戴,同时,应认真向患者讲明矫形器的穿戴时间、使用方法、出现问题的处理方法。应注意定期随访评估矫形器使用的效果,发现问题及时解决,必要时给予修改和更新。

第二节　低温热塑矫形器的制作

低温热塑板材具有良好的可塑性,制作方便、简单快速、容易加工和修改、易于佩戴等特性使之在临床中得到广泛应用,逐渐代替了过去以皮革、金属为主的矫形器。对于上肢、下肢、脊椎骨折或软组织损伤等方面都有很大帮助。康复治疗师常选用低温热塑矫形器作为辅助治疗手段。

一、低温热塑性材料特性

低温热塑性材料是一种特殊合成的高分子聚酯,低温下(60~80℃)即可以塑化,一般加温5min就可以软化,可在肢体上直接塑型,无须石膏造模,多用于上肢矫形器的制作。为了满足制作的不同要求,常在材料中增加一些辅助原料和添加剂,使不同类型的低温热塑性材料具备不同的特性,具体特性如下:

1. 透明性　指材料的透明度。有的材料没有色素,在加热前呈白色,加温后变成透明状,便于塑形时能直接观察和制作。

2. 塑形性　指软化后的板材与肢体轮廓容易吻合的程度。塑形性越好越容易与肢体吻合,适合于面部塑形和形态较复杂部位的塑形,也非常适合疼痛部位的塑形。塑形性好的材料抗牵拉差,操作时拉力要小。

3. 记忆性　指将已塑形的板材重新放入热水中后,板材可平整地恢复到塑形前的形态。记忆性可以允许低温热塑板材多次在患肢上塑形,方便矫形器修改或重复使用。

4. 牵拉性　是指材料软化后能够被牵拉延长的特性,一般情况下,牵拉性越好的材料对牵拉的阻力越大。

5. 透气性　有孔低温热塑板上置有众多网眼,因此具有较好的通气性,可增加皮肤通气、散热、排汗功能,防止皮肤红肿、瘙痒。

6. 抗指压　指材料软化后,是否容易留有手指的压痕及压痕深浅程度。抗指压特征也是区别材料质地的指标之一,当使用容易受压的材料时,操作时应避免长时间地握捏或按压,以免影响矫形器的整体效果。

7. 黏附性 是指材料加热后材料自身的粘贴或与皮肤粘贴的特性。通过材料自身粘贴的特点,可以不用任何黏胶剂而将各部分连接在一起,可提高矫形器局部强度。但是,黏附性太高容易造成材料自粘而不易分开,影响制作,因此通常选择中等黏性材料,也可通过涂抹滑石粉来降低其黏附性。

8. 加热时间 是指材料放入热水后使其充分软化所需要的时间,一般温度在 60~80℃ 时,加热时间为 3~5min。加热时间不够,会出现材料内部没有软化的情况;加热时间过长,会使材料变性,影响矫形器使用寿命。

9. 冷却时间 是指材料从软化到塑形直至硬化的时间。材料的冷却时间一般是 3~5min,如果需要延长冷却时间,可利用弹性绷带包裹塑形部位以保持热量。如果需要缩短冷却时间,则采用冷水冲洗的方法加快其固化。

10. 板材颜色 在治疗中,一般采用肤色和白色等与皮肤相近颜色的矫形器。但是,鲜明的颜色能吸引患儿,使其主动穿戴。红色和蓝色材料矫形器对有认识功能障碍的患者,能增强患者对患肢的视觉关注,有利于患肢参与功能训练。

二、低温热塑矫形器制作所需工具

（一）加温工具

1. 恒温水箱 用于塑料板材的加温,多为电热式水箱(图 10-1),水温可在 0~100℃ 调节,配有恒温控制系统,一般维持在 60~80℃。

2. 热风枪 主要用于矫形器局部加热,便于局部加工和精细部位的修改(图 10-2)。其可控温度在 50~80℃,有多种风速供选择。

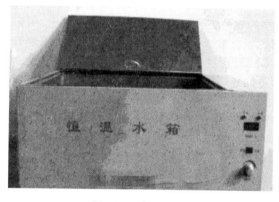

图 10-1 恒温水箱

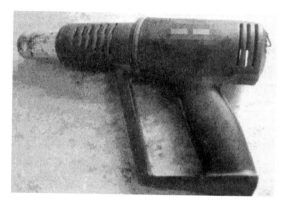

图 10-2 热风枪

（二）绘图及裁剪工具

1. 剪刀 是裁剪材料必备的工具。常用的有大力剪、手术剪、尖部钝形剪、弧形剪、缝纫剪等。
2. 绘图工具 包括普通铅笔、彩色铅笔、圆珠笔、记号笔、尺、绘图纸等。
3. 裁剪刀 用于材料的切割、裁纸等。

（三）缝纫工具

用于缝制辅料,如固定带、尼龙搭扣等,也用于悬吊带、肢托的制作。转速不要过快,要求能缝制 1~6 层的布料。

三、低温热塑矫形器的制作程序

（一）绘取肢体纸样

轮廓图是摹拟肢体外形描绘出肢体线条的图形。矫形器板材的样式需根据轮廓图获取,是制作低温热塑矫形器的基础。在取得矫形器板材样式之前,需要根据患者肢体形状绘制轮廓图,以轮廓图为依据,绘制出符合要求的矫形器纸样。具体步骤如下:

1. 绘制轮廓图 患者取坐位或卧位,患肢呈中立位平放于白纸上,铅笔垂直于桌面,沿肢体边缘画出轮廓图(图 10-3)。若患者肢体畸形或痉挛十分严重而不能描图时,应先描出患者的健侧,然后利用白纸背面阴影描出其图形,以替代患肢轮廓图。

2. 记录标志,绘取纸样 测量肢体尺寸,以肢体轮廓线为基础,放大轮廓的尺寸,常在轮廓的两侧各放宽该肢体周径长度的1/4,掌部放宽其厚度的1/2尺寸(图10-4)。然后按所设计的矫形器画取相应图样。

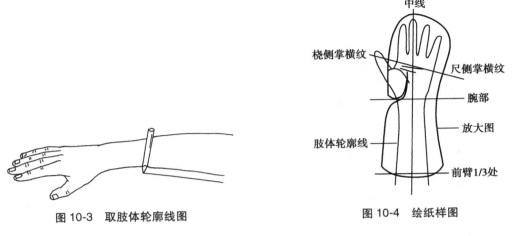

图 10-3 取肢体轮廓线图   图 10-4 绘纸样图

3. 记录一般情况 在纸样图上注明患者姓名、性别、诊断、矫形器名称、左右侧、辅助件及制作日期等。若有矫形器病历卡,需完整填写。

(二)加热及塑形

沿纸样图剪下纸样,在患者肢体上试样并进行必要的调整,将调整好的纸样置于板材上,用记号笔画出其样式,然后用大力剪将板材裁剪好,将裁剪好的板材放入水箱中,待软化后取出,平整地放于桌面上,用干毛巾将板材擦拭干净。操作者自身感觉不烫时再放置于患者治疗部位上进行塑型。对大型矫形器,必须用宽绷带将矫形器固定,以使矫形器更好地塑形,紧贴肢体。

(三)修整、边缘打磨

1. 观察初步塑形好的矫形器有无偏斜和旋转,关节角度是否达到要求,关节是否保持正常对线和其他治疗需要。如有差异,需在局部加温软化后进行调整,甚至重新塑形。

2. 当矫形器的基本形态完成后,应将多余的边缘剪去,矫形器两侧边缘高度通常为肢体周径的1/2。矫形器的长度不应影响邻近关节的运动,但若有骨折,需要将邻近关节同时固定,以避免关节运动影响骨折愈合。

3. 矫形器边缘应充分软化后剪裁,通过塑料板材的自缩性能使边缘光滑,必要时用布轮机磨平,以避免矫形器边缘的毛刺、锐角等刺激皮肤引起疼痛,甚至伤及皮肤。

(四)配置免压垫

免压垫是指放在免压部位、减少局部压力的一种软性材料。硅树脂橡胶、泡沫塑料及其他软性材料都可以用来制作免压垫。免压部位主要是骨突处、神经的表浅部位、伤口及疼痛部、受累关节等。免压垫应略大于免压部位,厚度一般为5mm,通常为椭圆形,如必须是长方形垫,应将四个边角剪成椭圆形。

(五)附件制作与安装

1. 支架 是牵引关节的支撑装置,也称托架,由钢丝、铝合金条等制作。各式支架在静止性矫形器基础上进行安装,并通过橡皮筋或导线与被牵引的部位相连,即组成动态性矫形器,可辅助屈曲运动或伸展运动。屈曲方向牵引时,支架应安装在掌侧面。伸展方向牵引时,支架应安装在背侧面。受力不大的小支架在矫形器塑形后再安装,较大的支架常在矫形器成形前安装。

2. 铰链 可支持关节运动或限制关节的活动范围。简单的铰链可以自制,结构比较复杂的需要购置。铰链作为动态结构能协助关节作各项运动以助于关节进行运动训练。当手术早期或治疗原因需要限定关节在一定范围内活动或禁止关节运动时,可通过调节铰链上的固定螺丝来达到要求。

3. 弹性材料 有橡皮筋、钢丝、弹簧等。其弹力可作为矫形器的外动力,以帮助肢体的被动运动或牵引。不同材料的质地或结构不同,产生的弹力有强有弱,根据治疗要求应先预制或选择。

4. 手指配件 是连接手指的辅助件,有指套、指钩、指帽及导线等。手指配件通常用于手指关节挛缩后的牵伸,手指的被动运动,限制手指的活动范围,手指的抗阻训练等。

(六)安装固定带

固定带能使矫形器附着于肢体上。通常情况下,常选择尼龙搭扣固定带或帆布固定带。根据矫形器的长度和肢体部位确定固定带安装的位置,如功能位矫形器应分别安装在手部、腕部及前臂近端。帆布带固定肢体的稳定性比单纯尼龙搭扣固定好,尤其是大的关节或挛缩的关节更为适合。尼龙搭扣可用黏合胶固定在矫形器上,制作比较简单。帆布带需要用铆钉或加一层板材固定。

安装固定带注意事项有:①固定带直接接触皮肤,使患者感受到压力均匀、稳定;②固定带压力应适度,避免影响血液循环;③固定带不应影响关节所期待的运动;④固定带应避开关节和骨突起部位;⑤固定带穿脱应方便,颜色应尽可能与矫形器颜色近似。

四、常用低温热塑矫形器

(一)上肢矫形器

上肢矫形器是用于整体或部分上肢的矫形器。它的种类较多,尤其是手腕、手指矫形器的应用更为广泛。上肢矫形器的基本功能有预防和矫正畸形,防止肌肉和关节挛缩,通过外力保持肢体的功能位,补偿降低或丧失的肌力,保护功能,促进病变的修复及愈合。

1. 肱骨骨折矫形器 使用肱骨骨折矫形器目的是对肱骨进行固定,适用于肱骨干中段骨折。肱骨骨折常用上臂管形矫形器,由前、后两片组成,接合部粘贴在一起,通过对骨折周围软组织的均匀施压,达到较好的固定目的。骨折较轻的患者,可不跨关节固定,但较严重的肱骨骨折,需将肩、肘关节同时固定,肘关节置于功能位,进行较长时间的制动固定(图10-5)。

2. 肘功能位固定矫形器 形状为背侧开口朝向掌侧的U形矫形器,可将肘关节固定于功能位(屈曲90°位),适用于肘关节手术后,肘部骨折及肘关节不稳,患肘部软组织损伤者。其用于保护肘关节,限制关节活动及矫正肘关节畸形(图10-6)。

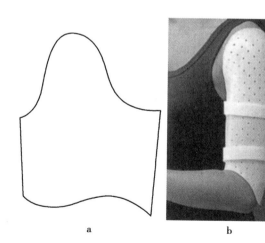 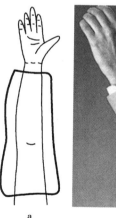 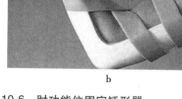

图 10-5 肱骨固定矫形器
a.矫形器纸样图;b.矫形器实例图。

图 10-6 肘功能位固定矫形器
a.矫形器纸样图;b.矫形器实例图。

3. 铰链式肘屈曲矫形器 由在上臂及前臂运用低温热塑材料制作成开口朝向掌侧的U形箍,再由肘关节铰链将其连接而成,根据病情需要,铰链角度可自由调节。其适用于肘关节挛缩、关节不稳、肘关节损伤、肘关节术后训练、肌力低下等(图10-7)。

4. 腕手功能位矫形器 由前臂托和手部共同组成,将腕关节固定于30°,拇指外展对掌位、掌指关节、指间关节屈曲位。它与休息位矫形器制作方法相同,只是腕关节和手部角度要求不同。腕手功能位矫形器适用于周围神经麻痹,弛缓性或痉挛性瘫痪,腕关节骨折,肌腱损伤、腕关节挛缩,腕关节烧伤患者等,治疗目的是使腕关节与手指保持在功能位(图10-8)。

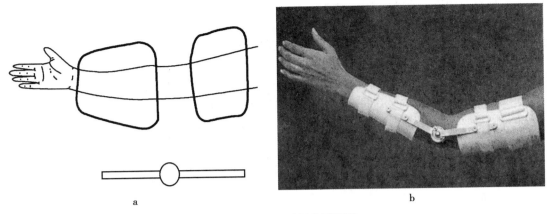

图 10-7 铰链式肘屈曲矫形器
a.矫形器纸样图;b.矫形器实例图。

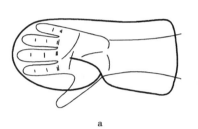
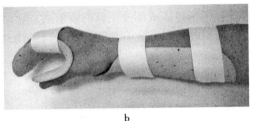

图 10-8 腕手功能位矫形器
a.矫形器纸样图;b.矫形器实例图。

5. 长手套式矫形器　近似于管形矫形器,制作时在背侧开一小口,前端的长度应不影响掌指关节和手指的活动。其目的是将腕关节制动,桡、尺骨远端固定,保持腕关节在功能位、拇指关节对掌位。其适用于急性腕关节炎、腕扭伤、桡骨、尺骨远端及腕骨骨折、桡骨茎突炎、舟骨骨折等患者(图 10-9)。

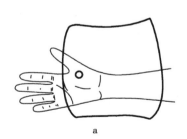
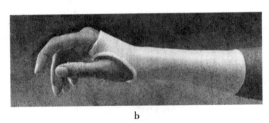

图 10-9 长手套式矫形器
a.矫形器纸样图;b.矫形器实例图。

6. 抗痉挛矫形器　由前臂为开口朝向背侧的 U 形臂托和手掌托组成,使腕关节背伸 10°~30°,诸指分开微屈。若患者肌张力太高而无法操作,可以选择相近的正常人手作为模型,塑好型后再根据患手情况进行修改。穿戴时需先将手腕及手指缓慢伸展,待松弛后再戴上矫形器。抗痉挛矫形器主要作用是对抗手屈肌痉挛,降低屈肌张力,适用于脑卒中、脑瘫、颅脑损伤等痉挛型患者(图 10-10)。

7. 锥状握矫形器　由前臂部和手掌部组成,前臂部分为开口朝向桡侧的 U 形臂托,手掌部为锥状形,锥状体尺侧粗而桡侧细,穿戴时手掌处在抓握的状态。其目的是在手部肌肉放松情况下,支持手弓于休息位,适用于臂丛损伤、四肢瘫痪、偏瘫等弛缓性麻痹或手部屈曲挛缩的患者(图 10-11)。

8. 背侧腕伸展矫形器　指固定于手臂背侧,开口朝向掌侧,能使掌指关节及手指进行无障碍的主动屈曲运动的矫形器。其目的是保持腕关节功能位,尤其适合掌侧面有伤口的患者装配。其适用于桡神经损伤、臂丛损伤、肌腱损伤、多发性肌炎、偏瘫等,也可作为伸腕肌麻痹助动矫形器的基础(图 10-12)。

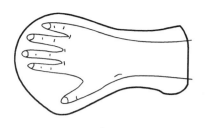
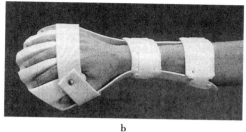

图 10-10　抗痉挛矫形器
a. 矫形器纸样图；b. 矫形器实例图。

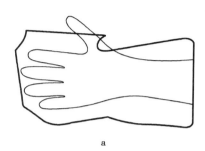
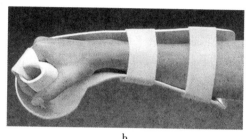

图 10-11　锥状握矫形器
a. 矫形器纸样图；b. 矫形器实例图。

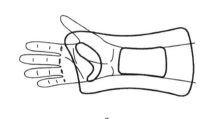
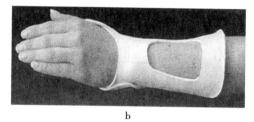

图 10-12　背侧腕伸展矫形器
a. 矫形器纸样图；b. 矫形器实例图。

9. 掌侧腕伸展矫形器　是指位于前臂及腕关节掌侧，将腕关节固定于背伸位的矫形器。该矫形器开口朝向背侧，前端不超过掌横纹，不影响掌指关节和指间关节活动。其使用目的是在不影响手指活动的情况下，维持腕关节于功能位。适用于伸腕肌麻痹、腕关节损伤、桡骨茎突炎、偏瘫等患者（图10-13）。

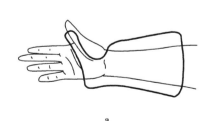
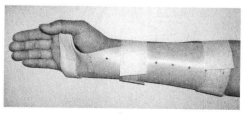

图 10-13　掌侧腕伸展矫形器
a. 矫形器纸样图；b. 矫形器实例图。

10. 拇掌指关节固定矫形器　其矫形器的拇指部位为管形，大鱼际部位有开口，穿戴时拇指应从矫形器开口套上去，然后使用固定带固定在手掌部。其使用目的是制动大鱼际部，保持拇指在对掌功能位，适用于骨性关节炎、急性掌指关节炎、拇指韧带损伤、正中神经麻痹、烧伤等患者（图10-14）。

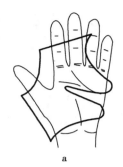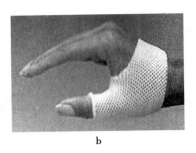

图 10-14 拇掌指关节固定矫形器
a. 矫形器纸样图;b. 矫形器实例图。

11. 掌指关节屈曲矫形器　目的是利用橡皮筋的弹力辅助掌指关节屈曲运动,适用于正中神经、尺神经损伤造成的掌指关节过度伸展等患者(图 10-15)。

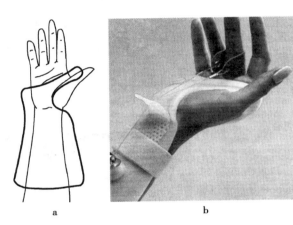

图 10-15 掌指关节屈曲矫形器
a. 矫形器纸样图;b. 矫形器实例图。

12. 短对掌矫形器　制作时将材料裁成 T 形,横向部分在拇指与示指之间塑形成指托,纵向部分自手部桡侧绕向尺侧,借助固定带将桡、尺侧两端连接固定。其使用目的是将拇指与示指保持在对掌位,防治拇内收肌挛缩,适用于内收肌挛缩、大鱼际肌损伤、拇指挫伤、腱鞘炎等患者(图 10-16)。

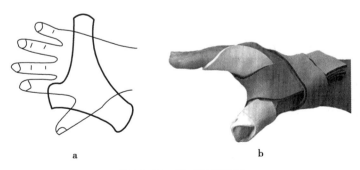

图 10-16 短对掌矫形器
a. 矫形器纸样图;b. 矫形器实例图。

13. 指关节固定矫形器　包括指箍、指伸展固定矫形器、指屈曲固定矫形器、掌指关节固定矫形器等,使用方便,制作容易。其使用目的是制动第 2、3、4、5 指,有利组织修复,同时还可对过伸或过屈的手指进行矫正,适用于指关节损伤、指骨骨折、指关节炎、屈指肌腱挛缩、手指畸形等患者(图 10-17)。

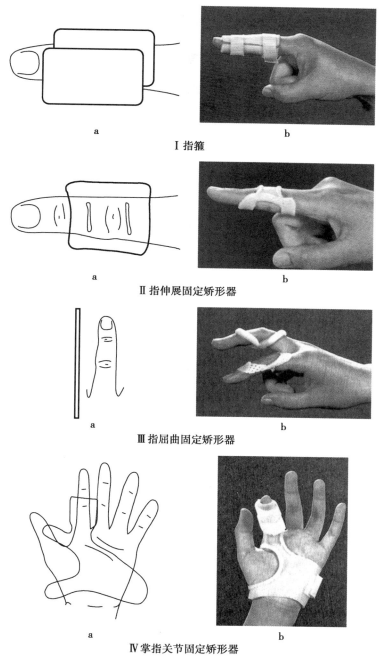

Ⅰ 指箍

Ⅱ 指伸展固定矫形器

Ⅲ 指屈曲固定矫形器

Ⅳ 掌指关节固定矫形器

图 10-17 各式指关节固定矫形器
a. 矫形器纸样图;b. 矫形器实例图。

14. 槌状指矫形器 目的是固定远端指间关节,可使远端指间关节置过伸位、近端指间关节轻度屈曲位,有利于肌腱愈合,适用于急性牵拉引起远端指间关节肌腱附着处撕裂伤(图 10-18)。

15. 指关节伸展辅助矫形器 制作时,首先在指关节背侧塑成一个关节处留空的指箍,下方中段剪开一个三角形开口,将前、后端反复折叠,使狭窄部成为一个活动关节,然后固定钢丝,最后安装弹力筋与固定带。其使用目的是增加近端和远端指间关节的活动度,适用于屈指肌腱挛缩、指关节屈曲畸形的患者(图 10-19)。

16. 指关节屈曲辅助矫形器 制作时首先用钢丝预制好钢丝架,然后取三小片低温热塑材料软化后粘连在钢丝架上,并作为指托分别缚着在指关节背侧近、远端及指关节下部。其使用目的是借助橡皮筋的弹性辅助指间关节屈曲,适用于指关节伸肌挛缩、手指鹅颈样畸形等患者(图 10-20)。

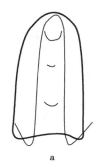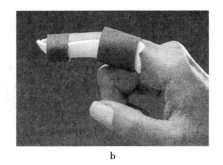

图 10-18　槌状指矫形器
a. 矫形器纸样图；b. 矫形器实例图。

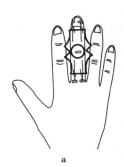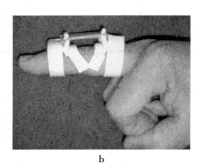

图 10-19　指关节伸展辅助矫形器
a. 矫形器纸样图；b. 矫形器实例图。

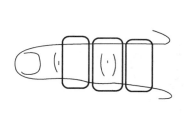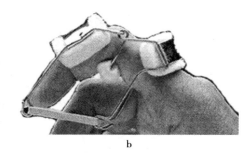

图 10-20　指关节屈曲辅助矫形器
a. 矫形器纸样图；b. 矫形器实例图。

（二）下肢矫形器

下肢矫形器是用于整体或部分下肢的矫形器。它的基本功能：维护关节的正常对线和正常活动范围；保护衰弱或疼痛的肌肉、骨骼；预防和矫正肢体畸形；代偿麻痹肌肉功能，部分改善行走步态；减轻或者完全免除患肢的承重负荷；减轻肢体承重，促进骨折愈合等。低温热塑材料制作的下肢矫形器主要是保持肢体及关节的对线，维持下肢关节功能位置，或者临时性地固定肢体。

1. 髋关节固定矫形器　是指采用低温热塑板材加热软化后直接在患者一侧的髂腰部至大腿部塑形制成的静止式髋外展矫形器，包括大腿部和髂腰部两部分。其制作时需将髋关节外展 10°~20°，大腿部自外侧向内侧包绕，在内侧黏合形成管形；髂腰部自患侧向对侧包绕，留有一开口，借助固定带进行固定。其可对髋关节术后或轻度损伤者起到一定保护或外展体位的作用（图 10-21）。

2. 铰链式髋关节矫形器　为动态式矫形器，制作时首先在髂腰部与大腿部塑形，然后在两者之间安装铰链，通过固定带固定。其使用目的是在不影响髋关节屈伸度情况下控制髋关节内收和外展的幅度，适用于痉挛型脑瘫、髋关节损伤等患者（图 10-22）。

3. 膝关节固定矫形器　属于静止式矫形器，根据需要，可制作成管形或 U 形。U 形矫形器方便穿脱，有利于训练，制作时应注意膝关节应处于微屈中立位，矫形器的长度为大腿中段至小腿中段之间

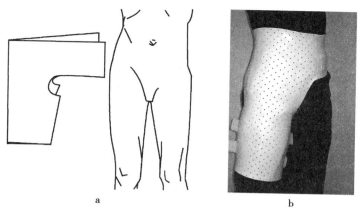

图 10-21　髋关节固定矫形器
a. 矫形器纸样图；b. 矫形器实例图。

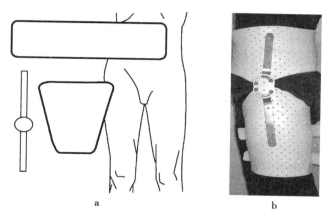

图 10-22　铰链式髋关节矫形器
a. 矫形器纸样图；b. 矫形器实例图。

的距离。其使用目的是稳定及制动膝关节，矫正膝关节畸形（图 10-23）。

4. 铰链式膝关节矫形器　属于动态式矫形器，包括低温热塑材料制成的大、小腿后托及膝关节铰链、双侧的支条等部分。铰链根据功能不同可分为锁定关节及活动关节。稳定、支撑膝关节或限制膝关节活动范围时需锁住膝关节铰链，行走训练及限制膝关节伸展、屈曲活动范围以保护受损关节时需打开膝关节铰链（图 10-24）。

5. 踝足矫形器　常分为后片式踝关节固定矫形器、前片式踝关节矫形器及管形矫形器。由低温

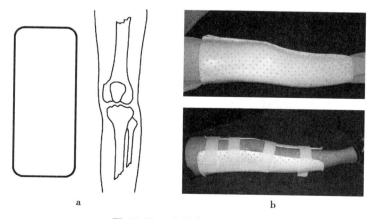

图 10-23　膝关节固定矫形器
a. 矫形器纸样图；b. 矫形器实例图。

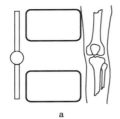
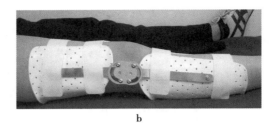

图 10-24　铰链式膝关节矫形器
a. 矫形器纸样图；b. 矫形器实例图。

热塑材料制作的踝足矫形器强度低，不能用于成年患者的站立行走，使用目的是将踝关节置于功能位，适用于足下垂或足部轻微骨折的患者，也可用于矫正小儿踝关节的内翻、外翻畸形（图 10-25）。

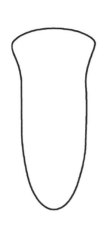
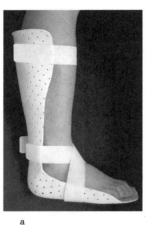
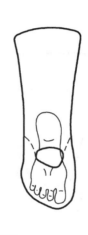
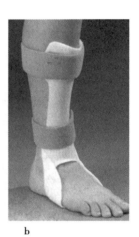

图 10-25　踝足矫形器
a. 后片式；b. 前片式。

6. 铰链式踝足矫形器　属于动态式矫形器，多是在前片式踝足矫形器基础上，在踝关节处安装了铰链，使踝关节具有背伸、跖屈的运动功能。其可在运动训练时对踝关节进行保护与支撑（图 10-26）。

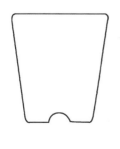
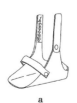
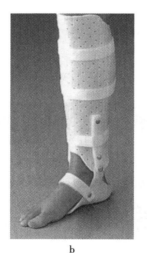

图 10-26　铰链式踝关节矫形器
a. 矫形器纸样图；b. 矫形器实例图。

（三）脊柱矫形器

脊柱矫形器根据脊柱不同作用部位分为颈椎矫形器、胸腰骶矫形器、腰骶矫形器三大类。脊柱矫形器主要用于限制脊柱运动，辅助稳定脊柱病变关节；减少或免除脊柱承重，促进病变愈合；减轻局部疼痛；支持麻痹的脊柱肌肉；预防或矫正脊柱畸形；矫正躯干畸形等。

1. 颈椎矫形器　是用于限制全部或部分颈椎运动的矫形器，又称围领或颈托。采用低温热塑材料塑造，分为不带颌托的和带有颌托的两种。不带颌托的矫形器接触面相对减小，能对头颈部的屈、伸活动进行限制，但对头颈部的旋转运动没有限制。带颌托的矫形器接触面较大，既限制头颈部的屈、伸活动，也限制头颈部的旋转运动。其适用于颈椎病、颈椎脱位、颈椎骨折、颈椎术后、颈部软组织损伤等患者（图 10-27）。

2. 胸腰骶矫形器　由前、后两片组成，借助固定带将前后两片连接形成与躯体相吻合的箍，上端与腋下方相平，下端固定骨盆并延长至髂前上棘的外侧。其可使胸椎处于伸展位，并限制胸腰椎或腰椎上部的躯干伸展运动,从而可使脊柱稳定,适用于胸腰椎压缩性骨折、胸腰椎结核、强直性脊柱炎、胸腰椎术后等患者(图10-28)。

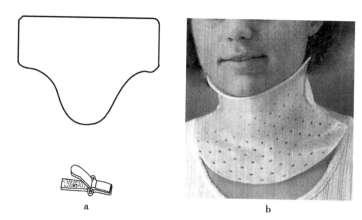

图10-27 颈椎矫形器
a.矫形器纸样图;b.矫形器实例图。

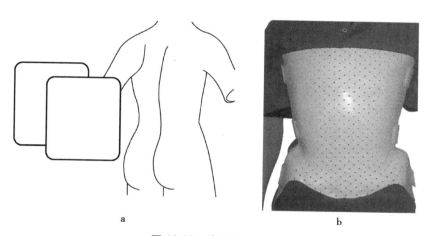

图10-28 胸腰骶矫形器
a.矫形器纸样图;b.矫形器实例图。

3. 腰骶矫形器 外形及制作方法类似于胸腰骶矫形器。其可限制腰椎的各方活动,利用腹压帮助支撑体重,并可减轻腰椎前凸等,适用于腰椎体滑脱、腰部椎间关节病、腰椎间盘突出症、退行性脊柱病等患者(图10-29)。

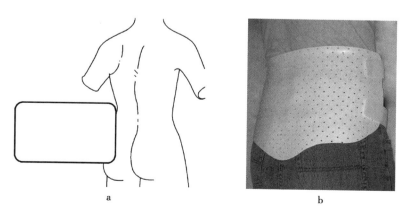

图10-29 腰骶矫形器
a.矫形器纸样图;b.矫形器实例图。

第三节　常用上肢吊带的制作

常用的上肢吊带多为肘伸位与肘屈位两大类。肘伸展式对肩关节的运动没有限制,具有在功能训练中不必脱下的特点,也可防止上肢屈曲挛缩。肘屈曲式使肩关节保持在内收、内旋位。上肢吊带主要是对上肢关节予以支持与保护,适用于肩关节脱位和半脱位、臂丛神经损伤、腕管损伤、肩部或上臂外伤、肩部手术后、脑卒中偏瘫等患者。

一、吊带的制作要求及方法

（一）制作材料

1. 面料　绒布、帆布、皮革等材料,主要用于缝制软性肢托。
2. 衬布　衬布用来缝制成衬垫以增加肢托的柔软度和舒适度。常选用纱布、绒布或其他柔性材料作为衬布。
3. 固定带　多采用棉纱带或尼龙带。根据治疗需要选择不同宽度及颜色,它的作用是悬吊和固定肢托。
4. 尼龙搭扣　宽度与固定带相等,作用是黏合固定带两端。
5. 金属扣　为长方形金属环,是固定带与肢托的连接部件,规格与固定带相适应。

（二）制作设备、工具

制作设备和工具主要有缝纫机、剪刀、量尺、纸张、记号笔等。

（三）制作步骤

1. 绘图取样　取仰卧位或坐位,测量患肢的周径和长度,根据测量结果绘出纸样,根据纸样裁剪好面料、衬布等其他用料。
2. 制作肢托　肢托分为上臂托及前臂托,不同类型的吊带选择不同形式的肢托,制作方法基本相同。首先将衬布放入面料间,厚度保持约5mm,然后采用棉布带将周边包绕缝合,最后在布料上交叉、来回走线以加强布料强度及整体性。
3. 将固定带和金属环缝制在肢托的两侧对应处。
4. 制作肩带及肩垫　肩带多设计为斜十字交叉形,可避免单靠颈部承受来源于上肢的力量。肩垫可减缓吊带施于肩部的压力,多缝制为两条管状形,内径宽度以肩带宽度为宜,长度为15~30cm。
5. 缝制固定带　根据测量结果,缝制若干条固定带、固定吊带。其方法是将棉纱带或尼龙带分别缝制在尼龙搭扣的"绒面"和"钩面"上。

（四）试穿与修改

吊带制作完成后即给患者试穿。穿带时,先将肩吊带绕过颈肩部,将肢托托住上臂或前臂,肩吊带两端分别穿过肢托上的金属环,通过尼龙搭扣的粘贴作用进行固定。试穿时应注意肱骨头保持在关节盂内,应避免单纯用颈部悬吊。根据试穿情况,对不适之处应及时修改以避免不良作用产生,影响患者肢体功能。

二、常用上肢悬吊带

（一）偏侧上肢悬吊带

偏侧上肢悬吊带的前臂肢托由腕部肢托与肘部肢托组成,两者之间通过一条调节带进行连接,通过金属纽扣可调节悬吊的位置,肘部肢托的尺寸常为25cm×13cm,腕部肢托的尺寸常为24cm×14cm(图10-30)。其可稳定支撑整个上肢,减缓上肢的重力对肩关节的牵拉,适用于肩袖肌群无力、肱骨骨折、臂丛神经损伤等患者。该吊带使用方便,患者可自行穿脱。

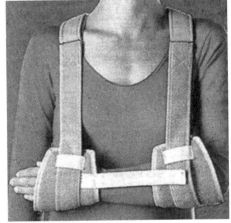

图10-30　偏侧上肢悬吊带

（二）服部型悬吊带

服部型悬吊带（CAV 悬吊带）前臂支托由腕部肢托和肘部肢托组成，对手及前臂提供支撑（图 10-31）。肢托的尺寸常为 38cm×15cm。吊带的长度 60~80cm，可调节，绕过对侧肩分别连接腕部肢托和肘部肢托。肩部佩海绵垫以缓冲其压力。

（三）单侧肩部悬吊带

单侧肩部悬吊带适用于偏瘫肩、肩部肌力下降、肌腱韧带损伤等患者（图 10-32）。其作用特点为通过动态支撑来支持肩关节运动，防治肩关节半脱位，限制肩关节旋转和外展，辅助肩胛骨后缩等。

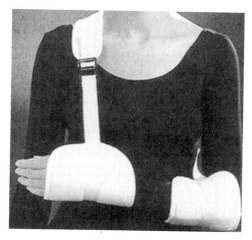

图 10-31 服部型悬吊带（CAV 悬吊带）

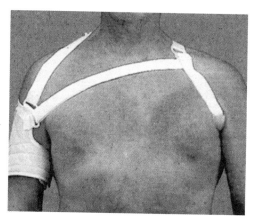

图 10-32 单侧肩部悬吊带

第四节 矫形器的使用及注意事项

一、矫形器使用要点

1. 掌握正确的穿脱方法 患者及家属应在治疗师指导下掌握正确的穿脱方法，操作时严格按照穿脱程序进行。

2. 正确使用矫形器训练 佩戴矫形器后，患者应在治疗师指导下，严格按照训练方案进行训练。在患者掌握了训练方法后，可允许患者把矫形器带回家中训练。

3. 佩戴时间合理 佩戴的时间取决于患者病情、一般状态和其他方面的情况。有的患者需要长期持续佩戴，有的只需训练、工作时佩戴，有的需佩戴数周，有的则需佩戴数月。如脑卒中后偏瘫患者，软瘫期时肩关节容易半脱位，此时穿戴上肢吊带可预防和治疗肩关节半脱位。痉挛期时，继续使用上肢吊带会助长肩关节内收、内旋畸形，因此不需使用。

4. 注意观察与处理佩戴后反应 矫形器佩戴后若太紧可影响肢体血液循环，因此应随时观察肢体末梢循环，注意有无肿胀、皮肤颜色有无异常等。若穿戴皮肤处有感染或伤口等异常情况，应暂停佩戴矫形器。矫形器穿在肢体上要稳定，避免松脱而影响治疗效果。矫形器的辅助件如螺丝、弹簧、弹力筋要牢靠，否则，会造成组织损伤。

5. 正确维护与保养 矫形器维护与保养应做到以下几点：①正确穿戴矫形器，避免矫形器因穿脱不当损坏；②矫形器应保持干燥、清洁，防止潮湿及生锈；③金属关节部位经常涂抹润滑油以保持关节润滑；④避免锐器损坏矫形器；⑤矫形器闲时应放在安全的地方，避免重物挤压损坏；⑥不能使用高浓度洗涤剂清洗，避免接触化学物品；⑦避免接触高温环境，尤其是低温热塑材料；⑧若发现松动、破损等问题，应及时送交制作部门处理。

二、佩戴矫形器后不良作用及防治

矫形器长期佩戴后易出现以下不良作用：①长期制动引发失用性肌萎缩及肌力下降；②关节固定

制动造成挛缩,活动度下降;③制动诱发全身性或局部骨质疏松;④频繁穿脱导致肌痉挛加重;⑤长时间、持续性的机械压力作用可造成压疮;⑥心理依赖性。

为了避免不良作用的发生,应严格按照佩戴程序及要求进行使用,并应积极配合训练,具体措施有以下几点:

1. 在矫形器固定情况下应进行肌肉等长训练。
2. 在病情允许下,进行 2~3 次/d 关节被动运动。
3. 鼓励装配双下肢矫形器的患者尽早下床运动。
4. 对痉挛肢体佩戴前应采用轻柔、缓慢的牵伸手法降低肌肉高张力,然后持续穿戴矫形器 2h 以上。
5. 定期松解矫形器,对骨突处应加以保护以避免压疮发生。
6. 可配合物理治疗方法,如经皮神经电刺激、干扰电、高频电疗法等。
7. 功能恢复及症状改善后应及早放弃矫形器。

本章小结

矫形器是预防和治疗残疾、促进伤病恢复、充分发挥肢体功能的治疗器具。康复治疗师常根据治疗需要为患者及残疾者制作和装配适宜的矫形器。低温热塑板材具有良好的可塑性,方便制作,容易加工和修改,易于佩戴。康复治疗师常选用低温热塑矫形器作为辅助治疗手段。常用矫形器包括上肢、下肢及脊柱矫形器,应注意掌握每种常见矫形器的临床运用方法及注意事项。常用的上肢吊带多为肘伸位与肘屈位两大类,主要是对上肢关节予以支持与保护,适用于肩关节脱位和半脱位、臂丛神经损伤、腕管损伤、肩部或上臂外伤、肩部手术后、脑卒中偏瘫等患者。同学们应注意掌握各种上肢吊带的临床运用方法及注意事项。

(徐远红)

扫一扫,测一测

练习题

一、名词解释
1. 矫形器
2. 免压垫

二、简答题
1. 简述矫形器的应用目的。
2. 矫形器使用要点有哪些?
3. 简述矫形器的使用要点及注意事项。

三、思考题
如何根据不同病情,制作合适的上肢吊带?

思考题及思路解析

学习目标

1. 掌握社区作业治疗的概念以及环境评定和环境改造方法。
2. 熟悉社区作业治疗的基本原则、工作内容和实施步骤。
3. 了解社区作业治疗的意义和社区作业治疗的注意事项。
4. 能为患者回归家庭、社会提供指导意见,制订患者家庭及社区环境的改造计划,并根据患者功能障碍的不同情况,因地制宜地提出具体的环境改造实施方案,使患者达到真正回归社会的目的。

第一节　概　　述

社区康复的兴起是人类医疗保健思想上的一次革命,标志着人类的文明进步。使所有在家庭或社区的功能障碍患者或残疾者能享受康复医疗服务,提高其生存质量,是我们康复医学工作者的责任和义务。健康是人类的基本权力,是世界范围内人们共同追求的目标,对健康的追求是对美好生活追求的基础。WHO 提出:"健康是指在身体上、精神上和社会生活上都处于一种完全良好的状态,而不仅仅是没有患病或衰弱"。随着人类社会的进步、经济的发展、人们思想意识的提高,人们不仅仅满足于医院有先进医疗技术、优质的服务水平,更希望在家庭或社区同样能享受到很好的医疗康复服务,以提高人们的生存质量。为此,我国在 2002 年就提出了要实现"人人享有康复服务"的宏伟目标。这一目标不仅仅是指躯体的康复,还包括心理和社会层面的康复,充分反映了生物-心理-社会的现代医学模式。目前,WHO 极力倡导世界各国开展社区康复服务,为残疾者提供帮助,使各种功能障碍患者或残疾者能真正回归社会。本章重点介绍社区作业治疗及环境改造的相关内容。

一、社区作业治疗的概念

社区康复是 WHO 向世界各国极力推荐的一种经济、实用而有效的康复服务形式。目前,我国属于发展中国家,要想尽快达到"人人享有康复服务"的目标,开展社区康复是有效的途径之一。社区作业治疗是社区康复的重要组成部分,是社区康复中不可或缺的一种重要手段。

1. 社区康复(community-based rehabilitation,CBR)　在我国也称基层康复,是指依靠街道或乡村(即社区)的资源,建立一个由社区各方人员参与的社区康复系统,充分利用社区的医疗卫生资源或志愿者去发现本社区的残疾者,并组织和指导他们进行力所能及的家庭或社区康复治疗,使分散在社区的患者或残疾者得到基本的康复服务。1994 年,WHO 提出社区康复的定义是:"社区康复是社区发展计划中的一项康复策略,目的是使所有残疾人享有康复服务,实现机会均等、充分参与的目标。社区康复的实施要依靠残疾人、残疾人亲友、残疾人所在的社区以及卫生、教育、劳动就业等社会保障相关

笔记

197

部门的共同努力。"

2. 社区作业治疗(community occupational therapy) 是社区康复的重要组成部分,是指在家庭或社区为患者或残疾者提供与其日常生活活动、休闲娱乐活动或学习、工作等相关的训练和指导,实地评估和改造居家和社区环境,是医院康复服务的一项重要延伸,旨在帮助患者或残疾者提高日常生活、社会生活或工作的独立能力,提高生存质量,使患者真正融入家庭和回归社会。

二、社区作业治疗的意义

社区作业治疗的核心,是帮助各种功能障碍患者或残疾者在社区或家庭建立并实施康复医疗措施。这能使功能障碍患者尽可能地独立生活,促使家庭与社区对患者或残疾者的康复负起责任,融洽人际的关系,倡导社会的文明风尚,改变人们歧视功能障碍及残疾患者的观念,以利于患者真正融入社会。

社区作业治疗是医院康复服务的一项延伸,便于出院回家的患者在家庭和社区继续接受巩固性的康复治疗。社区作业治疗强调充分利用社区的资源,鼓励应用简便、实用、有效的作业治疗手段,对患者或残疾者进行全面的康复。它有利于把医学康复、教育康复、职业康复、心理康复和社会康复结合起来,使患者获得综合康复效果。开展社区作业治疗或社区康复费用低廉,据统计,社区康复费用是住院康复费用的1/50,故较经济,节省了开支,并便于散处在城乡基层的广大残疾者或患者就地得到康复指导和训练。开展社区康复或社区作业治疗,可使患者或残疾者的生存质量得以提高、家庭受益、社区受益,最终社会受益。

三、社区作业治疗的基本原则

根据社区康复及社区作业治疗的概念和意义,社区作业治疗的基本原则可概括为:

1. 患者一定是在家庭或社区的层次上进行的康复治疗或作业治疗,让其家庭及社区对患者和残疾者的生存质量及全面康复承担起责任。

2. 患者或残疾者与其家庭成员或社区人员共同参与作业治疗活动。

3. 鼓励患者应用简便、经济、实用、有效的作业治疗手段和方法,因地制宜地开展康复治疗。

4. 充分利用社区的各种资源,通过当地的医疗卫生保健系统,为患者或残疾者提供康复服务。

5. 应建立较完善的转诊系统,并有机构康复或医院康复资源中心的支持,定期对患者或残疾者进行康复评估和提出指导性建议。

四、社区作业治疗的工作内容

社区作业治疗应是在家庭或社区的层次上,依靠社区的力量,如社区作业治疗师、患者家人和陪护者等,开展康复工作。充分利用社区的资源,包括人力、物力、财力资源等,对各种功能障碍患者或残疾者进行康复评估,制订简便易行的作业治疗计划,开展个体化的作业治疗和训练,并为患者提供全面的康复服务,促使患者尽早融入社会,促进其社会的一体化,最终社会受益。一般社区作业治疗的工作内容有:

1. 制订康复治疗计划 首先对患者个体的功能状况及患者所处的环境适应性进行评定,制订作业治疗计划,确定适合患者个体的治疗方案,设定合理的康复治疗目标。每一个治疗方法和目标都应是非常具体和个性化的,使康复的效果更贴近患者及残疾者的需求以及更实际、有效。

2. 依靠社区的力量 在家庭或社区康复工作站(卫生站),对需要进行功能训练的患者或残疾者开展必要的、简便易行的康复训练工作,如日常生活自理训练、平衡功能训练、协调性训练、步态训练、简单的语言沟通训练、心理适应性训练以及开展一些休闲和娱乐活动等。

3. 辅助器具的使用训练 对于部分功能障碍难以恢复的患者,使用适当的辅助器具,可帮助患者提高日常生活活动能力及减轻家庭或陪护者的负担。作业治疗师应指导或训练患者使用辅助器具的方法和技巧,使患者能正确和安全地在家庭和社区使用辅助器具。

4. 陪护者和家人的培训指导 教育和培训患者的家人或陪护者如何指导患者在家庭和社区进行活动;教会他们如何帮助患者利用辅助器具、支具或使用交通工具开展休闲、娱乐、购物等活动,改善患者日常生活自理能力,提高生存质量。

5. 对残疾儿童实施教育康复 不仅要指导残疾儿童学会如何自理生活,还应帮助残疾儿童上学,或组织社区内残疾儿童的特殊教育,如语言训练教育、聋哑人和盲人教育以及组织一些游戏活动等。

6. 对社区和居家的环境进行评估及改造 实地考察患者在社区的生活及环境情况,并提供改造建议。环境改造的原则:社区应为无障碍设计,便于患者的移动,家居生活应方便和安全,有利于患者自我照顾。

7. 进行职业训练 依靠社区的力量,为有能力就业的患者提供帮助。对于有一定能力、功能障碍较轻的患者,给予必要的职业培训,进行就业辅导和工作安置。

8. 协调和加强患者或残疾者的社交活动 组织患者或残疾者与普通群众在一起的文化、娱乐活动,或组织患者之间的集体活动;教育社区人员及患者的家属正确对待残疾人、接纳残疾人、改变歧视残疾人的观念;帮助一切有功能障碍的患者或残疾者增强生活和工作的信心,促进社会的文明和谐。

五、社区作业治疗的实施

社区作业治疗的实施,应从患者准备出院时就开始着手制订康复计划,提出建议,为患者回归家庭、重返社会搭建一座桥梁,促使患者适应家居环境和社区生活环境,获得自我照顾能力。

患者回到家庭和社区后,作业治疗师应根据患者的功能评定结果和患者的实际生活环境,制订切实可行的康复治疗目标和方案,开展作业治疗工作,如进行日常生活活动训练、使用辅助器具或支具的训练、体位及移动训练、家居环境的改造等;指导和训练患者的家人或陪护者帮助及照顾患者的技巧,告知训练过程中的注意事项;对于患者的转介或转诊服务提供指导和帮助。

作业治疗师应定期地进行随访和评定,分析和了解训练过程中存在的问题,判断治疗效果,检讨或修改康复治疗计划,以保证患者能在家庭和社区得到持续性及巩固性的康复治疗服务,增强患者生活自理能力,提高患者的生存质量,使患者从躯体、心理、社会等方面,获得全面的康复,从而真正地达到回归家庭和重返社会的目的。

第二节 社区环境的评定及改造

环境(environment)指的是人类生活的周围空间与有关事物。人类的所有活动都发生在他们所处的环境当中,人类与环境的关系极为密切,他们可相互影响。人类有适应和改造环境的能力,环境因素也可影响人的各种活动。

社区环境是指患者回归家庭和社区后赖以生存的周围空间、生态环境、人工环境、人文环境等,即自然环境和社会环境的总称。人是在社会中生活的,患者回归家庭和重返社会是康复医学的最终目标。社区环境的状况如何,直接或间接地关系到患者生存质量的好坏。因此,为了让患者更好地适应环境,提高患者的生存质量,应对患者所处的环境进行评定和改造,这不仅仅是为了满足患者的需要,也对患者能否真正重返社会、保障患者享受生活的平等权利具有非常重要的意义,更是一种体现人类社会文明、进步的标志。

一、社区环境的评定

社区环境的评定是指根据患者的功能障碍情况,对其回归家庭和社区的环境进行安全性和适应性的实地考察、分析,找出各种不利于患者的环境因素,提出整改意见或方案,并进行适当的改造,以提高患者独立生活的能力,使患者在尽可能舒适的环境中生活和工作。

1. 环境评定的方法 在进行环境评定时,通常使用方法是观察评定法、询问评定法、实践评定法。

(1) 观察评定法:是通过对实际环境及周围环境的观察进行综合分析,发现环境是否对患者的作业活动具有限制或障碍,以尽可能地制订合理的环境改造方案。此法具有真实、具体、有针对性的优点,但缺点是时间和人力方面投入较大。

(2) 询问评定法:主要是对患者及家属进行调查。可以通过对患者本人、患者家属直接询问或通过问卷形式进行调查,对调查数据进行全面综合的分析,以发现家庭和社会环境对患者存在哪些障碍因素,更好地了解实际情况及可能遇到的问题,从而提出具体合理的建议和改造方案,帮助患者更好地融入社区环境,提高自理的能力。此法具有简单、直接、针对性强等优点,但缺点是不能全面反映患者在实际生活中的作业活动情况。

　　(3) 实践评定法:是指在环境评定过程中,让患者在所要评定的实际环境中进行具体的作业活动,以便实地考察患者与环境的关系,消除环境对于患者作业活动的限制因素。这种评定的结果较为客观和实际,具有现实指导意义。但是如果只是单方面对环境进行评估或只单纯向患者或家属了解一些信息,而没有考虑到人与环境的相互作用,没有考虑到患者的特殊性,这样做出的评定结果是不够全面的。

　　综上所述,我们在进行环境评定时,应该综合运用以上三种方法,充分对患者所处的环境进行考察,以求真实、客观地对所搜集的资料进行全面分析,找出各种不利于患者的环境因素,从而提出具体的合理性建议和改造方案,最大限度地消除环境因素对患者的不利影响。

　　环境评定的宗旨在于运用各种评定方法,对患者在所处环境中的安全性、舒适性及合理性进行调查分析,找出各种不利于患者的环境因素,为患者制订合理的环境改造方案。根据患者的实际情况,添加适当辅助设备,提高患者的生活自理能力和适应能力,使其更好地融入社区环境,回归社会。

　　2. 环境评定的内容　迄今为止,世界各国还没有一个公认的、全面的环境评估内容方案。在日常工作中,环境评估可以主要从以下几方面进行考虑和研究:

　　(1) 安全性:这是对环境进行评估的首要内容。作为一名康复工作者或作业治疗师,应该知道跌倒或其他身体的伤害对患者或残疾者的影响是很大的,这些伤害有可能导致患者的病情进一步加重或使活动更为受限。因此,要全面考虑环境的安全性,防止意外伤害的发生。在进行环境评估时,要将环境的安全性放在重要位置上。

　　(2) 无障碍性:治疗师要评估患者所处环境通道是否具有无障碍性。对于残疾患者进出的环境,需要考虑有无障碍性措施,至少患者可以在环境中可以自由地活动,进出方便,或者顺利地进行某些作业活动。如在楼梯、走廊、过道是否装有扶手,门或通道是否有足够的宽度以便轮椅通过,患者自己是否可以顺利地进行洗漱及如厕等。

　　(3) 可使用性:一般残疾患者多少具有某些方面的功能障碍,如有些是行走障碍,有些是手部功能活动障碍。因此,作业治疗师在检查环境时,要尽可能合理地安排环境的布局。并且,要能够使患者单独在环境中进行部分作业活动或治疗,所要借助的许多物品都需要进行改造,以便适应患者,方便取用。如调节桌椅的高度,改变杯子把手,勺子柄改为粗柄,改变门的把手(如将旋转的门把改成既长又宽的、并向下按的压把门锁,这样即使患者手部功能较差也可以开门等)。另外,治疗师在考虑物件方便给患者使用的同时,还应注意患者是否容易获取、物件的摆放是否科学等。

　　3. 环境评定的程序

　　(1) 环境评定前期准备:治疗师首先需要确定评定对象(患者)及其环境,了解患者的基本情况和资料,带齐相关评估工具(如尺、笔、相机等),并做好测量和记录的准备工作。

　　(2) 现场评定:评定时需要充分考虑患者的实际情况,尽可能考虑到室内外环境和设施等要素。如要注意出入口地面的光滑度、采光亮度、斜坡、台阶和楼梯是否适合患者,有无必要的辅助装置等;注意建筑物或室内过道是否有足够的宽度,有无障碍物的存在;注意室内物件及家具使用的方便性;注意厕所、浴室是否能满足或适应患者的特殊需要等。

　　(3) 完成评定工作报告:评定工作完成后,应书写评定报告,并进行草图绘制。对建筑物的位置、存在的弊端和影响因素等内容进行描述;记录患者所需的辅助设施,提出对环境、结构、生活设施和日常物品的改造或调整建议;对患者所处环境的安全性、适应性等做出客观、正确的评价。

　　4. 环境评定的注意事项

　　(1) 环境评定时要重点关注环境的安全性,以保障患者及其家属所处环境的安全,避免不必要的人身伤害及损失。

　　(2) 在环境评定的过程中,要注重患者的社会、文化背景、当地风俗及尊重患者个人的生活习惯等情况,充分与患者进行沟通,取得患者的密切配合。

　　(3) 注意根据患者特点及其功能障碍类型,对其周围生活环境及患者的适应性进行评估。如对于认知功能障碍的患者,要着重对影响其思维定向能力的因素进行评定;对于活动功能障碍的患者,要着重对日常使用物件及建筑物内外无障碍环境等因素进行评定;对于同时具有认知与活动功能障碍的患者,要全面地、综合地考虑上述两方面因素。

(4)要结合患者在实际环境中的作业表现进行环境评定。人与环境之间的相互关系是进行环境评定的重点。应该充分考虑到患者在实际环境中的作业表现,使其在医院康复治疗过程中所掌握的作业活动能力能在实际环境中最大程度地发挥出来,以提高患者生活自理能力或独立能力,让患者更好地适应环境,进一步提高其生存质量,融入社会。

5. 标准化的环境评定方法 标准化的评定是指将评定的项目进行筛选,对评定的结果进行量化,并按统一标准进行评分和结果的计算。然而,环境评定因受患者个体情况和社会背景等各方面因素的影响,目前还没有一个公认的、适合于世界各地的标准化评定方法。各地可根据自身的实际情况,考虑环境评定中所需关注的各种因素,设计符合本地实际情况的标准化的评定量表,以便进行研究、比较和交流。

在标准化的评定方法中,现介绍加拿大的康复环境和功能安全检查表(表 11-1),以供参考。

表 11-1 康复环境和功能安全检查表(SAFER HOME v. 3-© 2006)

姓名: 住房的类型:_____公寓 _____独立的房子_____其他_____
检查日期:
评定标准:

没有发现问题:经过观察、面谈和/或实际环境作业活动检查,在检查时没有发现安全问题,包括不适用的项目。

轻度问题:检查时发现的是隐患,将来有发展成问题的趋势(1%~33%的机会有不良后果)。

中度问题:一个要引起注意的安全问题,但不是立即就会对患者和/或所处的环境造成危险(34%~66%的机会有不良后果)。

重度问题:要立即引起注意的安全问题,或对患者、其他人或他们所处的环境会造成即时的危险(67%~100%的机会有不良后果)。

分类		没有	轻度	中度	重度	建议
居住状况						
1	保安和荧屏/容许探访					
2	居住条件/占有者					
3	支持的素质/可获得性					
总计						
行走交通						
4	步行/助行器					
5	轮椅/滑行车/转移					
6	椅/床转移					
7	体位/体位调整					
8	门口的可进出性					
9	室内楼梯/斜坡/扶手					
10	室外楼梯/斜坡/扶手					
11	室外的风险					
12	公共/可获得的交通工具					
13	汽车/驾驶/转移					
总计						

环境的风险						
14	杂乱					
15	电热毯/发热垫					
16	电线/插座/电拖板					
17	消防出口					
18	炉子/取暖器/壁炉					
19	鼠虫患/不卫生的情况					
20	光线/夜间照明					
21	宠物					
22	小块地毯/室内地面					
23	烟/一氧化碳感应器					
24	吸烟/点蜡烛/火烧的痕迹					
		没有	轻度	中度	重度	建议
25	危险物品的存放					
26	悬垂的电线/绳					
	总计					
厨房						
27	开水壶　手动/电动/自动					
28	烤面包炉/小用具					
29	微波炉					
30	煤气炉/电炉					
31	橱柜　可及性/安全性					
32	刀具/剪刀的存放/使用					
33	食物供给/储存					
34	垃圾存放/处置					
	总计					
家务						
35	准备热饮					
36	做饭					
37	端茶水/饭菜					
38	整理床铺					
39	清洁					
40	洗衣/熨衣					
41	室内/室外的维护					
42	购物					
43	钱财的管理					
	总计					

续表

饮食						
44	进食/吞咽					
45	营养					
	总计					
自我照顾						
46	穿衣/脱衣					
47	选择适当的衣服					
48	选择适当鞋袜					
49	头发护理					
50	指甲护理					
51	口腔卫生					
52	剃须					
53	女性卫生					
	总计					
浴室和厕所						
54	泡澡/淋浴的方法					
55	泡澡/淋浴的转移					
		没有	轻度	中度	重度	建议
56	座椅设施					
57	泡澡/淋浴的扶手					
58	防滑的辅助用具					
59	大/小便的控制					
60	如厕的方法					
61	厕所的转移					
62	加高的坐厕					
63	厕所的扶手/安全栏					
64	锁门/开门					
	总计					
服药、成瘾和滥用						
65	处方药/非处方药					
66	成瘾的行为					
67	顾客/自我/他人滥用					
	总计					
休闲						
68	爱好　安全/工具/方法					
	总计					

续表

交流与作息					
69	电话使用/紧急电话号码				
70	能够知道时间				
71	能安排作息时间				
	总计				
游走徘徊					
72	监护				
73	环境				
74	游走记录/回来的计划				
	总计				

SAFER HOME 总结表：

分类（项目的数量）	安全问题的数量			
	没有	轻度	中度	重度
居住状况（3）				
行走交通（10）				
环境的风险（13）				
厨房（8）				
家务（9）				
饮食（2）				
自我照顾（8）				
浴室和厕所（11）				
服药、成瘾和滥用（3）				
休闲（1）				
交流和作息（3）				
游走徘徊（3）				
总计	×1	×2	×3
加权分数	=	=	=

SAFER-HOME＝得分

总结：

作业治疗师的签名和职位　　　　　　　　　　　日期（月/日/年）

二、社区环境的改造

社区环境的改造是为了使患者能更好地适应环境要求,提升患者的独立生活能力,提高生存质量。一般在进行环境评定后,应根据患者的功能障碍情况以及治疗的目标,制订环境改造方案,实施环境的改造。治疗师通过对环境的评估可以知道环境中所存在的问题,对那些限制患者进行活动的问题因素,可以通过改造使之适应患者,创造更多的机会给患者去融入环境、享受生活,提升患者独立生活能力和患者的作业活动表现。

（一）环境改造的目的

环境改造的目的主要包括:①更好地为患者的日常生活提供便利;②帮助患者准确完成动作,降低体力消耗;③提高患者的自理能力及生存质量;④促进患者功能代偿、提高患者的环境适应能力;⑤加强对患者的安全保护,注意防止意外伤害的发生;⑥增强患者康复信心,促使其重新投入生活,回归社会。

（二）环境改造的内容

环境改造亦称环境干预,内容一般包括辅助器具的适配和使用、相关物件的改造和环境场景的改造等。

1. 辅助器具的适配和使用　人的生存离不开个人能力和环境条件。当个人能力受限、不能满足生存需求时,便产生障碍。这时,辅助器具一方面可以帮助提高个人能力,另一方面可以创造无障碍环境,以降低患者参与社会生活的难度,从而满足个人生存的需求。因此,辅助器具的使用也是环境改造的一部分,辅助器具可以使残疾人最大限度提高生活自理能力,改善生存质量。

辅助器具是针对患者各种障碍或功能缺失所导致的不能独立进行各种日常生活活动而设计、制造的一些工具,能够有效地防止、替代、补偿、减轻因残疾造成的身体功能减弱或丧失,具有简单、实用、必需的特点。如拐杖、穿衣钩、自制的穿袜器等都属于辅助器具。辅助器具的种类多种多样,可以是自制的、厂家生产的、对日常器具进行适当改造的。总之,凡是能够有效减轻残疾影响、提高患者的生活质量和社会参与能力的器具,都属于辅助器具。

治疗师应该让患者了解辅助器具的功能和用途,指导患者正确选择适合自身情况的辅助器具,并教会患者恰当使用与维护。随着患者功能改变,治疗师应跟进辅助器具是否需要调整,并根据患者改变后的功能情况对辅助器具的使用进行重新评定。辅助器具的评估适配应按照以下步骤进行:

（1）观察:患者个体的功能障碍及活动表现情况。

（2）询问:了解患者个体的病史、生活环境和经济情况。

（3）了解:患者的需求和期望值。

（4）评估:患者的功能障碍程度、潜在功能。

（5）处方:确定适合患者的辅助器具。

（6）适配:为患者配置适合的辅助器具。

（7）训练:对患者进行辅助器具的使用训练,并教会患者正确的使用方法。

（8）评价:对患者配置辅助器具进行最后的效果评价。

（9）跟踪:对患者的使用效果和新的需求进行跟踪服务。

具体关于辅助器具的选择、使用和训练方法可参考第八章辅助技术和第九章助行器等相关章节。

2. 相关物件的改造　是指对患者日常生活密切相关的一些用具、器具、设施、物件等所进行的改造。对相关物件的改造要注意物件的实用性和安全性,需考虑患者能否使用,是否更易于拿取。因此,在选材方面要轻便,外形勿过于庞大或太细小,最好能够弥补患者的功能缺陷及环境的缺陷。如在过道和楼梯上加装高度适中的扶手,将台阶楼梯改为斜坡或升降电梯,浴室的浴台不宜过高,床、椅、桌的高度要适中,改造后的水龙头把手、电器开关、柜门的拉手等患者可以方便地使用。对有认知障碍的患者,可以在通道或物件上加贴一些简单、明显的标识或图片指引,以利患者理解和使用。关于具体物件的改造原则、方法等,可参考第八章辅助技术等相关章节。

3. 环境场景的改造　对环境场景改造要注意环境布局。环境场景改造可以直接影响到残疾患者的作业活动。如果布局合理,环境可以起到帮助作用。环境场景改造的核心主要是为残疾患者建立无障碍设施,为残疾者享受生活或参与社会活动创造基本条件。

无障碍设计（barrier-free design）是指根据残疾患者心理和生理的特殊需要,对社会公共设施和建筑设施或家居环境采用方便、适合患者行动和生活的相关设计。无障碍设计是联合国组织提出的设计新主张。无障碍设计强调在科学技术高度发展的现代社会,一切有关人类衣食住行的公共空间环境以及各类建筑设施、设备的规划设计,都必须充分考虑具有不同程度生理伤残缺陷者和正常活动能力衰退者(如残疾人、慢性患者和老年人等)的使用需求,配备能够应答、满足这些需求的服务功能与装置,营造一个充满爱与关怀、切实保障人类安全、方便、舒适的现代生活环境。

符合无障碍原则的环境改造,可以最大限度地让患者独立完成日常生活活动或作业活动,提高患者的活动能力和安全性。在环境的改造中,应尽量减少或消除环境因素对患者功能障碍的影响,使环境与患者的能力相适应。同时患者也应通过改善自身行为去适应环境,更好地提高生活自理能力和独立活动能力,提高生存质量,真正回归社会。

一般环境场景的改造分为公共环境的改造和个人家居生活环境的改造两方面。公共环境改造多属于政府行为,有较统一的标准。而个人家居生活环境的改造,由于其个体差异和特殊性,每个人的需求和要求也不一样,故难以有统一的标准。本节仅作简要介绍。

(1)公共环境的改造:无障碍设计首先在都市建筑、交通、公共环境设施、设备以及指示系统中得以体现。如步行道上为盲人铺设的走道、触觉指示地图,为乘坐轮椅者专设的卫生间、公用电话、兼有视听双重操作向导的银行自助存取款机等,进而扩展到工作、生活、娱乐中使用的各种器具。无障碍设计主张从关爱人类弱势群体的视点出发,以更高层次的理想目标,推动设计的发展与进步,使人类创造的产品或建立的设施,更趋于合理、亲切、人性化。

我国无障碍设施建设在起步晚、起点低的情况下,目前也取得了较大的发展,有着显著成绩,《方便残疾人使用的城市道路和建筑物设计规范》于1989年颁布实施,并于2018年修订(JGJ50—88),为公共设施的环境改造提供了依据和标准。

1)人行道及坡道:城市人行道应设置边缘石阶坡道,为方便轮椅使用者,宽度不应小于1.20m。城市主要道路、建筑物和居住区的人行天桥和人行地道,应设轮椅坡道和安全梯道(图11-1)。在坡道和梯道两侧应设扶手,有条件的城市可设垂直升降梯取代轮椅坡道。人行横道的安全岛应能使轮椅通行等。

2)出入口:公共场所出入口轮椅通行平台最小宽度规定:大中型公共建筑应>2.00m,小型公共建筑>1.50m。供残疾人使用的出入口应设置在通行方便、安全的地点。出入口室内外地面最好等高等平。公共建筑与高层、中高层建筑入口设台阶时,必须设轮椅坡道和扶手,供轮椅通行的坡道应设计成直线型、直角型或折返型。无障碍入口和轮椅通行平台应设雨棚,对残疾人使用的门应采用自动门,也可采用推拉门、折叠门或平开门,不应采用力度较大的弹簧门。

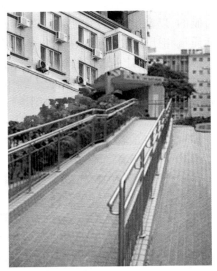

图11-1 轮椅坡道

3)公共厕所:应设无障碍专用厕所,厕所的隔间门应向外开,入口室外的地面坡度不应>1:50,通道地面应防滑和不积水,宽度不应<1.50m,确保轮椅有足够回旋面积。无障碍厕位面积要>1.8m×1.4m,门扇内侧应设关门拉手,采用坐式大便器,坐便器的高度0.45m,两侧设高0.70m水平扶手,附近墙面一侧应设直径应为30~40mm、距墙面40mm的安全扶手。男厕所小便器下口距地面不应大于0.50m(图11-2)。

(2)居室环境的改造:居室环境的改造对残疾患者尤其重要。针对不同功能水平的患者,居室环境也应根据患者的特点进行无障碍改造,尽可能地方便患者生活的需要和提高安全性。

1)客厅:至少要能够使轮椅在客厅自由通过,能做各个方向的转动。餐桌高度可以使轮椅进入,低于患者坐于轮椅上肩部以下15~20cm。沙发与电视柜的距离不应少于1.0m,电源插座高度不应低于0.5m。

2)卧室:卧室要有1.5m×1.5m的足够空间,方便患者轮椅朝各个方向自由转动,门的把手应改为手柄式,要够长、够宽。床的高度不应高过患者膝关节屈曲90°时的高度,最好能够双脚平放在地面为宜。床面应以轮椅的高度一致,以便患者做床椅之间的转移。衣柜、书桌、床之间的过道应留有不

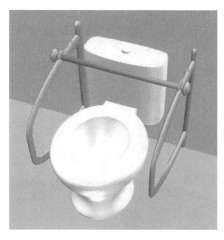
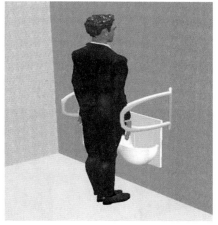

图 11-2 无障碍公共厕所示意图

少于 1.05m 空间,能够让轮椅通过或转动。

3)厕所和洗浴间:厕所采用坐式大便器,门口与坐便器之间的距离不小于 1.2m。厕所应有 1.1m×0.80m 以上轮椅回旋面积,坐便器的高度应 0.45~0.55m 为宜,坐厕的一侧或两侧应装有安全扶手,扶手的水平高度应为 0.70m、垂直高度为 1.40m、直径为 30~40mm(图 11-3)。洗浴间应有足够的轮椅转动空间,设高 0.45m 的洗浴坐椅,浴间短边净宽度不应<1.5m,在浴盆一端,宜设宽 0.30m 洗浴坐台。浴盆一侧应设洗手盆,洗手盆的高度应在 0.75m 以下,下方应有高度不少于 0.55m 的空间供轮椅进入。在浴盆、淋浴器附近墙壁应安装安全扶手。

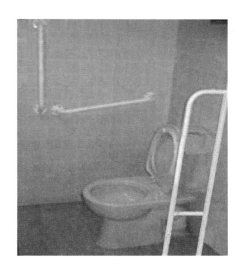

图 11-3 厕所安全扶手

4)厨房:无障碍厨房的设计,一般要考虑通道、面积大小、台面及灶台的高度和深度、器皿放置的位置、碗柜的高度、水龙头开关的类型及位置、电器及开关的种类和高度设置等因素。尤其要注意在灶台、洗菜池及操作台的下方应留有足够的腿膝空间,可供轮椅进出,并使患者坐在轮椅上能方便操作。具体可参考表 11-2 厨房无障碍设置要求。

表 11-2 厨房无障碍设置要求

项目	设计要求
位置	厨房应布置在门口附近,以方便轮椅进出,要有直接采光和自然通风
面积	1. 住宅厨房面积应≥6.00m² 2. 应设冰箱位置和二人就餐位置
宽度	1. 厨房净宽≥2.00m 2. 双排布置设备的厨房净宽应≥1.50m
操作台	1. 高度宜为 0.75~0.8m 2. 深度宜为 0.50~0.55m 3. 台面下面净宽度应≥0.60m,高度应≥0.60m,深度应≥0.25m 4. 吊柜柜底高度应<1.20m,深度应小≤0.25m
其他	1. 燃气灶及热水器方便轮椅靠近,阀门及观察孔的高度,应≤1.10m 2. 应设排烟及拉线式机械排油烟装置 3. 炉灶应设安全防火、自动灭火及燃气报警装置 4. 水龙头开关应改造为长柄,方便使用

5）过道与阳台：户内门厅轮椅通行通道宽度不应小于1.50m，通往卧室、起居室、厨房、卫生间等主要过道宽度不应小于1.20m。门的宽度应不小于0.85m。墙体转角部位宜做成圆角或切角，在过道一侧或两侧应设高0.80~0.85m的扶手（图11-4）。阳台宽度不应<1.50m，向外开启的平开门应设关门拉手，阳台与居室地面高度差不应>15mm，并以斜面过渡。阳台还应设可升降的晾、晒衣物设施等。

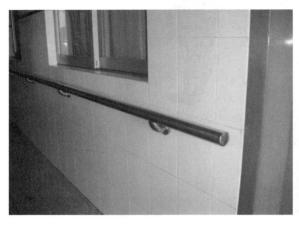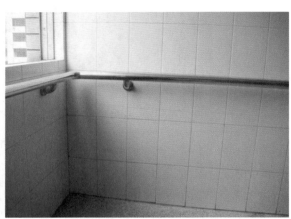

图11-4 过道扶手

第三节　社区作业治疗的注意事项

社区作业治疗工作的开展是在家庭或社区，需由作业治疗师、患者及其家人或陪护者的共同参与。社区作业治疗以患者为核心，作业治疗师应根据患者功能障碍程度和目前功能恢复状况以及患者个人背景因素，设定康复治疗目标，有针对性地选择作业治疗项目进行训练。其训练内容主要以使患者能适应所处的环境、学会自我照顾、独立生活为重点。

在社区作业治疗的过程中，应随时注意患者躯体和心理的情况变化以及患者的意愿和需求，做好记录，为定期功能评定、判断治疗效果和及时调整作业治疗计划提供依据。具体开展社区作业治疗的注意事项有：

1. 社区作业治疗不仅要求作业治疗师具有较熟练的作业治疗技术和训练方法，更要求有高度的责任心，对患者要热情和耐心地进行指导。

2. 作业治疗师要加强与患者及其家人的沟通，了解患者的真实需求。根据患者功能评定结果和患者的个体情况及环境因素，制订适合患者个体化的作业治疗方案，因地制宜地选择作业治疗方法。

3. 社区作业治疗需要社区各方人员的参与，包括患者的家人、陪护者、志愿者及社区医护人员等。作业治疗师要对他们进行培训和指导。在作业治疗的过程中，要调动患者主动参与的积极性，并尽可能多地采用集体治疗的形式，增加患者与周围人群的接触机会，鼓励患者更多地参加社会活动，以改善患者的心理状态和提高患者的社会适应性。

4. 社区作业治疗应循序渐进。训练中注意患者的体能和情绪因素，不要在患者疲劳和感到不舒适的情况下进行训练，根据患者的具体情况调整治疗量，如训练的时间、强度、间歇次数等。患者在进行作业治疗过程中，要密切注意患者的病情变化，对年老体弱、行动不便、感觉障碍的患者，要多加照顾；对心功能不全者，要注意调整训练项目及强度。开展社区作业治疗应有转诊系统的支持，患者出现病情变化时，及时转医院就诊。

5. 在实施社区作业治疗的过程中，要详细地记录患者作业治疗活动的情况，定期地进行阶段评估。对效果不佳或患者难以完成的活动项目，应及时地进行调整，重新制订作业治疗训练计划，改进作业治疗方案，以期达到最佳的康复治疗效果，最终实现患者回归家庭和重返社会的目标。

本章小结

　　社区作业治疗和环境改造是社区康复的重要组成部分,是医院康复服务的一项重要延伸,也是实现患者最终康复目标,即重返社会的一种不可或缺的手段。因此,我们不仅要求康复专业人员熟悉社区作业治疗的基本原则、掌握社区环境评定和环境改造方法,还应具有一定的社会生活知识和日常生活经验,以便能因地制宜地为患者制订出社区作业治疗计划和环境改造计划。一般对环境评估和改造的目的,主要是为使患者能更好地适应环境要求,提升患者的独立生活能力和工作能力,提高其生存质量。因此,在患者出院时就应根据患者的功能状况以及其家庭和社区环境情况,为患者提供家庭和环境改造建议,因地制宜地为患者制订家庭和社区环境改造的方案,从而为使患者真正回归家庭和重返社会提供帮助。

（闵水平）

扫一扫,测一测

练习题

一、名词解释

1. 社区

2. 环境

3. 社区环境

4. 无障碍设计

二、简答题

1. 简述社区作业治疗的概念。

2. 社区作业治疗主要包括哪些内容?

3. 环境评定的方法有几种?

三、思考题

　　WHO 非常重视社区康复,而社区作业治疗是社区康复的重要组成部分。谈谈开展社区作业治疗及环境改造对提高患者的生存质量的重要意义。

思考题及思路解析

第十二章　职业康复

12章 PPT

第一节　概　　述

作业治疗的范围和内容是日常生活活动、工作/生产力和休闲娱乐活动,工作(职业)是谋生的主要手段,职业康复是作业治疗的重要内容之一。职业康复是通过与工作有关的康复的手段,使伤残者或伤病者就业或再就业,从而促进他们参与或重新参与并贡献社会。作为全面康复的重要组成部分,职业康复在伤残者或伤病者就业与回归社会中发挥着重要作用。从某种意义来说,职业康复水平的高低反映了一个国家康复整体水平的发展状况。

一、相关概念

工作(work)泛指劳动生产,是通过体能或心智上的努力以产生某事或结果,主要是指劳动。劳动可以创造价值,也可以不创造价值,比如做无用功。

工作(job)是界定一个人生活的核心力,也是指个人能够创造价值,进行有目的和制造性的活动来获取报酬。它提供自我认同、日常结构、经济支持和社会网络。当残疾或疾病妨碍一个人的职业角色时,那么其社会状况、身份和生活满意的来源也被破坏。

职业(vocation)是指人们从事的相对稳定的、有收入的、专门类别的工作。并不是任何工作都能成为职业,某项工作只有变得足够重要以致能吸引人们长期稳定地投入其中才能够成为职业。并且,人们从事这项工作时还能够获得一定的经济收入,取得合理的劳动报酬。职业是劳动者获得的一种社会角色,给予了劳动者一个体现个人价值的机会,是一个人社会地位的一般性表征。英文单词中 occupation 也被翻译成职业,但是它强调谋生的手段,更偏重于经济意义;而 vocation 通常更强调从业者的贡献和潜能,更偏重于社会意义、个人发展等方面。

职业康复(vocational rehabilitation,VR)是一个协调的、系统的专业服务过程,可使伤残者能获得、

笔记

210

保有和维持工作、经济独立、自尊和生活自理。成功就业的最有效方法是认识到现有的和潜在的工作困难,并尽早进行职业康复。

根据 1983 年国际劳工组织(International Labor Organization,ILO)《第 159 号残疾人职业康复和就业公约》,职业康复是使伤残者重返社会获得工作能力和机会。根据这个定义,职业康复的目的就是"就业",是具有竞争的就业,即在公私企事业单位中与非残疾者具有同等机会,并且根据残疾的具体情况应具备保护性就业的劳动场所。

中国香港特别行政区政府 2008 年康复服务计划中将职业康复定义为:职业康复指通过强化伤残者的能力和发展他们的潜能,并与社会各界协作,创造平等就业的机会和环境,从而促进伤残者就业。

二、职业康复的任务与工作内容

(一)职业康复的任务

国际劳工组织在 1985 年《残疾人职业康复的基本原则》中指出,职业康复主要包括以下六个方面任务:

1. 掌握伤残者的身体、心理和职业能力状况。
2. 就伤残者职业训练和就业的可能性进行指导。
3. 提供必要的适应性训练、身心功能的调整以及正规的职业训练。
4. 引导从事适当的职业。
5. 提供需要特殊安置的就业机会。
6. 伤残者就业后的跟踪服务。

(二)职业康复的工作内容

目前,我国职业康复服务形式主要分为两类,一类是在伤残者联合系统和民政系统进行,主要对先天性残疾的人群开展职业评定、职业咨询、职业培训和职业指导等职业康复服务;另一类在劳动保障系统和卫生系统进行,主要为受工伤或职业病后的伤残者开展职业面谈、职业评定、职业强化训练、现场工作模拟训练、工作调整与环境改良等职业康复服务。总体来说,职业康复服务主要包括:

1. 职业面谈 基本信息、个人背景、职业史、就业动机等。
2. 职业评定 内容包括功能性能力评估、就业意愿评估、工作满意度评估、工作环境评估、工作模拟评估、工作行为评估等,并书写职业评估报告。
3. 工作分析 分析伤残者所从事的工作需求,并结合伤残者的身体、心理功能情况进行匹配。
4. 职业功能训练 主要是根据职业评定结果及工作分析结果,运用生产性活动及现场工作训练提升伤残者的工作能力及信心。
5. 职业技能培训 指根据伤残者的就业需求和方向,结合职业生涯设计,为伤残者培训新的技能,获得新的工作能力。常见的技能培训有电脑办公软件培训、文职培训、厨艺培训、工艺品制作培训等。
6. 职业指导 经过职业评定或职业调查之后,为伤残者建立职业康复档案、提供劳动力市场资讯、提出就业建议、职业安全与健康指导等。
7. 就业后随访 在伤残者就业之后,根据实际情况随访伤残者的工作情况,根据伤残者和公司的反馈,为伤残者和雇主提供适当的指导和建议。

三、职业康复的目的和作用

VR 的主要目的是帮助伤残者准备并获得就业,通常是公开就业(如有薪酬的工作)。VR 所提供的康复服务是为达到最大限度的独立和就业而设计的,并提倡全面地融入和参与到社会中去。康复治疗师与各种类别的残疾个体合作,包括肢体残疾(如脊椎脊髓损伤、脑卒中、关节炎、多发性硬化症、先天性或骨科方面的问题、慢性疼痛、或截肢)、认知障碍(如脑外伤、器质性脑病、发育障碍和学习困难)、精神异常(包括抑郁症、躁郁症和精神分裂症)等。VR 的最终目的是使病、伤、残者获得并保持适当的工作,促进其参与社会。具体来说,VR 的目的和作用包括:

1. 强化躯体功能 VR 可提高肌力和耐力、改善活动能力来增强伤残者的躯体功能。

2. 改善心理功能 VR可调节伤残者情绪、增强信心、获得成就感和自我认同感。

3. 培养良好的工作行为 VR可使伤残者遵守工作纪律和规章制度、正确处理与领导和同事的关系、团结协作等。

4. 提高就业或再就业的能力 通过VR训练可提高职业操作技术能力、找工作技巧和面试技巧等。

5. 获得并保持工作 VR可使伤残者就业或再就业,并能维持适当的工作。

6. 预防再次损伤 VR对伤残者进行人体工效学和工作环境改造等方面的指导,预防工作中受伤或再次受伤。

四、职业康复的原则

(一)个体化原则

每个伤残者的家庭背景、教育背景、习惯、兴趣爱好、信念、价值观、工作情况及角色定位等许多方面都是不一样的,在进行职业康复服务的时候,必须考虑伤残者的个体特性,结合伤残者的实际情况、个体需求和个体特性进行职业康复服务计划制订。

(二)弹性原则

弹性原则指在全面综合的职业康复干预时,服务项目、内容和强度等要随着伤残者的身体情况、个体需求及功能状况变化而进行调整和改变。职业康复服务需满足伤残者的实际功能情况。

(三)保密原则

在进行职业康复服务时,对伤残者的资料和功能情况需要严格保密,在开展相关职业康复专业服务时需和服务对象沟通,取得其同意再开展相关服务。尤其是伤残者个人隐私的资料需要进行规范管理或销毁,不能让资料遗失或外泄。

(四)无伤害原则

在提供职业康复的过程中,无论是职业面谈、职业评估,还是工作强化训练、工作模拟训练及工作安置等,均不能给伤残者带来新的伤害或者功能损伤,确保伤残者在安全的环境下进行职业康复干预。

(五)公平公正原则

伤残者可能来自不同的职业、不同的岗位、不同的族别以及不同的地域,但是在职业康复干预过程中,从业人员不能有偏见和歧视。根据伤残者的实际情况,为每一位伤残者提供专业的、可及的、符合其功能情况的职业康复服务。

(六)成本效益原则

所提供的职业康复服务应结合伤残者的实际情况,制订符合成本控制、效益增加的康复服务计划,节约成本,提高伤残者的工作能力及就业能力。

(七)全面原则

为伤残者提供全面综合的职业康复干预,全面提高伤残者身体功能、社会心理及工作能力,全面提供伤残者的社会参与能力和社区融入能力。

五、职业康复程序

职业康复的程序包含了康复治疗师与伤残个体合作的关系,他们一起制订切实可行的职业目标,所提供的服务就是要达到就业。这一过程大致包括三个方面:

1. 对个体的评估和计划的制订 VR治疗师与伤残者面谈、笔试和在真实或模拟的工作环境中进行实际操作性的评估,根据评估结果制订针对性的康复计划。

2. 综合性的服务 给予伤残者咨询、教育、职业培训、作业治疗、物理治疗、认知训练、言语治疗和辅助技术(AT)的应用。

3. 工作安置 包括在职培训或试工、工作发展、求职训练、辅助就业、永久性的工作安置和就业后的跟踪服务等。

私营的康复机构为伤残者提供或计划服务,如职业评估、工作能力评估、工作分析、工作强化和再调整、职业培训、工作安置、求职技巧、工作实习和雇主发展等。

六、伤残人士就业方式和影响因素

（一）我国伤残人士的就业方式

我国伤残人士的就业方式主要包括集中就业、按比例就业、个体就业、灵活就业、工伤保护性就业等方式，前四种适于伤残者，第五种适于工伤职工。

1. 集中就业　指伤残者在各类福利企业、盲人按摩医疗等单位劳动就业。

2. 按比例就业　指依据《中华人民共和国残疾人保障法》的规定，机关、团体、企业事业组织、城乡集体经济组织，应当按照一定比例安排伤残者就业，并为其选择适当的工作和岗位。各省（自治区、直辖市）人民政府可以根据实际情况规定具体比例。

3. 个体就业　指伤残者从事独立的生产、经营活动，取得劳动报酬或经营收入。

4. 灵活就业　指个人或通过一定的组织组织起来参与社区的便民利民服务以及社区公益性劳动，所从事的主要岗位包括保洁、保安、车棚管理和报刊收发等工作。

5. 工伤保护性就业　指原用人单位按国家工伤保险政策规定，有责任妥善安排工伤职工从事力所能及的工作，不得因工伤而解雇伤残职工。

（二）影响伤残人士就业的因素

很多因素都会影响伤残者就业，其中主要有个人因素、社会因素、环境因素，各因素之间又相互影响、相互作用。当伤残者、VR 治疗师和目标环境中的人紧密结合时，更有利于重返工作。

1. 个人因素　是指伤残者个人的身体和心理功能，包括身体功能、就业信心、自我约束能力、伤残程度、个人工作上的性格特征、职业技能掌握熟练程度、就业意愿等。

2. 社会因素　是指社会大环境下对于伤残者就业的影响，包括地区社会经济发展状况（如失业率）、社会各种偏见和歧视、政府政策和用人单位的接纳程度等。

3. 环境因素　是指上下班过程中和工作场所中的环境因素，包括有没有无障碍设施和个体对工作场所适应等。环境障碍包括移送路径不畅，进入建筑的门和在门内运动受限，缺乏改造过的器具和设备。对策是：①改造工作场所的物理环境；②修改工作职责或工作程序，以便顺利完成任务；③提供有增力作用的或辅助性技术设备、合格的阅读器或翻译机；④调整可利用安全的移动方式。

第二节　职业能力评定

职业能力评定是根据一般或者特定工作要求或职业标准，对伤残者能否完成或保持工作任务能力的一个系统评估。评估主要通过检查和测量一份工作或任务或工作环境的物理性质，包括评估和观察伤残者的姿势、运动、力量、关节活动度、提举高度、用力程度、搬运距离、工作台高度、工作环境等方面。职业评定是一个综合的持续过程，主要目的在于了解个人能否返回原工作岗位或重新再就业的潜力。

职业康复从对伤残者的职业兴趣、能力和职业潜力进行评估开始。职业检查能帮助治疗师和伤残者去回答下列问题：①你能做原来的工作吗？②对原来的工作进行调整和使用辅助技术后，你是否能回到原来的工作？③你的哪些技巧可以用于其他工作？④哪些康复训练或其他服务有助于你成功就业？通过找出个体的强项和弱项来确定所需的服务，康复评估帮助消费者和职业康复师设立目标和制订康复计划。评估也可用于判断伤残者从 VR 中获益的潜力。

评估是多专业合作的过程，开始是收集资料，如职业史和教育背景、病历。对于曾接受过肢体康复服务的个体，病历可包括康复团队如作业治疗师和物理治疗师的检查和报告。伤残者职业评定的内容主要包括身体功能评定、心理功能评定、职业适应性评定等。但伤残者职业评定主要在民政部门或残联专门机构进行，本节不做重点介绍。本节主要介绍在医疗卫生康复机构所进行的职业评定。

一、面谈

面谈（interviewing）是通过与伤残者的正式交谈，了解伤残者的职业相关信息的过程。它是整个职业康复的基础和起点,也是职业康复服务顺利展开的前提。在面谈过程中,专业人员除了要了解一般信息,另一个重要任务是与伤残者发展和建立融洽的合作关系,为下一步工作打下良好的基础。

面谈过程中,专业人员要用通俗易懂的方式,向伤残者解释整个职业康复的过程、职业康复专业人员的功能,并回答伤残者可能提出的所有问题。专业人员还要解释需要提供的配合,征询伤残者对面谈安排的意见和对职业康复的期望,并保证职业康复过程中所涉及的一切个人信息都会受到保密。面谈是一个与伤残者建立关系的过程,也是初步收集伤残者资料的过程。为了取得真实而有用的信息,专业人员应鼓励他们主动叙述,如果有特殊问题需要回答,应放在一般性问题之后提出。正式面谈包括以下几个方面:

(一)身体情况

面谈涉及的身体情况包括伤残者存在的损伤或疾病、损伤或发病的原因、病程、是否接受过相关康复治疗、用药情况、残疾状况是否在恶化,以及残疾对日常活动造成的影响(包括伤残者如何进行日常活动,还存在哪些障碍等)。

(二)教育培训经历

教育培训经历包括成长背景、学习环境、受教育的年限、最高学历,喜欢或不喜欢哪门课程,是否参加过职业培训等。

(三)工作经历

工作经历包括所从事的工作以及工作环境、收入,就业的持续时间,喜欢或不喜欢何种工作,中断工作的原因,失业的持续时间等。

(四)心理因素

心理因素包括是否因自身残疾不愿参加社会交往,是否担心他人的歧视,能否适应目前的残疾状况,是否接受过心理辅导,食欲和睡眠如何等。

(五)社会因素

社会因素包括婚姻状况,一起生活的家庭成员,是否有未成年子女,与家庭成员的关系如何,家人是否支持伤残者的职业康复,有哪些社会交往,与亲人朋友同事的关系如何,有哪些休闲娱乐活动,是否满意自己的社会生活等。

(六)经济因素

经济因素包括主要经济来源,是否负债,必要的生活支出,是否有工伤保险和医疗保险,是否满意自己的经济状况。

(七)个人职业选择

个人职业选择包括既定的和/或潜在的职业目标,未来职业前景如何,对工作收入的预期如何,希望接受何种职业培训,希望从事与他人协作的还是独立的工作,对住所到工作地点的距离有何要求等。

二、功能性能力评估

功能性能力评估(functional capacity evaluation,FCE)是对伤残者的身体体能和功能进行系统的评估,以确认其目前完成与职业参与相关的工作活动的能力。

(一)评估目的

通过评估所获取的信息可用于:

1. 评定伤残者剩余能力与具体工作要求之间的差距。

2. 提供制订康复目标和训练计划的依据。

3. 提供选择重返合适的工作或工作场所进行适应性改造的依据。

4. 提供评定伤残等级和赔偿标准的依据。

(二)评估内容

大多数的功能性能力评估的内容包括:①评估对象的一般个人资料和简要医疗记录,如工作情况,受教育情况等;②基本的肌肉骨骼系统评估;③身体的总体功能评估;④身体的体能和工作能力的评估。功能性能力评估具体分为身体功能评估、智能评估、社会心理和工作行为评估等内容。

1. 身体功能评估　主要为了解伤残者当前的一般身体功能情况。测评项目为一系列与工作相关的功能性能力,包括关节活动度和各种功能性动作(力量、攀爬、平衡、弯腰、跪、蹲、伸手等20项)。测评还涉及力量的一致性、动态平衡敏捷性、协调性、心肺功能、体位耐受、姿势控制,包括一部分模拟或实际工作任务。典型的身体功能测评工具是BTE工作模拟系统。该系统可模拟大多数工作任务和动作,测试伤残者的功能性关节活动度、肌力、工作耐力、手指手腕灵巧度、协调性,以及等长、等张、等速、持续被动运动能力。

2. 智能评估　包括注意力、记忆力、计算能力、空间判断能力、形体知觉能力、思维能力、组织能力、学习能力、执行任务能力、交流能力、解决问题能力等,从而评估出其工作上的智能,尤其对于脑部受损的伤残者更为重要。常用韦氏智力测验,从常识、领悟、算术、相似性、背数、词汇、数字符号、填图、积木图案、图片排列、物体拼凑等11个方面进行智能评定,评定结果经过转换成标准分,进一步换算成智商,以智商表示被评定者智力发展水平,以智力剖面图表示被评定者智力结构上的特点。

3. 社会心理评估　主要是对伤残者的就业意向和处理社会问题的能力进行评估。心理因素也在伤残者的就业成果中扮演一个重要的角色。如伤残者的自我意识是回到工作岗位的一个关键因素,自我意识差、不现实的目标是导致伤残者在完成VR服务后不能实现就业的主要原因。在不同种类残疾的人群中,能预测其就业的前景。自控能力是一个求职和成功就业的重要预测指标。这种积极主动的状态比那些感觉自己更多是受到外部控制的伤残者更能达到成功的效果。社会心理评估常采用心理测试的方法,如利用伤残者就业意向调查表、伤残者就业动机调查表等。

4. 工作行为评估　是利用不同的方法,客观地测试及反映伤残者在工作上的行为表现,也可评估其工作意向及工作上所需的精神状态,加上工作场所的现场观察,从而评估出伤残者的实际工作行为情况。内容包括工作动力、自觉性、守时性、计划性、仪表、自信心、服从管理能力、接受批评能力、创造力、承受压力能力、行为-反应一致性等。

三、工作分析

工作分析(job analysis)是对具体工作的岗位名称、性质、任务、权责、劳动关系、劳动条件和环境等进行逐一分析和描述的过程,是针对性地统筹评估工作强度、力度和时间、氛围压力以及工作量、工作姿势对身体能力、生理、认知、心理、技能、操作环境等多方面的要求的过程。

工作分析是观察和描述工作任务和特别工作状态的一个系统过程,主要收集成功地完成某一工作所需要的知识(knowledge)、技能(skills)、能力(abilities)以及其他工作特性(other characteristics),即KSAOCs,信息以及判断特定工作性质的数据。工作分析是一种收集工作职位信息的方法,可以找出组成一份工作的各种工作任务(job tasks)以及包含的相关知识、技巧和职工完成工作任务所需的能力,如职工个性、兴趣、身体能力等。通过工作分析,VR治疗师可以根据工人身体功能、工作范畴、机器工具、物料和产品、工人的才智和性格特征之间的关系,有系统地分析一份工作,从而明确某一工作的工作活动、工作行为、工作任务、执行标准、工作情景、工作需求等。工作分析要求VR治疗师在不同的领域都要有一定的专业知识,包括残疾方面的知识、商业惯例、劳工与管理的角色。

(一)工作分析的特性

1. 工作本身的特性　包括:①材料;②工具、仪器;③行业;④服务、数据、物件;⑤产品。

2. 工人所需具有的特性　包括:①教育水平;②文字、推理、数学能力;③职业技能培训;④能力倾向;⑤体能;⑥兴趣;⑦性格;⑧工作环境适应能力。

(二)工作分析的目的

工作分析的目的是重返工作,确定对骨骼肌肉系统的危险因素,匹配个人功能与工作要求,选择合适的功能性能力评估。

1. 逐步分解指定的工作任务。

2. 找出指定工作的主要工作要求。

3. 确定导致人体工效学方面压力的原因,该原因可能与工作方法、工作场所设置、工具使用或设备的设计有关。

4. 分析并改良设备、工作方法或工作场所,这样可使伤残者工作更加安全,更有效率。

（三）工作分析的参考依据

1. 中华人民共和国职业分类大典。

2. 工伤或患病工人直接提供的资料。

3. 雇主提供的详细工作资料。

4. 专业人员于工作场所实地探访和考察获取的资料。

（四）工作分析信息收集方法

工作分析信息通过许多方式可以得到,工作信息收集主要基于工作岗位性质、公司在职人数以及相关管理者、工作任务、工作分布、工作时间、工作流程等。现在介绍在工作分析信息收集时采用的常用方法:

1. 面谈　工作分析员通过与伤残者、工伤伤残者、在职员工、直属上司以及主题专家进行一对一面谈或者小组面谈,获取工作岗位的信息和数据。

2. 问卷调查　工作分析员设计工作相关的问卷调查表对伤残者、在职员工、直属上司以及主题专家进行调查,获取工作岗位的信息和数据。

3. 结构性工作清单　主要是列举了与工作相关的任务、工作活动、工作时间、工作技能等信息,是问卷调查表的另一种形式,主要由直属上司和主题专家完成。

4. 观察法　分析员主要通过观察伤残者或者在职员工完成某个工作任务的过程,并记录所观察的内容和信息。这种方法最初主要用于分析工作行为或工作活动。

5. 日记法　主要通过员工的工作日记进行关于日常工作活动和工作时间收集的一种方式。

6. 综合措施　根据工作分析员的目的和目标,通过采取多种方法进行工作信息收集。

（五）常用工作分析方法

1. 工作元素分析法(job element method,JEM)　由美国人力资源管理局 Ernest Primoff 研发,主要识别工作行为以及伴随的工作成就感。工作行为和工作成就感组合在一起成为一个工作元素,包括工作行为、智力行为、运动行为以及工作习惯。工作认为已经转化成工作元素,因此工作分析是分析主要工作任务以及完成工作所必需的知识、特殊技能、能力、工作意愿、个体特性以及其他工作特性的信息。每个工作元素分析通过 4 级别来评估,即勉强接受(barely acceptable)、需要上级监督(superior)、有点麻烦(trouble)、实用性强(practical)。

2. 职业信息工作网(occupational information network,O＊NET)　是美国劳工统计局的提供基本工作信息的数据库,该数据库包含 6 个部分:职工要求(worker requirements)、工作经验要求(experience requirements)、职工特性(worker characteristics)、职业要求(occupational requirements)、职业特殊要求(occupation-specific requirements)以及职业特性(occupation characteristics)(表 12-1)。职业信息全部在工作网络上,这些工作信息可以运用于开发新的工作描述(job descriptions)、工作说明(job specifications)以及职业机会(career opportunity)等信息和资料。职业信息工作网是工作分析的重要工具,包含了最大范围的工作信息,从劳动力市场资料和薪水到工作的知识、技能以及被要求的任务。

表 12-1　职业信息工作网图表

职业特性	职工要求	工作经验要求
能力 兴趣 工作价值观 工作风格	知识 基本技能 教育水平 可转移性技能	工作经验 工作培训 工作证书
职业要求	职业特性	职业特殊要求
一般作业活动 组织情景 工作情景	劳动力市场数据 报酬 职业发展情景	职业特定知识 职业技能 任务 职责 机器、工具和设备

3. 美国职业分类大典(Dictionary of Occupational,DOT)工作分析系统 美国职业分类大典是美国就业服务中心在 1939 年出版的工作大典,并于 2000 年进行了修订,共收录了 17 000 多份工作相关的资料,而且已设计收集了进行工作分析相关信息所需要的相关评估和分析表格,是常用的工作分析系统。在该系统里,工作分析主要是由工作特性和工人特性两部分构成。任何一个包含工作特性和工人特性的组合或任何单一的工作特性或工人特性的要素都可成为职业能力评定的要求。如在工伤职业能力评估中,多侧重于工人特性里的身体要求和环境条件两要素。因为工伤事故往往具有突发性,工人发生工伤事故后首先需要了解的问题是:该受伤工人现有的某些身体功能受限,安全地返回原工作岗位的可能性,环境因素的影响等。但从社会上伤残者职业能力评定的角度看,可能需要涉及较多的工作特性和工人特性的要素,如伤残者的适应能力、兴趣爱好、工作的对象等。因此,需要从多角度看待职业能力所需评定的内容。根据力量的不同,DOT 将工作体力要求分为 5 个等级(表 12-2 和表 12-3)。

表 12-2 DOT 中力量的分级

等级	标 准
极轻(sedentary,S)(坐位工作)	最大提举 4.5kg 和偶尔提举或运送,如文件、账簿或细小工具。尽管极轻工作往往定义为经常坐位下的工作,但是一定程度上的步行和站立是必需的。假如一份工作只偶然需要步行和站立,且符合其他极轻工作的条件,那该份工作可以说是极轻的工作
轻(light,L)	最大提举 9kg 和经常提举和/或运送 4.5kg 重的物体。尽管提举的重量可能往往是一个忽略的重量。轻工作分类为:①当它明显需要步行或站立;②当它大部分的时间需要久坐但必须承担涉及手臂和/或腿的推和拉的动作
中度(medium,M)	提举最大 22.5kg 和经常提举和/或运送 11kg 重的物体
重(heavy,H)	提举最大 45kg 和经常提举和/或运送 22.5kg 重的物体
极重(very heavy,V)	提举物体重量超过 45kg 和经常提举和/或运送 22.5kg 或以上重量的物体

表 12-3 工作特性身体要求

身体要求水平	偶尔*	经常*	常常*	典型的能量要求
极轻	4.5kg	—	—	1.5~2.5METS
轻	9kg	4.5kg	—	2.2~3.5METS
中度	22.5kg	9kg	4.5kg	3.6~6.3METS
重	45kg	22.5kg	9kg	6.4~7.5METS
极重	超过45kg	超过22.5kg	超过9kg	超过7.5METS

注:
偶尔*代表少于 1/3 的工作时间,经常*代表介于 1/3~2/3 的工作时间,常常*代表大于 2/3 的工作时间;
MET 代表 metabolic equivalent of energy,指能量代谢当量,音译为梅脱,是以安静、坐位时的能量消耗为基础,表达各种活动时相对能量代谢水平的常用指标。

该表格因为简单实用现已在全世界使用。它在概括工作的身体要求的同时,也相应表达了工人与工作间匹配的躯体功能。在美国劳工局工作分析系统的范畴下,其他重要的包含在工作分析中的因素有攀爬、平衡、弯腰、跪地、蹲、四肢爬、伸手拿取、操作、触摸、手指工作、说话、听力、视力等。

4. GULHEMP 工作分析系统 该系统是由加拿大 Leon F. Koyl 和 Hanson 博士提出,GULHEMP 为所包含 7 个部分的内容的英文缩写,分别为 G(一般体格情况)、U(上肢)、L(下肢)、H(听力)、E(视力)、M(智力水平)、P(人格特征)。每一部分代表一个功能区域。每部分都分级为 7 个水平上的匹配级别,从完全适合(1 级)到完全不适合(7 级)。评估员可以使用 GULHEMP 工作分析系统来评估工人在这 7 个部分的职业能力,同时获得的数据可以用来评估工作的功能要求特性。通过该方法可以很容易地完成这 7 部分里面工人能力和工作要求之间的比较。如表 12-4 所示,仓库工人必须具备的最低的水平是:一般体格情况(2)、上肢功能(3)、下肢功能(4)、听力(4)、视力(3)、智力(4)和人格特征(4)。

表 12-4　GULHEMP 工作分析内容

序号	一般体格情况(G)	上肢功能(U)	下肢功能(L)	听力(H)	视力(E)	智力(M)	人格特征(F)
1	适合重体力的工作,主要工作包括经常性的挖掘、提拉、攀爬	适合大力提拉物体至肩部或以上水平,主要工作包括挖掘、推或者拖拉重物,如可以驾驶很重的汽车,如推土机	主要工作中可以持续的跑步、爬跳、挖掘和推,如可以驾驶很重的拖拉机和推土机	对于任何职业来说,听力都很好	对于任何职业来说在没有眼镜的帮助下能够看得很清楚,包括即使因为工作的原因需要很好的视力	IQ 130 或以上,或①优秀的语言技巧,口语和书写能力;②灵活性、有创造性地解决问题的能力;③高级的(或适合的)教育水平;④领导能力的技巧和经验	稳定,可肯定的行为;能够利用智慧才能做出快速和合理的决定;现实的自我尊重;良好的判断;做出逻辑上的决定;能与其他人相处,充满活力;取得良好成绩;能够推动雇员做到最好
2	适合体力工作,包括偶然发生的、类似G1水平的重体力工作,能够交班工作	适合大力提拉物体至肩部或以上水平,挖掘、推或者大力拖拉,适合体力工作,适合偶然的在U1中出现的重体力工作	适合重体力劳动,可以完成偶然出现的在L水平的站立、跑步、爬、跳和推	能够适合任何职业,且敏锐的听力不是就业的主要要求	对于任何职业来说在佩戴眼镜的情况下能够看得很清楚,除了工作的要求需要很好的视力	IQ 110～129,或①良好的语言技巧,口语和书写;②灵活性、有创造性的问题解决能力;③比一般学历更高的学历,有能力根据工作接受高水平的训练	类似以上的P1但是可能在生产力上或人际关系上有一些小问题,导致某种程度上的受限;在适合的情况下能够稳定地向某一方向发展
3	除了重体力工作外适合所有的职业,有可能恶化(如果经常交班工作而导致就餐不规律或者休息不够)	适合中等强度的提拉或装载工作,如可以驾驶轻型卡车	适合中等体力劳动,包括推拉和挖掘(较长时间的脚步用力出现疲劳),如,能够驾驶轻型货车	能够就业即使有中度的听力丧失	使用一个眼睛的视力已经可以应付工作,没有要求使用两眼视力	IQ 90～109,或①一般语言技巧;②一般教育水平;③班的工作有能力较快地学习要求	总体上可靠和一致;很好地承担责任,但是仅局限于个人工作,而不是在一个管理能力层面;由于个性或性格上的原因晋升受到限制;这是一般员工的分类
4	适合轻便的工作,有规律的工作时间和就餐时间	单侧残疾,允许有效率的轻体力工作	严重的单侧残疾或者少于双侧残疾,允许有效率的久坐或轻便的工作	能够听清楚,但是有严重的听力丧失但不妨碍	在佩戴眼镜的情况下使用一个眼镜的视力已可以应付工作,没有快速进行性疾病	IQ 80～89,①能够阅读和书写日常材料;②能够学会简单的日常工作;③智力方面有可能出现恶化	需要鼓励和/或指引;没有很好地承担责任,对压力过度反应有时在伙伴或同事之间产生矛盾

续表

序号	一般体格情况(G)	上肢功能(U)	下肢功能(L)	听力(H)	视力(E)	智力(M)	人格特征(F)
5	适合受限制的工作或者兼职工作,有身体残疾的工人在家工作或在外工作	双侧残疾或完全的单侧残疾,仅允许几个粗大或者相对低效率的移动,允许担任受限制的或兼职的工作	双侧或严重单侧残疾,允许相当部分工作效率低的移动和允许受限制的工作,只适合久坐的工作	功能上完全聋,但没有额外的症状且能够看得懂唇语	在佩戴眼镜的情况下使用一个眼睛的视力已可以应付工作,有快速进行性疾病	IQ 70~79,或①有口语或书写障碍;②读写能力受限严重;③明显的智力减退,如非常差的记忆能力	需要更多的鼓励,指引和监督;无法抵抗一般的压力;没有很好适应改变;工作生产力仅仅局限于熟悉的环境和保护上的监督
6	仅仅适合自我照顾	可以进行部分自理,或者能够自我吃饭	因为严重残疾的原因不能够再就业	功能上完全聋,且有进行性的疾病,不善于看懂唇语	能够模糊看到物体形状,或盲但接受过训练	IQ 60~69,或①严重的沟通障碍,如严重的讲话或语言障碍,严重的学习能力障碍;②几乎具备所有的读写能力障碍	经常受心理影响和/或情绪上的崩溃;经常和其他同事有严重的冲突;仅仅完成部分工作;在自我挫折或制造麻烦上消耗大部分的精力;严重的性格上的缺点
7	卧床不起,不能照顾自己	不能自理	卧床不起	功能上完全聋,且有进行性残疾,不懂唇语	严重的、进展性的疾病,或盲目没有接受训练	IQ 59 或以下或完全无能力的精神障碍或沟通障碍	由于严重的精神方面的疾病不能再就业

四、工作模拟评估

工作模拟评估(situational assessment,SA)主要根据各种基于工作任务而涉及的身体活动,尽量设计和模拟(simulation setting)在现实工作生活中真正的工作任务,从而得出能否重返工作岗位的职业能力建议。工作模拟评估主要目的包括:一是找出伤残者存在的复工问题,为制订个体化职业康复计划提供依据;二是评估伤残者在接近于真实工作情况下完成工作任务的能力;三是寻找伤残者目前工作能力和潜能之间的差距;四是评估伤残者在工作中存在的风险,尤其是人体工效学方面存在的问题;五是为伤残者工作重整和强化训练奠定基础。改善伤残者工作模拟评估主要有以下三种形式:

(一)工作模拟器械

BTE 工作模拟系统可以根据不同工作任务需求,选择不同的 BTE 附件模拟评估伤残者在工作中的任务或者动作,而且根据实际工作任务需求设置不同的模拟参数或者模式进行模拟评估。这些模拟评估的结果可以实现智能化管理,根据需要进行打印出报告或者储存在电脑里(图 12-1)。

工作模拟评估包括以下常见模式:A. 模拟评估修理汽车作业活动;B. 模拟评估提升脚手架作业活动;C. 模拟评估转动阀门作业活动;D. 模拟评估舵轮驾驶作业活动;E. 模拟评估开罐头作业活动;F. 模拟评估拉车作业活动;G. 模拟评估熨衣服作业活动;H. 模拟评估锯木头作业活动;I. 模拟评估搅拌作业活动;J. 模拟评估推车作业活动。

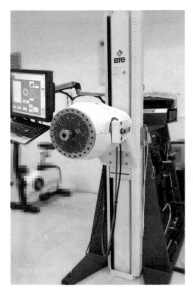

图 12-1　BTE 模拟评估系统

（二）Valpar 工作模拟样本系列

Valpar 工作模拟样本系列（Valpar component work samples，VCWS）包含 20 多种不同设备，主要用于对伤残者进行职业评估和训练，可以单个工作样本独立使用或多个样本间联合运用。VCWS 可以模拟评估伤残者肢体功能、认知功能、工作耐力、沟通协调能力、手眼协调等工作能力，评估结果可以预测伤残者的工作能力是否适合于大部分工业或生产行业的要求。每个特定的工作都需要一些特定的技能，每个工作任务都需要一些特定的技巧，这些特定的技能或者技巧是工作的任务范畴，习得这些技能和技巧才能有良好的工作表现和工作成绩。我国已有部分单位使用该系统，但还没有与职业要求相匹配。

1. VCWS1　机械小工具盒，用于训练评估手部精细动作以及在狭小和受限的空间里使用小工具的能力。在测验中，受测者的双手要在立方体内使用各种工具在 5 个面上安装固定好螺丝、螺栓、螺母和螺帽等。安装完毕后要将立方体拆开铺平，然后将已安装的所有零件拆除。

2. VCWS2　大小分辨力训练盒，用于进行针对尺寸识别和手指灵活性的训练。

3. VCWS3　数字化分类训练盒，用于进行排序、分级和档案管理的练习。

4. VCWS4　上肢关节活动范围训练盒，用于进行肩、臂、肘、腕、指的上肢远端关节活动度协同训练。

5. VCWS6　独立解决问题训练盒，用于进行独立解决问题能力、对比和辨别不同颜色几何图形的训练。

6. VCWS7　多级分类训练盒，用于进行综合快速识别颜色、数字、字母的训练。

7. VCWS8　模仿装配训练盒，用于重复组装及双手协调训练。

8. VCWS9　用于评估全身包括躯干、上臂、手、手指及腿部粗大运动时的活动幅度、灵活性和耐力。在测试中，受测者要依从从头顶上方到腰部直至膝关节的高度，采取相应的姿势分别安装和拆卸 3 块形状板。

9. VCWS19　用于评估综合动态的身体能力，如力量、协调、平衡、灵活性、集中注意力、跟从指令、自信心、耐性等。样本由四部分组成，包括一个三层货架连同货盆、一部三层货梯、一部台秤以及一个工作台上摆放着一个装有不同重物的货箱。在测试中，受测者根据工作指令首先通过测试决定自己所能搬运的最大重量。根据测试所得的重量水平，受测者在 20min 的时间里重复不停地在这个重量水平进行搬抬及运送工作。

（三）模拟工作站

模拟工作站（work simulation station）是治疗师根据伤残者职业评估、职业面谈以及工作分析的结果而设定，以评估伤残者在特定工作岗位的职业能力和工作表现。模拟工作站评估结果为伤残者重返工作岗位之前做出院计划（discharge plan）提供数据。在模拟工作评估之前，职业康复治疗师必须对伤残者的受伤前工作环境进行现场工作探访，可以与伤残者的雇主或同事进行沟通交流以详细了解伤残者受伤前的工作任务及相关职业活动，也可以实地进行工作场所评估和分析，便于在院内设计更真实的工作场所进行模拟工作评估。职业康复治疗师根据不同的伤残者和工种，设计不同的、尽可能接近真实的工作场所模拟工作站。利用实际或模拟的环境，来评估受伤工人的工作潜能及职业能力。

常见的工作站分为一般工作模拟站和专业模拟工作站。其中一般模拟工作站包括提举工作站、组装工作站、转移工作站、运送工作站、提举转移工作站（图 12-2）、提举运送工作站、推拉车工作站、平衡作业工作站、攀爬作业工作站、移动作业工作站、流水线工作站、坐姿工作站、站姿工作站等。一般模拟工作站主要模拟一般工作所需要的技能、身体体能、姿势灵活性以及姿势耐力等。专业模拟工作站主要包括家电维修工作站、护理工作站、装修工作站（图 12-3）、电工工作站（图 12-4）、电话接听工作站、水管工作站、收银工作站（图 12-5）、厨师工作站、驾驶工作站（图 12-6）、清洁卫生工作站、机舱服务

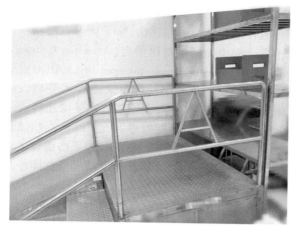

图 12-2　提举转移工作站

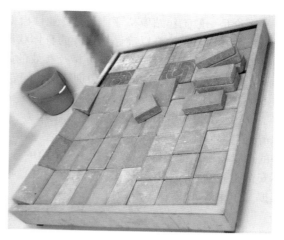

图 12-3　装修工作站

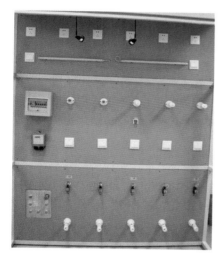

图 12-4　电工工作站

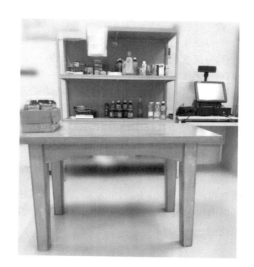

图 12-5　收银工作站

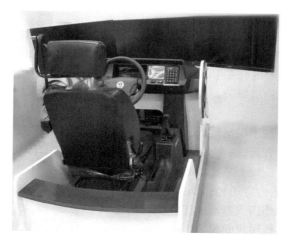

图 12-6　驾驶工作站

工作站、文职工作站、焊工工作站、木工工作站、叉车工作站、餐饮服务员工作站等。专业模拟工作站主要模拟评估工伤伤残者从事某一特定工作的工作能力，具有很强的专业要求和标准。

无论是一般工作站模拟评估还是专业性模拟工作站评估，在评估之前都需要筛查禁忌证，职业康复治疗师必须认真检查以确保伤残者的身体状况是否适合进行模拟工作评估，除了详细查阅伤残者的病历记录外，还可以使用简单、可靠及有效的筛选工具。如由美国运动医学会（American College of Sports Medicine）所提倡的进行体力训练前的问卷（physical activities readiness questionnaire，PAR-Q）（表12-5）。在每项模拟工作评估之前必须完成 10~15min 的热身运动；在评估前后测试血压、心率以及观察工伤伤残者反应，如伤残者是否感觉很用力、呼吸困难以及脸色苍白等；在评估前需要向伤残者讲解清楚工作模拟评估的目的和意义以及注意事项；对于各种疾病受伤早期的患者、血压高、心功能较差的患者需要慎重安排，特别注意一些危险的警告信号。在模拟工作评估的过程中，如果伤残者出现不安全姿势、病情不稳定、要求停止、脸色苍白、呼吸困难、达到最大负荷、完成任务等情况需立即停止模拟工作评估，让其休息或者进一步医疗处理。

表 12-5　身体状况安全问卷调查（PAR-Q）

姓名_____性别_____年龄_____科室_____床号_____住院号_____诊断_____
作业治疗师_____检查日期_____

为了您的安全，请如实回答以下问题，选择"是"或"否"，并如实记录（"√"），不能出现空项。

　是　否

（　）（　）医生是否告诉您只能参加医生推荐的体力活动。

（　）（　）医生是否告诉过您患有心脏病。

（　）（　）医生是否告诉过您的血压超过 160/100mmHg。

（　）（　）近 6 个月来，当您进行体育活动或运动时，是否有过胸痛或严重憋气的感觉。

（　）（　）近 6 个月来，当您进行体力活动或运动时，是否因为头晕失去平衡或跌倒，或发生晕厥。

（　）（　）您是否存在因体力活动或运动加重的骨、关节疼痛，或功能障碍。

（　）（　）您是否知道有其他原因使您不能参加体力活动或运动。

注意事项：

本问卷适用于 15~69 岁人群。

如果您目前有身体的不适，如发热、感冒或其他不适，您应该停止任何运动项目；如果您怀孕了，或者在 6 个月以内生过孩子，请在医生建议下进行活动；如果在健身过程中出现上述身体情况变化，请停止运动并告知我们。

伤残者签名：　　　　　　　　　　　　　　　　　年　月　日

五、工作现场评估

工作现场评估（on-the-job evaluations，OJEs）是指职业康复工作人员到伤残者实际工作的岗位或环境中对其功能性能力、工作岗位和工作场所进行评估和分析，主要了解伤残者工作能力、重返工作的风险因素以及需要改良或调整的任务和环境。其目标是确定伤残者能否安全返回原公司工作，目前的身体功能状况是否符合或适应原公司安排的过渡期或新工作岗位要求，能够在真实的工作环境安全和有效率地进行工作等。

工作现场评估主要目的在于根据现场评估结果判断工作任务需求与伤残者能力之间的匹配性。现场工作评估可以评估许多方面，如个人特性、学习风格、工作个性、工作行为、工作态度、职业兴趣、职业性向（职业能力倾向）、工作特点、工具使用、工作时间、工作流程、工作任务、工作技能以及躯体能力等。此外，工作现场评估的内容还包括伤残者的同事关系，工作单位的相关制度和文化环境，工作单位领导或相关管理者对工伤伤残者重返工作岗位的态度和期望，以及重返工作后上下班交通的具体安排等影响伤残者重返工作岗位的相关因素。

工作现场评估一般安排在职业康复过程的后面阶段。工作现场评估是基于早期职业康复评估和干预的成效来设定的，以及当一位受伤工人受伤后，积极面对或重返工作过程中存在困难和难题时，尤其是职业康复工作人员在为伤残者制订个体化重返工作岗位计划之时，不清楚或想获得清晰的伤残者工作需求时,安排现场工作评估是很重要的。

随着早期职业康复理念发展,工作现场评估也应尽早进行,尤其是现场工作分析和现场工作安置目录被建议和推广。工作现场详细目录主要提供重要工作信息,如伤残者公司大小、公司性质、工作类型等。工作现场分析主要包括职业性向(如肢体灵活性)、工作需求以及伤残者技能。工作现场评估可以在任何工作岗位或工作场所进行评估,同样存在许多优点和缺点:

1. 优点

(1) 提供机会评价伤残者正常工作环境中的表现

(2) 工作现场评估为伤残者在工作效率和工作质量方面进行自我评价提供机会,同时也可以在评估期间给雇主或者上司提供反馈

(3) 现场工作管理人员会根据职业康复工作人员对伤残者职业评估信息来判断伤残者的工作满意度

(4) 工作现场设备可以减少职业康复评估潜在的成本

(5) 现场工作管理者积极的推荐和支持可能会促进伤残者职业安置计划

2. 缺点

(1) 工作现场评估机会很难找到,而且现场工作评估时间成本大

(2) 雇主或者上司不情愿花时间为伤残者进行评估,认为现场工作评估是没有效果,是低廉的帮助

(3) 很难实现标准化测试项目或者评估程序

(4) 不成熟和不科学的工作安置计划会恶化伤残者重返工作岗位的恐惧

(一)准备内容和计划

1. 确定问题和计划 职业康复治疗师和伤残者个案管理员在进行职业面谈和功能性能力评估时发现伤残者可能存在的重返工作岗位的困难和问题,并确认工作现场评估的必要性以及计划。

2. 与雇主沟通 在取得伤残者的同意下,与伤残者的雇主联系,取得其原单位领导或者管理者同意,确定主要联系人和工作现场评估的时间,并向其说明工作现场评估的目的和评估方式等,与伤残者及其单位领导或管理者达成初步的共识和计划。

3. 工作现场评估小组会议 主要是个案管理员组织参加伤残者工作现场评估的工作成员进行小组讨论,主要讨论内容包括伤残者的身体和心理的功能状况、伤残者存在问题和困难、进行工作现场评估的目的和计划、准备工作及工作人员分工、评估工具准备、劳资关系状况等资料。

4. 工作现场评估常用的测试工具 包括数码相机、摄像机、笔记本电脑、可能用到的测试量表、卷尺、直尺、声压测试仪、温度计、握力测力计、捏力测力计、推拉力传感器、秒表、纸、笔等。

(二)工作现场评估流程

1. 工作现场评估小组成员与个案单位领导或管理者相互介绍和认识,简单介绍工作现场评估的目的,反馈伤残者职业康复进展及功能情况和可能的预后问题,对工作现场评估工作内容、计划以及注意事项等进行介绍和说明。

2. 与个案单位领导或管理者和个案一起探访和观察原工作岗位情况。工作现场评估的主要内容包括工作任务描述、工序、机器设备、工具、材料使用、原料/数据、制成品等。涉及身体能力需求的工作任务,确认是否有体力性操作任务(用力大小、持续时间、发生频率、需要的身体姿势)及工作环境状况等。取得单位同意后,过程中需要拍摄影像资料,方便工作分析以及为个案制订个体化重返工作岗位计划提供指导和参考。

3. 工作现场评估结果讨论,个案管理员组织安排相关人员讨论,简单总结现场评估情况和结果,结合伤残者目前的身体功能情况,向伤残者单位领导或管理者总结伤残者重返工作岗位过程中可能会遇到的问题和困难、存在的风险,让个案和单位领导或管理者了解对方的工作期望和要求,解答双方的疑问,尽可能达成符合个案、雇主共同利益的重返工作岗位目标和计划。

4. 向个案单位领导或管理者道谢,留下联系方式,与其保持联系。

5. 分析工作现场评估的资料和结果,结合多重因素,制订职业康复重返工作岗位计划,并撰写现场评估报告及重返工作建议书。

（三）工作现场评估注意事项

1. 工作现场评估前需要进行个案讨论,明确个案存在问题、工作现场评估目的,明确工作人员的各自分工。

2. 用书面形式通知其所属病区等部门,说明改善伤残者的去向。

3. 告知工伤伤残者探访时需要的准备及着装事宜。

4. 工作人员着装、仪表、仪态、言语表达须符合工作要求。

5. 特别留意工作现场评估过程中的安全事项。

6. 与伤残者单位领导或管理者沟通时反馈的信息应准确、到位。

7. 保持中立的工作立场,尊重雇主的意见和伤残者的选择,尽量协调以达到共同的目标和计划。

8. 探访后及时书写各项记录报告。

第三节　职业能力训练

职业能力训练是指根据伤残者职业康复评定和工作分析结果,以伤残者个体的体能需求为基础,以重返工作岗位为导向,通过指导个体完成各种基本的身体能力动作,或者借助器械训练或作业治疗性活动,并以任务形式规定个体的训练量及频率,渐进式增加训练强度,针对功能障碍及工作要求进行训练和强化,从而达到重建及提升个体身体能力的目的,提升伤病者的工作能力,帮助伤残者获得就业的能力和就业的机会。一般来说,职业能力训练内容包括工作重整、工作能力强化训练等内容。

一、工作重整

工作重整(work conditioning)是指个体化的(individualized)、结构化的(structured)、配套的(coordinated)、以目标为导向的(outcomes-oriented)职业康复服务项目,以协助伤残者重返工作岗位,提高伤残者的功能和生活质量。工作重整训练主要通过身体重整(physical conditioning)、工伤预防(injury prevention)以及健康教育(wellness education)几个方面帮助伤残者重返到受伤前的工作岗位。

工作重整训练项目主要是治疗性活动(therapeutic activities),每天训练2~4h,每周2~5d,持续训练2~6周。根据伤残者实际情况和需求进行适当调整。

工作重整的目的主要是改善伤残者肌力、耐力、活动性、柔韧性、运动控制等身体功能,提高伤残者心血管耐力等功能,教育伤残者安全性体力操作及人体工效学知识和技能,进行工伤预防教育,最终提高工作表现。

工作重整训练在以下情况中结束:完成工作重整训练目标;已经安全重返工作岗位;身体功能恢复或改善已经到了一个最高平台;伤残者不配合训练项目,如无故缺席等。

二、工作能力强化

工作能力强化(work hardening)是指通过循序渐进的具有模拟性或真实性的工作活动,来逐渐加强伤残者在心理、生理及情感上的忍受程度,继而提升他们的工作耐力、生产力及就业能力。

工作能力强化的显著特点是利用真实或模拟的工作活动,以分级的方式经过一定时间的治疗和训练,逐步重建病伤残者与实际工作相匹配的工作能力。工作强化一般是在工作重整之后,治疗时间是6周左右,每周3~4次,每次1~2h。也可根据伤病者个人的具体情况,制订针对性的训练方法和治疗时间。工作能力强化侧重于与实际工作密切相关的劳动和生产能力(如速度、准确性、效率)、身体耐力(耐力、重复性工作的能力)、组织和决策能力、安全性(遵守安全法则和使用安全性设备的能力)等。

工作能力强化包括工作强化、工作模拟训练、工具模拟训练和工作行为训练等内容。

（一）一般工作强化

1. 目的　工作强化的目的是最大限度地恢复或增强个案重返工作能力,集中提升能力,以便工人能够安全、有效地重返工作岗位。

2. 常用的方法及器具

（1）指导方法:应用正确的姿势、利用人体工效学原理、工作方法调整等来克服疼痛等症状或不适对工作过程的干扰。

（2）计算机或自动化的器材：BTE 工作模拟器等。

（3）模拟工作所需的器材：模拟工作台、多功能组装架等。

（二）工作模拟训练

工作模拟训练主要是通过一系列的仿真性或真实性的工作活动来加强伤残者的工作能力，从而协助他们重返工作岗位。

1. 常用的器具

（1）运用各种不同的工作样本来模仿伤残者在日常工作中的实际要求，最常用的是 Valpar 工作模拟样本。

（2）运用各种不同的模拟工序，如搬运工、电工、金工或木工，来尽量模拟实际工作上所要求的工序。

（3）计算机或自动化的工作模拟器，如 BTE 工作模拟器。

（4）与雇主联系，安排他们到实际的工作场地及岗位进行训练。

2. 模拟工作站 是特别为伤残者设计的不同工作模拟场所，如金工、搬运工、木工等工作场所。从实际或模拟的环境来评估及训练伤残者的工作潜能及能力，使其能够面对一般工作上的要求。模拟工作站包括一般工作站和行业工作站。

（1）一般工作站：包括提举及转移工作站（不同姿势体位）、提举及运送工作站（平滑路面步行，不平整路面步行）、组装工作站、推车工作站等。

（2）行业工作站：包括建筑工作站（粉墙、翻砂、铺地板、铺砖）、木工工作站、金工工作站、电工工作站、纺织工作站、维修工作站、驾驶工作站、厨师工作站、文职工作站、护理工作站、清洁卫生工作站等。

（三）工具模拟使用训练

VR 治疗师安排伤残者使用一些常用的手动工具，如螺丝刀、扳手、手锤、锯、木刨、刷子、钳子和各种刀具等。伤残者通过使用实际工具或者模拟工作器具，可以增加工具运用的灵活性及速度。通过工具模拟使用，可以协助伤残者重新找回原工作中工具使用的感觉，有利于伤残者重新建立"工作者"角色。

（四）工作行为训练

此训练集中发展及培养伤残者在工作中应有的态度及行为，如工作动力、个人仪表、遵守工作纪律、自信心、人际关系、处理压力或控制情绪的能力。训练中也会教伤残者一些良好的工作习惯，如在工作中应用人体工效学原理，修改简化工作模式及程序等。

三、现场工作强化训练

现场工作强化训练（on-site therapy）是通过真实的工作环境进行任务训练，重新建立受伤工人的工作习惯，提高工人受伤后重新参与工作的能力，协助工人尽早建立"工作者"角色，使公司能够更早、更妥善地接纳工伤工人，减少社会资源的浪费。由于受伤工人长时间没有参加工作，身体功能下降，身体能力及工作习惯未能适应工作岗位的要求，返回工作后再次受伤的概率增大，因此，需要进行现场工作强化训练。现场工作强化训练内容及流程包括：

（一）现场工作评估

每个公司对工人现场工作强化训练的需求都是不同的。VR 治疗师首先要确定在现场治疗中需要提供怎样的特殊服务。为了确定一个现场工作强化方案的特殊需求，需要收集以下信息：①工人就业意愿及期望；②工人的身体健康及功能康复情况；③工人的工伤处理进展；④雇主的态度；⑤该公司的服务性质及相关制度，尤其是公司已经实施的有关职业健康和安全的项目；⑥现场训练中能够安排的工作内容、工作岗位；⑦工人工作的流程及方法；⑧工人工作需使用的劳动工具、机器设备；⑨工作环境中的人体工效学风险因素；⑩公司可以提供的资源和协助。

进行现场评估后，VR 治疗师就可以确定在公司进行的工作强化方案了，将由 VR 治疗师设计出项目服务计划，筛选出会产生受伤风险的工作任务。

（二）选择训练设备和空间

评估时至少需要为工人单独提供一个隔离的区域。VR 治疗师需要利用机器设备和工作空间来评估工作所涉及的身体能力要求。同样,也可应用临床上评估伤残者工作的工具,如秒表、握力计、推拉力、卷尺、磅秤等。无论在工作现场还是在门诊部,在职业康复中有一个很重要的原则是关注功能,VR治疗师需把关注点放在提供给伤残者工具从而使他们提高管理自己健康的能力。

有些风险因素会影响到现场治疗所使用的设备和空间。如重体力的工作任务容易发生腰背、肩关节和膝盖等受力较大的部位损伤,而工作强度较轻的生产行业(如生产线上装配零件、纺织)则有上肢累积性损伤的风险。

要在工作场所尽量使用工人所熟悉的工具,现场工作强化训练尽量少用传统的康复器材,VR治疗师可以使用一些轻便的工具,这些工具可以方便地带到不同的地方。

(三)实施现场工作强化训练

要在真实的工作环境中安排被训练者进行工作强化训练。VR治疗师将选出工作流程中关键性的工作任务,或者被训练者身体能力上未能完全符合其要求的工序,通过安全筛选后安排给被训练者进行训练。训练内容包括体力操作、使用设备、工作姿势及方法、操作耐力和同事协作等。训练强度需循序渐进,强调被训练者的训练反馈。

通过真实的工作环境、工作任务训练及工作考勤制度,提高被训练者实际操作能力,更有利于伤残者重新适应工作。现场强化训练要求参与者遵守公司的正常作息制度,治疗时间通常建议安排为全职或半日的工作训练。被训练者的现场治疗期因个体差异有所不同,但每个训练疗程建议至少持续1周以上。

(四)受伤的管理及预防

工作行为教育应用于受伤管理的实践中,是用来培训工伤工人防止再次受伤,包括针对广大工人群体的工伤预防服务。受伤管理服务包括如肌肉骨骼系统评估、训练计划和工作行为教育,也包括了现场VR治疗师提供功能性能力评估、现场工作分析评估、工作强化训练及工作适应等服务。在一些案例中,治疗师也能提供个案管理服务,从而作为公司、医护人员、社保及工人之间的协调人员。

现实工作中,预防活动是经常被现场工作强化的治疗师所忽略的。预防和治疗经常是重叠的。现场工作分析用来评估工人的能力是否与工作所要求的能力之间配对,工作适应和工作任务调整可用于让工伤工人安全地重返工作。在一个工伤预防项目中,工作调整用于更广泛的工人群体,用来减少影响健康的危险因素。在一些情况下,治疗师是唯一的现场医护人员,由于一些公司只有有限的资源和空间,这时就需要治疗师在提供服务时能够灵活并且有创造力。

第四节　职业技能培训

对于新进入工作或重新选择新职业的伤残者,就业前的技能培训是必不可少的。职业技能训练是对伤残者进行职业知识与实际技能的培养与训练,包括理论原理、技术技巧、工作设备和工具的使用,目的是增强伤残者的就业技能与实际工作能力,促进个人获得职业并能够取得职业发展。职业技能训练内容根据伤残者的职业要求、职业能力而定。提供职业技能训练主要有以下形式:

一、职业教育

伤残者的职业教育体系由普通职业教育机构和伤残者职业教育机构组成,以普通职业教育机构为主体。伤残者进入普通职业教育体系需要通过国家招生考试方能被录取。职业技术院校的伤残学生应随班就读,与普通学生在一个融合的环境中学习技能,有利于日后进入竞争性就业。就学期间,学校应提供合理的无障碍设施,保证其顺利完成职业教育。专业人员也要定期到学校了解伤残者的学习进展,解决学习中的实际困难,或由专门机构派出专业人员常驻学校,对伤残学员给予辅导与支持,协助其顺利完成学业。

二、职业培训

职业培训是由职业教育和培训机构组织举办的非学历性的短期职业教育,主要指根据劳动力市场需求,为帮助和促进劳动就业,通过课堂学习、实地操作等形式,在较短的时间内对劳动者进行职业知识和实际技能的培养和训练。职业培训的内容包括就业前培训、转业培训、再就业培训、创业培训。职业培训根据职业技能标准分为初级、中级和高级职业培训班。提供培训的机构主要是社会上的就业培训机构和职业技术学校,普通学校或教育机构可以根据办学能力开展多种以实用技术为导向的职业培训。

学习实用技术,首先应综合分析伤残者的文化素质和身体条件,对培训所能达到的技能水平有客观估计。其次,要尽可能了解人力资源市场需求,选择伤残者能力可及、市场需要的培训项目,方能达到学以致用的目的。专业人员可以将伤残者委托给普通职业培训机构接受职业技能培训,也可以让伤残者参加专门为伤残者举办的职业培训班。提供伤残者职业培训的机构需要具备一定的无障碍条件和伤残者培训的经验,或由专业人员提供辅导和支持。短期职业培训应安排一定课时的实践活动,由培训教师对伤残者的实践技能进行督导,以利于其将所学技能应用到未来的就业生产中。

三、在职培训

在职培训主要是短期内现场辅导伤残者掌握职业技能,也包括帮助伤残者在就业过程中掌握新技能,以提高其适应技术更新与发展的能力。如果伤残者学习和适应的情况良好,培训结束后则可能成为正式职工,或进行更专业的培训。提供在职培训的人员除职业教师外,伤残者的同事也可以督导、教授职业技能。

在职培训的方式下,伤残者除了学习职业技术外,还可以学到与职业相关的技能,包括工作时间的统筹安排、与同事相处的技巧和工作态度等。伤残者可以把同事作为学习榜样,同事也可以学习与伤残者交往的技巧,增加彼此沟通的机会,有利于伤残者融入到一般就业环境中。遵循"安置-训练-追踪"模式的支持性就业也可归入在职培训。

四、庇护工场培训

庇护工场常常作为重度残疾者就业安置的场所,也可以作为未达到竞争性就业能力伤残者的过渡性就业安置形式和职业技能训练场所。伤残者在这里还可以培养工作习惯和态度等与职业相关的适应能力。对于在庇护工场培训的伤残者,专业人员应定期为其做职业评定,以了解其能力是否达到竞争性就业能力,一旦达到,即可过渡到支持性就业或竞争性就业。

五、获取职业资格

并非所有伤残者都需要工作适应训练和职业技能训练,对于已掌握足够的专业知识技能且能满足用人单位要求的伤残者,专业人员可以将其直接推荐到用人单位安置就业。目前,我国已经逐步建立了就业准入制度和职业资格制度。国家对规定的职业制订职业技能标准,由经过政府批准的考核鉴定机构负责实施职业技能考核,考核通过后即可发放职业资格证书。因此,伤残者经过职业技能培训后,专业人员应鼓励伤残者参加国家认可的职业资格考试,取得职业资格证书,增加其进入一般性就业的硬件条件,使伤残者具备更大的就业市场竞争力。

第五节　职业康复个案管理

职业康复个案管理是指职业康复治疗师或者社会工作者利用个案管理的知识、理论和原则,为需要重返工作岗位或再就业的个案提供个案管理的过程。职业康复个案管理的最终目标是协助个案达到改善身体、心理及社会功能,增加就业机会,获得相应职位和报酬,而且所提供的个案管理服务是符合成本效益的、安全的、有效率的。个案管理员不仅关注个案是否得到合适的医疗、保健及照顾,而且从通过评估个案职业能力情况及个案需求,确定个案重返生产性的工作目标以及获得相应的报酬,从而提高个案的社会参与能力以及生活质量。

伤残者在受伤之后,在身体结构、活动参与以及社会参与方面均受到很大的影响和限制,因此他们的生活质量相比受伤前明显下降,如自我效能降低、行动不便、没有休闲娱乐时间、处于失业状态等。个案管理员可以向伤残者、家属、雇主或保险公司等相关利益者提供个案管理,通过评估、计划、协调、执行、管理、监督和评价相关资源和服务,支持伤残者获得应有的医疗照顾和福利待遇,提高其就业能力,推进伤残者及时重返工作岗位,减少相关利益者的损失和成本。个案管理员在职业康复中的重要工作任务包括个案面谈、统筹服务、职业咨询与指导、个案记录、个案报告及工作安置几个方面。

本章小结

　　职业康复训练与其他康复训练有所不同。一般康复训练只是帮助伤残者恢复日常生活或休闲活动的自理能力;而职业康复训练则侧重于与就业或工作相关的身体功能的恢复,对伤残者的身体和心理功能有更高要求。对病伤残者进行的技能训练是一个结构严谨、内容全面、目的明确、个体化的康复训练和治疗项目,目的是最大限度地恢复和增强病伤残者重返工作的能力,而且这种训练是针对性的、个体性的。由于适合伤残者的工种纷繁复杂,在实际临床上应具体问题具体分析。不同的伤残者,应该根据其现有的自身条件,结合既往的工作史和兴趣爱好,进行科学系统的评估,制订相应的职业技能训练目标和计划,进行职业康复训练。职业康复不是简单的工作安置,是一项复杂而系统的工作,应全面了解职业康复的评价方法、就业心理、就业态度以及职业康复指导方法和职业适应性方法。

（张　雪）

扫一扫,测一测

练习题

一、名词解释
1. 职业康复
2. 职业评定
3. 工作分析
4. 工作能力强化
5. 工作重整

二、简答题
1. 职业康复的工作内容包括哪些?
2. 模拟工作站包括哪些内容?
3. 简述工作现场评估需要的注意事项。

三、思考题
伤残者经过职业康复已经实现就业,职业康复师进行就业后随访应该重点了解哪些信息?

思考题及思路解析

第十三章　常见疾病的作业治疗

学习目标

1. 掌握脑卒中、帕金森病、脊髓损伤、脑性瘫痪、老年性痴呆、关节炎、手外伤、烧伤及精神疾病的定义，功能障碍特点，康复评定及作业治疗方法。

2. 熟悉脑卒中、帕金森病、脊髓损伤、脑性瘫痪、老年性痴呆、关节炎、手外伤、烧伤及精神疾病的病因病理，康复治疗目标及康复治疗原则。

3. 了解脑卒中、帕金森病、脊髓损伤、脑性瘫痪、老年性痴呆、关节炎、手外伤、烧伤及精神疾病的流行病学特点。

4. 能运用作业治疗的基本理论知识，在临床工作中，对脑卒中、帕金森病、脊髓损伤、脑性瘫痪、老年性痴呆、关节炎、手外伤、烧伤及精神疾病患者发病各期中的常见功能障碍、特殊问题等，选择有针对性的作业治疗方法进行治疗。

13章01节PPT

第一节　脑卒中患者的作业治疗

一、概述

脑卒中是神经系统的常见病和多发病，已经成为严重影响公众健康的世界性问题。早期积极、正确地开展脑卒中康复治疗，改善患者功能障碍，提高患者生活自理能力，对患者最大限度地回归社会具有重要意义。

（一）定义

脑卒中（stroke）是由于各种脑血管源性病变引起的血管痉挛、闭塞或破裂，造成急性发展的脑局部循环障碍和以偏瘫、偏身感觉障碍为主的功能损害。脑卒中按病理诊断分为缺血性脑卒中和出血性脑卒中两大类。缺血性脑卒中临床称脑梗死（cerebral infarction）包括短暂性脑缺血发作（transient ischemic attacks，TIA）、脑血栓形成（cerebral thrombosis）、脑栓塞（cerebral embolism）和腔隙性脑梗死（lacunar stroke）；出血性卒中包括脑出血（cerebral hemorrhage）和蛛网膜下腔出血（sub-arachnoid hemorrhage）。

WHO 关于脑卒中的定义：一种源于血管的急性神经性障碍，其症状和体征与脑的受损部位相一致。

（二）流行病学

脑卒中是危害中老年人生命与健康的神经系统疾病，具有发病率高、致残率高、死亡率高以及复发率高等特点。《中国脑卒中防治报告（2018）》指出，脑卒中是造成我国减寿年数的第一位病因。据2016 年综合标化患病率测算，我国 40 岁以上人群患脑卒中人数为 1 242 万；2017 年我国脑血管病死亡率城市居民为 126.48/10 万，农村居民为 157.00/10 万，全国每年死于脑卒中的患者达 196 万。流行病学调查显示，动脉硬化、糖尿病、高血压、高血脂、心脏病、老年、嗜酒等是导致脑卒中的危险因素。高血压是脑卒中的主要和基本病因，脑动脉粥样硬化是重要病因，脑动脉硬化是主要病理基础。

近年来，随着临床诊疗水平的提高，脑卒中急性期死亡率有了大幅度下降，但病残率则相对升高。为了最大限度地降低脑卒中的致残率，提高患者生活质量，临床应在及时抢救治疗的同时，积极开展早期康复治疗,建立完善的脑卒中单元(stroke unit,SU),将早期规范的康复治疗与急性期神经内科治疗有机结合,防治各种并发症,尽可能使脑卒中患者的受损功能达到最大限度的改善,提高患者的生存质量。

WHO 提出脑卒中发病的危险因素:可调控因素,如高血压、心脏病、糖尿病、高脂血症等;可改变因素,如不良饮食习惯、大量饮酒、吸烟等;不可改变因素,如年龄、性别、种族、家庭史等。

(三)病因病理

1. 血管壁病变　常见于动脉硬化,如高血压性脑小动脉硬化、脑动脉粥样硬化等;各种感染和非感染性动脉炎;先天性血管发育异常如颅内动脉瘤、脑血管畸形;血管损伤如外伤、手术、插入导管等。

2. 心脏病及血流动力学改变　如心功能不全、高血压、低血压等。

3. 血液成分和血液流变学改变　如血液黏稠度增高、凝血机制异常等。

4. 其他因素　栓子如空气、脂肪、癌细胞和寄生虫等,代谢病如糖尿病、高血脂,药物反应如过敏、中毒影响血液凝固等。

脑卒中是脑血管源性病变引起的局灶性或弥漫性脑神经功能缺损甚或死亡,由于脑组织局部出现缺血、缺氧,病灶周围低灌流等供血障碍或受压,病灶中心出现脑细胞水肿、变性、坏死,当小病灶时出现瘢痕机化和不规则小腔隙,病灶范围大时可残留囊腔,坏死部位局灶小血管发生破裂出血会加重病情。

二、功能障碍特点

脑卒中时由于脑损伤的部位、性质、病变严重程度的不同,可出现不同的临床表现,组成各种复杂的临床综合征。

(一)常见的功能障碍

1. 运动功能障碍　脑卒中后出现的运动功能障碍,取决于病变的血管和由此所产生的受损部位。脑卒中早期通常会出现相应肢体和/或面部肌肉的弛缓性瘫痪,1~2 周后肌张力会逐渐增高,主动关节活动范围也会逐渐受限,并出现异常的运动模式,其中联合反应、协同运动以及异常姿势反射是最常见的表现,如下肢会形成所谓"脚画圈"姿态。大部分脑卒中患者表现为:上肢以屈肌共同运动为主,下肢以伸肌共同运动为主,直至肢体出现挛缩变形。偏瘫痉挛模式见图 13-1,上肢表现的是典型的屈肌模式,下肢表现的是典型的伸肌模式。

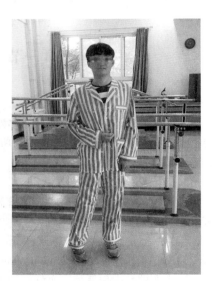

2. 感觉功能障碍　主要包括浅感觉(痛、触、温度觉)、本体感觉的减退或丧失。感觉的缺失将影响到信息的传入,从而影响运动功能以及运动功能障碍的恢复。

3. 认知功能障碍　是妨碍患者肢体功能与日常生活活动能力改善和恢复的主要因素。常表现为注意力、记忆力减退、计算、学习困难,逻辑推理困难等。

4. 语言和吞咽功能障碍　部分脑卒中患者会产生失语症、构音障碍、吞咽障碍。

图 13-1　偏瘫痉挛模式

5. 日常生活能力降低　患者不能独立完成基本的日常生活活动,生活质量降低。及时正确地指导患者改善日常生活自理的程度,有助于患者康复。

6. 视觉和知觉障碍　主要表现为复视、忽视、偏盲、失用症以及失认症,如半侧忽视。

7. 心理和社会影响　脑卒中患者对情绪、思维、意志-行为的调节能力降低,常表现为情绪抑郁、焦虑、失眠、悲观等现象,并对康复治疗活动缺乏主动性和积极性,影响康复治疗的效果。

(二)脑卒中后的常见问题

1. 生物水平[残损(impairment)]问题

(1)左大脑半球损伤:多表现为右侧偏瘫、右半侧身体感觉障碍、失语症、观念异常、观念运动异常等。

（2）右大脑半球损伤：多表现为左侧偏瘫、左半侧身体感觉障碍、左半侧空间忽略、注意障碍、病态失认、穿衣失用等。

（3）双侧大脑半球损伤：临床可见两侧肢体瘫痪、躯干肌力低下、假性延髓性麻痹（如构音障碍、吞咽障碍）、意欲低下、智力减退等。

（4）脑干损伤：可出现交叉性瘫痪、脑神经损害症状（如复视、周围性面瘫、眩晕、耳鸣、吞咽困难等）、共济失调等。

（5）小脑损伤：可出现眩晕、共济失调等。

2. 能力低下［残疾（disability）］问题

（1）基本动作能力障碍：可表现仰卧位到坐位、跪位、站立等姿势转换及保持能力障碍，尤其双侧身体瘫痪时，由于肌力低下，起立、坐位、站立保持更加困难。

（2）步行移动能力低下：因步态、使用支具等不同，步行表现不一。

（3）日常生活能力障碍：主要表现在就餐活动、洗漱整容、更衣活动、排泄活动等动作能力低下或不能，随意运动困难，不能独立完成日常生活的基本活动，生活质量低下。

3. 社会性不利［残障（handicap）］问题

（1）经济保障问题：如医疗及生活费用来源，保险种类、公费医疗、社会或社区性服务的利用问题。

（2）护理问题：人员、心理、经济能力等问题。

（3）家具环境：间壁、地面、楼梯、扶手、浴室、洗手间设备及周围环境不适应，需要改造的环境等问题。

（4）职业问题：对病前的工作、设备、通勤方法和工作环境不再适应等问题。

（5）生存质量问题：生活空间（购物、娱乐、兴趣、教育、驾驶）等受限，表现为情绪抑郁、焦虑、悲观失望、动作迟缓及失眠等问题。

知识链接

联合反应与共同运动

联合反应（associated reaction）：指与随意运动不同的异常反射活动，表现为肌肉活动失去意识控制，伴随痉挛出现。当用力使身体的一部分肌肉收缩时，可诱发其他部位的肌肉收缩。患侧肌肉完全不能产生随意收缩，但当健侧肌肉用力收缩时，兴奋可波及患侧引起肌肉收缩。

共同运动（synergy movement）：又称联带运动，当偏瘫患者试图完成某项活动时所引发的一种随意运动。其表现为刻板的、原始的运动模式，无论从事哪种活动，参与活动的肌肉及肌肉反应的强度都是相同的，没有选择性运动。共同运动大都伴有肌张力的异常，如当患者抬上臂时，会出现肩胛骨上提、后缩，肩关节外展、外旋，肘关节屈曲，前臂旋后，腕关节屈曲并尺侧偏，指关节屈曲——完全的屈肌共同运动模式，形成所谓的"手拎篮子"姿态；下肢会产生伸肌共同运动模式，形成所谓"脚画圈"姿态。因此，共同运动是形成典型偏瘫姿态的重要原因之一。

三、康复评定

脑卒中康复评定的主要目的是对功能障碍的程度做出客观评估，为康复治疗方案、康复预后预测提供客观依据。

（一）运动功能评定

偏瘫是脑卒中后最常见的运动功能障碍，对患者影响最大，运动障碍主要表现为三个方面：

1. 随意运动丧失或部分丧失　在急性期呈弛缓性瘫痪，随意运动可完全丧失。痉挛期虽有随意运动，但往往不完全。

2. 痉挛　上位运动神经损害的特征表现，常于脑损伤后 1~3 周内出现，并逐渐加剧达到高峰，随着病程发展而逐步消退。若痉挛严重且持续存在，运动功能恢复的可能性较小，可引起关节挛缩畸形加重功能障碍。

3. 异常运动模式 脑损伤后伴随意运动恢复出现原始运动模式,如联合反应及共同运动,影响动作的准确、协调及效率。

目前偏瘫运动功能的评价方法:常用的有 Bobath 法、Brunnstrom 法、Fugl-Meyer 评定法、上田敏法等。Fugl、Meyer 等人在 Brunnstrom 法的基础上设计了更细致和全面的运动分级,测试运动和能力的 50 个不同方面,包括肌力、反射和协调性,评分 0~100 分,方法可靠、有效,重复测试可反映运动功能恢复情况,但较费时。临床中多使用简化的 Fugl-Meyer 评定法。其他方法各有特点,但基本上都是根据偏瘫的恢复机制而制订。Brunnstrom 法是评定脑损伤患者运动模式和功能的最常用方法,虽分级粗略,但省时,而且分级与功能恢复的进展有关。

其他常用有关运动功能的评定:肌力及肌张力评定、关节活动度测量、步态分析和平衡功能评定等。

(二)作业能力评定

1. 日常生活活动(ADL)能力评定 可以最基本地反映脑损伤患者的综合运动能力,通过观察患者每天的基本生活活动完成的情况,客观地评价患者精细、协调、控制能力和感认知功能,作为了解残疾状态的基本指标之一。常用的 ADL 评定方法有 Barthel 指数评定、功能独立性评定(FIM)、功能活动问卷(FAQ)及 PULSES 评定等。

2. 生活质量评定(quality of life,QOL) 评定分为主观取向、客观取向及疾病相关 QOL3 种。常用的量表有生活满意度量表、WHO-QOL100 和 SF-36 等。

3. 社会生活能力评定 涉及社会生活能力的评定量表较多。临床常用 Frenchay 活动指数评定量表,是一种简易评定方法,见表 13-1。评定内容有 6 大类,各类均有各自的评定标准,最低为 0 分,最高为 47 分。评分结果:47 分表示完全正常;30~44 分表示接近正常;15~29 分表示中度障碍;1~14 分表示严重障碍;0 分表示完全丧失。

表 13-1 Frenchay 活动指数评定

评定内容	评分标准			
	0	1	2	3
在最近 3 个月				
Ⅰ	不能	<1 次/周	<1~2 次/周	几乎每天
1. 做饭				
2. 梳洗				
3. 洗衣				
4. 轻度家务活				
Ⅱ	不能	1~2 次/3 个月	3~12 次/3 个月	至少每周 1 次
5. 重度家务活				
6. 当地商场购物				
7. 偶尔社交活动				
8. 外出散步>15min				
9. 能进行喜爱的活动				
10. 开车或坐车旅行				
最近 6 个月				
Ⅲ	不能	1~2 次/6 个月	3~12 次/3 个月	至少每周 1 次
11. 旅游/开车或骑车				
Ⅳ	不能	轻度的	中度的	全部的
12. 整理花园				
13. 家庭/汽车卫生				
Ⅴ	不能	6 个月 1 次	<1 次/2 周	>1 次/2 周
14. 读书				
Ⅵ	不能	10h/周	10~30h/周	>30h/周
15. 上班				

4. 职业能力评定 职业评定时对患者以往情况应广泛了解,包括过去的教育、职业训练、就业情况(成功或不成功的)、个人喜好、躯体力量限制及谋取职业所需要的 4 种技能的评定等,同时,还应测定患者手眼协调性、手的敏捷性、空间感、精细和粗糙的运动能力和反应。

(三)认知、知觉功能评定

1. 认知功能评定

(1)伤后遗忘(post-traumatic amnesia,PTA):是指受伤后记忆丧失到连续记忆恢复所需的时间。对于患者是否仍处于 PTA 之中,还是已恢复了连续记忆,常用 Levin 提出的 Galveston 定向遗忘试验(Galveston orientation and amnesia test,GOAT)。通过提问方式了解患者的记忆情况,患者回答不正确时按规定扣分,将 100 减去总扣分,即为 GOAT 得分。100 分为满分,100~75 为正常,74~66 为异常边缘,低于 66 分为异常。一般认为,达到 75 分才能认为脱离了 PTA,见表 13-2。

表 13-2　GOAT 内容及评分标准

问题	答错扣分
1. 你姓什么? 叫什么名字?	−2(姓−1,名−1)
你何时出生?	−4
你住在哪里?	−4
2. 你现在在哪?	
如答不出城市名	−5
如答不出在医院	−5
3. 你是哪一天入院的?	−5
你是怎样到医院的? 如答不出运送方式	−5
4. 伤后你记得的第一件事是什么(如苏醒过来等)?	−5
你能详细描述一下你伤后记得的第一件事吗(如时间、地点、伴随人等)	−5
5. 伤前你记得的最后一件事是什么?	−5
你能详细描述一下你伤前记得的第一件事吗?	−5
6. 现在是几点几分?	至多−5(与正确时间每相差 0.5h 扣 1)
7. 现在是星期几?	至多−5(与正确日期每相差 1d 扣 1)
8. 今天是几号?	至多−5(与正确日期每相差 1d 扣 1)
9. 现在是几月?	至多−15(与正确月份每相差 1 月扣 5)
10. 今年是哪一年?	至多−30(与正确年份每相差 1 年扣 10)

(2)神经心理成套测验:常用的成套神经心理测验(Halstead-Reitan neuropsychological test battery,HRB)是通过心理测验研究和观察人类大脑与行为之间的相互关系,以了解脑卒中患者的神经心理状态,作出准确的诊断与评定。成套测验所测验的行为功能范围广泛,可代表人类的主要能力。

(3)Loewenstein 认知障碍成套测验评定法(Loewenstein occupational therapy cognitive assessment,LOTCA):目前作业评定中,对于脑卒中等原因引起的认知功能障碍评定,多采用 Loewenstein 认知障碍成套测验评定法成套测验,操作简便,应用方便可靠,通过效度和信度检验,从患者利益出发,与治疗紧密结合。

LOTCA 检查内容分为 4 大类,定向检查、知觉检查、视运动组织检查和思维运作检查,需时 30~40min,整个测验可分 2~3 次完成,适宜在康复治疗中运用。检测的物品包括指导及评分标准 1 册、4 种颜色的积木 20 块、100 孔塑料插板 1 块、塑料插钉 15 个、测试图片 48 张、塑料形板 22 块(6 种形状 4 种颜色)、拼图板 1 套(一分为九)、检查用图册 1 本、生活用品若干。

但 LOTCA 评定中缺少注意力、记忆功能的评定,需采用其他量表进行评定。常见的特定注意评定包括 William 数字顺背及逆背测验、注意过程测验(attention process test,APT)及日常生活注意测验等。记忆功能评定可采用标准化记忆测试量表,如韦氏记忆评分修订版(the Wechsler memory scale-revised,WMS-R)、Rivermead 行为记忆测试(the Rivermead behavioural memory test,RBMT)、识别记忆检查(the recognition memory test,RMT)、成人记忆和信息处理量表(the adult memory and information processing battery,AMIPB)等。

2. 知觉功能评定 知觉障碍主要表现为错觉和幻觉。错觉是对客观刺激的错误认识,而幻觉是在没有客观刺激时产生的感受。在脑卒中后知觉功能障碍中,失认症中发病率最高的为单侧忽略、疾病失认和 Gerstmann 综合征(包括左右手失认、手指失认、失写、失算);而失用症中以结构性失用、运动性失用和穿衣失用发病率最高。在脑卒中的康复过程中,距离、时间、运动的知觉障碍往往不易为人所察觉,因此对功能预后有着明显的影响。失认症和失用症评定方法详见第四章认知功能训练。

四、作业治疗

采取积极、正确的康复治疗,可使脑卒中患者的功能明显改善,但若病后处理不当可导致失用或误用综合征。

(一)治疗目标

采用各种作业治疗手段,最大限度地促进功能障碍的恢复,防治失用症和误用综合征,减轻后遗症;充分强化和发挥残余功能,通过代偿手段及使用辅助工具或生活环境改造等,使患者达到生活自理、精神心理再适应,能进行实用性交流等能力,最终回归家庭和社会。

(二)治疗原则

1. 早期介入 一般在生命体征稳定、原发神经病学疾患无加重,在药物治疗同时康复措施应及早介入。预防性康复措施的早期介入,可有助于改善脑卒中患者受损的功能,减轻残疾程度,防止各种并发症的发生,提高患者生活质量。

大量临床康复实践资料证实,患者早期开始进行康复训练有助于改善患者受损的功能,减轻障碍程度,对延长患者生命,缩短住院天数等有十分重要的作用。因此,一般在患者生命体征稳定48h后,病情不再进展的情况下应及时进行作业治疗。

2. 循序渐进 康复治疗是个持续的过程,作业治疗贯穿于治疗的全过程(住院期间、出院后门诊期间、回到家庭及社区各个时期),既要达到一定的强度,又要持续一定的时间。应根据患者情况量力而行,治疗时间逐渐增加,强度逐渐加大,辅助逐渐减少,患者主动参与逐渐增多。

对脑卒中患者而言,康复治疗是一个长期的过程,应根据急性期、恢复期及后遗症期的不同,选择合适的作业治疗活动改善受损的功能障碍,预防并发症,提高脑卒中患者的生活质量。

3. 持之以恒 偏瘫侧上肢及手的功能恢复较下肢相对滞后,作业治疗从发病开始早期介入,直至患者功能达到最大限度的恢复。

4. 团体协作 康复医生带领康复小组各成员(PT、OT、ST、康复护士等),针对患者功能障碍作出全面评估,达成共识,制订康复治疗计划,由康复小组各成员、患者本人及其家属共同参与各个时期的康复治疗。

5. 健康教育 对患者及家属进行相关知识的宣传教育和心理指导,使其正确认识疾病,了解作业治疗的过程及目的。与疾病相关的健康教育应贯穿于康复治疗全过程,这是实施有效康复治疗的保证。

(三)作业治疗方法

常用作业治疗措施包括保持正确的肢体体位(良姿位)、维持和改善关节活动度、上肢和手的治疗性活动、上肢和手的功能训练、感知觉障碍的恢复训练、日常生活活动训练、环境适应及健康教育等。

作业治疗应根据患者的发病时间、年龄、家庭、社会、经济等方面因素和运动、感觉、认知等功能情况,以及是否伴有合并症等,制订行之有效的治疗方案。

1. 保持正确体位 床上正确的体位摆放是偏瘫早期康复治疗中的极其重要措施,是脑卒中康复的第一步,能有效预防或对抗痉挛姿势的出现和发展,将功能损害降到最小限度,为日后的功能训练打好基础(具体摆放方法详见第三章内容)。

为避免长期卧床造成心肺功能下降,为将来的功能恢复创造条件,在生命体征平稳、病情不再进一步发展48h后、患者意识清楚时,可在日间采取坐位姿势,并尽可能选择坐位下进食。有效的坐姿要求骨盆提供稳定的支持,躯干保持直立位,既可以解放上肢,又可以让患者能够观察到周围环境。不论何种方式的坐位,都必须掌握两侧对称的原则。

2. 维持和改善关节活动度　鼓励和指导患者采用正确的方法,进行自主辅助性练习,以改善肢体的血液循环,预防关节僵硬和挛缩。恢复初期,患侧肩关节多缺乏自发的随意运动,需要由健手或他人进行诱导,诱发患侧上肢尽早出现分离运动。

（1）Bobath 握手:两手十指交叉相握,患侧拇指在上,由健侧带动患侧上肢自助被动运动。上举或前伸上肢时,患侧肘关节要充分伸展、前臂略旋前,克服患肢的屈曲,肩部充分前伸。动作应缓慢、到位,反复进行。可在卧位、坐位下进行。

（2）砂磨板:患者坐在治疗台前,根据上肢功能水平调节治疗台角度,用健侧手掌按压在患侧手背上,保持患侧手指的伸展,前伸上肢以达到屈曲肩关节、伸展肘关节的目的。

（3）滚筒:治疗师站在患侧,嘱患者 Bobath 握手,利用健侧上肢带动患肢完成肩关节屈曲、肘关节伸展、前臂旋后、腕关节背伸的运动。治疗师可协助患手做促进肘关节伸展的动作。

3. 上肢和手的治疗性活动　进行患侧上肢、手的功能性活动之前,应抑制痉挛、进行分离运动训练。

（1）抑制痉挛:预防痉挛的发生,让患者逐渐明白、掌握控制痉挛的方法。

1）预防肌痉挛:训练中应避免急速、过度用力的动作;患侧上肢痉挛较明显时,避免过度使用健侧手,避免做健手抓握功能要求较高的动作,以防诱发患侧痉挛加重。

2）降低患侧上肢肌痉挛:可采用牵拉、挤压等方法。如以抗痉挛模式负重,利用负重练习或在负重状态下的作业活动,降低患侧上肢的肌痉挛。患者坐在治疗床上,患侧上肢伸直,掌面放在体侧稍后的床面上,手指向外后方展开,可促进患侧肩胛骨上提、肘伸直、腕背伸和手指伸展。

3）抑制手指屈曲痉挛:治疗师一手用四指紧握患侧大鱼际,将拇指外展;另一手固定肘关节,将患肢前臂旋后,停留数秒,痉挛手指可自动伸展。

（2）分离运动训练:由于患侧肢体各关节丧失了独立运动的能力,所以在活动中无法进行关节的分离运动和选择性运动。作业治疗的目的是打破协同运动模式,逐步确立各个关节的分离运动,如上肢持球、持棒活动训练。

4. 上肢和手的功能训练　在进行功能性作业活动中,应逐步增加上肢、手的运动控制能力及协调性训练,为日常生活活动创造条件。

（1）上肢的运动控制能力训练:遵循"由近到远,由粗到细"的恢复规律,如上肢持球活动、地面上推动大巴氏球活动。

（2）双手协调性训练:选择由患侧手起固定等辅助,健手操作为主的活动,如双手配合搬运物品、木钉盘、拼图等作业活动。

（3）手指抓握及精细运动:棋牌游戏、木钉盘活动等,训练手指对粗细、大小、方圆等不同规格、不同形状物体抓握的良好活动,如捡豆、编织、粗线打结及打字等活动。

5. 感知觉障碍的恢复训练　感知觉障碍影响运动功能,对感知觉障碍应同等重视,并加以训练。

（1）患侧上肢负重训练:利用坐位时患侧上肢负重抗痉挛模式的方法,达到同时训练运动功能和感觉功能的目的,即在支撑手掌的下面,交替放置手感、质地不同的材料。

（2）手的抓握训练:可将木钉盘活动灵活运用于感觉训练。将木块、木棒或棋子等分别缠绕不同的材料,如丝绸、棉布、海绵等,指导患者拿放木钉,以提高感知觉能力。

（3）辨别物体的练习:用各种质地的物品擦刷患者的皮肤;寻找埋藏在细沙、米粒、豆子内的积木块和各种玩具等物品;或遮住患者视线,要求通过触觉判断物体的大小、轻重软硬、形状等。

（4）预防和纠正患侧忽略:治疗师或家属在对患者进行治疗或护理时,应随时提醒患者关注自己患病一侧的身体,并采取相应措施防止和改善患侧忽略。①从患侧接近患者,增加患者认知自身患侧的机会。②始终将患侧上肢置于患者自己的视野内,而且尽量保持与健侧相同的肢位。③避免过度使用健侧手,宜多做健手带动患手及上肢的自助性活动。还可采用一些活动以改善其症状。

6. 日常生活活动训练　治疗中应鼓励患者主动完成能够独立完成的日常活动,训练方法详见本教材相关章节。训练原则:双手共同完成,或双手交叉后共同完成。

7. 环境适应　如有可能对家庭及社区环境做必要的改造,使患者更容易适应家庭、社区生活,参加一些力所能及的家务劳动、社区娱乐活动,从事一些有兴趣的活动等,从而在心理、身体上获得最高质量的生活,达到作业治疗的最终目的。

8. 健康教育同前。

（四）作业治疗的实施

脑卒中的作业治疗一般在患者生命体征稳定、神经功能缺损症状不再发展48h后开始,分急性期、恢复期和后遗症期。

1. 急性期　发病1~4周,康复治疗与临床治疗同时进行。

目标:预防并发症及继发障碍的出现,使患者尽早开始床上的生活自理,为即将开始的主动功能训练做准备。

作业治疗方案:

（1）床上良姿位摆放:包括患侧卧位、健侧卧位和仰卧位(具体的体位摆放方法详见本书第三章),应鼓励患者多使用患侧卧位。

（2）床上活动

1）上肢自助被动运动:双手手指交叉,患手拇指置于健手拇指掌指关节之上,利用健侧上肢带动患侧上肢,作双上肢伸肘、肩关节前屈的上举运动。

2）翻身:应每1~2h变换一次体位,使肢体伸屈肌张力达到平衡,但要以不影响临床抢救,不造成病情恶化为前提。方法详见第三章。

3）桥式运动:训练腰背肌群和臀大肌,为站立做准备。训练时,训练者可帮助固定下肢并叩击刺激患侧臀大肌收缩。在患者如能较容易地完成双桥运动时,可让其将健侧下肢抬离床面伸展,单用患肢屈曲支撑于床面上抬臀。

（3）预防和纠正单侧忽略和/或视野缺损:随时提醒患者关注患侧,鼓励患者转动头部,用眼睛扫视周围;多做健侧手带动患侧手及上肢的自助性活动。

（4）保持正确的床上坐姿:方法同前。每次坐起的持续时间,应根据患者的耐受情况而定,每天坐起的次数以患者的承受程度为限,尽可能在坐位下进食。治疗师应随时纠正不良坐姿。

（5）日常生活活动训练:如早期用健侧手完成梳洗和进食等动作,也可以通过改造用具来提高患者的独立性。

2. 恢复期　发病1个月左右。恢复早期(发病后1~3个月)和恢复中期(发病后3~6个月)是康复治疗和功能恢复的最佳时期,恢复后期(发病6~12个月)功能恢复逐渐缓慢。

目标:进一步维持和改善关节活动范围,患肢随意运动和四肢协调性获得最大限度增加,提高患者日常生活自理能力,为提高功能正确地运用矫形器,进行职业训练及取得社会心理的支持。一旦患者病情稳定,能够在治疗室接受系统全面的评定和康复治疗,康复治疗就进入了恢复阶段。

作业治疗方案:

（1）保持正确的坐姿:离床后,常用的坐位姿势包括轮椅坐位和椅坐位(方法同前)。

（2）关节活动度的维持和改善:可借助于作业活动和矫形器进行,防止由于痉挛所致的关节挛缩,如桌面擦拭运动、体操棒训练、砂磨板训练等。以砂磨板训练为例,可以结合患者恢复的情况设计不同的训练方法,如单手砂磨板运动、双手砂磨板运动,又可以通过改变砂磨板倾斜角度或者砂磨板阻力来增减难度。

（3）抑制痉挛、分离运动训练:绝大多数患者会出现不同程度的痉挛和联合反应,如果不加以抑制,会逐渐出现异常的运动模式、病态的肢位及姿势,影响机体功能的恢复。可采用牵拉、挤压、快速摩擦、负重状态下作业活动等方法降低患肢痉挛。进行各个关节的分离运动如滚筒运动、套圈运动、木钉摆放运动、扶球运动等,避免选择过于复杂的作业活动,按近端关节到远端关节的顺序进行训练。

持球活动:将篮球置于桌面上,患者以患侧手搭放在篮球上面,肘关节伸展,手指伸展,前臂旋前。肢位如下:肩关节屈曲,肘关节伸展,前臂旋前,腕关节伸展,手指伸展并外展。此时的肩关节和前臂肢位接近于屈曲模式,而其他关节是伸展协同运动模式,如此,动作本身已经打破上肢全部关节的协同模式。持球过程中容易出现肘关节屈曲,致使手部自球体滑落,初期可降低动作难度,把球向肩关节内收方向移动,患者可在一定程度上利用伸展协同运动模式来完成动作。相反,若把篮球逐渐向肩关节外展方向移动,无形中加大了动作的难度。

（4）上肢和手功能训练

1）运动控制能力训练:如患侧手在健侧手的带动下床边推大治疗球。

2）双手协调性的训练:如双手配合搬运物品。

3）手指抓握及精细动作:如棋牌游戏、编织、木钉盘活动、拧螺丝训练等。

（5）上肢基本动作训练:生活中的很多活动都是由一系列独立动作组合而成,多数患者最初很难完成一连串的连续动作,应将活动的各个步骤分解开,指导患者逐一练习,最终实现完成连续动作的目标。以手拿起桌面上的水杯动作为例:手拿起桌面上的水杯动作时,上肢、手的基本功能包括伸手向目标物(将手伸向桌面上的水杯),抓握(拿起水杯),运送(将水杯移至口边饮水),将目标物放置在应有的位置(将水杯放回桌面上)。以推动球体活动为例:

1）Bobath 握手状态下在桌面上进行推动球体活动:在恢复初期,肩关节缺乏自发的随意运动,可通过 Bobath 握手(以抑制患侧手指的屈曲、内收痉挛),由健侧上肢带动患侧上肢(使患侧肘关节伸展、前臂略旋前,防止肩部后撤)运动。在活动初期,肩关节缺乏自发的随意运动,需要由他人或健侧手进行诱导。在向前推动球的动作中,包括重心转移、坐位平衡能力改善,以及肘关节屈、伸动作。

2）桌面上向前滚动圆柱体活动:随着患者上肢功能的进步,可用圆柱体替换球体,要求患者将前臂置于圆柱体之上向前滚动圆柱体。与推动球体不同之处在于,上肢不完全依靠重力关系置放在桌面上,而是要略微抬起前臂,使前臂放在圆柱体上,再通过肘关节的屈、伸运动向前、后滚动圆柱体,加大肩关节的控制难度,体现肩、肘的同时分离运动。

3）地面上推动巴氏球的活动:随着肩关节的稳定性逐步提高,肩关节的随意运动开始出现时,可进行患侧的单手训练,以促进随意运动的进一步恢复。推球活动可改成患侧手进行,选择较大的巴氏球,放在患者前面,患者取坐位,指导患者利用肩关节屈曲的随意运动向前推动巴氏球。治疗师可与患者相对而坐,相互向对方推球。当肩关节本身有了最初的随意运动,停止由健侧带动患侧的主动被动运动形式,改成由患侧做独立的运动,肩关节的随意运动刚出现,不足以抵抗过大的阻力进行运动,当患者采取坐位,上肢垂于体侧,可将重力带来的影响降到最低。

（6）双手协调动作训练:急性期,强调患者两侧肢体应尽量保持对称姿势是将来双手获得协调动作的基本条件;恢复期,可逐步增加由患侧肢体担当固定等辅助作用,以检测肢体进行操作为主的项目。以坐位和立位下进行双手协调动作活动为例:

1）坐位下双手协调动作活动:以患侧上肢负重,用健侧上肢进行木钉盘、拼图等活动,通过道具摆放位置的变化,练习身体重心转移时的上肢能力。

2）立位下双手协调动作活动:患者用患侧手固定桌面上的尺子,健侧手用笔画线,患侧手作为辅助手。画完一道线后需要移动尺子继续画下一道线,此动作包括动态的固定、放松动作,而不是单纯的静态下固定。

（7）手指抓握及精细操作训练:训练手的抓握能力的活动项目很多,几乎日常生活中的所有动作都与手的操作有关。临床上,只要设计合理,所有日常活动、文体娱乐活动都可以应用于手功能训练。如选择各种规格的木钉或铅笔等,拿在手中翻转,有利于提高手的灵巧性;市场上出售的儿童成套玩具,都含有手的捏、插、拧、拔、转等多方面的功能,具有一定的作业治疗意义。

（8）利手交换训练:患病后,患者惯常使用的肢体由于运动受限,在无意识中较多地使用了非利侧手,随着时间的推移,非利侧手的使用频率会越来越高,越来越熟练,这本身就是利手交换的一部分。但在文字书写、筷子使用等对手部的精细运动要求较高的动作,患者很难掌握,需要治疗师设计动作的转向训练,长时间、反复多次训练才有可能收到满意效果。是否可以进行利手交换,可根据患者病后 3 个月患手功能状态以及患者需求而定。

（9）感知觉障碍恢复训练:脑损伤患者运动功能能否恢复,各种治疗方法能否收到满意的疗效,在很大程度上取决于感知觉功能是否正常。缺乏正常的感觉反馈,患者很难正常地调节、控制其运动,致使丧失协同运动能力,在运动过程中,患侧手很容易受到磕碰、擦伤等外伤情况,患者会认为患手是"累赘",越发对其无视和放弃,严重影响患手的运动功能恢复。

感知觉功能和运动功能密切相关,训练过程中,感知觉训练与运动训练不能截然分开,应建立感知觉-运动训练一体化概念。脑外伤患者高级脑功能障碍造成的理解能力下降、记忆力减弱、空间识别能力下降，以及情感障碍等多方面的因素，训练过程中较脑卒中患者会遇到更多困难和更加复杂的状况，因此，治疗师应具备高度的责任心、持久的耐心和必备的专业知识，在治疗、评定的过程中，不断摸索最佳方案。

（10）日常生活活动训练

1）恢复早期、中期 ADL 训练：包括进食动作训练、穿脱衣服训练、个人卫生训练及支具、矫形器的使用等。

进食动作训练：包括吞咽动作训练和摄食动作训练。应在患者具备了保持平稳坐姿、良好的口腔功能、上肢分离运动的基础上进行。训练使用各种餐具的能力，如持勺、用筷、端碗等。必要时使用自助餐具或加用辅助装置，如带盖和吸管的水杯、餐具固定板、改制的筷子、在匙柄上加一尼龙搭扣圈使手掌或前臂套入、或使用匙柄加长、加粗便于握持的勺子、防滑垫等。

个人卫生训练：先训练洗漱动作（洗脸、洗手、刷牙、剃须、梳头、化妆、剪指甲等），再训练如厕动作等。如把毛巾套到水龙头上，然后用健手单手拧毛巾，克服洗脸拧毛巾的困难；用改装后的指甲刀剪指甲；将牙刷柄加粗；用吸盘将小刷子固定在洗手池健手一侧，便于清洗健手等。如厕时，应指导患者顺利完成从轮椅到坐便器转移、穿脱裤子、便后卫生及冲洗动作。为方便患者独立完成如厕动作，要对卫生间环境和设施进行必要调整和改造，若使用坐厕，则安装纵向或横向扶手，选用离身体较近、规格较大、无须用较大力量即可控制的马桶扳手，必要时在床旁使用便携式便器。

2）恢复后期 ADL 训练：包括家务活动训练、入浴动作训练、高级技能活动训练、上下楼梯训练等，以提高日常生活活动能力。

家务活动训练：包括整理房间、打扫卫生、洗晒衣服、烹调、洗涮餐具、购物、财务管理、电器使用、抚育幼儿、信件处理等。

入浴动作训练：对浴室环境、洗浴用具进行调整和改制，能有效提高患者入浴的安全性和独立性。如将普通浴球或海绵球固定在一个长手柄上，帮助患者清洁后背；用线穿一块肥皂挂在颈部，有助于患者把肥皂擦在洗澡巾或健手上；将毛巾一侧安装一个套环，套在患侧手腕处，便于洗后背时在肩的后部上下拉动毛巾；淋浴喷头不固定在墙上，浴盆边安装扶手等。

高级技能活动训练：如计算机操作等。模拟性活动为患者进行实用性活动提供了可能性。

3. 后遗症期　目标：除对后遗症期患者继续进行提高肢体功能的康复治疗之外，应将治疗重点放在整体日常生活活动水平的改善上，通过使用"代偿技术"、环境改造和职业训练，尽可能改善患者生活的周围环境条件以适应患者需求，争取最大限度的生活自理和回归社会；利用残存功能，防止功能退化；更加重视社会、心理和情感的康复，努力进行职业康复，使患者重返家庭、社会或工作岗位。

发病 6 个月之后，功能恢复缓慢或停滞不前，患者不同程度地留有各种后遗症，如偏瘫侧上肢运动控制能力差、患侧手功能障碍、失语、吞咽困难、关节挛缩畸形、偏瘫步态等。

（1）维持性作业训练：每日进行上肢主动或健肢带动下的各关节活动；适当延长步行距离、扩大活动空间和上、下楼梯训练；卧床不能下床活动的患者，应定期翻身、肢体被动活动，以减少压疮发生和关节挛缩程度加重。

（2）辅助器具和矫形器：指导患者使用必要的辅助器具，可用支具将上肢屈曲痉挛严重者固定于伸展位；使用踝足支具矫正足下垂、足内翻并辅助其行走；无法步行者，可选择适合个人操作的轮椅，并学会正确操作轮椅用以代步；行走困难的年老患者，指导使用手杖、拐杖、步行器，辅助支撑体重，保证行走安全；对于无法完成的日常生活活动，根据所需可使用穿衣类、饮食类、洗澡类、书写类等不同辅助装置，以增加患者生活的独立性和树立患者的自信心。

（3）环境改造：为方便后遗症期的患者独立完成日常生活活动，对家庭中的某些结构设施进行改造是很重要的。如去除门槛，增加通道的宽度，将蹲式便器改为坐式便器，将床降至 40cm 左右高度，增加必要的室内扶手，降低浴盆高度，洗手池的安装方法及形状要适合轮椅的进入等。同时，应教育家属学会如何保证患者安全，教会一些基本的康复训练技术帮助患者在家庭中训练。

（4）职业训练或指导：对功能恢复较好、又有工作意愿的患者，应根据其原有技能、现在的身心状况以及未来工作的条件进行就业指导和职业训练。对患者提出就业的意见和建议，并进行有关技能、认知、心理等方面的训练。

（5）长期卧床者的护理：有 10%～20% 的患者最终不得不长期卧床，特别是高龄、体弱和病情严重者。对此类患者应长期进行家庭康复治疗，指导患者的家属及陪护者做好康复护理工作。家庭护理不仅费用低、效果好，更重要的是使患者在心理上得到安慰。

（五）常见特殊问题的作业治疗

1. 肩-手综合征（shoulder-hand syndrome，SHS） 又称反射性交感神经性营养不良（reflex sympathetic dystrophy，RSD）。常发生于脑损伤后 1～3 个月内，发生率为 12.5%～70%。发病机制可能与交感神经功能障碍、肩关节半脱位、痉挛、腕关节过度的牵拉或手受到意外的伤害等因素有关。临床表现为突然出现的肩部疼痛，运动受限，手水肿及疼痛，后期可出现手部肌肉萎缩、手指挛缩畸形，可导致患手的运动永久丧失。

（1）正确放置患肢：正确放置患侧上肢，确保腕部不处于完全掌屈位，避免患者上肢尤其是手的损伤、疼痛、过度牵张及长时间垂悬；卧位时，适当抬高患侧上肢；坐位时，把患侧上肢放在轮椅上安装的小桌子上，并用夹板固定避免腕部掌屈位。

（2）加压性向心性缠绕：是简单、安全和有效的治疗周围性水肿的方法。用一根直径 1～2mm 长线从远断到近端向心性缠绕患手，先缠绕拇指和其他手指至各手指根部，用同样方法再缠绕手掌和手背至手腕以上，再将缠绕的长线一一松开，每天反复进行。

（3）早期避免牵拉损伤肩关节周围组织：注意矫正肩胛骨的位置，增加肩关节周围肌肉的张力以预防肩关节半脱位；避免在患手静脉输液。

（4）被动和主动运动：患侧上肢的被动运动可防治肩痛，维持各个关节的活动度，活动时应轻柔、缓慢，以不产生疼痛为度。主动进行肩胛骨活动，在上肢上举的情况下进行肩关节的三维活动，但不应练习使伸展的患侧上肢的持重活动，以免增加水肿和疼痛。

2. 肩关节半脱位 多发生在脑损伤早期，发生率高达 60%～70%。尤其在整个上肢处于弛缓性麻痹状态下，在开始坐或站立时由于重力作用而发生。其治疗或预防措施有：

（1）保持肩关节的正常活动范围：在进行床上运动、转移训练及肩胛骨、上肢的被动活动时，应保持肩关节的正常活动范围。在不损伤肩关节及周围组织、结构前提下，进行无痛性肩关节全范围的被动运动或自助被动运动。每天 1～2 次。

（2）纠正肩胛骨位置：通过手法活动肩胛骨、坐位上肢支撑负重、双手 Bobath 握手练习双上肢前伸、上抬，或卧位将患肩垫起等方法防止肩胛骨后缩，使肩胛骨充分上抬、前屈、外展，向上旋转，以纠正肩胛骨的位置，恢复肩关节自然固定机制。

（3）肩胛骨的主动运动训练：患者取坐位于桌旁，桌上摆放一只篮球，患手控制篮球，肘关节伸展，做向前、向后滚动篮球的动作，完成肩胛骨的内收和外展的控制。在治疗过程中应注意矫正肩胛骨的姿势，随时都要注意良姿位的摆放，鼓励患者经常用健手帮助患侧上肢做充分的上举活动。

3. 患侧忽视和身体非对称姿势、动作 临床上经常可以看到脑卒中患者患侧忽略现象，患侧上肢被随随便便甩在一旁，好像不是自己身体的一部分，容易造成患侧肢体及关节等的损伤，对未来上肢功能的恢复极为不利。治疗师应随时提醒患者关注自己患病一侧的身体，采取措施防止和改善患侧忽略问题。

1）治疗师、护士或家属对患者进行治疗或护理时，应尽量从患侧接近患者，从患侧打招呼或做训练，增加患者认知自身患侧的机会。反复用语言不断刺激提醒患者集中注意其忽略的一侧。

2）日常生活中，应注意将患侧上肢始终置于患者视野内，尽量保持于健侧相同的肢位。如进食的时候，即使不能用患侧手，也应把患侧上肢放在桌面上。

3）多做健侧手带动患侧手及上肢的自助性活动，治疗和生活护理中尽量站在患者忽略侧，将所需物品放置在忽略侧，让健手上肢过身体中线到对侧去取故意放在患侧的急需物品。鼓励患者向健侧翻身，用患侧上肢或下肢向前探（可用健手帮助患手）。

4）忽略侧提供触摸、拍打、挤压、擦刷、冰刺激等感觉刺激，并让其说出刺激的部位和感觉。在忽略侧放置色彩鲜艳的物品或灯光提醒对患侧的注意；生活物品和床头桌放于患侧，以引导患者对患侧以及环境的扫视和注意。阅读文章时，让患者从边缘处开始，在忽略侧一端放上色彩鲜艳的尺子，或

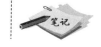

使其用手摸着书的边缘,从边缘处开始阅读,避免漏读。

5）避免过度使用健侧手,过度使用健侧手或健侧过度用力的时候,会加重患侧肢体的痉挛程度,影响患侧恢复。

4. 抑郁症　对脑卒中后抑郁症的康复治疗包括心理治疗和药物治疗。全面了解患者生理、心理和社会适应状态,对有明显抑郁症的患者需积极给予心理康复治疗。可采取个别治疗和集体治疗两种方式,同时应有患者家庭成员及朋友同事等社会成员参与。治疗中应注意建立良好的医患关系,使患者身心放松,解除患者内心痛苦,矫正或重建某种行为等。

5. 吞咽功能障碍　脑卒中急性期患者中有 30% ~ 60% 伴有吞咽功能障碍,可造成患者水和营养物质摄入不足。

1）唇、舌、颜面肌及颈部屈肌的主动运动和肌力训练。

2）先用糊状或胶状食物进行训练,少量多次,逐步过渡到普通食物。

3）进食时应取坐位,颈稍前屈引起咽反射。

4）软腭冰刺激有助于咽反射的恢复。

5）咽下食物练习呼气或咳嗽,有助于预防误咽。

6）构音器官的运动训练有助于改善吞咽功能。

6. 下肢深静脉血栓　偏瘫患者长期卧床或下肢下垂时间过长,肢体肌肉对静脉泵的作用降低,下肢血流速度减慢、血液高凝状态及血管内皮破坏,血小板沉积形成血栓。

1）下肢主动或被动运动。

2）卧床时抬高下肢,穿压力长筒袜。

3）下肢外部气压循环治疗。

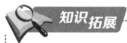

病 例 分 析

患者女性,43 岁。突发失语、右侧肢体无力 5 个月。查体:患者神志清楚,查体欠合作,轻度混合性失语,右侧中枢性面瘫,右侧躯体感觉减退,右上肢肌力 0 级,右下肢肌力 Ⅱ 级,肌张力高,右侧膝腱反射、跟腱反射亢进,右侧病理反射阳性。头颅 CT:轻度脑组织萎缩,右基底核脑梗死。

1. 作业评定　患者认知及知觉功能障碍、言语功能障碍、作业能力下降。

2. 治疗方案　进一步维持和改善关节活动范围,进行患肢功能性运动训练,患侧感知觉的恢复训练,使随意运动和四肢协调性获得最大限度的增加,提高患者日常生活自理能力,逐渐进行职业训练及取得社会心理的支持。

3. 分析　该女性患者处于脑卒中恢复期。临床进行作业评定时,应围绕患者的认知、知觉、作业能力等方面展开作业分析,围绕分析结果制订作业治疗方案。如根据患者查体欠合作及轻度失语的表现,可以判断患者有认知功能的问题;右上下肢肌力的情况,可以判断出患侧肢体作业能力下降,作业范围受限。在制订作业治疗计划时,应通过作业活动维持和改善患肢的关节活动范围,增加患肢随意运动和四肢协调性,通过功能性运动作业方法,提高患者各项作业能力。

（梁　娟）

第二节　帕金森病患者的作业治疗

一、概述

（一）概念

帕金森病(Parkinson disease,PD)是由不明原因的中脑黑质纹状体多巴胺能神经元变性缺失及路易小体形成引起的,临床上以运动迟缓、肌强直、静止性震颤、姿势平衡障碍等运动症状为特征的进行性神经系统变性性疾病。常发生于中老年人群,多为散在性、家族性发病,种族、地域分布差异不大。

（二）流行病学

1. 国际帕金森病流行病学　据报道,帕金森病全人群患病率为 0.3%,在老年人群中患病率成倍增加,65 岁以上人群患病率为 1%~2%、85 岁以上为 3%~5%;其发病率,全年龄段为（8~18）/10 万人年、65 岁以上 50/10 万人年、85 岁以上 400/10 万人年,男性患病风险约为女性的 1.46 倍,发病率未见明显地区差异。

2. 我国帕金森病流行病学　2019 年 4 月 11 日世界帕金森日最新报道,目前我国 60 岁以上人群帕金森病患病率为 1.0%,而 65 岁以上患病率为 1.7%;且呈现趋向年轻化态势,且好发年龄从 55 岁以上提前到了 50 岁以上。此外,我国帕金森病患者数将占全球半数左右,我国正处于帕金森病患者数急剧上升阶段,其中人口老龄化是重要原因。21 世纪上半叶,我国将一直保持老年人口最多国家的世界纪录,故帕金森病作为典型老年疾病,患者数在可预见未来将保持增长并长期维持在高水平状态。

（三）病因病理

1. 病因　迄今为止尚未明确。现国内外研究认为可能与遗传、环境、年龄、线粒体功能障碍、免疫、氧化应激等因素有关,其中遗传和环境因素是其重要的内因和外因。

（1）遗传因素:10% 的患者有家族史,与基因的突变有关,呈不完全外显的常染色体显性遗传或隐性遗传。

（2）环境因素:长时间接触杀虫剂、重金属、化学制剂,可诱发和促进帕金森病的发生,以上物质通过产生神经毒性作用,导致神经元变性坏死,诱导帕金森病症状发生,环境因素不是其唯一致病因素,还存在其他因素共同作用才能发生。

（3）年龄因素:帕金森病主要发生于 60~85 岁的中老年人,40 岁以前很少发病,提示老龄与发病有关,但研究发现年龄因素只是帕金森病发病的促发因素。

（4）线粒体功能障碍:线粒体是细胞的能量工厂,是维持神经元功能的关键;同时线粒体受损可产生神经毒性作用,加速神经元的坏死;此外变性的线粒体异常聚积,不能及时自噬调控,严重干扰线粒体功能,同样导致神经元变性坏死。

（5）免疫炎症:多巴胺能神经元受损后,激发小胶质细胞活化,产生大量的氧自由基因子和免疫炎性因子,炎性反应又加重多巴胺能神经元的退变。

（6）氧化应激:是自由基在体内产生的一种负面作用现象,被认为是导致疾病和加速衰老的一个重要因素。体内氧化和抗氧化作用失衡会激发氧化应激,氧化应激可致神经元变性死亡,同时神经元损伤可促进活性氧物质生成,活性氧物质浓度增加,脂质过氧化,神经元代谢紊乱。

2. 病理

（1）主要病理改变是神经细胞减少,黑质细胞黑色素消失,黑质致密部多巴胺能神经元变性、缺失。正常人黑质细胞随着年龄的增长而减少,帕金森病患者则更少,出现症状时,多巴胺能神经元丢失 50% 以上,残留神经元细胞质中出现路易小体,是帕金森病的重要病理特点。

（2）纹状体的多巴胺和乙酰胆碱神经递质,功能相互拮抗,维持平衡对神经调节起重要作用,而帕金森病患者黑质致密部多巴胺能神经元变性缺失,黑质-纹状体多巴胺通路变性,纹状体多巴胺含量显著降低,使得乙酰胆碱系统功能相对亢进,导致肌张力增高、动作迟缓等运动症状。

（四）临床表现

大部分帕金森病患者在 60 岁以后发病,起病隐袭,发展缓慢,主要症状有静止性震颤、肌强直、运动迟缓等,症状出现先后因人而异,初发症状以震颤最多,其次为步态异常、肌强直和运动迟缓。

1. 震颤　常为首发症状,常自一侧上肢远端（手指）开始,逐渐波及同侧下肢、对侧上肢及下肢,呈 N 形进展,下颌、口唇、舌及头部通常最后受累。典型表现为静止性震颤,即当肢体处于静止或有所依托的情况下出现震颤,肢体执行动作时震颤消失;情绪紧张时加剧,入睡后消失。拇指与其他手指呈对掌交替"搓丸状"抖动。部分患者可合并姿势性震颤。

2. 姿势步态异常　因患者躯体前屈姿势,致跌倒风险增加。同时步态障碍明显,早期表现为走路时下肢拖拽,进而出现步伐逐渐变小变慢,启动困难,行走时上肢摆动减少致完全消失;平衡障碍突出,转弯时,因躯干僵硬迫使采取连续小步态,使躯干和头一起转动。晚期表现为慌张步态,平衡障碍更为突出。

3. 肌强直　伸屈肌均有肌张力增高,呈铅管样改变。患者的震颤症状在强直中出现间歇性松动,表现为齿轮状强直。因肌强直使患者出现特殊屈曲姿势:头部前倾、躯干俯屈、肘关节屈曲、腕关节伸直、前臂内收、髋膝关节略屈曲。因肌强直致关节疼痛。

4. 动作缓慢或缺失　是严重影响患者日常生活或工作的最主要症状。表现为发动随意动作困难和执行动作过程迟缓,难以在确切的时机及时改变或终止活动,重复动作时,幅度和速度衰减,易疲乏,正常连续动作减少或丧失。患者起步困难,动作迟缓,面部表情肌活动减少,呈"面具脸";手指精细动作困难;书写时呈"写字过小征";行走时上肢摆动减少或缺失。晚期患者长期卧床不起。

二、功能障碍特点

1. 运动功能障碍　震颤在早期常影响患者的书写、持物、精细动作等,严重者丧失生活自理能力;肌强直限制了帕金森病患者的活动程度,早期即出现明显的动作笨拙,后期全身肌肉的僵硬成为运动障碍的主要因素,逐渐发展为木僵状态;长期帕金森病药物治疗可致"异动症",轻者表现为无意识的舞蹈动作或徐动,重者出现剧烈的辗转不安、坐卧不宁。患者的自主节律性重复运动不能,出现"冻结现象"和"急促现象"。前者表现为动作的起始或连续有节奏的重复性动作困难;后者是伴随"冻结现象"同时出现的重复动作频率异常现象。

2. 平衡功能障碍　肌张力增高引起颈、躯干、肢体的屈曲姿势,同时患者重心感觉丧失,出现碎步前冲,步幅缩短、上肢摇摆不能,步态更加不稳,跌倒风险增加等。

3. 感觉障碍　主要表现为嗅觉障碍,可能为帕金森病最早出现的症状,但临床上以此作为首诊主诉者罕见。

4. 语言功能障碍　由于帕金森病患者肌肉强直,多数患者出现语言功能障碍,表现为语言浑浊、节奏单调、音量降低、语速增快、语言重复等。

5. 吞咽功能障碍　帕金森病患者喉部肌肉运动功能障碍,导致吞咽困难,表现为进食速度减慢,食物在口腔和喉部堆积,易引起噎食和呛咳。

6. 认知功能障碍　帕金森病患者在 10~15 年内有明显的智力下降,甚或进行性痴呆;执行力受损、视觉空间障碍、注意障碍、思维判断力下降;记忆障碍表现为回忆困难,再认识良好;对周围环境缺乏兴趣等认知障碍。

7. 精神行为障碍　震颤和渐进的运动功能障碍,增加了患者的精神压力和心理负担,半数以上帕金森病患者出现抑郁和焦虑,精神症状在帕金森病患者中呈发生率高、发病早的特点,睡眠障碍表现突出。疾病中晚期常出现幻觉妄想,以视幻觉为主。

8. 自主神经功能障碍　表现为顽固性便秘、尿失禁、尿频、排尿不畅、性功能障碍、皮脂腺及汗腺分泌亢进引起多油脂及多汗、直立性低血压等。

三、康复评定

帕金森病患者预后因功能障碍表现的不确定性而很难估计,且受精神状态及药物反应等因素的影响,症状和体征在临床上存在特质性,因此为了更好地对患者进行作业治疗,需针对性地对患者进行相关评估。

（一）运动功能障碍评定

1. 关节活动度测量　因肌肉强直僵硬、活动减少,使关节及周围组织粘连挛缩,致关节活动受限,可使用量角器进行关节主被动活动度的测量。

2. 肌力评定　采用徒手肌力检查法进行肌力评定;也可采用等速测试等动态测试装置,更敏感地测试到帕金森病患者肌力的减退。

3. 肌张力评定　采用改良 Ashworth 痉挛量表进行评定,帕金森病患者伸屈肌张力均升高,屈肌张力较伸肌张力高。

4. 平衡能力评定　采用观察法及功能性评定法,临床上常使用 Berg 平衡量表评定,有助于康复治疗及预防跌倒。

5. 步行能力评定　常采用目测和定量分析法,评估步态异常的性质和程度,为行走功能评定和矫正步态提供依据。帕金森病患者的步长、步幅、步速、耐力等参数均可异常。

（二）感觉功能评定

嗅觉障碍往往在早期即可出现,故嗅觉的评定在帕金森病患者评定中意义重大。此外,本体感觉、触觉、痛觉、温度觉等的评定对开展作业治疗及治疗效果的观察同样具有指导价值。

（三）日常生活活动能力评定

常采用改良的 Barthel 指数和功能独立性评定(FIM)评判患者残存的生活能力。

（四）认知功能评定

采用简明精神状态检查表(MMSE)、Rivermead 行为记忆功能测验(RBMT)、蒙特利尔认知评估量表(MoCA)、长谷川智力检查量表(HDS)、认知功能筛查量表(CASI)等进行认知功能评定。

（五）帕金森病患者特有评定

1. 帕金森病综合评分量表(unified Parkinson disease rating scale,UPDRS)　此量表是使用非常广泛的帕金森病综合评定量表之一,是半定量评价,简单实用。此量表常用于患者病情进展的评定。

2. Hoehn-Yahr 分期　是专为帕金森病患者设计进行 ADL 功能评定的量表。Hoehn-Yahr 分期是从患者病情、功能障碍和日常生活活动能力的角度设计的,共分 5 级三期。量表可据患者具备的功能将帕金森病病程分为无须、部分、完全帮助三个时期和轻中重三度。该方法简单实用便于操作,但在功能障碍评估量化中仍有不足。

3. 改良的 Webster 评分法　此法包括 10 项内容,每项分为 4 级,0 分为正常,1 分为轻度不正常,2 分为中度不正常,3 分为重度不正常。将 10 项得分累计,1~10 分为轻症;11~20 分为中等症状,21~30 分为重症。此外,此法还可动态观察治疗效果和病情进展:进步率=(治疗前得分－治疗后得分)/治疗前得分×100%。进步率<20%为稍好,21%~50%为进步,>51%为显效,治疗前后得分相同者为无效,负数者为恶化。

（六）其他评定

反复唾液吞咽测试(RSST)及饮水试验测试可进行吞咽功能评定,韦氏成人智力量表(WAIS-RC)可测试患者的智力,Rivermead 行为记忆功能评定量表可测试记忆,汉密尔顿抑郁量表(HAMD)可测试是否存在抑郁等,这些评定内容虽不直接指导作业治疗,但对作业治疗具有深刻的指导价值。

四、作业治疗

目前,有许多方法如药物及外科治疗可以缓解帕金森病的症状,但对于该病的部分功能障碍仍显力不从心。同时,这些治疗还会带来继发性功能障碍,如外科手术后出现构音障碍、行走不能,长期服用左旋多巴可引起异动症等。因此,单纯依靠药物或外科手术治疗帕金森病来解决所有问题是不可能的,需要康复治疗的参与,尤其是作业治疗。通过给予患者有效的功能训练,使之尽可能地保持独立的日常生活活动能力,提高生活质量。

（一）治疗要点

1. 使用合适的评价工具测量患者的功能状况。

2. 教授患者家属或陪护如何利用提示技术来改善作业表现。

3. 利用合适的辅助用具、装备、适应性策略来促进患者治疗的独立性,缓解照料者的压力。

（二）治疗目的

1. 长期目标

（1）预防和减少继发性功能障碍的发生,维持充分范围的活动能力。

（2）尽量保持日常生活独立。

（3）利用代偿方法,减轻老人的心理负担。

2. 短期目标

（1）维持或改善全身各关节的活动范围及功能。

（2）防止关节挛缩,纠正不正确的姿势。

（3）预防或减轻失用性肌萎缩。

（4）改善步态、平衡功能和姿势反射。

（5）增进运动速度和耐力。

（6）调整呼吸。

（7）维持或增加日常生活活动能力。

（8）生活方式的调整。

（三）治疗原则

1. 初期　以帕金森体操为主,日常生活按正常的规律进行。

2. 中期　预防关节挛缩的关节活动度训练、步行训练、不良姿势矫正训练、平衡训练、呼吸训练、ADL功能训练。

3. 晚期　加强ADL功能及步行训练、吞咽功能训练,努力维持残存的日常生活活动,减轻借助量,预防废用综合征,防止压疮、窒息、脱水、营养不良、感染等并发症的发生。

（四）治疗方法

1. 药物依从性欠佳的治疗　药物管理要责任到人,注意容易忘记用药的次数和延迟给药的原因;要考虑患者功能障碍的状况,如患者是否可打开放药容器,服药时能否顺利用水送服。充分利用药品管理和提醒辅助用具帮助患者按时服药,如应用多个格子的药盒、可设定多个时段闹铃的便携闹钟或专门的吃药提醒警报器。

2. 稳定情绪的治疗　针对患者易出现焦虑、抑郁、消极、无望甚至自杀倾向等情绪及心理障碍,采用合理情绪疗法、行为疗法、集体疗法、松弛技术等。松弛技术不但可舒缓心理问题,同时可有效改善患者的肌肉强直所造成的运动功能障碍。

3. 认知功能障碍的治疗　随着病情的发展,患者可能会出现注意、记忆障碍、逻辑分析、推理等认知问题,甚或并发痴呆。根据评定结果,按照第三章认知与知觉功能障碍的作业治疗方法进行治疗,此处不再详述。现就帕金森病患者因长期用药可能引起幻视和错觉问题加以明确,如果患者自己能意识到幻视,对其日常生活的影响会小一些,故要积极地让患者知晓这一副作用出现的可能性,做好充分的心理准备。且错觉常伴随幻视一起出现,若幻视、错觉严重影响患者的生活,致使其痛苦不堪,有必要调整治疗药物。

4. 视觉与空间结构障碍的治疗

（1）距离、深度、高度判断障碍:取放物品时,看到的物体比实际距离要近;向杯子里倒水时,杯子里水的深度比实际浅;下台阶时,判断台阶的高度比实际低;经常出现物品放错位置、上下楼梯困难、将水倒洒等现象。针对以上问题,向患者认真解释他们可能出现的视觉问题,让患者从心理上有所准备。通过更多的思考和额外的触觉,大脑会利用额外的信息对要处理的物品进行更准确的定位。当要够取物品时,明确它处于比看起来更远的地方,让自己更靠近物体,且要站在物品的正前方,而非侧方;将物品放于某处时,先用手触摸要放的位置,更精确地判断好距离,便于准确放置;向杯子里倒水时,先用另一只手握住空杯子,这样在倾倒时可帮助大脑更精确地定位;倾倒热饮时,为避免烫伤,可将杯子放到一个大容器里或排水槽里,避免水四处溢出;上下楼梯,用防滑拐杖来探测深度高度和距离。

（2）视觉疲劳:阅读时出现"白斑"现象;盯着看一物体时,出现物体的一部分"变成空白";吃饭时突然出现盘子中的一部分食物不见了的现象;阅读时会出现同一行文字被反复重读或注意力不集中等现象。针对以上情况,治疗手段就是反复强化训练。阅读时,用有色纸盖住下面的字,并及时让眼睛得到休息,避免长时间阅读。

（3）对粗体图案的敏感性增加:导致难以通过地板上有强烈色彩和粗大图案的区域,导致足拖地、冻结、启动困难。减少地板上对比色的数量,使经常出入的地方简单化,对在这些区域发生足拖地或冻结有一定帮助。

（4）复视:对移动的物体、特殊角度的线条及网帘后物体和特定距离的物体可能出现复视。尽量避免视觉疲劳,减少凝视移动物体的机会和时间。

（5）移动物体的速度和路径判断困难:人群拥挤地方的移动、使用自动扶梯、驾驶交通工具、过马路等时盲从和不知所措。应避免出入人员嘈杂的场所,尽量利用扶手来缓解心理恐惧。

（6）物体轮廓、地形判断障碍:从桌子上拿起一个与桌面颜色类似的物体时出现困难。尽可能让经常使用的物品的颜色与周围环境形成很大反差,避免找物困难。

5. 日常生活活动能力的训练

(1) 进食:帕金森病患者手的灵活性和协调性通常会受到影响,最主要且直接的影响是进餐,建议患者保持良好的坐姿,在不容易分心和舒适的环境中就餐;虽进食困难、缓慢,但只要能完成,就应鼓励患者自己进食;教会患者适应性技术,以减少震颤的影响,必要时在餐具下铺防滑垫;若存在颈部僵硬,使用鼻形缺口杯或敞口杯防止喝水漏水和呛咳;改使用筷子为刀叉或勺子;若食物容易从盘子或嘴里掉落,可使用叉勺;加重餐具可帮助减轻颤抖,但易引起疲劳;若吞咽动作启动困难,使用提示卡。

(2) 穿脱衣服:鼓励患者尽量自己完成穿衣、系鞋带、系纽扣等日常活动,应选择轻而宽松、易于伸缩、易于穿脱的衣服和鞋子;指导患者选择安全、省力、舒适的体位和技巧完成其穿脱衣服:将所有要穿的衣服都放在一起,并根据要穿的顺序码放好;坐在方便拿到衣服的位置;集中注意力;穿衣前先想象一下穿衣的动作;要有良好的坐位或站位平衡,防止跌倒。

(3) 转移:在第三章已介绍床上平移、卧位与坐位之间转移、坐位与立位之间转移,此处介绍一些户外位置转移的训练方法。阅读地图法:用"一停、二看、三计划、四走"的方法,在固定的间隔停下来一会儿,观察和计划面前的路线。①停:走到边上,抓住一个稳固的物体来保持平衡;②看:看前面是否有东西挡住路线、地面是否平坦;③计划:在视野可见范围内计划一条最佳路线;④走:走到计划好的路线终点。

1) 应对启动困难的方法:先提醒患者在内心演练无困难完成此动作的情景,重点是让更多感觉参与进来和对细节回顾,如此会为接下来要做相同动作用到的神经通路做好准备,接着用合适的口令来启动实际的动作。

2) 减少跌倒风险的方法:安装并加固所有栏杆和扶手,物品不稳固易引起患者启动冻结和平衡问题;为防止直立性低血压头晕而引起的意外跌倒,建议起床前做蹬腿动作或活动下肢,来增加血液的回流,且起床速度要慢;合理使用助行器防止跌倒;转弯处贴提示卡,提醒患者先转脚,再转身;经常出入的区域避免铺设强烈对比颜色、质地的地毯或垫子,确保地板平整,通道畅通;走路时尽量避免手中携带物品来分散注意力;异动症可增加跌倒风险,某些体位如卧位、坐位或活动如走路、跳舞在异动症早期有所帮助,但会增加更大风险。发生异动时,调整步行节奏或稍微走快点,对预防跌倒有益。

(4) 书写:帕金森病患者写字通常会缩小(小字症),且字迹通常向远角倾斜而超出页面,且字迹潦草或蜘蛛样。听觉和视觉的提示对患者的书写有作用,建议患者书写时不要太自动化,保持良好坐姿,使用有线条的纸张,必要时使用握笔器;书写时集中注意力,仔细写出每一个笔画,时刻提醒自己写慢点、写大点。

(5) 烹饪:因灵活性差、平衡障碍和易疲劳,致患者烹饪作业难以完成,需鼓励尽量参与,如合理安排备饭节奏,提前做好准备工作,避免疲劳;使用手推车或滑轮来减少拿东西走路的状况,减少跌倒风险;使用护理椅保持平衡;垫上毛巾打开瓶盖或罐头;用拉环开启器打开拉环器皿;使用杠杆水龙头或水龙头旋转器开启水龙头。

(6) 洗漱:尽可能保留患者的卫生、修饰习惯,保持外观整洁。抓握牙刷、梳子困难时增粗把柄,可使用电动牙刷,可选择一些辅助具帮助患者洗澡、梳头、剪指甲、剃须等。

(7) 如厕:包括转移至厕所、脱下裤子、坐下、站起、局部清洁、整理衣裤、冲洗便池等过程。患者易便秘,保证足够的饮水量和合理饮食,必要时采取通便措施。坐厕四周安装扶手,最好使用升降坐厕,冲厕开关及卫生用品置于易取之处。

(8) 沐浴:首先要评价患者沐浴的安全性,确定是否需要帮助,浴室地板要铺防滑垫,墙上安装扶手,备好淋浴椅,浴缸上放置沐浴板,确保沐浴时的安全性和减少帮助的程度。

(9) 口水的控制:帕金森病患者因自主吞咽功能下降而经常流口水,保持良好的姿势可有效控制口水,鼓励并提醒患者主动培养将口水咽下的习惯,尽量避免用手绢将口水吸走,以防口水丢失过多而脱水。

(10) 姿势训练:帕金森病患者通常会出现弯腰驼背的姿势,甚或脊柱侧弯。长期不良姿势会影响人体的本体感觉系统和身体各个部位的空间位置觉,这也是帕金森病患者发生跌倒风险的原因之

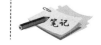

一,故治疗师帮助患者纠正不良姿势同样是重要的作业治疗内容。首先,增强患者对不良姿势的认识和应对不良姿势的方法;养成做伸展动作的习惯;养成检查和纠正不良姿势的习惯。靠墙练习:足跟、后背、头部尽量靠墙,保持 1min 以上,练习 1~2 次/d;背贴床练习:仰卧硬板床 10~20min/d,维持韧带长度和预防关节挛缩。

（11）自助具的应用和环境改造:为预防畸形,需穿戴必要的矫形支具;穿脱衣服困难者可借助穿衣辅助器;为防止跌倒,给患者配备适宜的助行器;避免团坐软沙发,要睡硬板床,写字台、电脑桌要适合患者保持直腰和颈部正常曲度;患者应使用稳固、大小合适的椅子,椅子宜高不宜低,便于患者自行站起,必要时选用自动升降半躺椅子;房间内尽量无障碍,走廊、卫生间要安装扶手;房间内勿铺设地毯或垫子。

（12）夜间问题管理:夜尿增多迫使患者起夜次数增加,起夜时要先开灯,可考虑床旁安装触摸开关或自动控制的夜灯;对平衡功能较差患者,为防止跌倒,床旁准备一些便利用品,如尿壶、尿袋等;帕金森病患者床上移动困难,宜选用相对宽大的床铺,便于翻身,在床旁安装扶手帮助翻身和坐起;教会患者翻身、利用桥式运动进行床上平移和调整位置、起床和躺下动作;穿丝质服装或加铺 2/3 丝质床单,减少转移时的摩擦力。

（王　平）

第三节　脊髓损伤患者的作业治疗

一、概述

（一）概念

脊髓损伤(spinal cord injury,SCI)是指由于各种原因引起的脊髓结构、功能的损害,造成损伤水平以下运动、感觉、自主神经功能的障碍。脊髓损伤按损伤程度可分为完全性脊髓损伤、不完全性脊髓损伤和脊髓震荡三种类型。按致病因素可分为外伤性和非外伤性脊髓损伤。

（二）流行病学

随着现代工业和交通事业的发展,脊髓损伤发病率呈逐年上升的趋势,发达国家比发展中国家发病率高。欧美国家年发病率为(15~40)/100 万;中国北京地区的发病率为60/100 万左右。各统计资料显示脊髓损伤均以青壮年为主,年龄在 40 岁以下者约占 80%,男性为女性的 4 倍左右。在中国,每年由于生产事故所造成的脊髓损伤患者达 5 万~6 万人,因交通事故造成的脊髓损伤患者多达 7 万~8 万人。

（三）病因

1. 外伤性脊髓损伤　最常见,约占 70%。主要因高处坠落、交通事故、暴力打击、体育运动及刀枪伤引起。国外脊髓损伤的主要原因是车祸、运动损伤等,我国则多为高处坠落、砸伤、交通事故等。脊柱最易受损伤的部位是下段颈椎 C_5~C_7,中段胸椎 T_4~T_7,胸腰段 T_{10}~L_2。

2. 非外伤性脊髓损伤　30%的脊髓损伤为非外伤性,主要因脊柱或脊髓的病变引起。非外伤性原因可分先天性和后天性,而后天性为主要因素。

（1）先天性原因:如脊椎畸形。

（2）后天性原因

1）炎症:脊髓炎、化脓性脊椎炎、髓膜炎、慢性风湿。

2）血管、血行异常:如脊髓出血、动静脉畸形、前脊髓动脉综合征。

3）肿瘤:如脊髓肿瘤、脊椎转移癌。

4）脊髓变性疾病:如脊髓小脑变性症、脊髓空洞症、肌萎缩性侧索硬化症、多发性硬化症。

5）脊椎变形性疾病:如后纵韧带骨化症、椎间盘突出症。

（四）脊髓损伤的恢复机制

脊髓损伤后神经功能的恢复可能有以下途径:

早期由于局部消肿,消除了神经轴索受压引起的传导阻滞,以及神经失用的恢复;后期可能由于神经轴突再生轴突末梢发芽,使邻近的失神经支配的肌肉重获支配,以及尚有功能的肌纤维因负荷增加而产生适应性肥大。动物实验见跨越伤区的轴索不足总数的10%时,动物仍有可能恢复行走能力。临床病理解剖见完全性脊髓损伤患者大部分仍有一些轴索连续跨越损伤节段,但极少能发挥实际意义,可能因轴索的再生要求严格的环境条件。

二、功能障碍特点

（一）运动、感觉障碍

完全性脊髓损伤表现为损伤平面以下感觉、运动和括约肌功能完全丧失。颈脊髓损伤造成四肢瘫痪时称四肢瘫,胸段以下脊髓损伤造成躯干及下肢瘫痪未累及上肢者称为截瘫。不完全性损伤是在损伤平面以下仍有部分运动、感觉和括约肌功能存在。临床上常见的不完全性损伤有六种类型,临床表现如下:

1. 中央束综合征　常见于颈脊髓血管损伤。由于上肢的运动神经偏于脊髓中央,而下肢的运动神经偏于脊髓的外周,造成上肢功能障碍程度比下肢明显。此类患者多能恢复步行。

2. 半切综合征　常见于刀伤或枪伤。脊髓只损伤半侧,造成损伤同侧肢体本体感觉和运动丧失,对侧痛温觉丧失。此类患者恢复较显著。

3. 前束综合征　脊髓前部损伤,造成损伤平面以下运动和痛温觉丧失,而本体感觉存在。

4. 后束综合征　脊髓后部损伤,造成损伤平面以下本体感觉丧失,而运动和痛温觉存在。此类患者预后较好,但难以恢复正常的步态。

5. 脊髓圆锥综合征　脊髓骶段圆锥损伤,可引起双下肢瘫痪伴有膀胱、肠道功能障碍。此类患者预后较好。

6. 马尾综合征　指椎管内骶神经根损伤,可引起膀胱、肠道功能障碍及下肢不对称性损伤。此类患者预后亦较好。

（二）呼吸、循环功能障碍

呼吸肌主要由膈肌、肋间内外肌和腹肌三部分组成。胸锁乳突肌、斜角肌和斜方肌等也参与呼吸运动。膈肌是主要的呼吸肌,由 $C_3 \sim C_5$ 髓节段发出的膈神经支配。肋间肌和腹肌则分别由上、下胸段脊髓所发出的肋间神经、肋下神经所支配。颈胸段脊髓损伤患者,特别是 C_6 及以上脊髓损伤患者,由于肋间肌、膈肌麻痹,使肺容积和气体交换受到影响,常伴有呼吸、循环功能障碍。高位颈髓损伤的患者,又由于交感神经受累,迷走神经占优势,使气管平滑肌收缩,加之患者咳嗽能力减弱,支气管内的分泌物不能及时排出,使肺炎的发生率增加。发病早期由于失去交感神经的控制,可直接影响到心血管系统的调节机制,出现心动过缓、直立性低血压、水肿、下肢深静脉血栓形成或肺栓塞等症状。

（三）自主神经功能障碍

常发生于 T_6 或 T_6 以上的脊髓损伤患者。早期由于失去交感神经的控制,可出现心率减慢、血压偏低、体温不升、反应迟钝及定向力差等交感反射不足的表现,损伤平面以下出汗、皮肤潮红、寒战及竖毛反射均消失,也可表现为交感反射亢进,如阵发性高血压、搏动性头痛、大汗、憋气、视物不清、心动过速等。交感反射亢进多由来自内脏的恶性刺激和损伤水平以下的各种不良刺激(如膀胱过度充盈、粪块的嵌顿、压疮、肌肉痉挛等)引起,其中膀胱或肠道的充盈扩张为最常见原因。自主神经反射异常的机制见图13-2。

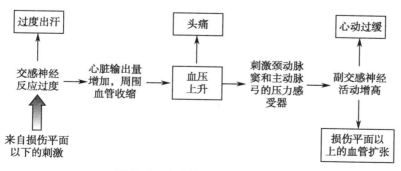

图 13-2　自主神经反射异常机制

（四）排尿障碍

排尿的脊髓整合中枢在脊髓圆锥,不同水平的脊髓损伤中可表现为不同类型的神经源性膀胱。$T_{10} \sim T_{11}$ 以上损伤,骶髓排尿中枢完好,反射弧完整,出现上运动神经源性膀胱的表现,如小便次数增多而每次的小便量减少,产生尿失禁;$T_{10} \sim T_{11}$ 以下损伤,骶髓排尿中枢受损,出现下运动神经源性膀胱的表现,如膀胱容量增大,产生尿潴留等。

三、康复评定

（一）损伤平面的确定

1. 损伤平面的确定主要以运动损伤平面为依据,但是在 $T_2 \sim L_1$ 节段损伤时,运动损伤平面难以确定,应以感觉损伤平面来确定脊髓损伤的平面(表 13-3)。

2. 损伤平面关键肌的肌力必须 ≥3 级,该平面以上关键肌的肌力必须为 5 级。如果身体两侧的损伤水平不一致,需同时检查身体两侧的运动损伤平面和感觉损伤平面,并分别记录。感觉水平的确定是依据对美国脊柱损伤学会(ASIA)2011 版标准确定的 $C_2 \sim S_5$ 共 28 个感觉位点,分别检查两侧各点的痛觉和轻触觉。脊髓损伤后,左、右侧感觉水平可有不同,感觉水平以下的皮肤感觉可减退或消失,也可有感觉异常。感觉评分(sensory score)标准:感觉正常得 2 分,异常得 1 分,消失得 0 分。每一脊髓节段双侧正常共 4 分,正常感觉功能总评分 224 分。

表 13-3　SCI 患者损伤平面的确定

损伤平面　运动平面（3 级及以上肌力）	感觉平面（针刺、轻触）
C_2	枕骨粗隆
C_3	锁骨上窝
C_4	肩锁关节顶部
C_5 屈肘肌（肱二头肌和肱桡肌）	肘前窝外侧
C_6 伸腕肌（桡侧腕肌）	拇指近节背侧皮肤
C_7 伸肘肌（肱三头肌）	中指近节背侧皮肤
C_8 中指末节指屈肌（指深屈肌）	小指近节背侧皮肤
T_1 小指外展肌	肘前窝内侧
T_2	腋窝顶部
T_3	第 3 肋间锁骨中线
T_4	第 4 肋间锁骨中线
T_5	第 5 肋间锁骨中线
T_6	第 6 肋间（剑突水平）
T_7	第 7 肋间锁骨中线
T_8	第 8 肋间锁骨中线
T_9	第 9 肋间锁骨中线
T_{10}	第 10 肋间（脐）
T_{11}	第 11 肋间（$T_{10} \sim T_{12}$）锁骨中线
T_{12}	腹股沟韧带中点
L_1	$T_{12} \sim L_2$ 距离的一半（L_2 在股前中点上）
L_2 屈髋肌（髂腰肌）	大腿前中部
L_3 伸膝肌（股四头肌）	股骨内髁
L_4 踝背伸肌（胫前肌）	内踝
L_5 趾长伸肌（趾长伸肌）	足背第三跖趾关节处
S_1 踝跖屈肌（腓肠肌与比目鱼肌）	外踝
S_2	腘窝中点
S_3	坐骨结节
$S_{4 \sim 5}$	肛门周围

（二）损伤程度的评定

根据 ASIA 的残损分级(表 13-4)。

表 13-4　ASIA 损伤分级

损伤分级	损伤程度	临 床 表 现
A	完全性	$S_4 \sim S_5$ 无运动和感觉功能
B	不完全性	损伤水平以下,包括 $S_4 \sim S_5$,有感觉功能但无运动功能
C	不完全性	损伤水平以下,运动功能存在,大多数关键肌肌力<3 级
D	不完全性	损伤水平以下,运动功能存在,大多数关键肌肌力≥3 级
E	正常	运动和感觉功能正常

（三）脊髓损伤患者运动功能的评定

依据 ASIA 制订的标准,分别检查躯干两侧 10 对肌节对应的肌肉功能来完成(表 13-5)。采用徒手肌力检查法(MMT 法)评估肌力,将肌力分(0～5 级)作为分值,把各关键肌的分值相加。正常者左侧得分最高分 50 分,右侧得分最高 50 分,两侧运动功能总分为 100 分;评分越高,肌肉功能越佳。

表 13-5　ASIA 运动评分法（motor score,MS）

右侧评分	平面	关键肌	左侧的评分
（1~5 分）	C_5	肱二头肌	（1~5 分）
	C_6	桡侧腕伸肌	
	C_7	肱三头肌	
	C_8	中指指伸肌	
	T_1	小指外展肌	
	L_2	髂腰肌	
	L_3	股四头肌	
	L_4	胫前肌	
	L_5	踇长伸肌	
	S_1	腓肠肌	

（四）脊髓损伤患者感觉功能的评定

采用 ASIA 的感觉评分法(sensory index score,SIS)。选择 $C_2 \sim S_5$ 共 28 个节段的关键感觉点,分别检查身体两侧各点的痛觉和轻触觉,感觉正常得 2 分,异常(减退或过敏)得 1 分,消失为 0 分。每侧每点每种感觉最高为 2 分。每种感觉一侧最高为 56 分,左右两侧为 2×56＝112 分。两种感觉得分之和最高可达 224 分。分数越高表示感觉越接近正常。

（五）脊髓休克期的判定

脊髓休克是指脊髓受伤后,在损伤节段以下立即发生的完全性弛缓性瘫痪,脊髓功能处于暂时性抑制状态。临床表现为受伤后损伤平面以下的感觉、运动、反射和括约肌功能均丧失,一般在数小时至数天后,脊髓功能开始恢复,最后可完全恢复。脊髓休克消失早或晚是一个重要的预后指征,休克时间越长其损害越严重,预后也越差。球海绵体反射是判断脊髓休克的指征之一,处于脊髓休克期的患者此反射消失。但需注意的是正常人有 15%～30% 不出现该反射,圆锥损伤时也不出现该反射。判断脊髓休克期结束的另一指征是损伤平面以下出现任何感觉、运动或肌张力增高。脊髓休克时期的长短除与脊髓损伤本身的各种因素有关外,与患者的年龄,是否感染(如压疮、尿路感染)、是否有严重贫血、营养不良等也有关,特别是压疮引起的蛋白质丧失以及膀胱与直肠功能不全等,均可延长休克期限。

（六）脊髓损伤患者日常生活活动能力的评定

截瘫患者可用改良 Barthel 指数(MBI)评定和功能独立性测量(FIM),四肢瘫患者用四肢瘫功能指数(quadriplegic index of function,QIF)评定。对于长期住院的患者还需进行功能独立性的评定。

（七）脊髓损伤水平与康复目标

对完全性脊髓损伤,脊髓损伤平面确定后,康复目标基本确定;对于非完全性脊髓损伤,则需要根据残存肌力功能情况修正上述目标,见表 13-6。完全性脊髓损伤患者 ADL 功能预测见表 13-7。

表 13-6 不同脊髓损伤平面康复目标

脊髓损伤平面	基本康复目标	需用支具轮椅种类
C_5	床上动作自立、其他依靠帮助	电动轮椅、平地可用手动轮椅
C_6	ADL 部分自理、需中等量帮助	手动电动轮椅、可用多种辅助具
C_7	ADL 基本自理、能乘坐轮椅活动	手动轮椅、残疾人专用汽车
$C_8 \sim T_4$	ADL 自理,轮椅活动支具站立	同上,骨盆长支具,双拐
$T_5 \sim T_8$	同上,可应用支具治疗性行走	同上
$T_9 \sim T_{12}$	同上,长下肢支具治疗性行走	轮椅,长下肢支具,双拐
L_1	同上,家庭内支具功能性行走	同上
L_2	同上,社区内支具功能性行走	同上
L_3	同上,肘拐社区内支具功能性行走	短下肢支具,肘拐
L_4	同上,可驾驶汽车,可不需轮椅	同上
$L_5 \sim S_1$	无拐足托功能步行及驾驶汽车	足托或短下肢支具

表 13-7 完全性脊髓损伤 ADL 功能恢复预测

四肢瘫					ADL 活动	截瘫				
C_4	C_5	C_6	C_7	C_8		$T_{1\sim4}$	$T_{5\sim8}$	$T_{9\sim12}$	$L_{1\sim2}$	$L_{3\sim5}$
					1. 进食					
			+	+	（1）独立进食	+	+	+	+	+
	+	+			（2）利用辅具进食					
					2. 穿衣					
			+	+	（1）独立进行	+	+	+	+	+
	+	+			（2）利用辅具和专门修改过的衣服能进行					
					3. 简单的个人卫生					
			+	+	（1）独立进行	+	+	+	+	+
		+			（2）少部分帮助					
	+				（3）大部分帮助					
+					（4）完全需要他人帮助					
					4. 阅读					
			+	+	（1）独立翻书页	+	+	+	+	+
	+				（2）用辅具翻书页					
					5. 用手写字					
			+	+	（1）独立进行	+	+	+	+	+
					（2）独立进行但速度和准确性均差					
	+	+			（3）用辅具进行速度和准确性均差					
					6. 轮椅					
		+	+	+	（1）用表面有加大摩擦力材料的手轮圈					
	+	+	+		（2）用有突出手柄的手轮圈					
	+				（3）气控、手控电动轮椅					
+					（4）颏控、舌控、颊控电动轮椅					
					7. 站立和步行					
					（1）治疗性站立和步行	+	+	+	+	+
					（2）家中功能性步行				+	+
					（3）社区功能性步行				+	+
					8. 文体活动					
					（1）几乎所有的轮椅活动	+	+	+	+	+
		+	+	+	（2）选择性的适合残疾功能的轮椅活动					

四、作业治疗

（一）治疗原则

1. 早期介入，持之以恒 脊髓损伤一旦发生，临床治疗的同时即可开始床旁康复措施，及早进行康复干预，预防并发症。

2. 综合治疗，主动参与 患者应成为康复治疗的核心，是重要的主动参与者，不是被动的接受者。患者应该学会自我治疗，强化作业训练效果。

3. 因人制宜 作业治疗师对患者的身体、心理及日常生活活动能力进行全面评价，以患者为中心，针对存在的问题及患者需求，设计合适的作业治疗方案，最大限度地帮助患者改善或提高生活自理、职业活动和社会生活等方面能力。

（二）治疗方法

1. 急性期治疗方法 主要目的是防止制动综合征（肌肉萎缩、骨质疏松、关节挛缩等），为今后的进一步康复治疗创造条件。

（1）急性不稳定期（卧床期）：此期为伤后 2~4 周。当患者生命体征基本平稳后即开始康复训练，主要采取床边训练法。对于颈髓损伤患者，由于其多有牵引或颈固定架，治疗时应注意肩关节活动的幅度和强度。

1）良姿位的摆放：保持卧床时肢体处于功能位，以防关节挛缩、畸形的发生。必要时选择使用功能位矫形器，以适合患者的功能需求。如应用矫形器使踝关节处于背屈 90°，防止踝关节屈曲挛缩。

2）体位变换：对卧床患者应定时变换体位，一般每 1~2h 翻身一次，以防止压疮发生。在搬运或转换体位时应注意保持身体纵轴的一致性，转向翻身时需 2~3 人共同进行，避免扭曲、旋转和拖动。

3）维持关节活动度：生命体征稳定后，尽早进行。在脊柱外固定或不影响脊柱稳定条件下，床边维持关节活动度训练，从近端到远端，每个关节在各轴向生理活动范围内活动，动作轻柔、缓慢，1~2 次/d。

4）肌力维持训练：在确保脊柱稳定的前提下，可在仰卧位下进行编织、捏黏土、叠纸玩具等动作以利肌肉的等长收缩，以防肌萎缩的发生。

5）早期坐起训练：为了防止直立性低血压，在保证脊柱稳定性的前提下应早期（伤后或术后 1 周左右）开始坐位训练，逐渐从卧位转向半卧位或坐位，坐位训练时逐渐增加床头抬高的角度（每天增加 15°左右），一直到坐位 90°，坐 30min，以无头晕、心慌、低血压等表现为度。一般情况下，从平卧位到直立位需要 1 周的适应时间，适应时间长短与损伤平面相关。损伤平面高，适应时间长，反之则短。

6）呼吸及排痰训练：对颈髓损伤或上胸段脊髓损伤而导致呼吸肌麻痹的患者应进行呼吸训练、咳嗽咳痰及体位排痰训练，减少呼吸道感染的发生。吸气时嘱患者用鼻子缓慢深吸气，肩部和胸廓保持平静，只有腹部鼓起，治疗师可用手掌轻压患者胸骨下方，以帮助患者全神贯注于膈肌吸气动作。在呼气期间，嘱患者有效控制呼气，将空气缓慢排出体外。治疗师双手分开放在患者胸壁上施加压力，并在每次呼吸之后变换位置，重复上述动作 3~4 次后休息。

7）大、小便的训练：脊髓损伤后早期症状主要为尿潴留，一般采用留置导尿的方法，根据出入水量判断放尿的时机。在留置导尿期间，进水量须达到 2 000~2 500ml/d，以避免膀胱尿液中细菌的繁殖生长，之后可采用间歇清洁导尿术。便秘可用润滑剂、缓泻剂与灌肠等方法处理。

（2）急性稳定期（轮椅期）：此期为伤后 4~8 周。脊髓休克多已结束，脊髓损伤的水平、程度已基本确定，应逐步离床乘轮椅进入治疗室进行训练。

1）站立训练：患者经过坐起训练后，如无直立性低血压等不良反应，即可考虑进行站立训练。训练时为保持脊柱的稳定性应佩戴腰围训练。患者进行站起立床训练时一般从倾斜 30°开始，逐渐增加角度，每周约增加 10°，倾斜的角度每天逐渐增加。如有头晕、视物模糊、面色苍白、出汗等症状，应立即降低高度。早期用起立床站立有调节血管紧张性、预防体位低血压、防止骨质疏松及骨折的发生及防止泌尿系统感染、预防肺部感染等优点。

2）垫上训练：在治疗垫上可进行翻身训练、牵伸训练（主要牵伸下肢的腘绳肌、内收肌和跟腱）、垫上移动训练、手膝位负重移行训练。

　　3）坐位训练:包括长坐位(膝关节伸直)和端坐位(膝关节屈曲90°)训练。①长坐位支撑训练:患者双侧肘关节伸直,双手支撑床面,双肩下降,抬起臀部。②长坐位平衡训练:患者保持长坐位,双上肢置于身后稍外侧,双手支撑;保持平衡后,可变成单手支撑,未支撑的上肢先向侧面抬起,然后向前、向上抬起,头和躯干可轻度偏向支撑的一侧;在此基础上,再双上肢抬起进行坐位平衡训练。达到静态坐位平衡后,再进行动态坐位平衡训练。③长坐位移动训练:支撑向前方移动,患者双下肢呈外旋位,膝关节放松,双手靠近身体,在髋关节稍前一点的位置支撑,肘关节伸展,前臂旋后,提起臀部,同时头、躯干向前屈曲,使臀部向前移动;支撑向侧方移动(向左移动),右手紧靠臀部,左手放在与右手同一水平,离臀部约30cm的地方,肘伸展,前臂旋后或中立位,躯干前屈,提起臀部,头和肩向左侧移动。

　　2. 恢复期的治疗方法　此期为伤后2~3个月以后。在早期康复训练的基础上,进行增强肌力、耐力、熟练轮椅操作、加强生活技巧等训练。

　　(1) 肌力训练:注重强化上肢的肌力训练,为移动身体、驱动轮椅及持拐步行打下基础。完全性脊髓损伤患者训练的重点是肩和肩胛带的肌力,不完全性脊髓损伤者上述肌肉和其他肌肉一起训练,可采取上肢支撑力训练、肱三头肌和肱二头肌训练及握力训练等方法。

　　(2) 轮椅训练:轮椅是脊髓损伤患者终身代步工具,熟练操作轮椅是脊髓损伤患者回归社会必须掌握的技术。轮椅训练包括轮椅坐位平衡训练、轮椅减压训练、驱动轮椅训练、移乘训练等。减压方法:患者用上肢撑起躯干或侧倾躯干,使臀部离开椅面,保持约15s,然后放松还原。减压动作应两侧交替,30min进行一次减压。移乘训练包括床与轮椅之间的转移、轮椅与坐便器之间的转移、轮椅与地之间的转移等。轮椅上应用动作训练包括轮椅上开门、轮椅上大小便、轮椅上洗澡、轮椅上站起等训练。详见第三章。

　　(3) 步行训练:目标包括治疗性步行、家庭功能性步行和社区功能性步行三种。治疗性步行适应于T_6~T_{12}平面损伤患者,指患者只能佩戴骨盆托矫形器或膝踝足矫形器,借助双腋拐进行短暂步行。家庭功能性行走适应于L_1~L_3平面损伤患者,指患者可在室内行走,但行走距离不能达到900m。社区功能性行走适应于L_4以下平面损伤患者穿戴踝足矫形器能上下楼,能独立进行日常生活活动,能连续行走900m。步行训练方法包括平行杠内步行训练和拐杖步行训练。肌力增强之后可以练习跨越障碍、上下阶梯、安全跌倒和重新爬起等训练。

　　(4) 上肢、下肢作业训练:四肢瘫患者大部分时间应花在训练手功能时;应注意运用指屈肌缩短来发展功能性的肌腱固定术抓握,对具有主动腕伸展的患者,在完成功能性活动中,如何运用肌腱固定术来协助腕屈曲来松开;对不能主动伸腕的患者,应教他如何运用支具完成作业。在患者进行练习站立时,可开展一些手工艺和使用上肢的游戏活动;能在轮椅坐稳之后,开始进行使用锤子、锯、手压黏土粉碎机、打乒乓球等活动。下肢功能改善时,可做踏板式治疗器、脚踏式线锯等活动。

　　(5) 不同损伤水平的功能训练:为了进行功能训练,患者的脊柱必须稳定,并能坐直而且无头晕、心悸等直立性低血压的表现。

　　1）C_4损伤:①环境控制系统(environmental control unit,ECU)的使用。②颏控或气控轮椅的使用。若手无功能,需用颏控或气控轮椅。利用颏推动颏开关,使轮椅向前、后、左、右移动。气控是利用一根吹管,通过变换吹、吸的次数来控制轮椅。躯干不稳定则需用安全带固定躯干。

　　2）C_5损伤:由于三角肌、二头肌尚有功能,可以完成一些动作。①利用辅助工具进食:需借用手支具和C形ADL箍套,在套中插入匙或叉的柄,利用二头肌的屈肘力可将食物送入口中。②使用手控电动轮椅:利用手的粗大移动功能,拨动放在扶手上的杆式开关,操纵电动轮椅。③在他人帮助下完成从床到椅等转移:由于三角肌及屈肘肌有功能,在他人帮助下较易使臀离床转移到他处。

　　3）C_6损伤:此类患者有伸腕的功能,但不能屈指和握。①自己穿简单和改制过的衣服:衣服宜宽大、简单、衣扣和带子改为尼龙搭扣。②利用头上方的三角框架或横木作转移活动:可将上肢屈肘钩在头上方的三角框架或横木上,再利用上臂内收力悬起臀部而转移到他处。③使用加大手轮圈摩擦力的轮椅:利用屈肘力带动伸腕的手,推动加大摩擦力的手轮圈驱动轮椅;推轮椅时应戴露指的手套,用掌根部推。④用手驱动抓捏支具补偿抓捏功能:由治疗师反复示范,然后从简单的动作开始。往往从抓泡沫塑料方块开始,以后再抓较光滑的方块积木,捏木栓、螺栓、拾串珠、核桃、钥匙、花生等;以后训练持笔先写大字,后写小字。为训练其灵巧度,逐日增加一些 ADL 活动,但一定不能超出患者的能力所及,使尽量树立信心。

4）C_7~T_2 损伤:C_7 损伤者已能伸肘,但手指功能仍较差。①坐位或在轮椅上的减压:由于能做撑起动作,故可将臀部在躯干左右倾和前后倾位撑离椅面,从而使坐骨结节区减压。②用滑板作各种转移活动:转移时轮椅与床平行,前轮尽量向前,拆去靠床侧扶手,架上滑板,用一系列撑起动作将臀部移至滑板上,再利用撑起动作将臀从床移到椅子上。③肌力训练:C_7 患者应使用背阔肌训练器、人力车训练器或重垂滑车等装置。大力训练三角肌、胸大肌、肱三头肌,特别有重要意义的是背阔肌。④抓握力弱的患者,学习用腕驱动抓握支具训练等与 C_6 相仿。

5）T_3~$_{12}$ 损伤:重点在站立和治疗性步行。需要的辅用力用具有双腋杖、膝踝足矫形器、腰背部矫形器。①在步行训练双杠内活动:穿上支具,在治疗师辅助下进行。训练包括头、躯干和骨盆稳定在内的平衡以及在步行双杠内迈步训练。②用双拐和矫形器在步行双杠外重复上述步行练习迈至步和迈越步。③向外侧踏步。④向后踏步。

6）L_{1-2} 损伤:能进行 T_{3-12} 损伤的一切活动,能用踝足矫形器(AFO)和肘拐或手杖在家中进行功能性步行;但长久户外活动时为了减少体力消耗和户外活动方便,仍应使用轮椅。①步行:迈步训练时,改用 KAFO 或 AFO 作迈至步、迈越步和四点步,向前顺序依次为右拐、左足、左拐、右足。②在不平的地面上试行行走。③上下楼梯:L_{1-2} 损伤有能力将骨盆抬起使足能跨越楼梯,可以利用单侧扶手上下楼。④上下斜坡:迈越马路镶边石,进出门槛。⑤安全地跌倒和重新爬起:练习开始一定要在垫上进行,并由治疗人员监督和帮助,躯干前倾支在一侧拐上的平衡要训练好,这样才能腾出另一只手来支撑,才有安全的可能。

7）L_{3-5} 损伤:下肢仍有麻痹,但用手杖及 AFO 或甚至不用任何辅助用品(L_5 以下)亦可作社区功能性步行。

(6) 矫形器及自助具的使用:截瘫患者依据损伤节段的不同,可选用抓握矫形器、背支架、膝踝足矫形器、踝足矫形器等。不同损伤平面的脊髓损伤患者在作业治疗中可使用以下辅助器具、技术。

1) 颈髓损伤:C_4 以上损伤,根据患者功能情况选配高靠背轮椅或普通轮椅,上颈髓损伤可选配电动轮椅,早期活动时可佩戴颈托;尝试使用利用下颌控制的电动轮椅,用口棒(制作一只 15~20cm 的小木棒,指导患者含在口中)或头棒(将小木棒固定在一个头圈上,利用头颈的运动进行操作)进行写字、键盘操作、阅读翻页、拨电话号码或操控自动化环境控制系统等。C_5 损伤,利用前臂平衡矫形器和上肢悬吊装置,帮助患者控制上肢和前臂,使得手向头和口的移动更容易,从而完成打字、进食、穿脱上衣、个人卫生等活动;使用腕关节固定支具,既可以保持腕关节及手指的功能位,还可以在支具上固定笔、勺子等,进行写字、进餐练习;使用有齿轮结构的腕手矫形器进行捡拾物品、持笔写字等练习。C_6 损伤,为使患者获得更具有实用性的抓握功能,可使用腕驱动的抓握矫形器;也可利用万能袖带、书写辅助具等,帮助患者独立完成进食、刷牙、书写等动作。C_7、C_8 损伤的患者生活基本能自理者但抓握力弱,此类患者仍可继续学习使用腕驱动抓握支具和耐力训练。此外,对需要的患者可配置手功能位矫形器、AFO 等,多数患者需要进食、穿衣、打电话、书写等辅具。坐便器、洗澡椅等可根据情况选用。

2) T_1~T_4 脊髓损伤:常规配置普通轮椅、坐便器、洗澡椅、拾物器。符合条件者可配备截瘫步行矫形器(RGO)或髋膝踝足矫形器(HKAFO),配合助行架、拐杖、腰围等进行治疗性站立和步行。多数患者夜间需要 AFO 维持足部功能位。

3) T_5~L_2 脊髓损伤:大部分患者可通过 RGO 或 KAFO 配合步行架、拐杖、腰围等进行功能性步行,夜间使用 AFO 维持足部功能位,常规配置普通轮椅。坐便器、洗澡椅可根据情况选用。

4) L_3 及以下脊髓损伤:多数应用 AFO、四脚拐或手杖等可独立步行,但部分患者仍需要轮椅、坐便器、洗澡椅等。

(7) 日常生活活动训练:C_6 损伤的患者在具备移乘能力、坐位或站位平衡能力、上肢运动能力的基础上,通过运用适当的辅助设备,进行日常生活活动训练,如洗脸、洗手、刷牙、梳头、剪指甲、刮胡子、穿脱衣服、进食、自我导尿等。大多数截瘫患者可独立完成修饰和个人卫生活动,洗澡开始在床上有人帮助下进行,逐渐过渡到在洗澡椅上独立完成。

(8) 家庭回归训练:应进一步强化日常生活独立性训练,包括洗漱、更衣、如厕、洗衣、做饭、整理房间、床与轮椅间转移等。早期进行洗漱、修饰训练（化妆、剃须等）和床上、轮椅上穿上衣、脱裤子和脱鞋训练；后期可训练坐位淋浴和轮椅、便器间的转移及便后清洁等动作，通过做饭训练使患者能够准备简单的饭菜。此外，为了保证患者能够尽可能多地独立完成日常生活活动，根据其功能水平和动作特点，家属应配合治疗师对患者的生活环境加以改造。如洗手池的下方应有容纳坐在轮椅上的双下肢的空间，便于患者身体更接近洗手池；根据患者手的功能情况，选择便于使用的水龙头类型；将梳子、牙刷的把手加粗加长，便于患者抓握；指甲刀的一侧固定在木板上，另一侧加大加宽，便于患者使用。

（9）职业能力及其他能力的康复训练

1）基本的职业能力训练：包括与他人交流沟通、书写、打字、电脑操作、文件处理等方面。

2）家与单位之间的转移训练：近距离的可直接驱动轮椅完成家与工作单位之间的转移，患者需进行实地训练，学习如何解决在实际情况下可能发生的交通问题，如穿越路口、上下台阶、上下坡道等问题。家与工作单位距离较远的患者，可能需要驾驶或乘坐汽车等交通工具。在欧美等发达国家有针对残疾人的汽车改装及驾驶培训，在我国目前尚没有完善的残疾人驾驶汽车的法律法规，但随着我国的经济发展及残疾人参与社会能力的提高，残疾人用车的配套工程急需完善。针对此类患者的需求，在作业治疗中可指导患者学会轮椅和汽车座位之间的转移以及如何将轮椅折叠并送入汽车内。

3）利用单位公共设施的能力训练：能够自如地运用单位的水房、卫生间、餐厅等设施。必要时可在康复医师和治疗师的指导下，与单位有关部门密切配合，对相关设施进行相应改造，如在坐厕旁安装扶手、将台阶改造为坡道、调整餐柜台的高度等。

（三）注意事项

作业治疗师应与康复医师、康复护士密切配合，注意以下事项：

1. 脊髓损伤患者皮肤护理　截瘫患者因不能活动，皮肤感觉丧失，没有正常皮肤的疼痛刺激信号，是发生压疮的主要原因。为预防压疮要经常变换体位，包括每日检查压疮的好发部位，注意检查骨突起部，多向患者作教育工作；保持骨突起部位清洁，清扫床单，高热量、高蛋白饮食。对于卧床患者，应间隔 1~2h 轴向翻身。对于能独立坐位时，要求患者每 30min 左右利用上肢撑起躯干或侧倾躯干使臀部离开椅面减压一次，以免坐骨结节等处形成压疮，如自己不能进行，需由他人帮助。

2. 脊髓损伤患者大小便的管理

（1）在损伤早期，留置尿管时应保持尿管通畅。尿管每周更换一次，引流袋每日更换一次，每周复查尿常规 2 次，根据入量定时开放尿管，以便逐渐建立反射性膀胱和自律性膀胱。在脊髓休克期后，应给予训练排尿功能。同时，由于留置尿管易产生尿路感染及结石睾丸炎、副睾炎甚至造成尿道皮肤瘘，现多主张作间歇导尿。

（2）指导患者定时饮水，每日饮水量 2 000~2 500ml，24h 尿量控制在 2 000ml 左右，保持液体出入量基本一致。

（3）圆锥以上平面脊髓不完全性损伤，排尿的低级反射弧完整但有排尿困难者，应作排尿意识训练；尽量采取站立或坐位的正常排尿姿位；在习惯的便所内，或开放水龙头制造流水声以诱导排尿反射。必要时可按压下腹部帮助排尿及减少残余尿，但括约肌张力过高时不宜使用过大压力，以免使尿液向肾盂反流。

（4）养成定时排大便的习惯，脊髓受损伤后致使肠蠕动减慢，结肠吸收水分增多，因而会导致便秘。要注意饮食结构，给予高蛋白、高热量、高维生素、含纤维多的易消化食物，多饮水。一般保持 2~3d 一次即可。已发生便秘者，可使用开塞露等润肠药，并定期行手法扩肛训练。

（5）如患者伴有大便失禁，肛门周围可因为粪便浸泡导致皮肤糜烂，从而诱发压疮。应及时用清水将肛周皮肤洗净，必要时涂抹防护油。

3. 脊髓损伤后自主神经紊乱　脊髓损伤患者在作业治疗过程中，可突然出现头痛、心动过速、血压增高等自主神经反射亢进的表现，多见于四肢瘫和 T_6 以上截瘫患者。当患者出现相应症状时，应立即采取头高位，并尽快排除诱因。检查膀胱是否充盈，有留置尿管的患者检查尿管是否通畅。如患者因为便秘不能排出大便，应立即协助排便。如经上述处理措施症状仍不能缓解，可给患者服用降压药，以缓解症状。

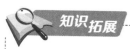

病 例 分 析

　　患者汪某,女,30岁,因车祸后致四肢不能活动入院。MRI检查:$C_6 \sim C_7$颈髓损伤。对症支持治疗后转入康复医学科继续治疗。入院检查:感觉功能检查示左外侧臂及拇指、中指处感觉正常,其余二指、臂内侧及躯干以下感觉消失,右外侧臂及拇指处感觉正常,其余四指、臂内侧及躯干以下感觉消失;运动功能检查示左侧肱二头肌肌力5级,腕伸肌肌力4级,肱三头肌肌力3级,指屈肌肌力1级,小指不能外展,右侧肱二头肌肌力4级,腕伸肌肌力3级,肱三头肌肌力1级,各手指没有主动运动能力,双下肢肌力0级;大小便不能控制;不能坐及站立;ASIA残损分级为A级完全性损伤。

　　通过确定损伤平面及损伤程度,制订计划,如早期起立床的训练、关节活动度的训练、肌力的训练、大、小便的处理、心理上的支持疗法以及佩戴生活辅助用具后日常生活自理能力的训练等。通过一段时间系统训练后,患者可掌握一些生活自理方面的技巧和能力,基本达到生活自理、重返社会,并重新拾起对美好生活向往的信心。

(谢　冰)

第四节　儿童脑性瘫痪患者的作业治疗

一、概述

(一)定义

　　脑性瘫痪(cerebral palsy,CP)简称脑瘫,是指出生前、出生时或出生后的一个月内,由于大脑尚未发育成熟,由各种原因引起的非进行性、永久性脑损伤所致的大脑功能不良综合征,主要表现为运动障碍和姿势异常。脑性瘫痪不是一个独立的疾病,而是由于脑损伤而导致的综合征。现在已不把癫痫、智能障碍、行为异常、情绪障碍、精神障碍、中枢性视听觉障碍、语言障碍等看作是脑瘫的合并症,而看作脑瘫后的必然结果。尽管脑性瘫痪的临床症状可随年龄增长、脑的发育和成熟而有所变化,但中枢神经系统的病变难以改变。

(二)病因

　　1. 出生前的原因　染色体异常、父母亲吸烟、酗酒、吸毒、母患精神病、风疹、梅毒、巨细胞病毒感染、放射线、一氧化碳中毒、妊娠中毒症及胎盘异常等。

　　2. 围生期的原因　颅内出血、异常体重、早产、窒息、高胆红素血症及分娩外伤等。

　　3. 出生后的原因　中枢神经系统感染、脑外伤、呼吸障碍及心肺功能异常等。

二、功能障碍特点及临床分型

(一)功能障碍特点

　　脑瘫后可伴随多种障碍,其中以生长发育障碍、智能障碍、癫痫、语言障碍、听觉障碍、视觉障碍、牙齿发育不良、行为障碍等多见。康复效果与患儿的智力水平高低有密切关系,年龄越小效果越佳,超过9岁则效果较差。

(二)临床分型

　　1. 痉挛型(spasticity)　也称高张力型,为最常见的类型。表现为肌张力增高、腱反射亢进、关节活动范围受限等导致的姿势异常和运动障碍,可见上肢屈曲,下肢内收或交叉成剪刀姿势。

　　2. 不随意运动型(dyskinetic)　主要表现为随意运动障碍和不自主运动增多。

　　(1)手足徐动(athetosis):最主要的特征为肢体的不随意运动,安静时消失,活动时出现;表情奇特,挤眉弄眼;手不能准确抓物,常向相反方向用力;头的控制能力差,颈部也有不随意运动;多有摄食困难、构音障碍及平衡功能低下。

（2）舞蹈动作（choreic）：表现为肢体快速、不规则、不对称、无目的的运动。

（3）震颤（tremor）：表现为身体的某一部分在一个平面内不随意地、无节律地摇动，静止时出现，自主运动时消失，此型少见。

3. 共济失调型（ataxia）　由于小脑损伤引起运动、感觉与平衡功能障碍。表现为上下肢动作不协调，走路时摇晃不定，呈醉酒步态。

4. 低张力型（atonia）　也称软瘫，表现为全身肌张力低下，关节活动范围增大，该型患儿几乎没有维持姿势的能力。

5. 混合型（mixed）　同时具有两种或两种以上类型，如痉挛型伴手足徐动型等。

三、康复评定

脑性瘫痪因其类型、受损部位不同而临床表现多种多样，即使是同一个人，处于不同年龄阶段表现也各异。对患者进行系统的康复评定是了解患者目前存在问题的主要手段，为康复治疗计划的制订奠定基础，也为治疗目标的拟订与修正提供依据。因此，对患者进行康复治疗以前必须对患者各项功能进行评定。本节只讨论脑瘫患者的手功能、日常生活活动能力、步态及异常姿势的评定。

（一）手功能评定

手是人们工作、玩耍和自理的工具，对接触环境、感受外界刺激具有非常重要的作用。精细运动功能障碍的孩子不能进行有效的手的活动，因而接触外界感觉信息的机会明显减少，影响认知发育水平。很多脑瘫患儿都有精细运动功能障碍，这些障碍又反过来影响他们的认知和总体运动功能康复。目前，国内评价手功能常采用的是神经肌肉测试法，如关节活动度和肌力测试，但很难全面反映手的实际功能。

九孔柱测试能反映手的灵活性，是较可靠、有效、简便、省时和价廉的一种方法，适用于临床评价手操作功能。九孔柱测试主要器具为九孔柱板、小柱、容器、秒表。从拿起第一根小柱到拔出最后一根小柱放回到容器为止，记录每次操作的时间。先测利手，再测非利手，分别计时。

（二）日常生活活动能力评定

脑瘫患儿日常生活活动是指为了维持生存及适应生存环境而每天必须反复进行的最基本的、最具有共性的活动，内容包括个人卫生动作、进食动作、更衣动作、排便动作、器具使用、认识交流动作、床上运动、转移动作、步行动作等50项，满分为100分。

（三）步态分析评定

对有行走能力但步态异常者必须进行步态分析，通过步态分析揭示异常的性质和程度，为进行行走功能评定和矫正提供必要的依据。脑瘫患儿的异常步态常见有剪刀步态、鸭行步态、醉酒步态和跳跃步态等，会对患儿一生的步行产生不利的影响。步态分析在脑瘫患儿的临床诊疗、康复锻炼中起着重要的作用。

1. 剪刀步态　双腿僵硬，两脚向内交叉，膝部靠近似剪刀样。行走步态小而慢，常足尖踏地而形似跳芭蕾舞，见于双侧大脑或脊髓的病变，如脑性瘫痪或家族性痉挛性截瘫（图13-3）。

2. 鸭行步态　行走时挺腰凸肚，臀部左右摇摆如鸭行状，这是进行性营养不良的表现，也可见于佝偻病、先天性髋关节脱位。

3. 醉酒步态　见于共济失调型的患儿，由于肌肉张力的不稳定，通过增加足间距和步频及上肢和上身的摆动协助来保持步行平衡，表现为快速而不稳定的步态，类似于喝醉酒的步态。

4. 跳跃步态　见于患有注射性臀肌挛缩症的小儿，是由于患儿在1~2岁期间肌内注射过多造成。表现为下蹲时两膝不能并拢，两腿必须分开，两侧髋关节呈外展、外旋姿势，犹如青蛙屈曲时的后肢；站立时，两下肢轻度外旋，不能完全并拢，呈"外八字"；行走时呈"八字"蹒跚步态；快步行走时，由于屈髋受限，步态呈跳跃状，故称之为跳步。

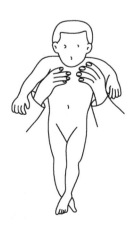

图 13-3　脑瘫患儿剪刀步态

（四）异常姿势评定

在评定中要注意脑瘫患儿的姿势有哪些异常，并观察在哪个体位上表现最为明显。姿势是指身体在静止时为克服重力的作用而采取的自然体位。姿势发育与神经系统的发育是相平行的，反映着肌张力和神经系统的状态。姿势和反射都是自发运动的基础，两者关系密切，相互影响，都随着神经系统的发育而发展。

1. 仰卧位　小儿脑瘫患者头部是否处于正中位，能否抬头；头部转动时是否受原始反射的影响而出现肢体和躯干的紧张性活动；头部是否后仰，身体是否呈角弓反张状；四肢有无非对称性的动作，双手是否能合掌，能否把玩手和脚；翻身是否困难，动作是否有异常，头、躯干和肢体的动作是否有分离。

2. 俯卧位　小儿脑瘫患者能否抬头，头部是否能保持中立位；是否受原始反射的影响而出现四肢屈曲、臀部高于头部的体位；双上肢能否支撑身体；腹爬时肢体的活动情况如何。

3. 坐位　头部是否正中位；能否长腿坐和盘腿坐，是否要用手支撑；躯干是否挺直，是否有拱背和W坐位等异常的坐姿；能否从坐位转为俯卧位。

4. 四点跪位　小儿脑瘫患者能否保持平衡，伸手时是否会向侧倒；四点跪位转为坐位是否困难；四点爬时是否重心后移，上下肢有无交替性的移动。

5. 跪位　小儿脑瘫患者能否保持平衡；髋关节能保持中立位；能否向四点跪位和半跪位转换。

6. 站立位　能否保持平衡；两侧持重是否对称；双腿是否能分开，足跟是否着地；是否有膝过伸现象。

四、作业治疗

脑瘫患儿脑组织的损伤不会随着其年龄的增长而加剧，但存在的问题若不能得到及时干预和有效的治疗，将会严重妨碍患儿日后的学习、工作、日常生活和娱乐。由于患儿的运动发育是和脑发育同步的，因此，为了不错过脑发育的最佳时期，脑瘫康复特别强调早期的技能训练。不能独坐、站、走的脑瘫患儿，母亲常将其抱在怀里，如果抱的姿势不正确，异常姿势得以强化，将阻碍正确姿势的形成，会影响脑瘫患儿的康复效果。

（一）良姿位

1. 屈肌张力增高患儿姿势

（1）异常姿势：全身屈曲内收，头前屈；躯干、肘屈曲；肩前屈；髋、膝屈曲、内收、内旋（图13-4）。

（2）矫正姿势

1）抱法：一手放在患儿两腿之间，另一手从患儿一侧腋下通过，固定一侧肩关节，矫正患儿全身屈曲模式（图13-5）。

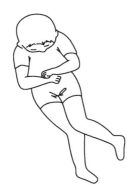

图13-4　屈肌张力增高患儿异常姿势

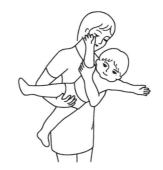

图13-5　屈肌张力增高患儿正确的抱法

2）俯卧位：患儿俯卧在床上，胸部下方垫枕头，使屈曲的躯干、髋、膝呈伸展位；踝关节背屈；上肢伸展（图13-6）。

3）坐位：患儿坐位，治疗师在身后用双手控制双膝关节，使患儿躯干、膝关节、双上肢伸展；也可以让患儿骑跨在滚筒上，使其髋关节外展和膝关节伸展（图13-7）。

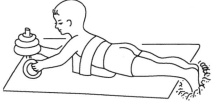

图 13-6　屈肌张力增高患儿俯卧位姿势

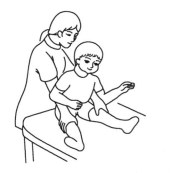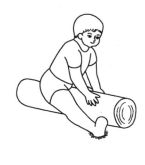

图 13-7　屈肌张力增高患儿坐位姿势

2. 伸肌张力增高患儿姿势

（1）异常姿势：全身伸展、侧屈；躯干过伸展；肩关节内收、内旋；肘关节屈曲；腕关节掌屈、尺偏；手指屈曲；髋关节伸展、内收、内旋；踝关节内翻、跖屈（图 13-8）。

（2）矫正姿势

1）抱法：让患儿骑跨在母亲腰部，躯干略屈曲，趴在怀里，双手搭在母亲双肩上。因为这种抱法与患儿原有的异常姿势完全相反，所以是对患儿极为有利的抗痉挛体位（图 13-9）。

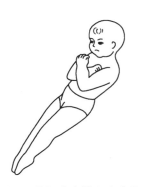

图 13-8　伸肌张力增高患儿姿势

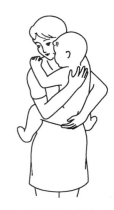

图 13-9　伸肌张力增高患儿抱法

2）仰卧位：将患儿放在吊床上，上方悬挂玩具。这种体位可以有效地将过伸展的躯干屈曲，跖屈内翻的踝关节背屈（图 13-10）。

3）侧卧位：如患儿头向右侧屈，应呈右侧在下方的侧卧位，上方的下肢屈曲，放在枕头上固定，将玩具放在半空中眼前方，诱发上肢伸展（图 13-11）。

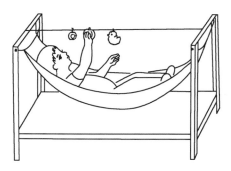

图 13-10　伸肌张力增高患儿仰卧位姿势

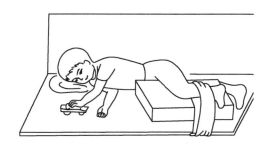

图 13-11　伸肌张力增高患儿侧卧位姿势

4）俯卧位时：不要垫枕头，让患儿的脸直接贴在床上，头转向一侧，双上肢屈曲外展；要注意患儿的呼吸是否通畅。这种姿势有利于患儿抬头功能的发育，也有利于身体各部分的姿势对称。

5）坐位:患儿髋关节、膝关节呈屈曲位,脚掌着地,治疗师用双手将其两腿分开,用前臂控制患儿,使其双肩内收,上肢伸展(图13-12)。

3. 肌张力低下患儿姿势

（1）怀抱患儿时,同样要使他头、躯干竖直,家长用双手托住患儿臀部,使其背部依靠在家长胸前,以防日后发生脊柱后突或侧弯畸形,也有利于训练患儿的正确躯干立直姿势。

（2）肌张力过于低下的患儿,缺乏抗重力和姿势维持能力。因此,最好采用仰卧位姿势,还可在患儿肩部、髋部加放枕头给予支持。

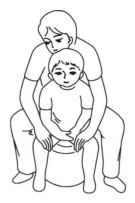

图 13-12　伸肌张力增高患儿坐位姿势

4. 注意事项

（1）怀抱脑瘫患儿时,应避免其面部靠近家长胸前,防止患儿丧失观察周围环境的机会。

（2）家长每次抱脑瘫患儿的时间不宜过长,以便使脑瘫患儿有更多康复训练时间。

（3）抱脑瘫患儿时要抑制其异常姿势,使脑瘫患儿头、躯干尽量处于或接近正常的位置,双侧手臂不受压。

（4）俯卧位时,不要垫枕头,让患儿的脸直接贴在床上,头转向一侧。要注意患儿的呼吸是否通畅。

（二）手功能训练

对脑瘫患儿来说,上肢精细功能与粗大功能是相辅相成、互相影响的,只有先训练好了粗大运动技能,才能很好地支持精细运动技能。一个没有适当的上肢粗大运动功能的脑瘫患儿是不可能对其训练手部精细功能的。与此同时,还需要给脑瘫患儿提供上肢感觉的不同体验机会,在开始训练精细运动技能之前还需要强调对手-眼的认知训练。脑瘫患儿上肢粗大功能及精细功能的训练要点:

1. 粗大运动训练

（1）促进手臂与肩胛带的分离

1）让患儿俯卧于治疗师的膝上,治疗师的手固定住患儿的肩胛带,鼓励其做伸手向前的运动。

2）患儿俯卧于地板上,做双手滚圆筒的动作。

3）患儿在俯卧位下,做双臂伸直、外展、后伸的动作。

4）患儿取侧卧位,做上肢在胸前的滑行性动作

5）可利用拉锯、推刨具、投篮与传球动作进行肩关节屈伸训练。

6）利用书法、绘画、舞蹈的手势动作进行肩关节内收、外展训练。

（2）增加肩胛带的自主控制以提高上肢的稳定性

1）患儿取俯卧位,用双肘支起上身,做左右、前后的重心转移。

2）患儿俯卧在滚筒上,双手交替支撑,做向前、向后爬行的动作。

3）患儿维持手膝四点支撑姿势于摇板上,治疗师控制摇板,并做缓慢的晃动。

4）患儿俯卧在滚筒上,一手支撑于地面上,并在支撑臂的肩部施以适当的压力,另一手从事某一作业活动。

5）坐或站位下,患儿双手与治疗师的双手共持一根木棒,做对抗性推的动作。

（3）诱发肘关节伸直

1）肩胛带前伸,伸肘够物,或手握一硬的圆锥状物体去触碰前方某一目标。

2）患儿手握一端带有磁铁的柱状物,去吸放在桌面上的金属物,动作过程中要求涉及肘关节的伸直。

3）对于年幼的患儿,可将其抱坐于腿上,让其伸手去拍治疗师的手掌,注意不要让他失去姿势控制。

（4）诱发手到口的动作

1）双手交叉互握,让患儿做双手触摸口部的动作。

2）鼓励患儿手抓食物,或将一些食物涂在手指上,做手到口的动作。

（5）诱发双手在中线上的活动

1）侧卧位,肩前伸,用手玩物,或用手去触碰另一只手及身体的某一部位。

2）仰卧位,保持双手交叉互握状态,或用两手同时触碰胸上方的物体,或双手轮流抓放一物体。

3）双手操控简单的玩具。

2. 精细动作训练 指导脑瘫患儿进行精细动作练习,目的在于训练手与大脑的协调能力、增强手的灵活性,从而提高患儿动手能力。

（1）练习用拇指和示指捏东西:在盘中放一些颗粒状食物,先向患儿做一次示范动作,然后指导其自己动手进行练习。必要时,可将其余3指用胶带绑在一起。

（2）练习用患侧手拿物品:准备1~2个正方形积木,指导患儿用患侧手将其拿起。头几次练习,可对患儿进行手把手指导,并逐步让患儿进行单独练习。随着练习进程,积木要从正方形、长方形过渡到圆形,并延长手握物品时间。

（3）练习用患侧手抓物品:将较多玩具倒在地上,指导患儿用患侧手抓拿自己喜欢的玩具,重复多次,以进行抓拿练习。

（4）练习翻书动作:可将糖果、树叶等物品夹在书中,鼓励并指导患儿翻动书页以找到这些物品。进行此练习时,所夹物品尽量要小、薄,增加患儿翻动难度以得到更好效果。

（5）练习握笔动作:指导患儿进行握笔练习,并逐步指导其进行写字、画画训练。

（6）其他练习:如拧瓶盖、搭积木、拿放玩具等练习,以增加手部灵活性。

3. 精细运动功能训练要点

（1）因为手部的很多精细动作是需要在坐位下完成的,因此在对脑瘫患儿进行手部精细功能训练之前,就要先训练他们获得良好的坐位平衡与保持良好坐位姿势的能力。

（2）康复师在对脑瘫患儿进行训练的过程中,可以通过使用有趣的玩具和自己的五官来帮助他们练习视觉固定、视觉跟踪和手、眼的协调,并且经常与患儿保持视觉接触。通过这些有目的地、随意地、有效地使用上肢和手的功能训练,最大程度地提高患儿生活自理能力,改善其感觉、认知能力,培养其学习与社会交往能力。

（3）最后还要强调一点,以上这些训练必须贯穿于脑瘫手术的前后,也就是说,在患儿于2.5~6岁期间接受了各类外科手术及矫形治疗之前及以后,必须长期坚持这种系统规范的康复训练,切勿随意中断,以免影响到整体康复效果。

（三）日常生活自理能力训练

日常生活自理能力训练是脑瘫患儿康复的重要内容,也是康复的最终目的,基本内容包括穿脱衣裤、梳洗、进食、如厕等。

1. 进食训练 进食是孩子满足自身需要的能力之一。正确的进食方式是患儿在身体上、社会及语言发展方面重要的基础。由于口面功能障碍导致咀嚼、吞咽困难,头部和身体控制能力较差,训练包括以下几个方面。

（1）进食体位和方法:进食采取坐位,髋关节屈曲,上身前倾,避免头后仰,保持坐位稳定,食物来自于身体前方(图13-13和图13-14)。

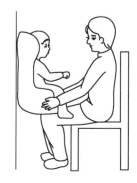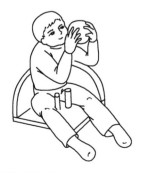

图 13-13 脑瘫患儿进食体位

（2）食品要求：为适应患儿口腔功能发育,选择的食品种类应按程度逐步过渡,即流质→半流质→奶的混合物→软食→固体食物→正常饭食。为了使患儿容易咀嚼,食物应该由小到大,由软到硬。

（3）纠正流涎：经常用手指轻叩患儿上嘴唇数次,向左右侧方牵伸嘴角部肌肉,教会患儿闭唇。

（4）控制下颌帮助进食：将手置于患儿下颌处,用手指轻柔地将下颌向上推,并且保持一段时间。如果患儿的口舌控制功能改善,就慢慢减少此项活动(图13-15)。

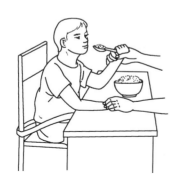

图 13-14　脑瘫患儿进食方法

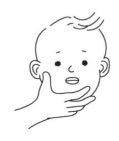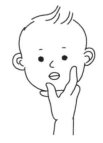

图 13-15　脑瘫患儿控制下颌帮助进食

（5）进食训练：进食时面对患儿,用勺子将患儿舌头往下压,防止舌头将食物推出来,避免让患儿头向后倾。盘子下放一条湿毛巾使盘子不能在桌上滑动,勺子加粗手柄便于抓握。

（6）饮水训练：饮水时如果患儿不能闭嘴,治疗师可以压其下颌帮助吞咽,或将塑料杯子剪一缺口,使杯口不要碰到鼻子,喝水时头部不要向后仰;对低张力患儿可以用高桌子支撑以保持伸直坐位(图13-16)。

2. 穿着训练　患儿要学习更衣,必须在坐、立、手部动作基本稳定了,才能进行训练,还必须使患儿能理解和配合。更衣训练可分为以下三个阶段进行。

（1）认识阶段：选择颜色单一的训练服,这样可以让患儿更清楚地辨认领子、袖口和扣子。

（2）模仿穿衣阶段：治疗师先让患儿用圈圈练习穿脱衣服的动作,反复练习直到熟练(图13-17)。

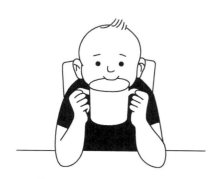

图 13-16　脑瘫患儿饮水方法

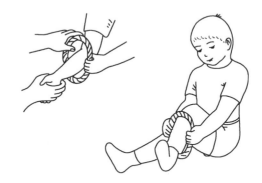

图 13-17　脑瘫患儿模仿穿衣

（3）穿衣练习：穿衣过程中应尽量避免引起或加重痉挛。因此,给脑瘫患儿穿衣时要特别注意选择体位,如需要在卧位下穿衣时可选择俯卧位(图13-18)。然后按靠着物品坐稳穿衣→独立坐位穿衣→立位穿衣等顺序进行。痉挛型脑瘫患儿自己刚学习穿衣时应注意,避免身体出现强直,通常采取侧卧位,使颈、髋、膝关节保持屈曲状态。

1）如患儿上肢屈曲痉挛,应缓慢将上肢伸展,再将衣袖套上。不可用力牵拉上肢,否则会加剧上肢屈肌痉挛。

2）如患儿双下肢伸肌痉挛,应缓慢将膝关节屈曲,便于患儿在坐位时穿脱裤子和鞋。患儿应穿着简单、宽松的服装。有的患儿足尖穿鞋有困难时,可将鞋后帮打开,将足从后方穿进(图13-19)。

3）对于衣服前后穿反或穿鞋时不分左右脚的患儿,可在衣服或鞋上做些醒目的标志起到提醒作用。

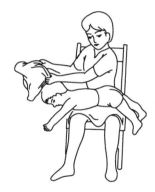

图 13-18 脑瘫患儿穿衣练习

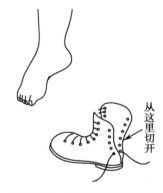

图 13-19 脑瘫患儿鞋子设计

3. 如厕训练 脑瘫患儿可能在如厕过程中出现各种问题,如大小便失禁,不能稳坐便器上,不能自己清洁和穿脱裤子等。如厕训练对建立患儿的自尊心和培养患儿的独立性具有非常重要的作用。

（1）如厕训练程序:一般先按照先日间训练,后夜间训练;先训练小便,后训练大便;先训练使用痰盂,后训练用坐厕、蹲厕等技巧。

（2）如厕训练方法:以两个星期如厕情况作为基本资料,找出患儿如厕的规律,再制订患儿个人的训练计划和目标。如每 30~60min 让患儿坐厕,给予鼓励,若失败可适当延长或缩短如厕时间,然后再逐步训练夜间如厕。

（3）专用坐厕和痰盂:有些弱智、弱能患儿经过较长时间正规化的训练后还不能自己如厕,可采用一些特别设计的坐厕和痰盂,可以帮助坐姿及身体的控制(图 13-20)。

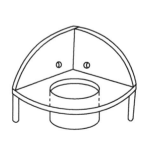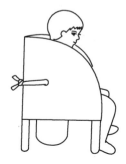

图 13-20 脑瘫患儿专用坐厕和痰盂

4. 梳洗训练 个人卫生在生活自理方面占有非常重要的地位,范围包括漱口、洗手、洗脸、梳头、剪指甲、洗澡等。

（1）脑瘫患儿梳洗训练:先让患儿知道头、面、五官等身体各个部位名称、位置以及方位如前后、上下、左右;熟悉常用的梳洗用具,如毛巾、牙刷、梳子等,并教会如何使用;再训练患儿上肢活动和控制能力,特别是手部的抓握和精细动作的控制能力。

（2）手的训练方法

1）转动手腕:练习拧开瓶盖,取出瓶内的食物;练习拧大小螺丝。

2）手眼协调:练习穿不同颜色的珠子;将胶环套在柱子上。

3）双手协调:练习搓纸团、搓橡皮泥,搓面粉。

4）手部握力:练习在水里拾海绵,小号哑铃。

5）前臂旋前及旋后:练习带阻力的尼龙搭扣棒子,印手掌画。

（3）脑瘫患儿洗澡训练:洗澡对于孩子来说是一个清洁、放松和玩耍的过程,是一项很快乐的活动,脑瘫患儿也不例外。保持身体坐位平衡及对头和躯干的控制是脑瘫患儿洗澡的必要条件。严重患儿不会坐浴盆、不会用手扶、平衡较差,因此,选择良好的体位十分重要。

1）俯卧位:患儿俯卧在治疗师双膝上,髋部伸直,保持头高于髋(图 13-21)
2）扶坐位:患儿坐在治疗师双膝上,保持髋屈曲(图 13-22)。

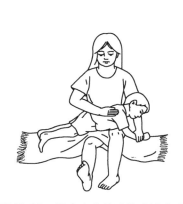

图 13-21　脑瘫患儿俯卧位沐浴方法

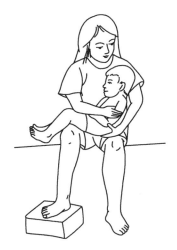

图 13-22　脑瘫患儿扶坐位沐浴方法

3）靠坐位:患儿正在学习坐,可用靠坐位洗澡,鼓励患儿双手放在一起或手抓握盆边(图 13-23)。
4）站立位:如患儿正在学习站立,可采取这种体位洗澡。
5）洗澡椅:在患儿洗澡训练过程中可以利用一些可调整高度的座椅(图 13-24)。

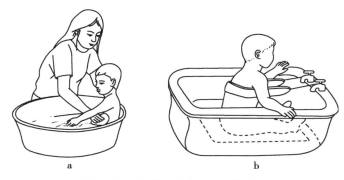

图 13-23　脑瘫患儿靠坐位沐浴方法

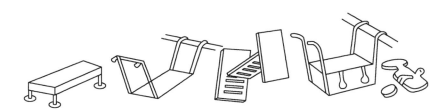

图 13-24　脑瘫患儿洗澡用椅

在不同的发育阶段,可分别采用盆浴或淋浴以达到不同的目的。发育早期多采用盆浴,可以为患儿在洗浴的同时提供一个游戏或玩耍的机会;借助于浮力,脑瘫患儿能够比较容易地在水中完成有目的的活动。从辅助和安全角度考虑,淋浴更适合重度脑瘫患儿。

（四）认知功能及感觉统合的训练

1. 注意力训练。
2. 记忆力训练。

3. 视觉、触觉、听觉的刺激训练。

4. 对躯体、空间关系的认知。

5. 通过感觉统合治疗,促进大脑发育成熟。

具体训练方法详见第五章。

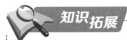

病 例 分 析

患儿,男,5岁,左侧上肢肘关节屈曲,指间关节屈曲障碍,对指对掌不能完成。手指分离动作差,手眼协调能力差,可使用勺子、筷子进食,自行饮水,穿衣如厕等需在家人辅助下完成。

1. 功能评定　针对患儿的现有能力进行功能障碍评定,项目有日常生活能力评定、运动系统功能评定、关节活动范围评定、认知功能评定等。

2. 作业治疗方案　根据评定的结果制订适合患儿特点的训练方案。功能训练包括:

（1）加强上肢活动度及上肢力量训练:上肢上举、向前平伸平衡棍、推磨砂磨板和手指屈曲力量训练器。

（2）精细活动训练:五指抓握(着重示指屈曲)、套圈、积木练习手眼协调、拇指和示指捏物、使用正确姿势握笔书写(两点、三点连线、数字、图形)。

（3）日常生活活动训练:穿衣训练(认识衣物里外、前后,在指令下完成穿脱马甲和外套、戴帽子等动作)、洗漱训练(洗手洗脸,梳头发等)。

（4）认知训练:定向力(认识前后、左右、上下等方位)、思维理解能力(图形的配伍和组合训练、加减法的简单运算)、注意力、记忆力等。

3. 分析　患儿训练2个月余,可完成部分精细活动项目,正确姿势握笔,两点、三点连线,画出直线和曲线;交叉穿鞋带;右手可完成手指阶梯训练。日后患儿训练重点放在 ADL、认知和社会适应方面。

（张　旭）

第五节　老年性痴呆患者的作业治疗

一、概述

（一）概念

痴呆是指由于神经系统退行性变、脑血管病变、感染、外伤、肿瘤、营养代谢障碍等多种原因引起的,以认知功能缺损为主要临床表现的一组综合征,通常见于老年人。其本质是一种慢性临床综合征,不是特定的一种疾病或神经病理过程。除表现有定向、记忆、学习、理解、思维等多种认知障碍外,多数患者伴有行为异常。老年性痴呆患病率、致残率、致死率均高,已成为西方发达国家继心脏病、癌症、脑卒中之后第四大死因。病程长、医疗费用高,是老龄化社会面临的重要的卫生服务和社会经济负担问题。在痴呆症中,最常见的类型是阿尔茨海默病。

（二）流行病学

1. 国际老年痴呆流行病学　2019 年 9 月 21 日阿尔茨海默病日报道,全球约有 8 600 万老年痴呆患者,且每年以 990 万新增病例速度增长,相当于每 3.2s 就增加一位新病例。预计全球患者数每过 20 年翻一番,2050 年将达 1.15 亿人。

2. 我国老年痴呆流行病学　2019 年 9 月 21 日世界阿尔茨海默病日据报道,我国 65 岁以上老年人患病率为 3.21%,发病人口已接近 600 万,是世界上患病人口最多,增长速度最快的地区,与高发病率相反的是对此病的认知程度、就诊率及接受治疗的比率确非常低。预计到 2050 年我国患病人口将超过 2 000 万,是继脑卒中、心血管病、癌症之后危害老人健康的第四大杀手。

（三）病因病理

1. 病因　半个多世纪以来,人类从未间断过对老年痴呆病因的研究,但至今仍未有定论,目前认为是一种多致病因素共同作用的结果,其中最重要的是遗传和环境因素。

（1）遗传因素:研究发现 15%~30% 的老年痴呆患者有家族史。

（2）环境因素:研究发现饮酒、吸烟可使老年痴呆早发;文化程度越低,发病的可能性越大。此外,丧偶、独居、经济困难、生活颠簸等社会因素可成为诱因;工作环境接触到的工业制剂、重金属、有毒物质、电磁场等亦可成为诱发因素;头部外伤、营养不良、微量元素缺乏、铝摄入过多、母亲怀孕年龄等均可为诱发因素。

（3）年龄因素:老年痴呆的患病率随年龄成倍增长,认知功能随年龄因素持续下降,流行病学资料显示每增加 1 岁,患病率增加 5%;年龄每增加 5 岁,患病率增加 1 倍。

（4）性别因素:女性患病率高于男性,女性寿命长于男性,老年痴呆的发生与年龄密切相关,此现象可能与女性寿命较长及发病后存活时间较长有关。

（5）性格因素:性格内向者患病率较高,研究表明,抑郁、失眠等因素可增加老年痴呆发病的危险性。

（6）血管因素:高血压、高胆固醇、动脉粥样硬化、心脑血管疾病、糖尿病等都可能与老年痴呆的发生有关。

（7）心理应激:流行病学调查发现,恐惧、焦虑、抑郁、紧张等心理应激易感人群是老年痴呆发病的高危人群,危险性高出常人 2 倍以上。

2. 病理　脑部弥漫性萎缩,萎缩最开始出现于海马区、内嗅皮质,之后逐渐扩大,晚期可出现全脑萎缩。显微镜下显示神经元缺失、淀粉样物质沉积和神经纤维缠结为其三大病理特征。神经元缺失以皮质和基底节内神经细胞为主;淀粉样物质又叫老年斑,存在于细胞外,多见于海马、颞叶和额叶;神经纤维缠结以海马出现最多,其次是杏仁核和颞叶,晚期出现在其他部位。

（四）临床分期及表现

老年痴呆起病隐蔽,呈进行性、持续性智能衰退且无缓解,高级认知功能相继丧失,行为和神经系统功能障碍发生的时间顺序是重要的诊断依据。其临床表现按特殊演变过程发展,早期表现为记忆、语言、结构障碍;随之发展到失认、失用、失语阶段;直至后期人格相对完整,但出现运动异常。

老年痴呆临床过程按功能障碍程度分为三个阶段,三个阶段的临床表现见表 13-8。

表 13-8　老年痴呆三个阶段的临床表现

项目	分期及临床表现		
	早期(1~3 年)轻度	中期(2~10 年)中度	晚期(8~12 年)重度
记忆力	"扭头就忘"、远期记忆回顾困难	近期记忆丧失、远期记忆严重受损	完全丧失
定向语言	时间、空间定向受损,经常迷路;找词、命名困难,语言重复,错语	严重受损,无法独自回家;流利性失语、复述困难	完全丧失失语
计算	能力下降	失算	完全丧失
识别	面孔、左右识别困难	失认	完全丧失
动作	轻微障碍,行动缓慢	结构、穿衣、运动、意念性失用	完全丧失
思维	判断、概括能力下降	理解力下降,判断推理明显下降	完全丧失
情感	淡漠、多疑	躁动不安	缄默
精神状态	抑郁、幻视、幻听、错认综合征	妄想、激惹、攻击、焦虑明显	对外界事物无反应
人格	脾气个性改变,固执、自私	偏执、怀疑	无表达
运动	工作及家务轻微影响	重复动作、徘徊症	完全丧失
大小便	正常	偶有尿失禁	完全大小便失禁
自理能力	正常生活和参与社交	生活需他人照顾	完全不能自理

1. 早期（轻度认知障碍）　可持续 1~3 年。记忆障碍是本病最突出的首发症状,以记住新知识能力受损和回忆远期知识困难为特点,遗忘常是最初被发现的智能障碍,表现为"扭头就忘"的特质;注意障碍、时空定向、空间结构及语言障碍亦常在早期出现;推理、判断、抽象思维能力下降;执行力下降,简单动作如梳头、刷牙、穿衣变得困难,尽管仍能做熟悉的日常工作,但常表现为漫不经心、能力不足;妄想、激惹、攻击、抑郁、焦虑、幻视、幻听、错认综合征等精神症状开始出现;情感方面表现为淡漠和多疑;早期人格相对完整,脾气、个性显著改变,表现为固执、自私、不讲卫生、不修边幅等;工作及家务能力受到轻微影响,尚可正常生活并参与社交。

2. 中期（中度认知障碍）　可持续 2~10 年不等。患者表现近期记忆无法探及,远期记忆明显障碍;时间、空间定向困难,没有时间概念,找不到回家的路;口语理解进行性受损,口语量减少,复述功能出现障碍,出现流利性失语;开始出现结构、穿衣、意念、运动性失用;面孔失认、左右失认、失算、失写进行性障碍;理解、概括、判断能力明显下降;情感由淡漠变为不安甚或狂躁,容易出现焦虑、妄想、攻击、激惹行为;性格偏执、多疑;偶有尿失禁;生活需他人照料,但仍可自行进食、如厕等。

3. 晚期（重度认知障碍）　可持续 8~12 年。患者智能严重低下或完全丧失,记不住任何事情或新的信息,不能辨认亲近的家庭成员,对外界刺激丧失意识反应,少言或缄默,运动障碍明显;强直、痉挛、肌阵挛、癫痫,称为屈曲性四肢瘫;最后表现为大小便失禁,生活完全不能自理,身体因失去姿势控制能力而终日卧床。

二、功能障碍特点

老年痴呆的功能障碍表现在 ABC 三个方面。

（一）A

A 即 ADL（activity of daily living）,是指日常生活活动能力下降。

1. 基本生活能力　吃饭、穿衣、洗漱、沐浴、如厕、步行等。

2. 应用基本生活工具的能力　打电话、购物、理财、烹饪、家务、洗衣、乘车等。

（二）B

B 即 BPSD（behavioral and psychological symptoms of dementia）,是指精神行为异常,包括知、情、意三个方面。知即知觉、思维的错乱,如妄想、幻觉、错认等;情即情感、情绪等精神症状,如激惹、焦虑、躁狂、淡漠、抑郁等;意即人格、意志的改变,表现为攻击、侵扰、执拗、抱怨、质疑等。

（三）C

C 即认知功能障碍（cognitive impairment）,包括:

1. 失忆　即记忆障碍,常为老年痴呆的首发症状,早期主要表现为近期记忆障碍,学习新知识困难,易忘事,丢三落四,不记得刚做过的事、刚说过的话。远期记忆随着病程进行性受损,不能回忆起自己的生活及工作经历,甚至记不起亲人的名字。

2. 失认　即定向障碍（时间、地点、人物）,最先表现为时间定向障碍,逐渐发展为地点定向障碍,晚期严重到不认识自己最亲近的人。

3. 失语　即语言障碍,表现在命名、复述、阅读、理解、表达障碍。早期表现为言语空洞、找词困难,继而阅读困难、命名障碍、言语重复;最终为丧失语言表达和理解能力。

4. 失用　表现为动作混乱,不能完成刷牙、沏茶等活动,进而不会使用筷子、勺子等。

5. 失算　计算能力下降或丧失。

6. 空间识别能力下降　找不到自己的家,不能临摹三维立体图形。

7. 思维障碍　理解、判断、分析能力下降,思维迟钝、反应缓慢,不能胜任熟悉的工作。

8. 执行力障碍　从接受指令到完成目标的执行能力下降或丧失。

三、康复评定

老年痴呆的评定首先需判断有无认知障碍及障碍的程度、类型,主要通过认知功能的评定完成,即记忆、注意、智商、意识状态等。此外,随着病情的加重会累及运动功能、日常生活能力及精神、心理等方面,故其评估涉及以上诸多方面。

（一）认知功能评定

一般先采取筛选法,由简入繁,甄别出受检者是否存在认知障碍及障碍的程度和类型,再进一步判断患者是否存在行为、精神、心理等方面的功能障碍及程度。

1. 认知障碍筛查常用量表　此类量表可大致检测出患者是否存在认知功能障碍,操作简单、便捷,但缺乏准确判定损害程度的作用,常用量表有画钟测验（CDT）、长谷川痴呆量表（HDS）、认知功能筛查量表（CASI）、简易智能精神状态评估量表（MMSE）、蒙特利尔认知评估量表（MoCA）、简易智力检测量表（AMTS）、常识-记忆力-注意力测验（IMCT）（又名 Blessed 痴呆量表）等。

2. 认知障碍程度评定量表　认知障碍一旦确诊,需较准确地判断出其患病程度,常用的量表有阿尔茨海默病评定量表-认知量表（ADAS-Cog）、严重损害量表（SIB）、临床痴呆评定量表（CDR）、全面衰退量表（GDS）、Mattis 痴呆评估量表（DRS）、痴呆日常生活能力衰退检查（IDDD）等。

3. 认知障碍类型评定量表　通过评定患者认知加工过程及其结果,来评定认知功能障碍的类型,评定过程较复杂,能明确评估出特定类型认知功能的缺失程度,进而指导临床作业治疗,同时可作为观察治疗效果的追踪评定标准,常用的评定量表有连线测验 B 型、威斯康星卡片分类测验、言语流畅性测验、数字工作记忆测验、立即和延迟词汇识别测试、Stroop 测验、Go/No-Go 任务和 Simon 任务等。

4. 认知功能评定量表　通过对注意力、定向力、识别能力等认知功能的量化评定,判断患者残留的认知能力,常用的方法有删除、连线测验;顺背、倒背数字;声辨认、听跟踪等。常用的量表有 Loewenstein 认知功能评定量表（LOTCA）、功能评定分期（FAST）、阿尔茨海默病功能评定和变化量表（AD-FACS）、痴呆残疾评估表（DAD）、洛文斯顿作业疗法认知评定量表（LOTCA）等。

5. 认知障碍行为评定量表　常用的量表有痴呆行为评定量表（BAD）、激越情绪行为量表（CMAI）、加利福尼亚痴呆行为问卷（CDBQ）（一个照料者评定的量表,全面评价痴呆患者的行为障碍）、阿尔茨海默病行为病理评定量表（BEHAVE-AD）、总体衰退量表（GDS）、Rivermead 行为记忆功能评定量表等。

6. 认知障碍精神状况评定量表　常用量表有简明精神病评定量表（BPRS）,是评定精神病症状严重程度的量表;神经精神症状问卷（NPI）;Sandoz 老年临床评定量表（SCAG）,评定老年精神病患者治疗前后症状的变化,较敏感地反映治疗前后精神行为症状的改变;痴呆抑郁量表（CSDD）;汉密尔顿抑郁量表（HAMD）等。

7. 认知障碍智力评定量表　常用量表有简易智力检测量表（AMTS）、韦氏成人智力量表（WAIS-RC）等。

8. 认知障碍心理功能评定量表　WHO 老年成套神经心理测验（WHO-BCAI）,诊断老年痴呆敏感度为 85.7%,特异度为 92.8%。

（二）运动功能评定

患者运动功能呈现进行性地减退,评定内容包括肌力、肌张力、关节活动度、平衡和协调功能、运动速度、步态、协调性、手操控物件能力及手的灵活性评定等。

（三）感觉功能评定

感觉功能评定是用客观的、量化的方法,有效地、准确地评定老年痴呆患者感觉功能障碍的种类、性质、部位、范围、严重程度和预后,包括本体觉、触觉、痛觉、压觉、温度觉、两点辨别觉等评定。

（四）活动能力评定

患者表现出需要精细运动功能参与活动能力降低,尤其是工具性日常生活活动。常用评定量表有 Barthel 指数、功能独立性量表（FIM）、日常生活活动功能量表等。

（五）环境及生活质量方面

通过与患者或家庭成员（照顾者）访谈和家访（或实际居住环境考察）方式,评定患者在现实环境中的作业表现及安全性。常用量表有采用 WHO 生活质量评定量表（WHO-QOL）、健康质量量表（QWBS）、生活满意度指数（LSI）和阿尔茨海默病生活质量评定量表（QOL-AD 量表）等进行评定。

四、作业治疗

患者一旦被确诊为老年痴呆,在积极进行药物治疗的同时,应尽早进行全面的康复治疗,即认知功能、肢体功能、日常活动能力、言语及心理功能等训练,其中认知功能包括记忆、注意、失认、失用训练,肢体功能包括运动、作业治疗等。

（一）治疗要点

1. 使用合格的康复医疗设施,由专业医师、治疗师从事作业治疗。

2. 防止继发性、失用性改变。

3. 最大限度使用自然恢复能力。

4. 利用康复训练增进功能恢复。

5. 创造神经功能恢复的最佳条件。

（二）治疗目的

1. 早期　尽可能维持患者各领域的功能独立,教会家人或照顾者应对与患者相处所带来压力的方法。

2. 中期　鼓励患者进行必要的身体锻炼,促进与他人交流和参加社交,并对环境做出适当的调整,帮助其适应。

3. 晚期　最大限度提升或维持患者生活质量,预防或减轻关节挛缩,使其身体感觉舒适。

（三）治疗原则

1. 早发现、早诊断、早治疗。

2. 作业治疗与日常生活密切结合。

3. 作业治疗必须有针对性。

4. 康复评定贯穿于作业治疗的全过程,作业治疗计划建立在康复评定基础上。

5. 作业治疗注意循序渐进,要患者主动参与及争取家属的积极配合,并与健康教育相结合等。

（四）治疗方法

1. 记忆障碍的作业治疗

（1）外部辅助法

1）环境记忆辅助具:应用路牌、提示板、箭头符号、地域颜色的区分、日历、钟表等进行时间与空间的辨别训练。

2）个人记忆辅助具:常用的有日记本、备忘录、时间表、地图、闹钟、手表以及各种电子辅助物等。①日记本、备忘录:适用于能阅读、最好也能写的患者,如不能写由他人代写亦可。②时间表:将规律的每日活动制成大而醒目的时间表贴在患者常在的场所,起初提醒患者看表,让患者掌握其生活的规律。③地图:用大地图、大罗马字和鲜明的路线标明常去的地点和顺序,以便利用。④闹钟、手表、各种电子辅助物:如有一种可戴在手上的,每按一定时间报时一次的电子表就很适用。

（2）内部辅助法

1）背诵:背诵会增多注意内容的时间,从而加强记忆。

2）精细加工:让患者对要记住的信息进行详细的分析,找出各种细节,并将其与已知的信息联系起来。

3）自身参照:让患者仔细探讨要记住的信息与他本身有何关系,并尽量使其和自身联系起来。

4）视意象:让患者将要记住的信息在脑中形成与之有关的视觉形象。

5）记忆方法:①首词或关键词记忆法:把所要记忆内容的每一节第一个字词或关键字词抽出来,编成熟悉或好记的一个短语或句子,以利记忆。②编故事法:按自己的习惯和爱好,将要记住的信息编成一个自己熟悉的故事来记忆。③SQ3R 记忆法:survey（浏览）、question（提问）、reading（精读）、reciting（叙述）、reviewing（复习）。

（3）无错学习法:标准化的无错性学习法即在多种学习任务中,治疗师给患者同样的新信息,要患者重复或写下这个信息,即治疗师直接告诉患者正确答案要其记住。改良的无错性学习法,是治疗师用丰富的语义词汇描述靶单词,利用语义线索诱导患者说出正确答案。

（4）环境适应:适用于记忆系统失去了足够功能的患者。通过环境的重建,满足他们的日常生活的需要。

1）将环境安排好:消除分散注意力的因素。

2）将环境中信息的量和呈现条件控制好：每次提供的信息量少比多好；信息重复的次数多比少好；几个信息先后出现时相隔的时间长比短好。

3）减少环境的变化：日复一日地保持恒定重复的常规和环境，常使患者易于记忆。

4）修改外部环境以利记忆：如门上贴大的名字或颜色鲜艳的标签，简化环境，突出要记住的事等。

5）组织好环境可以帮助记忆：如门后挂一把无用的钥匙可以提醒患者出门时别忘了带钥匙等。

6）提示：提供言语或视觉提示，如让患者记住一件事时，口头提问有关的问题，同时让他看有关的图画等。

7）家用电器的安全：通常使用电水壶、电炊具、电灯等，设计隔一段时间可自动关闭装置，避免健忘者使用时带来的危险。

8）避免常用物品遗失：把眼镜架系上线绳挂在脖子上，把钥匙、手机、电子助记产品别在腰带上，可有效防止遗忘。

（5）计算机对记忆障碍的康复作用：通过媒体技术，可进行人机交互，提高患者的治疗积极性和兴趣，实施个性化治疗，而且保留了大量的临床研究数据。

由于记忆过程本身的复杂性以及患者损害的情况等不同，康复评估及治疗也应多种多样且因人而异。在治疗当中，不仅需要医生、治疗师，更需要患者和其家属的积极配合；并且，记忆障碍的作业治疗是一个长期的、缓慢的过程，要有足够的耐心和心理准备。

2. 注意障碍的作业治疗　注意障碍是认知康复的中心问题。注意障碍的及时纠正，有助于记忆、交流、解决问题等认知障碍的有效治疗。常用的训练方法有猜测、删除、排序、连线、听认字母、数字顺背和倒背、游戏、电脑辅助法等（详见第四章）。

3. 失认症的作业治疗

（1）听觉失认：通过听声音识图片，建立声与发声体之间的联系。

（2）视觉失认：通过加强物品、面容、躯体、手指、左右辨认的强化训练，来纠正其视觉失认障碍。

（3）空间关系辨认障碍的作业治疗。

1）搭积木、给物品分类。

2）用指针在钟面上表示时间。

3）按指令完成空间成分活动，如"请站在桌子与床之间"。

4）迷宫游戏。

（4）地形方位辨认困难的作业治疗

1）改变环境及适应环境：用标记标出路径，教患者辨认。标记物可用图片、文字、物品等。待掌握后逐渐将它们取消。

2）在患者每日必经的路上，用鲜明的色点等标志作路标，多次实践，患者可能记住，然后再减少甚至取消色点。

3）告诉患者及家属存在的问题，外出时随身带着写有姓名、地址、电话的卡片，以防走失。

（5）面容失认

1）按年龄顺序将某人的照片进行排列比较，帮助辨认。

2）让患者从不同场景、不同角度、与不同人合影的照片中寻找他熟悉的人。

3）教患者根据人的特征如发型、声音、身高、服饰等辨认。

4. 失用症的作业治疗

（1）指导患者完成桌面上的二维、三维作业，并逐渐增加其复杂性，如增加所使用的积木数量或使用不同的形状和大小的积木。在患者操作时，治疗师可提供触觉和运动觉的指导，如组合螺钉、螺母，治疗师可手把手完成动作，根据完成情况减少帮助。完成组装任务时，要把配件按一定顺序摆放或将配件按顺序标记出。

（2）鼓励患者自己穿衣，提供声音和视觉暗示，在穿衣的全过程中治疗师始终要给予触觉和运动觉的指导，当有进步后可减少或不用指导。如某个步骤出现停顿或困难，可重新给予指导。穿衣前让患者用手去感受衣服的不同重量、质地、变换不同的穿衣技巧，目的是迫使患者使用受累侧肢体。找出穿衣动作的一些表面特征,怎样变换能够使患者完成动作。如是一次给一件还是给许多件,哪一种方法更容易使患者穿上衣服;使用功能代偿的方法,利用商标区分衣服的前后;用不同颜色做标记区分衣服的上下、左右;系扣有困难可采用由下而上的方法,先系最后一个,逐渐向上对扣,如仍然完不成,可找相同颜色的扣子和扣眼匹配;用手指触摸的方法系扣和检查是否正确。告诉患者及家属穿衣困难的原因,交给他们一些实用技术;对伴有失认、失用症的患者应向他们讲解有关知识,让他们了解该障碍对日常生活活动的影响;鼓励他们独立完成日常活动,但必须提醒他们注意安全。

5. 日常生活活动能力的训练

(1)轻度老年痴呆患者:要督促患者自己料理生活,如买菜做饭、收拾房间、金钱管理、打电话、上网等日常生活中的习惯动作或熟悉的社会活动,以保持残存功能,促进功能恢复。安排患者与周围环境有一定接触,创造和加强语言、信息交流的机会,改善语言功能的同时分散病态思维,培养对生活的兴趣,活跃情绪,减缓精神衰退。

(2)中度、重度老年痴呆患者:帮助和训练患者的自理生活能力,如梳洗、进食、叠衣被,并要求患者按时起床;家人或照顾者陪伴患者外出、认路、认家门;带领患者干些家务活,如擦桌子、扫地;晚饭后可看电视等。这些训练可以每天重复几次训练、最好集体带有娱乐性的训练,增加患者的乐趣。

6. 激发疗法　通过回忆过去的事件和相关物体,激发患者对时间、地点、人物、环境的记忆。如给患者反复看以往有意义的照片(结婚照、全家福等),或让患者讲述难忘的美好回忆,或欣赏收藏的旧物等,利用患者现存的、对往昔的记忆,给予追思和强化,达到改善患者认知,延缓病情,提升生活质量的目的。

7. 现实导向性训练　在其房间内放一些日常生活中常用的、简单的、醒目的物品,如日历、钟表、玩具等,训练患者对现实环境如姓名、地点、日期、天气等的定向力,帮助患者建立有规律的生活作息,如什么时间起床、就寝、吃饭、服药、洗澡等。

8. 环境改造　为增强患者日常生活适应力,提高活动安全性,患者所处的环境应简单、整洁、通道畅通、无杂物、远离危险。采取常用物品固定位置摆放、选择圆角、无玻璃家具;在不同功能房间门上贴形象和醒目的标志;安装感应门铃使患者离家时发出声响以提示家人;勿将患者单独留在家中等。

9. 家人及照顾者的教育和指导　将疾病的性质、发展过程、治疗及预后告诉家人或照顾者,与其共同讨论患者家居认知训练计划;指导家人或照顾者正确照顾和护理患者,教会其应对和处理因长期照顾患者所产生的精神紧张与压抑的自我放松和控制技巧,共同促进和维护患者及家人(或照顾者)的身心健康。

(王　平)

第六节　关节炎患者的作业治疗

一、概述

(一)关节炎的概念

关节炎是临床常见病、多发病,属于"风湿病"范畴。中医称之为"痹症"。泛指发生在人体关节及其周围组织的炎性疾病,临床表现为关节的红、肿、热、痛、功能障碍及关节畸形。关节炎种类较多,因其病因、病理变化的不同,临床治疗方法各异,其中康复治疗能显著改善患者关节功能障碍。

(二)关节炎的常见病因及发病影响因素

关节炎的病因复杂,主要与感染、外伤、退行性变、自身免疫反应、内分泌失调、代谢紊乱等有关。部分原因尚未明确,并且受遗传、职业、地理、年龄、体质、营养、精神以及社会因素等影响。

1. 感染　细菌、支原体、真菌等感染可直接导致关节炎,细菌中最常见的是金黄色葡萄球菌,其次为白色葡萄球菌、淋病奈瑟菌等,较少见的感染有梅毒、结核菌、布鲁氏菌、雅司螺旋体。有些细菌、病毒可引起变态反应,间接引起关节炎。

2. 外伤　直接或间接受外力引起扭挫伤,或慢性劳损,引起关节积液,滑膜炎症,软骨损伤。

3. 退行性改变　年龄增大,日常过度活动导致关节软骨磨损积累,关节软骨基质成分改变,抗力学损伤能力下降。或继发于关节畸形、损伤后,促使退变加重。

4. **自身免疫性**　免疫系统丧失了对自身组织的耐受性,以致淋巴细胞对自身组织出现免疫反应,引起关节炎症损伤。如系统性红斑狼疮、类风湿关节炎。

5. **其他**　如嘌呤代谢紊乱引起痛风性关节炎;服利尿剂或使用促尿酸排泄药,可诱发急性痛风;其他部位癌病引起癌病关节炎;接触松毛虫引起过敏性关节炎等。

二、临床常见的关节炎

1. **类风湿关节炎(rheumatoid arthritis,RA)**　是一种以滑膜关节慢性炎症为主要表现的全身性自身免疫性疾病。本病目前病因尚不清楚,与感染、遗传有关,可能是多种因素诱发遗传易感机体的自身免疫反应而致病。RA 的基本病理改变是滑膜炎,患病率约为 0.34%,女性发病约为男性 3 倍,好发于 35~50 岁;起病缓,多首发于近端指间关节、掌指关节,主要累及手、足等小关节,也可侵犯全身滑膜关节;关节炎呈多发性、对称性;约 95% 以上的患者有晨僵表现。另外,RA 常伴有皮下结节、肺间质病变、肺结节、胸膜炎、心包炎、全身类风湿血管炎、贫血、干燥综合征等。类风湿因子阳性(滴度>1∶32),血沉增快,C 反应蛋白阳性,提示炎症活动期。手 X 线至少有骨质疏松和关节间隙狭窄。RA 多慢性且反复发作,病程长,关节受累的程度不一,关节功能障碍明显,影响日常生活。内分泌、代谢、营养以及地理、职业和精神社会因素等均可能影响疾病的进展。若治疗不当,致残率极高,常导致关节破坏、强直、畸形。

2. **风湿性关节炎**　是风湿热的临床表现之一。风湿热是一种常见的、反复发作的急性或慢性全身性结缔组织的炎症性疾病,临床以心肌炎和关节炎为主要表现,伴有发热、皮疹、皮下结节、舞蹈症等。急性发作时,往往关节炎明显。本病常在冬、春季节发病,多见于青少年,女性略多于男性,有遗传易感性。寒冷、潮湿、住房条件差易患此病。风湿热病因迄今未明,研究显示与 A 组链球菌感染、自身免疫反应有关,发病前 2 周常有链球菌感染,是一种与 A 组溶血性链球菌感染有关的变态反应性疾病。受累关节的病理改变主要是关节滑膜及周围组织的水肿。风湿性关节炎的临床特点是游走性多关节炎,以四肢大关节为主,也可侵犯脊柱、手、足关节,局部红、肿、热、痛,关节活动受限;多伴有发热、咽痛、心肌炎,皮肤环形红斑;抗链球菌溶血素"O"增高,咽拭子培养溶血性链球菌阳性,血沉增快,C 反应蛋白阳性,白细胞增多,贫血。炎症消退后,关节功能多可恢复正常,不留畸形。但具有反复发作的倾向而形成慢性风湿性关节炎。

3. **骨关节炎(osteoarthritis,OA)**　在临床上又称骨关节病、退行性关节炎、增生性关节炎、肥大性关节炎或老年性关节炎等,是以关节软骨退行性变、破坏及关节边缘骨质增生、骨赘形成为主要特点的一种慢性、进行性关节病。发病率与年龄、性别、民族、地理有关,多见于中老年人,女性发病率高于男性,65 岁以上女性发病率高达 68%,是影响老年人生活质量的重要原因。

本病按有无明确病因可分为原发性和继发性两类。原发性 OA 多发生在 50 岁以上肥胖者,至今原因不清,多因素综合影响疾病发生、发展,可能与高龄、肥胖、性激素、骨密度、关节软骨营养异常、遗传因素及自身易感性等有关。继发性 OA 可发生于任何年龄,常见的原因有:①创伤,如关节内骨折;②失用性退化,由于活动减少,关节软骨正常的营养代谢改变,导致退化;③先天性畸形,如先天性髋关节脱位;④关节不稳,如韧带损伤;⑤关节面不平整,如股骨头坏死;⑥医源性因素,如长期不恰当地使用皮质激素,引起关节软骨的破坏等。临床出现不同程度的关节肿痛、畸形、关节不稳定,关节功能减退,会有短暂晨僵。临床上主要影响负重大的膝关节、髋关节、脊柱关节及远端指间关节,以膝关节最为常见。实验室检查一般在正常范围,血沉增快多不明显,C 反应蛋白不增高,类风湿因子阴性。关节液检查可见白细胞增高,偶见红细胞,凝固试验正常。X 线检查对诊断很重要,主要表现为关节间隙狭窄,软骨下骨质硬化和囊腔形成,关节边缘有骨赘形成,关节面萎陷,骨端变形。本病病理变化难以逆转,治疗以对症为主,维持关节稳定性,改善关节活动范围,延缓病变发展进程。

三、功能障碍特点

1. **关节疼痛**　是关节炎的主要症状,各种关节炎表现有不同特点。骨关节炎隐匿发作,初期疼痛轻微,逐渐加重,呈持续性钝痛,往往关节活动后加重,休息后减轻,有的患者有"休息痛"表现。类风湿关节炎早期的症状往往表现为疼痛,疼痛呈持续性,休息后加重。风湿性关节炎为四肢大关节游走性疼痛。

2. 关节肿胀　多因关节腔内积液、关节周围软组织炎症及骨质增生引起的骨性肥大。

3. 关节活动受限　主动、被动活动都可受限。早期往往是关节炎症渗出、刺激引起的保护性反应，软组织痉挛。关节内游离体、骨赘、关节滑膜肿胀等，可导致关节交锁。后期关节周围软组织挛缩、肌肉萎缩、关节畸形、关节结构破坏，骨性或纤维性强直等，影响关节活动度。

4. 关节不稳　关节周围肌肉乏力，关节囊松弛，关节软骨损伤、退变，骨端变形，导致关节不稳。

5. 肌力和耐力下降、肌肉萎缩、骨质疏松　多为关节炎长期制动、活动受限引起的并发症。

6. 关节畸形　膝骨性关节炎可出现膝内翻畸形；手指远端指间关节侧方增粗，形成 Heberden 结节；类风湿关节炎常出现掌指关节屈曲及尺偏畸形、鹅颈畸形、纽扣花畸形、蛇形手、拇指 Z 形畸形等，如发生在足趾，则呈现爪状趾畸形外观；风湿性关节炎一般不出现畸形；强直性脊柱炎常见驼背畸形。

7. 关节僵硬　关节剧烈疼痛可引起一过性关节僵硬；类风湿关节炎晨僵≥1h；骨关节炎可见短时间的晨僵；关节炎病久，关节周围肌肉、关节囊挛缩、关节内粘连常引起关节僵硬。

8. 关节外病变　风湿性关节炎多伴有发热、咽痛、心肌炎，皮肤环形红斑。类风湿关节炎常伴有皮下结节、肺间质病变、肺结节、胸膜炎、心包炎、全身类风湿血管炎、贫血等。强直性脊柱炎可出现虹膜炎、肾脏损害、心脏损害，肺部有纤维浸润病变及肺功能障碍等。

9. 日常生活活动能力下降　关节炎引起肢体功能障碍，手功能障碍，可使日常生活活动能力下降。若患者合并心、肺、肾功能受损时，独立生活能力下降，进食、穿脱衣服、个人卫生、坐、站、行等活动受限。

10. 精神心理障碍　严重关节炎影响患者工作、学习、生活，社会活动减少，加重患者经济负担，特别是慢性关节炎，反复发作，且伴有关节畸形、功能障碍者，往往引起患者焦虑、抑郁等症，造成患者心理障碍。

四、康复评定

（一）常见关节炎的诊断标准

临床常以 ACR/EULAR（2010 年）类风湿关节炎诊断为标准：分 4 个部分，4 个部分的总得分 6 分以上可确诊类风湿关节炎（表 13-9）。

表 13-9　ACR/EULAR（2010 年）类风湿关节炎诊断标准

内容		得分
第一部分：		
受累关节数	受累关节情况	得分（0~5 分）
1 个	中大关节	0
2~10 个	中大关节	1
1~3 个	小关节	2
4~10 个	小关节	3
>10 个	至少 1 个为小关节	5
第二部分：		
血清学		得分（0~3 分）
RF 或抗 CCP 抗体均阴性		0
RF 或抗 CCP 抗体至少 1 项低滴度阳性		2
RF 或抗 CCP 抗体至少 1 项高滴度阳性		3
第三部分：		
滑膜炎持续时间		得分（0~1 分）
<6 周		0
>6 周		1
第四部分：		
急性时相反应物		得分（0~1 分）
CRP 或 ESR 均正常		0
CRP 或 ESR 增高		1

（二）关节活动度的评定

采用量角器测量病变关节的活动范围,患者要采取适当体位,应同时检查主动和被动两种关节活动度,两者不一致时提示神经肌肉病变。评定关节本身活动范围时,以关节被动活动度为准(表 13-10)。

表 13-10　主要关节活动度的范围

关节	运动	正常值
肩	屈、伸	屈 0°~180°　伸 0°~50°
	外展	0°~180°
	内、外旋	各 0°~90°
肘	屈、伸	0°~150°
桡尺	旋前、旋后	各 0°~90°
腕	屈、伸	屈 0°~90°　伸 0°~70°
	尺桡侧偏移(尺桡侧外展)	桡偏 0°~25°　尺偏 0°~55°
掌指	屈、伸	伸 0°~20°　屈 0°~90° (拇指 0°~30°)
指间	屈伸	近指间为 0°~100°　远指间为 0°~80°
拇指腕掌	内收外展	0°~60°
髋关节	屈	0°~125°
	伸	0°~15°
	内收、外展	各 0°~45°
	内旋、外旋	各 0°~45°
膝	屈、伸	屈 0°~150°　伸 0°
踝	背屈、跖屈	背屈 0°~20°　跖屈 0°~45°
踝	内翻外翻	内翻 0°~35°　外翻 0°~25°
颈部	前屈	0°~60°
	后伸	0°~50°
	左、右旋	各 0°~70°
	左、右侧屈	各 0°~50°
胸腰部	前屈	0°~45°
胸腰部	后伸	0°~30°
	左、右旋	各 0°~40°
	左、右侧屈	各 0°~50°

（三）疼痛的评定

1. 视觉模拟量表(VAS)　用于评定疼痛的强度,在纸上画长度为 10cm 直线,按 10mm 分度,直线左端表示无痛,右端表示极痛,患者目测后在直线上定出一点,表示疼痛程度。

2. 其他疼痛评定方法　如数字疼痛评分法、口述分级评分法、McGill 疼痛调查表等。

（四）肌力的评定

一般用徒手肌力检查法(MMT),也可使用各种测力器(肌力超 3 级时)进行肌力测定。类风湿关节炎手指畸形时,一般握力计难以检查,可采用水银血压计预先充气测定,方法是将血压计的袖带卷褶充气,使汞柱保持在4kPa刻度处,再让患者用力握袖带,汞柱增加的数值即为需测定的肌力数值。握测2~3次,取平均值。

（五）肌肉萎缩的评定

测量肢体周径可反映肌肉萎缩的程度。以测量肌腹部位为准,并进行健患侧对比。测量大腿周径取髌骨上10cm处,测小腿周径取髌骨下10cm处。

（六）步态分析

当患者下肢关节炎影响到步态异常时,要进行步态分析。

1. 减痛步态　当一侧下肢负重关节有疼痛时,为尽量减少患肢负重,避免疼痛而表现出的异常步态。其特点是患肢站立相缩短,步幅变短。依受累关节不同,表现会有差异,髋关节疼痛者,患肢负重时同侧肩下降,躯干稍倾斜,患侧下肢外旋、屈曲位,足跟尽量不着地;膝关节疼痛者,患肢负重时,患膝稍屈曲,以足趾着地。

2. 持拐步态　因负重关节炎症导致单侧或双侧下肢不能负重者,步行时需用拐杖辅助,呈持拐步态,可分为两点步、三点步、四点步、迈至步和迈过步等。

（七）功能障碍的评定

1. 整体功能分级　类风湿关节炎依据生活自理、职业活动、业余活动的能力分4级。

Ⅰ级:生活自理,职业活动与业余活动均可正常进行。

Ⅱ级:生活自理与职业活动均可正常进行,业余活动受限。

Ⅲ级:生活能部分自理,职业活动与业余活动受限。

Ⅳ级:生活大部分不能自理、职业活动与业余活动能力显著受限。

2. 上肢功能障碍的评定　如 Carroll 的上肢功能试验。

3. 下肢功能障碍的评定　步行功能分级如下:

0级:无功能,患者不能走,完全需要轮椅或需2个人协助才能走。

Ⅰ级:需大量持续性帮助,需使用双拐或需要1个人连续不断地搀扶才能行走及保持平衡。

Ⅱ级:需少量帮助,能行走,但平衡不佳,不安全,需要1个人在旁给予持续或间断地借身体的帮助或需用膝踝足矫形器、踝足矫形器/单拐、手杖等以保持平衡和/或保证安全。

Ⅲ级:需监护或言语指导,能行走,但不正常或不够安全,需1人监护或用言语指导,但不接触身体。

Ⅳ级:平地上独立,能行走,但不正常或不够安全,需1人监护或用言语指导,但不接触身体,在平地上能独立行走;但在上下斜坡、在不平地面上行走或上下楼梯时仍有困难,需他人帮助或监护。

Ⅴ级:完全独立,在任何地方都能独立行走。

（八）日常生活活动能力评定

1. 可用 Barthel 指数评定。

2. 骨关节炎患者可采用 Stewart 设计的量表判定躯体活动能力(表13-11)。

在进行评定时,可按项目编号从1开始评定,如1、2等项目能够完成,以上各项理应能够完成,不必再逐项进行。评定时对每项用"能""能,但慢"和"不能"三种回答。根据患者"能"回答的项目,可知其躯体活动能力处于何种水平。如患者对3项及3项以上均能,表示患者可完成中等强度的体力活动;若患者在中等强度的5项中只能完成5、6、7项,可记录数值最小的一项如"Ⅱ5",便于治疗前后比较。

（九）生存质量的评定

当其生理功能及心理和社会活动能力下降时,可通过生存质量评定量表加以评定,如关节炎影响评定表(the arthritis impact measurement scale, AIMS)(表13-12)。

表 13-11 躯体活动能力评定

活动强度级分类	项目编号	内 容
Ⅰ 基本活动	12	应用浴室无须帮助
	11	进食无须帮助
	10	自己穿脱衣服
	9	走到餐桌前就餐
	8	在屋内周围走
Ⅱ 中等强度活动	7	步行一个街区或更远
	6	步行上坡或上楼
	5	如愿意可跑一小段距离
	4	在室内进行除尘或洗碗碟等工作
	3	在家中搬动桌椅，推动吸尘器等
Ⅲ 强度活动	2	如愿意,可参加游泳、网球、篮球、排球、划船等体育活动
	1	在家中刷地板、搬动沉重的家具等

表 13-12 关节炎影响评定表

内容和问题	评分
Ⅰ 活动度	
ⅰ 你没有因为健康原因而整天或大部分时间都躺在床上吗	4
ⅱ 你能用公共交通工具吗	3
ⅲ 你在社区内行走时没有因为健康原因而需由他人帮助吗	2
ⅳ 你没有由于健康原因而整天或大部分时间都停留在室内吗	1
ⅴ 你一切都正常吗	0
Ⅱ 体力活动	
ⅰ 你无须他人或用手杖、拐杖、假肢或围腰帮助就能走路吗	5
ⅱ 你走过一个街区或爬上一段楼梯都没有困难吗	4
ⅲ 你走过几排房子或爬上几段楼梯都没有困难吗	3
ⅳ 你弯腰、提物或弯腰站着没有困难吗	2
ⅴ 你的健康没有限制了你参加跑步、提重物和参加剧烈的体育活动吗	1
ⅵ 你一切正常吗	0
Ⅲ 灵巧度	
ⅰ 你能容易地用笔或铅笔写字吗	5
ⅱ 你能容易地在锁孔中拧转钥匙吗	4
ⅲ 你能容易地扣衣扣吗	3
ⅳ 你能容易地给鞋子系鞋带吗	2
ⅴ 你能容易地旋开广口瓶的盖子吗	1
ⅵ 你一切都正常吗	0
Ⅳ 家务活动	
ⅰ 若你有电话你能用它吗	7
ⅱ 若你必须服药,你能自己服完所有的药吗	6
ⅲ 你能料理自己的金钱吗	5
ⅳ 你若有厨房能为自己准备饮食吗	4
ⅴ 你若有洗烫设备能为自己洗烫吗	3
ⅵ 你若有交通工具能用它去采购吗	2
ⅶ 你若有拖把、吸尘器能自己打扫卫生吗	1
ⅷ 你一切正常吗	0

续表

内容和问题	评分
V 社会活动	
i 上一个月中,你和亲密的朋友和亲戚经常打电话吗	5
ii 上一个月中,你性生活的频度和质量无改变吗	4
iii 上一个月中,你经常让你的亲戚朋友到你家作客吗	3
iv 上一个月中,你和你的亲戚朋友经常参加社会活动吗	2
v 上一个月中,你到你的亲戚朋友家去拜访过多次吗	1
vi 你在社会活动方面一切正常吗	0
VI 日常生活活动能力	
i 你用厕所时需要他人帮助吗	4
ii 你能很好地在家中来回走动吗	3
iii 你穿衣时不需要他人帮助吗	2
iv 你洗澡时不需要他人帮助吗	1
v 你在 ADL 能力方面一切正常吗	0
VII 疼痛	
i 上一个月中,你的关节炎没有发生严重的痛,对吗	4
ii 上一个月中,你的关节炎没有发生一般的痛,对吗	3
iii 上一个月中,你没有发生晨间强直,对吗	2
iv 上一个月中,你没有发生过两个或两个以上的关节痛 对吗	1
v 你毫无疼痛吗	0
VIII 抑郁	
i 上一个月中,你没有感到如果你死了别人会好过一些,对吗	6
ii 上一个月中,你没有感到沮丧到什么也不能让你感到高兴起来,对吗	5
iii 上一个月中,你没有感到郁郁不乐和情绪低落,对吗	4
iv 上一个月中,你没有感到事情并没有像你所希望的那样发展,对吗	3
v 上一个月中,你没有感到情绪非常低落,对吗	2
vi 上一个月中,你没有做你喜欢的事吗	1
vii 你情绪一切正常吗	0
IX 焦虑	
i 在上一个月中,你没有感到紧张或高度紧张,对吗	6
ii 在上一个月中,你没有被神经过敏所困扰,对吗	5
iii 在上一个月中,你没有感到使自己安静下来有困难,对吗	4
iv 在上一个月中,你没有感到使自己松弛而无困难,对吗	3
v 在上一个月中,你感到安静和和平,对吗	2
vi 在上一个月中,你感到松弛而毫不紧张,对吗	1
vii 你在情绪方面一切正常吗	0

说明:
评定时将每大项中的小问题由下向上逐题让患者回答,在用"否"回答的问题中,以分数最高的一题即为该项的分值。如在第 II 项体力活动中,患者对 vi、v、iv、iii 题均用"否"回答时,在此 4 题中最高分为 iii 题(3 分),因此第 II 项的评分即为 3,余类同。在 I ~ IX 项均评完后,将分数相加得总分,总分越高,表示关节炎对患者的影响越严重,患者的生活质量越差。

五、作业治疗

（一）治疗目的

通过康复治疗缓解症状,防止畸形,保护关节,维持和恢复关节活动功能,帮助患者保持正确的生活方式,调节心理状态,增强患者战胜病残的信心,提高生活自理和工作能力及生存质量,早日重返社会。

（二）治疗方法

1. 保持正确的休息　急性期、活动期必须休息;慢性期亦要一定的休息。

（1）系统性休息:急性期、活动期应卧床休息,特别是类风湿关节炎等全身结缔组织病。卧床要注意良好姿势体位,卧床时间不应超过 3 周。良好体位能预防关节畸形,避免残疾产生。枕头不宜过高,避免使用过软床垫,防止髋关节弯曲畸形。膝关节应保持伸直位,仰卧时,在足部安放支架,防止衣被下压,避免垂足。俯卧时足部悬置于床外,避免加重垂足。仰、侧、俯卧位交替变换。

（2）局部休息:炎症渗出期关节要用夹板制动,使关节放置在最佳功能位。髋关节屈曲 5°~10° 旋中位;膝关节屈曲 5°~10° 位;踝关节中立位;肩关节屈曲 30°~45°,内旋 10°;肘关节屈曲 70°~80°,旋后 10°~15°,腕关节背屈 5°~10°,掌指关节屈曲 30°,拇指外展位,虎口张开 2cm。病变关节制动期间主要行肌肉等长收缩。持续夹板固定时间不宜超过 4 周,否则宜产生不可逆转的关节挛缩。

2. 加强关节防护　保持关节功能,关节活动时要求在稳定位和功能位;多关节受累时,尽量使用身体近侧的大关节活动,提举重物要贴身,减少对关节有牵拉的活动,携带重物时避免手提,可用背包或滑轮车等辅助工具,注意良好的姿势;站立时,头部中立,挺胸,双肩不下垂,不耸肩,腹部微收;坐位时,用直角靠椅,双膝 90° 屈曲,双足能自然放置地面。体位不要长时间固定不变。

3. 关节活动度训练　关节炎急性期制动时,要预防关节挛缩和畸形。关节夹板固定时,每日要有 1 次去除夹板,进行轻微的主动或主动辅助关节活动,在受累关节可耐受范围内进行。多关节受累时,每天可做 3~4 次,每次做不同的关节。关节炎慢性期、稳定期可进行桌面推拉滚筒活动或擦拭运动,改善和恢复关节活动范围。当受累关节无法达到全范围活动时,可采用被动关节活动度训练,训练前可先做热疗或湿热敷治疗,改善局部血液循环,使肌韧带松弛。关节活动范围以患者感到稍有疼痛为限,训练量不宜过强,训练后患者疼痛不应超 4h,以不引起疾病复发疼痛为原则,每天一次,每个关节重复同一活动 2~3 次,3~4 天后每天 2 次,每个关节重复活动 6~8 次,2 周后增至每次每个关节重复活动 10 次。当患者肌肉、肌腱、关节囊有挛缩时,要进行牵张训练,可选择被动牵张,训练前可配合热疗或应用止痛药物等。但关节积液多,关节不稳,生物力学紊乱时避免牵张治疗。

4. 保持和增强肌力训练　病患关节夹板固定时,关节周围肌肉一般采用等长收缩训练。每次收缩 5~10s,随着炎症减轻好转,训练强度重复次数增加。炎症亚急性期、稳定期可做等张运动,逐步加用阻力,阻力从小量开始,缓慢增量,在不引起关节疼痛的范围内进行;也可以通过做木工、金工、砂磨板等活动来增强肌力。如锯木、刨削可增加上肢肌力和耐力,改善肩、肘、关节活动范围;钉钉子,可增强肘、腕部肌肉力量、改善手眼协调性;拧螺丝,可改善手的灵活性等。

5. 步行恢复训练　患者能坐起时,要逐步增加坐起角度及时间,也可进行电动起立床训练,确保不引起体位性头晕,再做高椅起坐训练,然后逐步过渡到站立平衡训练和行走平衡训练;也可采用拐杖、肘杖等助行器或人工协助下步行等。

6. 有氧训练　关节炎亚急性期无渗出,或炎症稳定期可开展有氧运动,训练耐力,增强心肺功能和骨骼肌功能。强度从最大心率 60% 开始,一般以最大心率 60%~85% 为靶心率,通常为步行、慢跑、游泳、划船、骑车、跳绳、登楼等运动。每周总运动量应在 2.93~8.37kJ(700~2 000kcal),每次运动时达到靶强度的运动部分要持续 10~20min 以上,每周坚持 3~5d 训练。

7. 娱乐性训练　关节炎稳定期可做各种娱乐性体育运动,如篮球、保龄球、门球、桌球、乒乓球、跳舞、散步、园艺活动等。有下肢关节炎症渗出者,不宜做跑、跳动作的运动,可进行棋牌、书画、弹琴等活动。各种娱乐运动可提供交流机会,丰富社会生活,分散注意力,调节情绪,放松心情,抗抑郁,有利于维持关节活动功能,保持、增强肌力和耐力。

8. 日常生活活动训练　能提高患者日常生活自理能力,结合患者的家庭生活和工作环境实际情况进行训练,掌握自助具和矫形器的使用方法,必要时改造环境使物品容易被使用。

（1）穿衣训练:衣裤要易于穿脱。纽扣要大,或采用拉链式。上衣在前方开口,鞋帮要有纽襻;也可以使用穿衣钩、穿袜器、鞋拔,帮助穿脱衣服和鞋袜等。

（2）饮食训练:使用多种餐具。手指关节受累时抓握困难,采用增粗、增长把柄的用具,解决送食困难。

（3）个人卫生训练:洗浴训练,如单手拧毛巾、单手使用毛巾洗澡;采用长柄发梳梳头;采用足踏式、推动式自来水开关;使用长卫生器小便;下蹲困难时,要将坐厕便圈垫高等。

（4）家务活动训练:做饭、清洁卫生、整理家务活动训练等。

9. 矫形器　根据功能障碍和畸形,可使用固定性或功能性矫形器。

（1）上肢矫形器:有依托性手夹板、鹅颈矫形器、纽扣矫形器等;掌背腕手固定器,防止屈腕、屈指;短对掌矫形器,恢复提取功能。

（2）下肢矫形器:有矫正鞋、踝足矫形器、Swedish 膝架等。

（3）脊柱矫形器:软颈圈、硬颈圈等。

10. 其他治疗

（1）药物治疗:针对病因,如化脓性关节炎使用抗生素;控制炎症,使用非甾体抗炎药、糖皮质激素、慢作用抗风湿药等。

（2）物理因子治疗:①消炎镇痛,包括冷疗、经皮电刺激、正弦调制中频疗法、紫外线疗法、超短波疗法、磁疗、蜡疗法等;②改善骨、软骨营养,包括超声波疗法,短波、微波疗法、水疗、泥疗等;③促进药物吸收,包括直流电离子导入疗法,可用于浅小关节;④缓解挛缩,包括超声波疗法等。

（3）心理治疗:调节患者紧张情绪,保证心情愉悦,避免抑郁、焦虑,特别是慢性关节炎病程较长、家庭经济差、缺乏照顾、关节疼痛剧烈者,具体可根据心理评定结果给予相应心理治疗。

（4）中医药治疗:关节炎属中医"痹证"范畴,辨证施治有较好的效果。如行痹,治宜疏风通络,散寒除湿;痛痹,治宜温经散塞,祛风除湿止痛;着痹,治宜除湿通络,祛风散塞;热痹,治宜清热通络,祛风胜湿等。另外,还可用针灸、小针刀、推拿按摩、拔罐、中药熏蒸、中药封包治疗等。

（5）手术治疗:若保守治疗无效、关节畸形明显、关节结构破坏严重,可做矫形手术、关节融合术、关节置换术等。

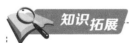

病例分析

患者李某,女性,65 岁,因"反复双手关节疼痛,活动受限半年"入院。李某自半年前无明显诱因出现对称性双侧腕、掌指关节、近端指间关节肿痛;曾口服非甾体抗炎药,病情反复,时轻时重;晨僵≥1h;无发热、无皮肤环形红斑,无胸闷、心悸、咳嗽。查体:生命征正常;神志清,心肺腹未见异常;近端指间关节梭形肿胀;双侧腕、掌指关节、近端指间关节压痛。实验室检查:血沉 50mm/h,C 反应蛋白(+),类风湿因子(+)(滴度>1∶32)。辅助检查:双手关节 X 线平片示软骨下骨轻度侵蚀,关节间隙稍狭窄。临床诊断:类风湿关节炎。

1. 功能评定

（1）依据生活自理(进餐、衣着、如厕、洗漱)、职业活动、业余活动的能力评定,整体功能分级为Ⅲ级(生活能部分自理,职业活动与业余活动受限)。

（2）关节活动度的评定:腕关节屈 70°,伸 55°;掌指关节屈 75°,伸 15°;近端指间关节屈伸 90°。

2. 治疗方案

（1）治疗目标:保护关节,预防畸形,消炎止痛,恢复关节活动功能,提高日常生活活动能力。

（2）作业治疗方法

1）嘱注意休息。晚上休息采用低温热塑板材夹板制动,关节放置在最佳功能位,注意病患关节的保护,多利用身体近侧部的大关节活动,减少对关节有牵拉的活动。

2）进行轻微的主动关节活动,1次/d。由治疗师做被动关节活动度训练,2次/d。

3）治疗3d后,症状减轻,进行日常生活活动训练。指导穿衣训练。衣裤要易于穿脱。纽扣要大,或采用拉链式。上衣在前方开口,鞋帮要有纽襻,使用穿衣钩、穿袜器、鞋拔,帮助穿脱衣服、鞋袜。采用增粗,增长把柄的餐具,解决手抓握餐具进食困难。采用足踏式、推动式自来水开关等。

4）7d后病情进一步好转,安排作业活动,如砂磨板、钉钉子、拧螺丝训练、开关水龙头、安排家务活动训练等,并配合药物、理疗、中医传统康复治疗等。

3. 分析 根据患者病史、症状、体征实验辅助检查,符合ACR/EULAR(2010年)类风湿关节炎诊断标准。诊断:类风湿关节炎明确,处于RA活动期,整体功能分级为Ⅲ级。关节活动度的评定显示腕关节、掌指关节、近端指间关节活动受限。入院后嘱休息,加强营养饮食,作业治疗用夹板固定保护关节,预防畸形。进行关节活动度训练和日常生活活动能力训练,如安排砂磨板、钉钉子,拧螺丝、家务等作业活动,并配合药物、理疗、中医传统康复治疗等。10d后患者症状缓解,关节功能逐渐改善,整体功能分级评定为Ⅰ级。康复返家,定期门诊复查。

(闵水平)

第七节　手外伤患者的作业治疗

一、概述

手是人类进化过程中分化形成的独特的运动与感觉器官。手对人非常重要,一切活动没有手参与其中都难以完成。手在劳动过程中最易遭受损伤,发病率占创伤总数的1/3以上。手外伤后的功能障碍与创伤的类型及程度密切相关,也与损伤后瘢痕挛缩、肌腱粘连、软组织肿胀、关节挛缩、肌肉萎缩、组织缺损、伤口长期不愈合等因素密切相关。欧美国家在半个世纪之前就有专门从事手治疗的理疗师和作业治疗师,开展手术前、后患者的康复治疗。1959年,我国王澍寰院士在北京积水潭医院创建了第一个手外科,随着手外科专业的发展,手康复专业也应运而生并蓬勃发展。由于患者手外伤后多被立即送往医院进行手术治疗,所以目前国内大部分手外伤康复治疗都是从手术后开始,而且越来越多的手外科医生充分认识到早期康复治疗介入的重要性。在手外伤康复治疗早期,以固定制动为主,在病情稳定情况下,作业治疗宜尽早开始,循序渐进地进行,可应用物理治疗促进渗出液吸收,减轻粘连形成,消炎消肿,促进伤口愈合。

作业治疗是手外伤康复治疗中最重要的治疗内容之一,针对外伤手的功能障碍,从日常生活活动、手工操作劳动和文体活动中选出一些有助于外伤手功能和技能恢复的作业,并按指定的要求进行训练,逐步恢复受伤手的最大功能。作业治疗的开展能够很大程度提高手术效果和手功能恢复程度,帮助患者早日重返家庭,重返工作岗位。

手外伤作业治疗一般可以分为早期、中期和后期三个阶段。每个阶段均需要详细地进行手功能评定,根据评定结果设定治疗目标,制订治疗方案,经过实施达到治疗目的。作业治疗主要从3个方面进行:① ADL训练:如穿衣、洗漱、进食等;②轻度作业活动训练:如对手术后早期的患者进行治疗性娱乐、绘画、剪纸及手工艺品制作等活动,目的是减轻水肿、增加关节活动度、增强肌力、改善眼-手协调能力等;③重度作业活动:依据障碍者以前的职业和现有的手功能情况,可以选择相关的木工、金工、电器等作业活动,可以增强肌力、耐力和协调性,为重新就业做职业前训练。

按照康复治疗的通用程序,开展作业治疗前必须首先评估手的功能,更为重要的是进行必要的活动分析。根据伤者的性别、年龄、职业、生活经历、文化背景、症状及预期治疗目标选择作业治疗项目。向患者解释OT的意义和重要性,教会作业活动方法并给予具体指导,定期评估,发现问题及时纠正。开展OT要因地制宜,就地取材,安全可靠。

二、功能障碍特点

1. 肿胀　手外伤后导致血管通透性增强,引起组织水肿。水肿部位常位于皮下组织、筋膜间隙、肌肉间筋膜和腱鞘、关节囊等处,表现为较明显的肿胀。由于渗出液不能及时清除,可能造成肌肉和结缔组织粘连、僵硬。持续肿胀可能诱发纤维蛋白沉积,导致韧带、关节囊等纤维组织的挛缩,进而加重关节活动障碍。

2. 疼痛　手外伤后手部表面的末梢神经受到刺激而出现疼痛,由于手部末梢神经非常丰富,所以痛觉较显著。

3. 关节僵硬　手外伤后纤维蛋白沉积、长期制动导致关节活动范围减少是关节僵硬的主要原因。常见的问题是掌指关节过伸和近端指间关节屈曲挛缩畸形。

4. 运动功能障碍　表现为手部肌力、耐力下降,关节活动度受限,手的灵活性、协调性降低等。造成运动障碍的主要原因有组织损伤、疼痛、制动、水肿、瘢痕增生、关节僵硬等。

5. 感觉障碍　外伤造成感觉减退、感觉异常、感觉过敏等表现。感觉障碍直接影响到手的各项功能,在康复治疗过程中应予以重视。

6. 营养障碍　外伤导致神经的营养功能下降,表现为手部血管运动紊乱、骨质疏松、肌萎缩等症状,严重者可出现反射性交感神经营养不良综合征。

7. 日常生活、工作能力障碍　由于手的功能直接影响到患者日常生活活动能力及工作能力,手外伤的综合功能障碍表现为日常生活和工作能力障碍。

8. 心理障碍　由于手外伤后出现的手部畸形及功能受限,易导致自卑、焦虑、依赖、社交恐惧等心理障碍。心理障碍通常较为隐蔽,容易被忽视,但对生活影响较大。

三、康复评定

(一)临床检查

1. 病史采集　采集患者主要症状体征如疼痛、麻木、活动受限等;记录与手功能有关的病史如利手、生活和职业特点等。采集受伤的时间、原因、机制、受伤的范围和程度以及接受治疗的情况等病史。

2. 望诊　包括皮肤的营养情况、色泽、纹理、有无瘢痕、有无伤口,皮肤有无红、肿、溃疡及窦道等。

(1) 皮肤及指甲:望诊检查皮肤的外观、色泽、营养状况,有无缺失、伤口、瘢痕或变薄等;皮纹、横纹是否正常对称,大、小鱼际形态、轮廓是否正常。

(2) 姿势:主要观察休息时手的姿势(图 13-25)。还要检查手的其他肢位情况。

1) 手"休息位":腕关节微背伸 10°～15°,并有轻度尺偏,手指的掌指关节及指间关节呈半屈曲状态,从示指到小指,越向尺侧屈曲越多,各指尖端指向舟骨结节,拇指轻度外展,指腹接近示指远端指间关节桡侧。手"休息位"是手在自然放松状态下,在不用任何力量时,手的肌群处于相对平衡状态下手的姿势,如手握笔姿势等。

2) 手"功能位":腕关节背伸 20°～25°,拇指处于对掌位,拇指掌指及指间关节微屈,其他手指略微分开,掌指关节及近侧指间关节半屈曲,远侧指间关节微屈曲。手"功能位"是保持侧副韧带尽量伸展,维持对指,避免短缩后限制关节活动的肢位,手在这个位置上能够很快地做出不同的动作,如手中握球姿势。

3) 手"保护位":将手固定在对掌位,即拇指处于最大限度的外展、后伸位置。其目的是手在损伤或手术后,经过固定一段时间,使手的拇指功能最大限度地恢复,如手握木板姿势。

(3) 手及手指有无畸形:组织损伤造成肌力平衡破坏或直接损伤皮肤、肌肉、神经、骨和关节等,在外观上可造成形态的改变,出现某种畸形。典型畸形有:

1) 猿手:由正中神经损伤所致,出现大鱼际肌麻痹萎缩,拇指对掌不能。

2) 爪形手:由尺神经损伤所致,或因前臂缺血性肌挛缩所致,出现掌指关节过伸,近端指间关节屈曲畸形。

3) 垂腕:桡神经损伤后所致,或因外伤性伸腕肌腱断裂。

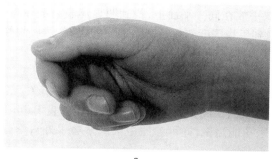
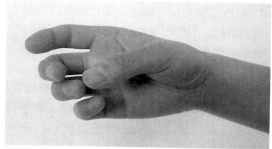
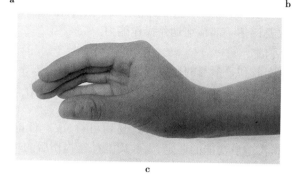

图 13-25 手的姿势
a. 手的休息位；b. 手的功能位；c. 手的保护位。

4）锤状指：因指伸肌腱止点及附近断裂，或撕脱骨折。所谓撕裂骨折就是指肌腱附着处骨质的撕裂；表现远端指间关节屈曲，不能主动伸指，形成锤状。

5）鹅颈指：近侧的指间关节梭状肿大呈过度背伸，远端指间关节过度屈曲。

（4）围度和体积：正确测量、左右对比。

3. 触诊

（1）了解手部瘢痕、硬结的大小和硬度，检查肌肉的柔韧度。

（2）检查触痛的部位、范围和程度。

（二）功能评定

1. 运动功能评定

（1）关节活动度评定：使用量角器测量手指的掌指关节（MP）、近侧指间关节（PIP）和远侧指间关节（DIP）的主动活动度和被动活动度。

（2）肌力评定：可以用捏力计、握力计测量手指捏力和握力。手指捏力包括对指（即指尖捏力，二指间捏和三指尖捏）、并指（即侧捏力）。

2. 感觉功能评定 如痛觉、触觉、温度觉、运动觉、两点辨别觉、本体感觉及振动觉等。

（1）测定手指的触觉、痛觉、温度觉和实体觉。

（2）两点辨别试验：是神经修复后常进行的检查，检查距离越小，越接近正常值范围，说明该区域感觉恢复的越好。正常人手指末节掌侧皮肤的两点辨别试验距离为 2～3mm，中节为 4～5mm，近节为 5～6mm。

（3）Moberg 拾物试验：睁眼时用手捡拾物品（如硬币、车钥匙、杯子、纽扣、秒表等日常小物件），放入木盒内，每次捡拾一件，用秒表记录完成操作的时间。闭眼情况下重复上述动作并记录时间。闭眼完成该试验困难说明患者的拇指、示指、中指感觉减退，或正中神经分布区皮肤感觉障碍。

（三）电生理检查

包括肌电图、神经传导速度及体感诱发电位等检查。

（四）肿胀的评定

临床常用测量手部的体积或围度评定肿胀情况。

1. 体积的测量 将手伸入装满水的筒内横档处以保证每次放入同一位置，用量筒收集排出水并测量,测得手的体积,通过对比健侧或治疗前后对比反映手部体积的变化。

2. 手指围度测量　取周径变化最明显的部位,双手放在同一平面上,找到明显体表解剖标志,如腕横纹、掌横纹、"虎口"和指尖等,再以此为起点测量到手指围度变化最明显部位的距离,然后测量在同一水平的两侧手的手指围度,对比了解围度变化,从而反映手部肿胀或萎缩的情况。

(五)灵巧性、协调性评估

手部活动的灵巧性和协调性既有赖于感觉和运动功能的健全,也与视觉等感觉灵敏度有关。

1. Jebsen 手功能测试　手部 ADL 能力能够较好地反映手的实用功能,评定可应用改良 Barthel 指数评定,但不够灵敏,尽量应用标准测试。如 Jebsen 手功能测试,亦可参照中华医学会手外科学会上肢功能评定标准中的 ADL 标准。

2. 明尼苏达协调性动作测试(MRMT)　主要评估手部及上肢粗大活动的协调性和灵活性。

3. purdue 顶板测试　主要评估手部精细动作操作能力。

(六)职业评估和活动评估

1. 职业评估　是指对由上肢和手参与的职业能力进行科学的评估,常用标准模拟职业设备进行。

2. 活动评估　常用标准环境模拟日常生活活动的动作或 Valpar 工作模拟样本评估进行评定。

(七)综合评估

采用各单项评估方法,进行标准化的组合和评分,易用可行,成本低廉,便于推广使用,包括断指再植后功能的评定、拇(手)指再造后功能的评定、上肢周围神经损伤后的功能评定等。

四、作业治疗

(一)手外伤作业治疗目的

手外伤作业治疗通过功能性作业活动训练、矫形器使用及适应性代偿治疗等,帮助患者恢复、增强手和上肢功能,阻止、减轻创伤或疾病带来的影响,使患者的肢体重新获得最大功能,以尽早适应并参与到家庭、工作及社会中去。

(二)手外伤作业治疗的原则

手外伤作业治疗应遵循修复重建、补偿适应的原则,具体要求包括促进组织愈合,促进功能恢复,积极职业治疗和重视社会康复。

1. 修复重建　主要是提高患者损伤部位的生理、心理和社会活动等功能,适应设定的活动,提高患者的生活质量。

2. 补偿适应　通过改变任务形式和/或采用辅助器具来达到活动的独立。

(三)手外伤作业治疗方法

1. 维持和扩大关节活动度治疗　通过主动运动(握、捏、指屈肌腱滑动训练)、被动运动、关节松动术、手支具应用等技术维持和扩大关节活动度。

(1) 主动运动训练:为了防止手外伤早期的肌肉萎缩、肌腱粘连、关节挛缩,为了维持关节活动度,在固定或保护下进行主动活动训练意义重大。在伤情稳定情况下,应尽早开始主动运动,包括肌肉等长收缩和小范围的等张收缩。训练方法包括腕关节、掌指关节、指间关节各个方向的活动训练,如抓握、对捏训练,屈肌腱滑动训练(直拳、勾拳、复合握拳)等。训练时的阻力根据情况而定。

屈肌腱滑动练习(图 13-26):

1) 指浅屈肌腱滑动练习:维持 MP 关节伸直位,固定 PIP 关节近端,主动屈曲 PIP 关节,同时保持DIP 关节伸直位。

2) 指深屈肌腱滑动练习:维持 MP、PIP 关节伸直位,固定 DIP 关节近端,主动屈曲 DIP 关节。

3) 勾拳练习:PIP 和 DIP 关节屈曲,同时 MP 关节伸直,从而保证了指深屈肌腱的最大范围活动。

4) 直拳练习:MP 和 PIP 关节屈曲,同时保持 DIP 伸直,可使指浅屈肌腱最大范围活动。

5) 复合握拳练习:屈曲 MP、PIP 和 DIP 关节,使指浅屈肌、深屈肌最大活动。

(2) 被动运动:因神经损伤丧失主动活动能力或在疾病早期不允许主动活动时,可进行被动活动训练。注意保护患手,可由他人或健手牢固固定近端或远端关节进行被动训练,也可在矫形器保护下进行被动活动训练。连续被动运动可由被动关节训练器(CPM)完成。

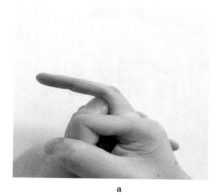 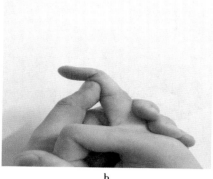 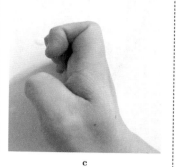

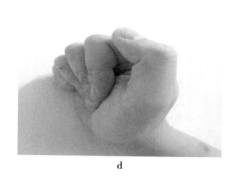 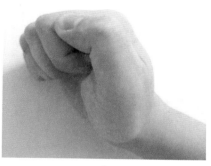

图 13-26 屈肌腱滑动练习
a. 指浅屈肌腱滑动；b. 指深屈肌腱滑动；c. 勾拳；d. 直拳；e. 复合握拳。

（3）关节松动技术：关节松动技术针对因疼痛或僵硬导致活动受限的患者。可以选用关节的牵引、滑动、滚动、挤压、旋转等手法。

（4）矫形器的应用：矫形器具有防止和纠正畸形、代偿肌肉功能、保护和支持等作用。

2. 减轻水肿技术

（1）抬高患手：为预防和减轻水肿的最基本方法，手高于心脏的位置，并且手高于肘、肘高于肩、肩高于心脏以利于血液回流，从而起到减轻水肿的作用。但应以高于心脏 10~20cm 为宜，过高可能造成缺血。行走时可用三角巾悬挂于胸前，手必须高于肘。

（2）冰敷技术：冰敷可减少急性期组织液的渗出，但必须排除血管和组织缺血的情况；建议最佳温度不低于 15℃；为了预防组织冻伤，在皮肤和冰袋之间隔一干毛巾；冰敷禁用于断手再植或断指再植的患者，以免造成再植肢体的缺血坏死。

（3）压力治疗：可以进行向心缠绕，取宽约 3cm 长约对应手指 2 倍长的弹力绷带，自指尖缠绕手指至指根部，也可选用压力指套、压力手套等治疗。压力治疗应长时间使用，使用过程中注意观察指尖血供情况，避免造成缺血。也可用充气气囊间歇性加压，1~2 次/d，每次 15~20min。

（4）主动活动：用力握拳并上举过头，25 次/h 以上，该训练可促进血液循环、减轻水肿。

（5）按摩技术：抬高患肢同时进行向心按摩，可促进血液循环、减轻水肿，按摩时需掌握好力度，避免二次损伤。

3. 增强肌力技术 在作业治疗中，应循序渐进增加肌力训练强度。抗阻力主动运动可从无到有，从轻度到中度、重度逐渐加量。可以徒手施加阻力进行对抗，也可以借助作业治疗设备进行。临床常用的训练方法：

（1）黏土作业活动：采用彩色橡胶黏土，根据患者手功能恢复情况调整黏土软硬度。黏土作业治疗可以增强手指肌力、耐力及改善手指灵活性、协调性（图 13-27）。

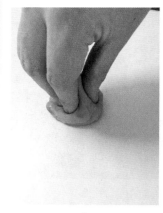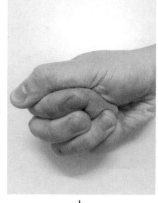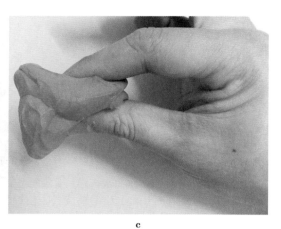

a b c

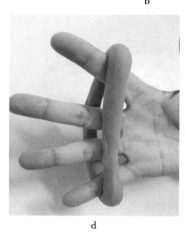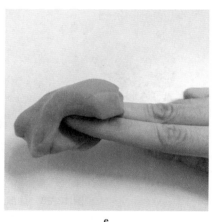

d e

图 13-27　黏土作业活动
a. 粗大对指活动；b. 粗大手指屈曲活动；c. 指对指活动；d. 指外展活动；e. 指内收活动。

1）粗大对指活动：将黏土捏成一个锥体粘在桌面上，将手指及拇指插入黏土，使五根手指在锥体上靠近。

2）粗大手指屈曲活动：将黏土放在掌心，屈曲手指出力握拳，将黏土捏成球状。

3）指对指活动：将捏成球的黏土放在拇指和示指之间，用力捏，直至拇指与示指相碰，其他手指对指重复该活动。

4）指外展活动：将黏土做成圆环，套在第 2~4 指近端及远端指间关节之间，手指尽量外展分开圆环。

5）指内收活动：将黏土放在两指之间，两指靠拢夹紧黏土。

（2）弹力带活动：根据弹力带的弹力强度不同，可以进行不同级别的抗阻练习。在手部作业治疗中，弹力带主要用于肌力、耐力、协调性和关节活动度的训练（图 13-28）。

1）伸腕活动：将弹力带套在患手手背，腕关节背伸，健手向相反方向拉紧弹力带。

2）屈腕活动：将弹力带套在患手手掌，腕关节掌屈，健手向相反方向拉紧弹力带。

3）拇指外展活动：将弹力圈套在拇指、示指上，做拇指外展活动。

4）拇指对指活动：将弹力带套在拇指上，拇指做对指动作，健手向相反方向拉紧弹力带。

5）分指活动：将弹力圈套在示指至小指上，做分指活动；或套在每相邻两个手指上，做分指活动。

（3）橡皮筋网训练：可用于训练手指屈肌肌力（图 13-29）。

（4）重锤式手指肌力训练桌：使用不同重量的重锤，循序渐进训练肌力（图 13-30）。

此外，还有如握力球、握力圈、指力训练器等方法可用，也可根据实际情况，因地制宜的设计作业治疗方法。

4. 改善手指灵活性、协调性技术

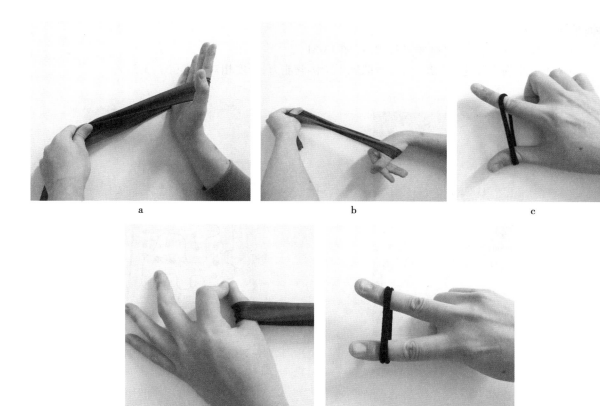

图 13-28　弹力带活动
a.伸腕活动;b.屈腕活动;c.拇指外展活动;d.拇指对指活动;e.分指活动。

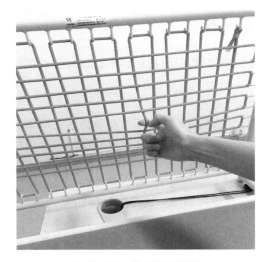

图 13-29　橡皮筋网训练

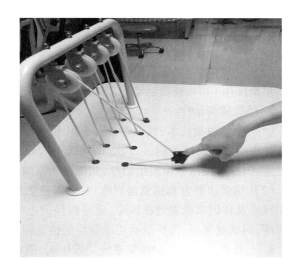

图 13-30　重锤式手指肌力训练桌

（1）插孔板活动:将插孔板放在桌面或斜面上,将木棒一根一根插入孔中,插完后又逐根拔出,计算完成时间。强化训练:将木棒直径减小;增加木棒重量;将插孔板放置于各个方向,练习肩关节内外旋;用布蒙住眼睛,以增加感觉刺激。

（2）用镊子或衣夹进行对指、夹捏和手的灵活性、协调性练习,根据衣夹弹簧的强度不同,可进行不同强度的肌力、耐力训练。

（3）指尖捏跳棋、黄豆：可用拇指、示指、中指进行三指指尖捏跳棋、黄豆，逐步过渡到用拇指、示指两指指尖进行练习。

（4）拧螺丝训练：可用螺丝箱进行练习（图13-31）。

（5）木制平衡走珠迷宫训练：可充分锻炼手指协调能力，难度相对更高（图13-32）。

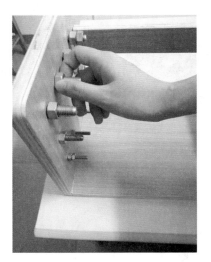

图13-31 拧螺丝训练

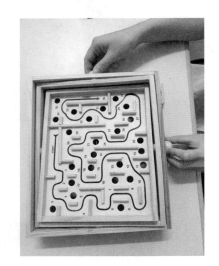

图13-32 走珠迷宫训练

5. 瘢痕控制技术

（1）压力治疗：可预防或抑制皮肤瘢痕增生，防止肢体肿胀，是目前认为最有效的治疗方法。

（2）按摩：在瘢痕部位进行推、压、环形按等操作，随着瘢痕组织的老化逐渐加重手法力度，每次15min左右。

（3）功能训练：实施可以松解瘢痕的技术，如主动活动训练、牵伸技术等。

（4）体位和矫形器的应用：早期将手置于对抗可能发生瘢痕挛缩的部位并使用矫形器。

6. 防治关节挛缩技术

（1）采取合适的肢位：早期将手置于对抗可能发生关节挛缩的部位。

（2）手部矫形器的使用：可预防和纠正关节挛缩。

（3）功能训练：早期开始主动活动和肌力训练可防止关节挛缩，但因损伤而不能进行主动活动的可以早期应用CPM、被动运动等方法。

7. 感觉障碍治疗

（1）感觉脱敏技术：教育患者有意识地使用敏感区，减少恐惧情绪。训练时在敏感区逐渐增加刺激。首先用棉花摩擦敏感区，5次/d，每次1~2min。患者适应后，改用棉布或质地较粗糙的毛巾布摩擦敏感区，然后使用分级脱敏治疗，如用振动器刺激局部组织或漩涡水疗由慢到快进行脱敏治疗。

（2）感觉再教育和感觉再训练：对手部感觉丧失的患者进行安全教育，教会患者在日常生活中如何用视觉及常识来规避潜在风险，更好地保护患手，并进行感觉再训练。训练包括保护觉训练、定位觉训练、辨别觉训练、需要运动功能参与的感觉训练等。

8. 上肢机器人及虚拟现实系统 近年来，随着科技的进步与发展，越来越多的新技术、新方法应用到手外伤的康复治疗当中，摆脱过往训练内容单一、枯燥乏味的情况，让很多训练变得生动、有趣。

（1）上肢机器人：可以实现长期、精准的重复训练，减少人为因素对治疗效果的影响，并且可以实时、详细、准确记录治疗数据，对治疗效果进行客观分析，通过优化各种参数，实施安全、定量、有效的治疗。

（2）虚拟现实系统（virtual reality system，VR）：是利用电脑模拟产生一个接近现实的虚拟世界，使用户如同身临其境一般。越来越多的康复工作者开始探索VR技术如何更好地介入康复治疗，提高康复训练的趣味性，激发患者主动参与康复训练的热情。

（四）手外伤作业治疗实施

手功能康复的作业治疗在手损伤后或手术后的时机越早越好。临床将其分为早期、中期和后期三个阶段。

1. 早期康复　是指损伤或术后至第3周,从损伤或术后第3天开始,作业治疗师可以介入进行手康复,内容包括关节制动,减轻疼痛,减轻肿胀,促进创面愈合,防止并发症,避免不合理用力,维持关节活动范围,维持软组织柔韧性。

2. 中期康复　是指损伤或术后第3~9周。内容包括改善瘢痕,维持软组织柔韧性和关节的活动度,增加肌力、灵巧性和协调性等。

3. 后期康复　指损伤或术后第9周以后。内容包括补偿适应,增强替代肌群的肌力,感觉再教育,预防畸形,环境干预,辅助器具的训练使用,非利手替代训练,习惯行为矫治等。

（五）作业治疗在手功能康复中的具体应用

1. 神经损伤

（1）正中神经损伤

1）固定与矫形器的应用:术后腕关节屈曲位(对掌)固定3~4周。4~6周后,逐渐伸展腕关节至正常位。应用矫形器使拇指呈对掌位,手指及掌指关节屈曲位,以利于抓握。12周以后,用动力型矫形器主动地伸展示指与中指IP关节。拇指"虎口"挛缩可通过矫形器对抗矫正。

2）作业活动:早期应考虑包含整个上肢参与的活动,随着恢复,大口径物体的多点抓握和两点抓握成为作业活动的重点,着重训练拇指的稳定性恢复抓握功能。

3）通过感觉重塑训练恢复感觉功能:可用视觉保护感觉丧失区。

4）辅助器具使用:书写辅助器具,抓握辅助器具C形把。

5）手术:神经恢复无望者,可考虑功能重建术。

（2）尺神经损伤

1）固定与矫形器的应用:固定MP关节于屈曲位3~4周。4周后逐渐实施功能训练。

2）作业活动:改善抓握能力和抓握力量,改善手指协调性,改善手指灵巧性,进行工作性作业活动训练。作业活动包括圆柱状抓握、拇指侧捏和对掌、指间关节伸展、手指内收、外展等动作要素。

3）感觉重塑:感觉再教育,并可用肌贴加强感觉输入,将扇形贴布自尺侧腕横纹近端无拉力贴至掌指关节,并可视觉代偿保护尺侧感觉丧失区(图13-33)。

4）手术:无可能恢复者,可考虑手术重建。

（3）桡神经损伤

1）固定与矫形器的应用:腕关节伸展位,掌指关节伸直,拇指外展位,固定3~4周。4周后功能训练。

2）作业活动:在进行抓握时能够保持腕关节稳定,腕关节和手指同时伸展,改善手的协调性和增强肌力;进行工作性作业活动训练。可用肌贴帮助腕关节背伸,使用I形贴布自前臂背侧中1/3处以50%拉力拉伸至手背中上部或用扇形贴布自肘关节外侧沿着前臂、手背无拉力贴至手指根部(图13-34)。

3）感觉重塑:感觉再教育,视觉代偿保护手桡侧感觉丧失区。

4）手术:无可能恢复者,可考虑施行伸腕、伸拇、伸指功能重建手术。

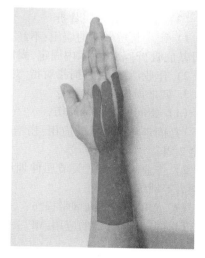

图13-33　肌贴加强感觉输入

2. 手部骨折

（1）掌骨骨折

1）固定与矫形器的应用:3~6周固定,腕关节15°~20°伸直位,MP关节70°屈曲,IP一般不固定,以防止畸形。

2）作业活动:1周内只健指被动运动;1周后健指可主动运动,伤指的DIP和PIP关节可以被动运动;6周后伤指MP关节才能开始运动,先被动后主动训练。

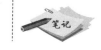

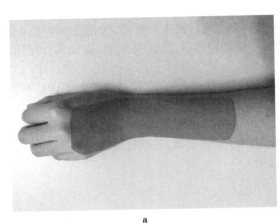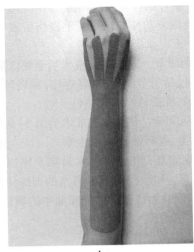

图 13-34　肌贴帮助腕关节背伸
a. I 形贴布；b. 扇形贴布。

3）手的握力、手指伸展能力、手指灵巧性及工作能力等训练。

4）感觉重塑：合并神经损伤时，可以实施感觉重塑训练。

5）手术：粉碎性骨折或成角畸形，必须手术。

（2）指骨骨折

1）固定与矫形器的应用：近节指骨折复位后，应该 MP 关节屈曲 45°，PIP 关节屈曲 90°固定 4~6 周。中节指骨折复位后，向掌侧成角者 DIP 关节屈曲 30°固定；向背侧成角者 DIP 关节伸直位固定 4~6 周。末节指骨折复位后，将 PIP 关节屈曲 90°，DIP 关节伸直位固定 4~6 周。

2）作业活动：指骨骨折后治疗活动与掌骨骨折相似。

3）感觉重塑：合并感觉过敏者需脱敏训练。

4）手术：粉碎性骨折、骨旋转畸形或成角畸形必须先行手术治疗。

（3）拇指掌骨基底骨折

1）固定与矫形器的应用：不经关节的拇指掌骨基底骨折，复位后固定 3~6 周。通过关节的拇指掌骨基底骨折，常需手术内固定，固定 3~6 周。

2）作业活动：促进拇指对指、对掌抓握功能；促进拇指伸展运动；改善手的协调性和增强肌力。

3. 韧带损伤的作业治疗

（1）指间侧副韧带损伤：

1）固定与矫形器的应用：伤指 PIP 关节 15°~20°屈曲位固定 2 周。

2）作业活动：PIP 关节屈伸训练，肌力、手指灵巧性及工作能力等训练。

（2）MP 关节侧副韧带损伤：

1）固定与矫形器的应用：MP 关节 45°~50°屈曲位固定 2~3 周。

2）作业活动：MP 关节伸展活动，肌力训练，最后提高 ADL 及工作能力。

（3）拇指 MP 关节侧副韧带损伤：

1）固定与矫形器的应用：拇指 MP 关节屈曲位固定 5~6 周，固定最好包括腕关节。

2）作业活动：包括拇指 MP 关节运动训练、逐渐增加肌力训练，最后提高 ADL 及工作能力。可用肌贴帮助减轻疼痛：以痛点为中心，将 X 形贴布以 75%的拉力各个方向贴紧（图 13-35）。

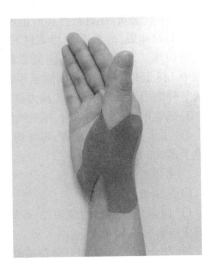

图 13-35　X 形贴布

4. 肌腱损伤

（1）伸指肌腱修复后

1）固定与矫形器的应用。

2）作业活动：去除矫形器后，设计主动伸指练习。

（2）屈指肌腱损伤

1）固定与矫形器的应用：1~5 周固定 DIP、PIP 关节 20°~30°屈曲位，MP 关节 45°~50°屈曲位，受控制活动；5 周开始间歇固定；6 周以后去除矫形器。

2）作业活动：术后 5 周，间歇主动屈伸伤指关节；6 周后逐渐强化 ROM 训练；8 周后增强肌力；12 周后高强度活动。

5. 断指再植后的作业治疗

1）固定与矫形器的应用：0~3 周，固定植指 DIP、PIP 关节 20°~30°屈曲位。

2）作业活动：3~6 周，被动轻微活动植指；6~12 周，适量活动，增加肌腱滑动；12 周后，强化训练。

3）感觉重塑：术后 6 周开始脱敏训练和感觉再训练。

6. 手烧伤的作业治疗

（1）手烧伤后表现：关节改变，皮肤和软组织改变，心理创伤。

（2）固定与矫形器的应用：1~3 周，伸腕 30°，MP 关节屈曲 70°~90°，PIP 和 DIP 关节伸直位，拇对掌位；3 周后，间歇固定 2 周。

（3）作业活动

1）早期禁止被动关节活动或完全握拳运动。

2）固定去除后，训练主动活动，拇指对指练习。

3）逐渐进行全关节活动范围、肌力、耐力、灵巧和协调性活动。

（4）感觉重塑

（5）手术：必要时行植皮或分解粘连手术。

7. 并发症的处理

（1）水肿

1）体位摆放：手高过肘部、肘部高过肩关节。

2）压力疗法：从肢体远端开始增加外界压力，促进淋巴和血液的回流。

3）局部手法：从肢体远端向近端用力，反复挤压。

4）主动运动：能够活动的关节，应在创伤或手术后尽早开始关节主动运动。主动运动可以有效控制水肿。

（2）瘢痕

1）压力治疗：持续施加压力，压力强度约 3.3kPa。方法有弹力绷带、压力手套等。每天除梳洗的时间均应佩戴压力手套。佩戴时间 12~18 个月，直至瘢痕成熟。期间每 3 个月重新测量瘢痕局部压力，压力不够则重新制作压力手套。

2）物理因子治疗：超声波、蜡疗和水疗等，有助于减轻组织粘连。

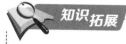 知识拓展

病 例 分 析

患者李某，女，35 岁，家政工作人员，上班时被玻璃割断左手示指屈肌腱，关节开放性损伤；无名指指动脉断裂。在外院手外科行肌腱吻合手术。术后两周来我院接受康复治疗。入院情况：石膏托固定左手于屈曲位，手部肿胀明显，各指不能进行活动。日常生活活动能力受到轻度限制，右手能够完成多数活动。

治疗方法包括主动活动训练、肿胀处理、矫形器使用，并且术后 6 周开始进行手的灵活性和协调性训练，针对瘢痕进行治疗，最后进行系统的职业训练。

出院情况：经过近 3 个月的康复治疗,出院时手功能正常,ADL 完全自理,出院半个月后重返家政服务工作岗位。

分析：肌腱手术后容易出现粘连,早期康复治疗对于预防肌腱粘连尤为重要。本病例在确保安全的情况下,制订了早期主动活动方案进行了训练,有效预防了早期肌腱的粘连,对肿胀的治疗效果较好。需要注意的是,肌腱损伤术后 5~7 天是最为脆弱的时期,容易断裂,此期治疗必须谨慎。

（张德坤）

第八节　烧伤患者的作业治疗

一、概述

烧伤的作业治疗服务是根据常用的人-环境-作业模式（person-environment-occupation model, PEO）,综合考虑人、环境、作业三方面的因素及其相互作用来确定功能问题和目标,制订治疗方案并提供治疗。躯体功能训练、功能性治疗活动属于人（person）的因素,辅助器具、环境改造、压力治疗等属于环境（environment）因素,日常活动能力训练、职业康复、娱乐休闲活动的训练等是属于作业（occupation）因素,三方面综合运用,才能最大限度地提高患者的作业表现能力,达到最佳康复成效。

烧伤康复需要一个跨学科团队紧密合作,每个专业人员在团队中发挥专业特长,为患者提供全面的康复服务（表 13-13）。烧伤的康复需要早期介入,贯穿全程。作业治疗在烧伤康复的各个时期均发挥着重要作用。

表 13-13　烧伤康复不同时期跨学科专业人员的角色

急性期	康复期	长期
目标：	目标：	目标：
抢救生命	减少并发症	帮助患者重新融入社区
促进伤口愈合	预防瘢痕增生引起的关节挛缩造成肢体	重返工作岗位
最大可能减少烧伤后引起的并发症	功能和心理障碍	
烧伤外科医生：	康复医生：	康复医生：
补液	康复资源分配与管理	康复资源分配与管理
手术		
伤口管理		
烧伤科护士：	物理治疗师：	物理治疗师：
常规护理和管理	关节活动训练	痛症处理
伤口护理	物理因子治疗	关节活动训练
敷料的选择与运用		物理因子治疗
康复医生：	作业治疗师：	作业治疗师：
康复资源分配与管理	压力治疗	压力治疗
	日常功能活动训练	职业康复训练
	工作能力评估和训练	社区康复训练
		家居环境改造
物理治疗师：	社会工作者：	社会工作者：
早期运动	面谈	寻找资源
呼吸训练	小组活动	未来生计指导
伤口观察		

续表

急性期	康复期	长期
作业治疗师: 早期良姿位摆放 支具制作 早期功能活动训练 压力治疗	心理治疗师: 心理辅导(患者和家属)	心理治疗师: 心理辅导(患者和家属)

二、功能障碍特点

1. 运动障碍　是烧伤后最常见、对患者影响最大的功能障碍,可表现为关节活动受限、肌力下降、平衡协调障碍、步行障碍和手功能障碍等。造成以上障碍的可能原因有肿胀、疼痛、瘢痕增生、关节挛缩、畸形和长期制动等。

2. 感觉障碍　患者会存在皮肤感受器破坏或感觉神经损伤后的感觉减退,或者神经末梢暴露后的感觉过敏,或各种原因引起的疼痛,并严重影响情绪与睡眠。

3. ADL 障碍　根据烧伤部位和程度的不同可导致进食、穿衣、步行和洗澡等日常生活活动能力受限。

4. 心理障碍　表现为烦躁、抑郁、焦虑或性格改变等。

5. 社会参与障碍　表现为回避社会、不合群等,与运动障碍、容貌损害、家庭及社会支持等因素有关。

三、康复评定

(一)瘢痕的评定

瘢痕增生包括炎症反应期、组织增生期和结构重塑的消退期 3 个阶段,需 6~12 个月。对于瘢痕疙瘩多无规律可循,一般不受这一时间的限制。烧伤后的瘢痕处理以预防增生性瘢痕为目的,努力避免或减少瘢痕增生和由此引起的挛缩畸形,并促使瘢痕成熟,缩短增生期。增生期持续的时间从 3 个月至 2 年不等,大多数在 6 个月左右,但溃疡、疼痛或治疗方法不当等常引起瘢痕增生与挛缩。按病理学特点将烧伤瘢痕分为表浅性瘢痕、肥厚性瘢痕、萎缩性瘢痕、瘢痕疙瘩、瘢痕癌。

1. 表浅性瘢痕　多见于浅Ⅱ度烧伤、皮肤表浅擦伤或表浅感染,皮肤平软,仅外观较粗糙,有时留有色素沉着或色素脱失。

2. 肥厚性瘢痕　见于深Ⅱ度以上烧伤、切取中厚皮片后的供皮区以及切割伤、感染等,瘢痕突出于正常皮肤表面,局部增厚变硬。在早期,因有毛细血管充血,瘢痕红色或紫红,这一阶段伴有痒和痛的症状,经过一段时间后,充血减轻,表面颜色变浅,瘢痕逐渐变软、平坦,痒痛减轻或消失。增生期的长短因人和烧伤部位不同而不同。

3. 萎缩性瘢痕　当损伤累及皮肤全层和皮下脂肪组织(如大面积Ⅲ度烧伤)以及皮下组织较少部位,瘢痕坚硬、平坦或略高于皮肤表面,与深部组织如肌肉、肌腱、神经等紧密粘连。

4. 瘢痕疙瘩　瘢痕疙瘩的发生具有明显的个体差异,是以强大增生能力为特点的瘢痕,一般表现为高出周围正常皮肤的、超出原损伤部位的持续性生长的肿块,较硬、弹性差,局部痒或痛。有时向四周皮肤呈蟹足样浸润,又称为蟹足肿。

5. 瘢痕癌　是在烧伤瘢痕处因损伤出现溃疡,或先为小丘疹,发痒,增大成溃疡,长期不愈,继而出现表皮增生—假性上皮瘤样增生—癌变的移位过程。

烧伤后瘢痕评定内容主要包括颜色、形态、硬度、伸展性、疼痛、瘙痒程度等,临床上常使用温哥华瘢痕量表(Vancouver scar scale,VSS)进行评定,从色泽、厚度、血管分布和柔软度四个方面对瘢痕进行描述性评估。对于瘢痕的颜色也可应用光学色谱仪进行测试。瘢痕的厚度分为总厚度和表面厚度,瘢痕表面厚度是指突出正常皮肤表面的厚度,通常可通过肉眼进行主观测量分析。瘢痕总厚度是指瘢痕的实际厚度,包括表面厚度和未突出正常皮肤表面的实际厚度,通常运用超声波技术进行测量。

（二）功能评定

包括心肺功能评定、关节活动度、肌力与耐力、平衡与步行能力、感觉、手功能、ADL、职业能力、生存质量等。

四、作业治疗

（一）治疗原则

早期介入、全程服务、预防为主、多种综合治疗手段、重点突出、重视康复宣教、全面康复。对烧伤患者进行作业治疗以预防瘢痕增生、关节挛缩和功能活动为主，重点放在提高日常生活活动能力和工作能力上，促进患者重返家庭和社会。

（二）治疗方法

1. 急性期 烧伤后24~48h挛缩开始，应尽早预防挛缩的发生。

（1）康复宣教：帮助患者了解创面愈合和瘢痕生长的过程，对可能出现的瘢痕增生、瘙痒等症状有基本的认识，清楚治疗方法及注意事项。帮助患者树立康复信心，积极地参与康复。

（2）体位的摆放：是烧伤后康复治疗的重要手段。体位摆放可以通过影响组织长度来预防或者减轻继发于瘢痕增生所导致的关节活动度下降。在烧伤急性期，良好的体位摆放可以促进肿胀的消退、帮助受累关节或肢体获得更好的功能，帮助更好地进行创面护理，同时也可以预防神经损伤的发生。烧伤后，应教育并帮助患者采取正确的体位摆放，以对抗可能出现的肢体挛缩和功能障碍。持续坚持良好的体位摆放是烧伤患者走向康复的第一步，是预防关节挛缩的第一道防线。体位摆放从受伤后开始并且贯穿治疗始终。同时，体位摆放还应配合肢体运动，否则长时间的固定体位，同样会造成关节活动度下降和挛缩。体位摆放的设计应达成以下目标：①减轻肢体或伤处的水肿；②保持关节的对位、对线；③保持组织被拉长；④预防挛缩的发生；⑤保持关节活动度；⑥促进创面愈合；⑦减轻局部压力；⑧保护关节、外露肌腱、新移植物及皮瓣。体外摆放详见第三章第四节良姿位的摆放及原则。

（3）支具的使用：最重要的目标是防止瘢痕挛缩，通过将受伤部位，特别是跨关节部位处于抗挛缩体位的固定和支撑，以达到将软组织拉伸到一定长度，防止相关部位因长期制动或瘢痕挛缩而造成关节活动度受限或者畸形；用于保护关节及肌腱，预防畸形，促进创面愈合，协助体位摆放。一般累及关节的浅Ⅱ度以上烧伤，必须使用支具。常用的支具包括颈托、肩外展支具、肘关节伸展支具、手保护位支具、拇指外展支具、分指支具、髋外展支具、膝伸展支具、踝足矫形器等。

（4）抬高肢体：将患肢抬高高于心脏平面，以利于静脉回流，减轻肢体肿胀，但应注意防止臂丛神经牵拉损伤。

（5）功能性活动训练：目的是维持或提高关节活动度，增加肌耐力及减轻水肿，更重要的是提高患者的自我照顾能力、日常家居社区活动能力、娱乐休闲能力以及学习工作能力。视受累关节及皮肤和创面情况进行主动或被动活动，轻柔活动受累关节，保持关节活动度，预防挛缩及僵硬。对于非受累的邻近关节也要进行全范围的关节活动训练。功能锻炼应遵循少量多次的原则。

皮肤移植后5~7d内，为了使植皮成活，接受植皮的部位要绝对禁忌关节活动训练，应利用支具固定，直至移植皮肤着床为止。每日须两次去除支具，以观察创面愈合情况。为了维持植皮部的肌力，教会患者自行进行等长收缩练习。植皮处或创面愈合后，患者可以开始进行缓慢的主动运动；逐渐进行抗阻运动练习。患者可参与到可完成的日常活动中，或根据兴趣爱好选择一些趣味活动，以促进患者身体能力和功能活动耐力水平的提高。

（6）压力治疗：目的是控制水肿、预防瘢痕增生、减轻炎症等。这个时期的给压方式主要是通过自黏绷带、氨纶套等有弹力的织物进行给压。由于刚愈合的伤口，皮肤较脆弱，加压时可在皮肤上加层纱布，避免加压时材料与皮肤间的摩擦力损伤愈合皮肤。使用绷带时由远端向近端缠绕，露出末端，以便观察血供情况。缠绕时第二圈应压在第一圈绷带一半的位置，避免两圈绷带完全重叠，以防压力过大影响血液循环。

2. 康复期 患者进入康复期后，重点以躯体功能活动训练，控制瘢痕增生、日常生活活动能力训练和工作能力训练为主。

（1）康复宣教

1）瘢痕按摩与皮肤护理：烧伤后瘢痕皮肤较为脆弱，水分流失较快，容易干燥和裂开，需经常进行保湿，再配合瘢痕按摩，以松解瘢痕、保持水分、促进愈合、防止皮肤再损伤、减轻瘙痒。

2）宣教：瘢痕挛缩的后果，保持日常生活活动独立的重要性，坚持功能锻炼。

（2）瘢痕的治疗：主要使用压力治疗和支具使用。压力治疗具体措施是让患者穿戴用弹力材料制作的压力衣或弹力套，在有需要的部位配合压力垫和支具，再配合功能训练。

压力治疗应遵循以下原则：尽早使用，通常在烧伤创面愈合、皮肤水肿消退或皮肤移植后两周使用；必须24h佩戴，每天脱下的时间不得超过30min（如洗漱时脱下）；定期随诊复查，及时了解瘢痕情况。压力衣应每天使用中性洗衣液手洗以保持弹性和清洁。压力衣应长期使用，穿戴1~2年直至瘢痕成熟。

1）头面部：头面部瘢痕的加压治疗，采用透明塑料面罩或弹力头套。在眼、鼻、口部位开窗，支具的使用可以保护和维持面部特征。于面部凹凸不平处加压力垫，不能加压位置可使用瘢痕贴。①耳部瘢痕：导致外耳郭与头部发生粘连，耳轮折叠，外耳道变窄，严重烧伤导致耳朵部分缺失，压力头套引起耳朵的变形。可在耳后部加压力垫，预防耳郭变形（图13-36）。使用耳部支具保护耳郭形状（图13-37），使用耳部圆筒支具保护外耳道的形状（图13-38），2~3个直径渐增的支具，逐渐提高压力效果。耳部瘢痕加压注意事项包括避免瘢痕表面皮肤的摩擦；避免压力直接作用于耳部软骨上；穿戴时间（成人16~24h，儿童8~12h）。②眼部瘢痕：导致眼睑外翻。可手术矫正眼睑外翻；使用软性压力垫、海绵带子、泡沫型压力垫，夜间可用硅胶软化瘢痕。注意事项包括若眼睑不能闭合，需加薄纱布或眼罩，防止眼干。③鼻部瘢痕：鼻唇沟瘢痕向下拉扯下眼睑会导致眼睑闭合不能，鼻孔部瘢痕是吸入性烧伤所致，鼻孔内瘢痕增生导致用鼻呼吸困难。可使用工形支具，在支具下加压力垫，均匀分散压力，避免压力集中在鼻梁上。如果瘢痕在鼻骨或上颌骨上，则用压力垫填充在鼻两侧的凹陷处，以提高压力效果。全天穿戴。注意事项包括避免鼻软骨处压力过大，容易致鼻骨塌陷；避免在鼻泪管过多加压，以免引起眼部水肿。④口部瘢痕：导致唇外翻和小口畸形。使用开口器（图13-39），长度＝（5mm~1cm）＋口部最大宽度，保证瘢痕牵拉的效果。使用原则是白天使用，使用时间以患者的耐受程度为准。

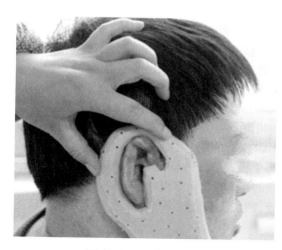

图13-36　耳部压力垫

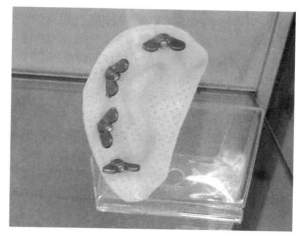

图13-37　耳部支具

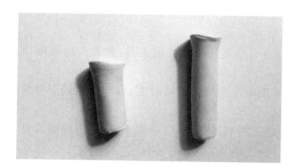

图13-38　圆筒支具

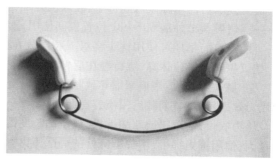

图13-39　开口器

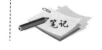

2）颈部：导致颈部屈曲挛缩。瘢痕增生早期，使用软性或硬性颈托维持颈部关节活动度，同时可固定下巴和下颌，保持轻度后伸位，颈托日间穿戴，允许颈部活动，夜间使用颈后伸的枕头。

注意事项：如出现头痛、面部和眼部水肿、眼睛发红和呼吸困难症状，则提示压力过大。压力治疗不可影响颈部活动。

面部压力处理的注意事项：①小儿烧伤，应避免压力治疗所引起面部畸形、下巴缩小、头颅生长缓慢，需定期检查患儿头颅围度，预防围度减小。②避免在骨突和软骨位置加压；③防止头晕、鼻骨塌陷、眼部水肿、耳朵变形。④保持面部清洁，特别是粉刺或小脓疱、毛囊与汗腺管破坏、脓毒症。⑤剪短头发，最大限度地减少面部感染的机会。⑥减少眼部干燥的机会，使用湿润的薄纱布或者眼罩。⑦观察嘴角处压力情况。

3）单侧肩部及上臂瘢痕

①压力衣设计：腋窝以下烧伤使用上肢套，在其近端加以松紧带，防止臂套下滑；肩部可使用单袖夹克衫或过肩的上肢套加固定带。肘窝处需加一软性压力垫，以减少摩擦。24h穿戴。②压力垫的应用：肘关节屈侧瘢痕，压力垫的表面需切成沟状，减少对屈曲运动的限制，压力垫在肘关节屈曲30°的位置取模，压力垫应足够长，当关节活动时，仍能够完全覆盖瘢痕；肘关节伸侧瘢痕，压力垫应分为上下两片（前臂与上臂），压力垫表面刻成环形沟。③支具的应用：伸肘支具，夜间使用。

压力处理的注意事项：由于正中神经与肱动脉通过，避免在肘窝处过度加压；对小儿一侧的肩部进行加压，会引起两侧肩部不对称，如果出现此症状，则应停止压力处理。

4）背部瘢痕：肩胛骨之间凹陷位置的瘢痕，通常很难加压，需要应用压力垫；瘢痕挛缩将影响肩胛骨及躯干的活动。

压力处理的目的：切断肩胛骨之间以及背部脊柱间的瘢痕挛缩带；允许肩胛骨与躯干的全范围活动。

压力处理的注意事项：压力垫的使用必须不限制肩胛骨的自由活动。某些时候，两片分开的压力垫比一整块更加有效，因为在运动的时候，分开的压力垫与凹陷处瘢痕的接合会更加服帖，且不易走位。

5）上部躯干瘢痕：增生瘢痕在肩部与腋窝位置引起肩部活动受限；腋窝处瘢痕挛缩导致伸手取物、更衣、洗澡困难；颈部至肩部的瘢痕挛缩致颈部前屈、侧屈畸形，头部活动受限；胸部瘢痕挛缩引起驼背。

24h穿戴压力衣，瘢痕处可增加压力垫；如果瘢痕局限于腋窝处，则可采用8字带代替压力上衣。

支具的应用：使用飞机式支具预防腋窝部瘢痕挛缩，根据患者的耐受性逐渐延长穿戴时间，日间穿戴；夜间使用枕头，将肩关节摆放在外展位。对于因瘢痕所致的驼背者，则可使用脊柱矫形器。

压力处理的注意事项：①女性患者需配合压力衣使用乳罩。②锁骨上窝处的压力不宜过大。因为锁骨上神经、锁骨下动脉、颈静脉在颈阔肌下通过。③腋窝处的压力不宜过大，以免引起上肢麻痹。④小儿烧伤穿戴压力衣时，需在胸部加一厚的垫子，以避免压力衣所引起的驼背或鸡胸。⑤腋窝处瘢痕加压后，活动时易出现伤口，应指导患者定期检查皮肤的完整性以及常规的伤口护理。

6）臀部瘢痕：臀沟处的瘢痕会导致两侧臀部的粘连，因皮下脂肪较厚臀部瘢痕的压力治疗较差，久坐可产生更有效的压力效果。

压力衣的设计：双腿的压力短裤；对于质地较硬的瘢痕，可采用双层压力；24h穿戴。

7）髋部瘢痕：增生性瘢痕位于腹股沟处会导致髋关节挛缩在屈曲、内收位。

压力衣设计：单腿或双腿裤子；腹股沟处加松紧带，增加大腿内侧及腹股沟处的压力。

支具：髋关节外展60°~90°位置夜间使用，预防挛缩。

注意事项：早期可使用枕头将双下肢摆放在外展位；有挛缩使用髋外展支具；腹股沟处瘢痕增生者，建议患者俯卧位休息，维持髋在后伸位。

8）膝关节瘢痕：瘢痕挛缩导致膝关节屈伸受限，早期应注意膝关节活动度；膝前瘢痕处于骨突位置压力效果较好；早期膝后瘢痕容易磨损。

压力衣设计：单腿或双腿裤子，裤子的长度需过小腿三头肌的部位，以防裤子上卷，引起腘窝处压力过大；使用弹力绑带，增加腘窝处的局部压力。

压力垫的应用：在腘窝处加垫子，日间加海绵垫，预防皮肤磨损；夜间加常用的压力垫，以提高压力效果。

支具：伸膝支具将关节固定于伸直位。

注意事项:在膝关节处加纱布或软垫,减少皮肤和压力裤之间的摩擦;儿童避免使用单腿裤引起腿的不一致;如果足部出现水肿,需使用压力袜;需留意膝后瘢痕,避免磨损。

9）足背瘢痕:可导致足背伸挛缩。

压力衣设计:长筒袜,袜套需覆盖瘢痕5cm以上。有脚气者需穿开口袜,开口位置在趾骨头位置,开口处可用弹力衬套固定。可在踝关节处使用8字绷带再次固定。24h穿戴。

压力垫:足背的压力垫表面需有沟状切痕,不影响踝关节屈伸活动。

静态支具:将踝关节固定在30°~40°趾屈位,夜间穿戴。

10）手部瘢痕:压力手套配合压力垫使用。

压力垫:使用双层压力垫。第一层3mm的压力垫覆盖手背与手指的背侧,第二层3mm的压力垫制作成八爪鱼形状,用于手背与指蹼间瘢痕加压。指蹼间瘢痕需使用指蹼压加压。

支具:屈指套用于被动屈曲掌指关节;屈指圈用于被动屈曲指间关节。掌弓处使用1.6mm的低温热塑板材制作掌弓支具,保护掌弓形状。

（3）日常生活活动能力训练:对大面积烧伤后创面愈合的患者,进行日常生活活动能力的训练,包括翻身、转移、洗漱、进食、穿脱衣裤、如厕、洗澡等自我照顾活动。日常家居社区活动能力训练,如社区购物、乘坐公共交通工具、做饭、清洁等。

对于完成活动有困难者,可提供辅助具。如进食辅具,若患者握匙有困难,可将餐具用绷带固定在手上、用C形夹或万能袖套辅助进食;书写辅具;洗澡辅具,如长柄浴花、带圈的长条沐浴球或改良毛巾、洗澡椅等;行走辅具,如助行架、拐杖等。

（4）职业康复:对于需要工作的患者,根据其目前的职业能力评定、工作分析、功能性能力评估、工作模拟评估,进行工作模拟训练、工作强化训练、工作重整等,提高患者的职业能力,促进患者返回工作岗位。

（5）功能性活动训练:维持或提高关节活动度,增加肌耐力,通过游戏方式或设计合适的活动提高患者的躯体功能,以达到提高患者参与日常活动的能力。

五、注意事项

烧伤康复是一个长期过程,患者出院回家后,需坚持康复锻炼,需要定期复诊,对住院期间的治疗进行跟进处理,如治疗师进行瘢痕的评估和压力治疗的调整;定期进行躯体功能评估、日常活动能力和工作能力评估等,根据评估结果进行相应的功能活动指导、家居环境建议、皮肤护理的指导以及家属情感支持等,提高患者的社会参与能力,达到更好的生活质量。

（王孝云）

第九节　精神疾病患者的作业治疗

一、概述

1. 概念　精神疾病(mental illness)是指在内外各种致病因素影响下,大脑功能活动发生紊乱,导致患者认知、情感、行为和意志等精神活动发生不同程度障碍的疾病。致病因素有多方面,包括遗传因素、环境因素、个性特征、体质因素和器质因素等。

2. 发展　精神疾病作业治疗始于美国19世纪"道德运动"及20世纪初"习惯训练"的作业治疗理论。20世纪30—80年代又出现了不同的作业治疗模式,20世纪90年代,美国和澳大利亚分别发展了"作业科学(occupational science)"。

3. 理论模式　行为治疗模式、人类作业模式、认知行为治疗模式、作业表现治疗模式。

4. 作用　通过选择相应的作业治疗活动,帮助患者有目的地利用时间、精力及兴趣,使患者能加强体能、适应能力和生产力,改善患者心态、情绪和社交能力,从而提高生活质量。

二、功能障碍特点

1. 障碍的共存　躯体障碍和精神障碍可以在同一个患者身上出现。

2. 障碍独立　躯体障碍和精神障碍是相对独立的。

3. 障碍相互影响　躯体障碍和精神障碍之间相互影响。

4. 障碍可逆　环境对障碍尤其是精神障碍影响很大,可以通过环境的影响逆转精神障碍。

5. 二次障碍的可能性　精神障碍患者由于治疗需要会长期待在病房,这样造成与社会的脱节,可能并发二次障碍。

6. 差别、偏见的存在　精神病患者不仅要忍受疾病本身所带来的痛苦,同时还要承受歧视、偏见等社会性负担。

三、康复评定

精神疾病的康复评定是为了找出患者存在哪些方面的问题,并试图对这些问题进行一定程度的量化,从而为制订作业计划提供依据。主要包括以下几个方面。

1. 观察患者　如表情、神色、行为和姿势、说话方式、身体反应等,初步评定患者的感知觉功能(感觉、知觉、认识)。

2. 与患者面谈收集信息　比如患者当下是如何考虑的,目前最想解决的问题是什么,将来又有何打算等。同时治疗师要介绍自己及作业治疗方案,取得患者的信任,争取让患者主动参与治疗。

3. 精神症状评估　简易精神状态评估量表(MMSE)。

4. 抑郁症状　可选用汉密尔顿抑郁量表(Hamilton depression scale,HAMD)、抑郁自评量表(self-rating depression scale,SDS)。

5. 焦虑症状　汉密尔顿焦虑量表(Hamilton anxiety scale,HAMA)。

6. 回避社会　社交恐惧自评量表(表 13-14)。

表 13-14　社交恐惧自评量表

内容	评分
1. 我怕在重要人物面前讲话	答:(1　2　3　4)
2. 在人面前脸红我很难受	答:(1　2　3　4)
3. 聚会及一些社交活动让我害怕	答:(1　2　3　4)
4. 我常回避和我不认识的人进行交谈	答:(1　2　3　4)
5. 让别人议论是我不愿的事情	答:(1　2　3　4)
6. 我回避任何以我为中心的事情	答:(1　2　3　4)
7. 我害怕当众讲话	答:(1　2　3　4)
8. 我不能在别人注目下做事	答:(1　2　3　4)
9. 看见陌生人我就不由自主地发抖、心慌	答:(1　2　3　4)
10. 我梦见和别人交谈时出丑的窘样	答:(1　2　3　4)

注:
根据评估结果确定患者焦虑或恐惧分型并根据患者的实际情况制订相应的作业治疗方案。

7. 人格诊断法　明尼苏达多面人格目录录表(Minnesota multiphasic personality inventory,MMPI)。

8. 智力　韦氏智力量表(Wechsler adult intelligence scale-revised,WAIS-R)。

9. 日常生活活动能力评估(FIM)。

10. 社会生活活动能力评估　可选用精神障碍者社会生活评估量表(life assessment scale for the mentally ill,LASMI)。

四、作业治疗

(一)作业治疗的内容及作用

1. 心理社会功能训练　通过为患者安排丰富多彩的文体娱乐活动、音乐治疗、绘画、书法、手工劳作以及各项技能训练,改善患者学习、生活、工作等方面的行为技能,提高患者的交往能力,恢复参与社会生活的功能,最大限度地重建独立生活能力。

（1）生活行为的技能训练:应根据不同的病情采取不同的方法。对于部分病期较长的慢性衰退患者,着重训练个人卫生、饮食、衣着等活动,甚至坚持每日数次手把手督促教育。训练必须持之以恒,一旦放松就可能恢复原状。对于急性期过后残留的精神病患者,应在各方面多加督促与引导。

为了培养患者社会活动能力、提高情绪和兴趣,促进身心健康,需对精神病患者实行社交娱乐方面的技能训练。娱乐活动应按患者的具体情况选择适当的内容。

（2）学习行为的技能训练:包括文化知识教育和一般技能学习等,如时事形式教育、卫生常识教育和科技知识教育、清洗物品、家庭布置、物品采纳、烹饪技术、园艺操作等,目的是训练精神病患者处理和应付各种实际问题的行为技能,这对于长期不能回归社会者尤为重要。

（3）就业行为的技能训练:①简单作业训练,如粘贴信封、折叠纸盒等,形式比较单一,适合于大多数患者集体活动;②工艺制作训练,如各种编织、工艺美术品制作、玩具和装饰品制作等,通常是较多艺术性及技能性活动;③职业性劳动训练,通过安排患者出院后从事的职业类似的训练内容以及培训患者胜任工作的其他技能,如处理与领导、同事间的人际关系、与就业有关的各种基本技能等,为精神病患者回归社会工作就业做好准备。

2. 环境改造　帮助患者改善生活环境条件,建立无障碍环境,包括在医院、社区、家庭,并在服务设施和生活条件上尽可能照顾到心理社会功能障碍者康复的需求。

3. 贯彻支持性心理治疗　在实施各项康复措施时,始终结合有效的心理治疗,进行必要的心理教育和干预,避免过高或过低的环境刺激,努力促进心理康复。

4. 实施家庭及社会干预　动员家庭成员参与社会家庭教育和干预措施,谋求社会各阶层的同情和支持,进一步发挥社区康复的作用。

5. 促进逐步回归社会　尽可能设置各种社会过渡性康复设施,按不同对象采取不同的回归方式,尽最大努力促使逐步重返社会,并尽量争取社会支持以解决就业问题。

（二）常见精神疾病的作业治疗

1. 抑郁症

（1）概念:抑郁症是一种常见的心境障碍,可由各种原因引起,以显著而持久的心境低落为主要临床特征,多数病例有反复发作的倾向,每次发作大多数可以缓解,部分可有残留症状或转为慢性。心境低落与其处境不相称,严重者可出现自杀念头和行为。

（2）临床表现:包括心理症状和躯体症状两方面。常见的心理症状主要有心境低落、消沉、沮丧、寡言少语、兴趣下降乃至丧失、思维和注意困难、精神不振、疲乏、自卑、自责等。躯体症状包括不明原因的头痛、背痛、四肢痛等慢性疼痛症状,胃部不适、腹泻、便秘、失眠等自主神经功能紊乱症状,且大部分症状呈现出晨重暮轻的特点。

（3）作业治疗目标:学习自我松弛和减压;适当的宣泄情绪、舒减内心的抑郁,或改变引起过度情绪反应的思想;平息压抑的内心攻击性行为;增强自我的概念,找到被承认与被爱的感觉;帮患者重拾自信;满足患者的依赖心和归属感。

（4）作业活动建议:缠线、拆毛衣,将报纸撕成碎片做纸泥,把蛋壳弄成小碎片,将他人失败的黏土和粘纸作品捣碎恢复材料原状,皮革雕刻、简单的编制活动。

（5）注意事项:治疗师的态度一定要亲切,除了必须要说的,尽量减少说话,说话语速要慢而轻柔,同时避免对患者过度表扬,最重要的要防止患者自杀。

2. 自闭症

（1）概念:自闭症(autism)又称孤独症,被归类为一种由于神经系统失调导致的发育障碍,是一种广泛性发展障碍,以严重的、广泛的社会相互影响和沟通技能的损害以及刻板的行为、兴趣和活动为特征的精神疾病。简单来说,就是交往障碍、交流障碍、兴趣和活动局限、智力发育障碍。

（2）临床表现:孤立,言语表现很少,与人缺乏目光接触,不关心周围的人和事;语言和沟通障碍,理解、抽象和推理能力缺陷;人际互动障碍,不能主动与人交往、分享或参与活动;兴趣狭窄,坚持固有的行为方式和程序,拒绝改变习惯和常规,不能玩有规则的游戏;在群处方面模仿力较弱,未能掌握社交技巧,缺乏合作性;对某些声音、颜色、食物或光线会产生焦躁不安或强烈的反应;对冷、热、痛楚反应减退,对危险行为缺乏警觉及适当的反应;不讲究个人卫生,穿着不修边幅;整天处于什么都不想做的状态。

（3）作业治疗目标:时刻让患者体验归属感,增进孤独症患者对环境、教育和训练内容的理解和服从。

（4）作业活动建议:语言、交流以及感知觉训练;运动滑板、秋千、平衡木等感觉统合训练;目光对视、表情辨别、捉迷藏、"两人三腿"、抛接球等互动训练。

（5）注意事项:要求治疗师为患者训练时表情丰富夸张但不失真实,语调抑扬顿挫;要求治疗师不要有差别对待的观念,要有耐心,给予患者充分的时间,不厌其烦地向患者说明治疗的重要性,不要强行让患者做什么,逐步引导患者主动参与。另外会面的时间决定后一定要守时。

3. 创伤后精神压力综合征

（1）概念:创伤后精神压力综合征(post-traumatic stress disorder,PTSD)指人们在遭遇或对抗重大压力后,心理状态产生失调,导致各种紧张状态精神障碍后遗症。

（2）临床表现:回避与创伤相关的事情和谈话,基本失去了对生活和活动的兴趣,情感解离、麻木感,感觉自己不会有正常人的生活;过度警觉,易怒、失眠、做噩梦、注意力难以集中;头痛、胃部不适、胸痛;内疚、羞愧和无望感。

（3）作业治疗目标:学会控制情绪,纠正不合理的逻辑及社会价值观;增强自信心及社交水平;重新实现人生价值。

（4）作业活动建议:日常生活活动能力训练、注意力训练、购物、出行、参与适宜的文娱活动、选择适合的职业活动。

（5）注意事项:要求治疗师成为一个好的聆听者,帮助患者控制自己的情绪,让患者知道大家在分析他的感受;避免提及和创伤相关的事情;尽量让患者主动参与,完成有困难的,可适当予以帮助。

本章小结

常见疾病的作业治疗是应用康复医学的基本理论和方法,根据疾病的功能障碍特点进行相应的作业评定及作业治疗。本章重点介绍脑卒中、脊髓损伤、脑性瘫痪、老年性痴呆、帕金森病、关节炎、手外伤、烧伤及精神疾病等常见疾病的定义、功能障碍特点、康复评定及作业治疗方法。通过对常见疾病进行系统的作业治疗评定和作业治疗方法,改善患者的功能障碍,有效地预防患者并发症的发生,充分发挥其残存功能,最大限度地开发潜能,降低致残率,提高其生活自理能力,使患者最大限度地回归家庭、回归社会。如脑卒中、脊髓损伤患者,通过各种作业治疗手段,最大限度地促进功能障碍的恢复,防治失用和误用综合征,减轻后遗症的发生,发挥残存功能,通过代偿手段及使用辅助工具或生活环境改造等,将损伤后的功能障碍降低到最低程度,并最大限度地提高生存质量,使患者达到生活自理、精神心理再适应;脑性瘫痪的儿童,通过针对性的作业治疗方法和手段,使其身心智力等各方面达到最大程度的恢复和改善;老年性痴呆、帕金森病等患者,通过作业治疗,改善生活质量的同时,可减轻患者及家属(或照顾者)的生活负担;关节炎、手外伤、烧伤患者,通过改善关节及手的精细功能训练,使其发挥日常生活活动、工作能力最大潜能;精神病患者,通过与患者生活相关的作业活动和与人相关的具体体验,使精神障碍者获得新的生活活力。

（张　旭）

扫一扫,测一测

练习题

一、名词解释

1. 脑卒中
2. 肥厚性瘢痕
3. 瘢痕疙瘩

二、简答题

1. 脑卒中患者如何预防和纠正患侧忽略？
2. 肩-手综合征的康复措施有哪些？
3. 烧伤作业治疗康复期的目标有哪些？
4. 烧伤后功能评定有哪些？

三、思考题

患者曹某，女，74岁。患者5年前出现左侧上肢颤抖，且逐渐加重，3年前波及右侧肢体，伴有行走迟缓。当地医院诊断为帕金森病，给予口服药物治疗。半年前曹某头部出现不自主晃动，说话声音变小，饮水时有呛咳，吞咽费力，流口水增多，写字困难，行动更加迟缓，时有走路跌倒，并常有便秘现象。患者否认高血压、糖尿病及脑血管病病史，无脑炎、外伤、中毒等病史；生命体征正常，神志清楚，构音障碍，表情呆板，瞬目减少；屈曲体态，起步缓慢，行走呈碎步。颅神经检查未见明显异常；头部可见不自主晃动、四肢肌力正常，肌张力增强，双手震颤呈"搓药丸"样；"小写征"阳性；四肢深、浅感觉无障碍，各腱反射对称引出，病理反射未引出。

问题：

1. 此患者存在哪些功能障碍？
2. 据患者的功能障碍特点及评定结果，为患者设立康复目标和制订康复方案。

思考题及思路解析

中英文名词对照索引

参 考 文 献

1. 闵水平. 作业治疗技术. 北京:人民卫生出版社,2010.
2. 闵水平,孙晓莉. 作业治疗技术. 2 版. 北京:人民卫生出版社,2014.
3. 窦祖林. 作业治疗学. 2 版. 北京:人民卫生出版社,2016.
4. 王玉龙,张秀花. 康复评定技术. 2 版. 北京:人民卫生出版社,2014.
5. 汪家琮. 日常生活技能与环境改造. 北京:华夏出版社,2005.
6. 恽晓平. 康复疗法评定学. 2 版. 北京:华夏出版社,2014.
7. 于兑生,恽晓平. 运动疗法与作业疗法. 北京:华夏出版社,2010.
8. 朱图陵. 残疾人辅助器具的基础及其应用. 北京:求真出版社,2010.
9. 赵辉三. 假肢与矫形器学. 2 版. 北京:华夏出版社,2013.
10. 肖晓鸿. 康复工程技术. 北京:人民卫生出版社,2014.
11. 南登崑. 康复医学. 4 版. 北京:人民卫生出版社,2008.
12. 燕铁斌,窦祖林. 实用瘫痪康复. 2 版. 北京:人民卫生出版社,2010.
13. 王宁华,宋为群. 物理医学与康复秘要. 3 版. 北京:人民卫生出版社,2009.
14. 燕铁斌. 现代康复治疗学. 广州:广东科技出版社,2004.
15. 燕铁斌. 物理治疗学. 2 版. 北京:人民卫生出版社,2013.
16. 李军,熬学恒. 工伤职业康复. 昆明:云南人民出版社,2016.
17. 朱平. 职业康复学. 北京:华夏出版社,2013.
18. 胡务. 伤残者职业康复体系研究. 成都:西南财经大学出版社,2017.
19. 沈光宇,杨卫新,谭文捷,等. 康复医学. 南京:东南大学出版社,2016.
20. 桑德春,贾子善. 老年康复学. 北京:北京科学技术出版社,2016.
21. 吴军,唐丹,李曾慧平. 烧伤康复治疗学. 北京:人民卫生出版社,2015.
22. 陈可冀,曾尔亢. 中华老年医学. 南京:江苏凤凰科学技术出版社,2016.
23. 李小鹰. 中华老年医学. 北京:人民卫生出版社,2016.
24. 黄建平,朱文宗. 帕金森病诊疗与康复. 北京:人民军医出版社,2016.

45